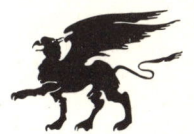

W0172770

Wichtige Informationen zu diesem Buch:

Die Adresse des Fachberaters Prof. Dr. med. Edgar Friederichs lautet:
Schwerpunktpraxis für Entwicklung und Lernen
FA für Kinder- und Jugendmedizin
Psychotherapie
Heinrichsdamm 6
96047 Bamberg
Telefon (09 51) 2 97 29 91
info@entwicklung-staerken.de

JULIA ROSS

Was die Seele essen will

Die Mood Cure

Aus dem Amerikanischen von Julia Höfer und Swantje Künckeler
Mit einem Vorwort von Monika Reif-Wittlich
Mit einem neuen Nachwort von Prof. Dr. med. Edgar Friederichs
(Fachberatung)

Überarbeitete und aktualisierte Neuauflage

Klett-Cotta

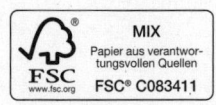

Klett-Cotta
www.klett-cotta.de
Die Originalausgabe erschien unter dem Titel »The Mood Cure« im Verlag
Penguin Books, New York
© 2002 by Julia Ross
Für die deutsche Ausgabe
© 2010 by J.G. Cotta'sche Buchhandlung Nachfolger GmbH,
gegr. 1659, Stuttgart
Alle deutschsprachigen Rechte vorbehalten
Printed in Germany
Umschlag: Rothfos & Gabler, Hamburg unter Verwendung eines Fotos von
Martin Kreppel/EyeEm/gettyimages
Gesetzt aus der Melior von Kösel Media GmbH, Krugzell
Gedruckt und gebunden von CPI – Clausen & Bosse, Leck
ISBN 978-3-608-96182-9

Überarbeitete und aktualisierte Auflage, 2017

Bibliografische Information der Deutschen Nationalbibliothek
Die Deutsche Nationalbibliothek verzeichnet diese Publikation in der
Deutschen Nationalbibliografie; detaillierte bibliografische Daten sind
im Internet über <http://dnb.d-nb.de> abrufbar.

Inhalt

Vorwort

»Die Mood Cure« – Heilmittel für die Stimmung – warum mich dieses Buch fasziniert

Ursprünglich war es nicht der zweifellos vielversprechende Titel, der mein Interesse weckte, sondern die Begeisterung, die eine liebe Bekannte, die in Großbritannien auf das Buch aufmerksam wurde, in unsere Gruppe aktiver Mitglieder einer Selbsthilfevereinigung hineintrug. Wir suchten zu der Zeit nach spannenden Themen und interessanten Referenten für ein Fachsymposium mit dem Thema »AD(H)S – Stoffwechsel – Verhalten«. Sie hatte für sich eine, wie sie es beschrieb, unglaubliche Verbesserung ihrer Lebensqualität erfahren, seit sie dem von Julia Ross beschriebenen Plan einer optimierten Nährstoffversorgung folgte. Das Buch verschlang ich an einem Wochenende und baute es mit Hilfe meines Wörterbuches und farbiger Haftnotizen in ein buntes Nachschlagewerk um, von dem nicht nur meine Familie, sondern bald auch andere Interessenten profitierten.

Ich selbst bin Mutter dreier wunderbarer Kinder und stolz darauf, dass jedes von ihnen engagiert und erfolgreich seinen ihm eigenen und persönlichen Begabungen entsprechenden Lebensweg geht. Einige Schritte auf diesem Lebensweg aber, vor allem während der Schulzeit, waren nicht leicht, verliefen steinig und mit stets wechselnden Höhen und Tiefen.

Kennzeichnend für unsere Kinder war, dass es ihnen häufig nicht gelang, ihre Aufmerksamkeit ausreichend lange auf eine Sache zu konzentrieren. Sie waren schnell abgelenkt, schienen kaum zuzuhören, schauten nicht richtig hin, reagierten schnell impulsiv oder aber völlig gelangweilt und wichen in Tagträumereien aus. Unser Familienleben gestaltete sich durch die Spontaneität und den Einfallsreichtum unserer Kids recht abwechslungsreich. Aber unsere Umgebung reagierte auf das Chaos, das wir häufig um uns herum verbreiteten, mit Unverständnis und Ablehnung. Im Schulalltag blieben die Kinder trotz guter und sogar überdurchschnittlicher Begabung oft unter ihren Möglichkeiten. Ordnung, Struktur und Übersicht in der Alltagsroutine gelangen nur schwer, Leistungsanforderungen bewältigten sie dann besonders gut, wenn der Unterrichtsstoff neu, spannend und interessant schien. Als bei einem unserer Kinder Wahrnehmungsstörungen und Probleme in der Seh- und Hörverarbeitung zusätzlich Lernprozesse erschwerten, erzwangen nach zahlreichen Misserfolgen Ausgrenzung und Mobbing schon in der Grundschule einen Schulwechsel. Hilfe erfuhren die Kinder durch gezielte Therapien und zum Teil medikamentöse Unterstützung. Wir forschten nach Erklärungen und Ursachen für ihre Aufmerksamkeitsproblematik und engagierten uns in einer Selbsthilfegruppe.

Wir lernten zu verstehen, dass Aufmerksamkeitsstörungen wie das Aufmerksamkeits-Defizit-(Hyperaktivitäts)-Syndrom, AD(H)S, eine Bezeichnung für ein weites Feld unterschiedlicher Erscheinungsformen sind, ein Persönlichkeitsmerkmal, das der Amerikaner Thom Hartmann als »eine andere Art, die Welt zu sehen« beschreibt. Eine Veranlagung, die viele positive Merkmale in sich trägt, die sich nach außen hin aber häufig in Verhaltensauffälligkeiten zeigt, die Lern- und Leistungsschwächen sowie soziale Anpassungsschwierigkeiten mit den unterschiedlichsten Folgen verursachen kann und die die Menschen ein Leben lang begleitet. Probleme können bis ins Erwachsenenalter hineinreichen und, unbehandelt, Schwierigkeiten in der Lebensgestaltung insgesamt mit sich bringen. Nicht selten leiden die Betroffenen unter extremen Stimmungsschwankungen und emotionalen Problemen bis hin zu Depressionen, Essstörungen und Suchtverhalten.

Eine wesentliche Ursache für Aufmerksamkeitsstörungen stellt ein Ungleichgewicht bestimmter Botenstoffe im Gehirnstoffwechsel dar, die der Signalübertragung zwischen den Nervenzellen dienen. In diesen Prozess der Reizweiterleitung zwischen den informationsverarbeitenden Gehirnzellen können Medikamente regulierend eingreifen.

Die wichtigsten Botenstoffe oder Neurotransmitter für aufmerksamkeitssteuernde Prozesse sind Dopamin, Noradrenalin und Serotonin. Die Regulation genau dieser Botenstoffe im Stoffwechsel beschreibt Julia Ross in ihrem Buch. Aus ihrer langjährigen Erfahrung heraus erläutert sie deren Wirkung auf Emotionen und das seelische Gleichgewicht – diese Zusammenhänge interessierten uns! Die von ihr beschriebene Behandlungsmethode setzt beim Aufbau der Botenstoffe an. Wir lernten zu verstehen, dass nur dann genügend Neurotransmitter für die Signalübertragung zur Verfügung stehen, wenn auch genügend von ihnen gebildet werden. Und für deren Aufbau braucht der Organismus bestimmte Nährstoffe – Vitamine und Mineralstoffe, Fettsäuren und Aminosäuren, die direkten Vorstufen unserer Gehirnbotenstoffe.

Julia Ross beschreibt in ihrem Buch sehr anschaulich, welche Bausteine, welche Nährstoffe unser Gehirn braucht, um Aufmerksamkeitsprozesse leisten und um emotionale Schwankungen ausgleichen zu können. Aufgrund ihrer Erfahrung in der Behandlung von Menschen, die durch emotionale Probleme belastet sind, erläutert sie gut verständlich erfolgreiche Schritte hin zu einem Gleichgewicht der wichtigsten Gehirnbotenstoffe. Mit Hilfe von Fragebögen zur Selbstfindung und ausführlichen Erklärungen baut sie ein Gerüst auf, an dem sich Interessierte ihren persönlichen Ansprüchen entsprechend orientieren können. Sie ermutigt jeden dazu, selbst herauszufinden und zu verstehen, welche Nahrungsbestandteile der Organismus braucht, um das Gehirn optimal zu ernähren. Sie gibt konkrete Tipps, die Nahrung entsprechend zusammenzustellen und wenn nötig Einzelnährstoffe gezielt zu ergänzen.

Ihren Erkenntnissen entsprechend haben wir unsere Lebensweise modifiziert – hin zu einer Ernährung mit einem höheren Anteil an Eiweiß und (für uns ungewohnt) an Fetten und einem reduzierten Anteil an Kohlenhydraten, vor allem Zucker und Weißmehlprodukten. Mehr als zuvor achten wir nun auf eine hinreichende Aufnahme von Vitaminen und Mineralstoffen. Die Ergänzung von Aminosäuren und Mikronährstoffen stimmen wir individuell mit unserem Arzt ab, der unseren Weg hin zu einer an den Ursachen orientierten Ausbalancierung biochemischer Ungleichgewichte im Gehirnstoffwechsel engagiert begleitet. Und wir freuen uns über Erfolge: Stimmungsschwankungen haben sich bereits nach kurzer Zeit reduziert, die Fokussierung der Aufmerksamkeit gelingt insgesamt besser und die bisher eingesetzten Medikamente können allmählich reduziert werden. Mir persönlich ist es gelungen, durch den Einsatz bestimmter Aminosäuren zu einem erholsameren Schlaf zu finden und Stresssituationen gelassener zu bewältigen. Da die von Julia Ross empfohlenen Zusatzstoffe schnell wirken, lernen wir, geschult durch den Umgang mit klassischer Homöopathie, mit der unsere Kinder von Geburt an behandelt werden, wieder mehr auf körpereigene Signale zu achten. So macht es auch Spaß, das von ihr so anschaulich beschriebene Konzept umzusetzen und selbst Wege zu finden zu größerer seelischer Ausgeglichenheit, emotionaler Stabilität und mehr Gelassenheit, zu besserer Konzentrations- und somit höherer Leistungsfähigkeit; letztendlich zu einer in vieler Hinsicht besseren Lebensqualität.

Wir als Familie und wir als Selbsthilfegruppe JUVEMUS sind glücklich über den Weg, den Julia Ross uns durch ihre anschauliche Beschreibung einer ausgeglichenen und optimierten Nährstoffversorgung gezeigt hat. Es waren spannende Monate voll neuer Erfahrungen und Erkenntnisse, bis wir sie im Herbst 2008 persönlich auf unserem Symposium in Koblenz begrüßen konnten. Julia Ross überzeugte dort durch ihre Persönlichkeit und ihr fundiertes Fachwissen, auch bei speziellen Problemen wie z. B. Fehlfunktionen der Schilddrüse, Schlafstörungen, Essproblemen und Suchterkrankungen.

Für die reibungslose Funktion von Gedanken, der Steuerung von Aufmerksamkeitsprozessen und von Emotionen ist es von entscheidender Bedeutung, dass ausreichend Gehirnbotenstoffe zur Verfügung stehen. Nur dann funktionieren Denken und Psyche. Julia Ross liefert in ihrem Buch das Rüstzeug, um erkennen zu können, wo unser Organismus Hilfe braucht und wie wir die Bildung der wichtigen Botenstoffe anregen können. Das Buch gibt konkrete Hinweise zur Verbesserung durch Anpassung der Lebensweise, Optimierung der Ernährung und wenn erforderlich, gezielte Zuführung von Vitaminen, Mineralstoffen, Fettsäuren und Aminosäuren.

Ich hoffe, dass mit der deutschen Übersetzung des in einigen Ländern bereits äußerst erfolgreichen Buches von Julia Ross auch hierzulande viele Ratsuchende in den Genuss kommen, die Zusammenhänge zwischen einer optimalen Nährstoffversorgung und funktionierenden informationsverarbeitenden und emotionsregulierenden Prozessen im Gehirn verstehen zu lernen. Dieses Wissen können sie für sich zur Optimierung der persönlichen Lebensgestaltung umsetzen.

Urmitz, im Herbst 2009 *Monika Reif-Wittlich*

SCHRITT 1

Ihre Stimmungslage aus einer neuen Perspektive

KAPITEL 1

Sind Ihre Emotionen echt oder unecht?

Wenn Sie sich häufig deprimiert, ängstlich oder gestresst fühlen, sind Sie damit nicht alleine. Bei der momentan grassierenden Niedergeschlagenheit ist es mittlerweile hundertmal wahrscheinlicher, unter erheblichen Stimmungstiefs zu leiden, als es noch bei Menschen der Fall war, die vor einhundert Jahren geboren wurden,[1] und diese Probleme nehmen stetig zu. Der Anteil der Erwachsenen mit Depressionen und Ängsten hat sich seit 1990 verdreifacht[2,3] und über 80 Prozent der Betroffenen beklagen sich bei ihren Ärzten heute über unverhältnismäßig viel Stress.[4] Sogar unsere Kinder sind betroffen, mindestens eins von zehn leidet unter erheblichen Gemütsstörungen.[5] Derartige Probleme nehmen so schnell zu, dass sie im Jahr 2020 Aids, Unfälle und Gewalt als Hauptursachen für einen frühen Tod und Behinderungen ablösen werden.[6]

Es ist klar erkennbar, dass sich unsere Gemütslage in noch nie dagewesenem Maße verschlechtert. Nicht so offensichtlich sind jedoch die Ursachen. Woher kommt diese Welle emotionalen Leidens? Sind wir heutzutage so viel unglücklicher als noch vor einhundert Jahren, oder gar vor zehn? Es stimmt, dass wir im 21. Jahrhundert mit bislang ungekannten Widrigkeiten konfrontiert werden. Doch auch wenn es sich tatsächlich beispielsweise um den enormen Druck, die fehlende Unterstützung durch die eigene Familie oder die Bedrohung durch den Terrorismus handelt, stellt sich die Frage, warum wir mittlerweile so unempfänglich für altbewährte Mittel wie lange Urlaube, Psychotherapie und geistigen Beistand sind. Warum spendet immer öfter nur noch die Behandlung mit Medikamenten Trost?

In diesem Buch vertrete ich die Ansicht, dass ein Großteil unseres zunehmenden emotionalen Stresses auf einfach korrigierbare Fehlfunktionen unseres Gehirns und unserer Körperchemie zurückzuführen ist – Fehlfunktionen, die hauptsächlich das Resultat eines *beträchtlichen, nicht gedeck-*

ten Nährstoffbedarfs sind. Wichtiger noch: Ich stelle einen vollständigen Ernährungsplan auf, der einfach umzusetzen ist und mit dem innerhalb von 24 Stunden tatsächlich der erste Schritt gelingt, unsere – wie ich sie nenne – »unechten Emotionen« aus der Welt zu schaffen.

Echte und unechte Emotionen im Vergleich

Manche negativen Emotionen sind unvermeidbar und häufig sogar nützlich. Ich nenne sie die »echten Emotionen«. Diese echten, authentischen Reaktionen auf reale Schwierigkeiten, auf die wir im Leben stoßen, sind bisweilen nur schwer auszuhalten. Sie können manchmal sogar unerträglich sein, abhängig von der Art des Leids, mit dem wir konfrontiert werden. Diese Emotionen können jedoch auch enorm wichtig sein. Echte Trauer hilft uns, unsere Verluste zu ertragen, echte Angst warnt uns vor Gefahr, echte Wut kann uns vor Misshandlung schützen und echte Scham kann uns lehren, an einer Situation zu wachsen und uns zu verändern. Diese echten Emotionen gehen üblicherweise vorüber oder lassen nach, und selbst wenn sie verdrängt werden oder sich in die falsche Richtung entwickeln, können sie in der Regel durch eine Therapie gelindert werden. Wenn wir jedoch aus unerfindlichen Gründen leiden, wenn der Schmerz eines gebrochenen Herzens nicht heilt wie ein Knochenbruch, wenn Ruhe, Psychotherapie, Gebete und Meditation nur wenig bewirken, dann müssen wir den emotionalen Betrüger dahinter vermuten, den sinnlosen biochemischen Fehler – die »unechten Emotionen«.

Den Unterschied zwischen echten und unechten Emotionen herauszufinden ist der erste Schritt in Ihrer Stimmungskorrektur. Sobald Sie ihn gemeistert haben, können Sie sich daranmachen, die trügerischen Emotionen Niedergeschlagenheit, Angst, Traurigkeit und Reizbarkeit *auszuschalten*, die die natürliche Fähigkeit beeinträchtigen, das Leben zu genießen.

Lernen, unechte Emotionen zu erkennen

■ Wenn Ihr Vorgesetzter einen schon lange geplanten Urlaub streicht, dürfen Sie sich zu Recht ärgern, und am nächsten Tag werden Sie sich problemlos daran erinnern, was Ihren Ärger auslöste. In anderen Situationen scheinen Sie schon auszurasten, wenn Ihr Kind etwa einmal vergisst, den Abfall wegzubringen. Später werden Sie sagen: »Ich weiß nicht, was in mich gefahren ist.« Im ersten Fall handelt es sich um eine echte Emotion, im zweiten um eine unechte.

■ Denken Sie an eine geliebte Person, die verstorben ist, macht Sie das traurig. Wenn Ihnen jedoch jede traurige oder sentimentale Fernsehwerbung Tränen in die Augen treibt, befinden Sie sich in der Gewalt von unechten Emotionen.

■ PMS ist berüchtigt für die damit in Verbindung gebrachte schlechte Laune. Wenn Sie während des restlichen Monats einigermaßen ausgeglichen sind, vor ihrer Periode jedoch weinerlich und unerträglich werden, handelt es sich um einen klaren Fall von hormonell gestörtem emotionalem Gleichgewicht – einer unechten Emotion.

■ Wir machen alle Fehler und streiten uns von Zeit zu Zeit. Doch wenn Ihnen Ihr eigenes Verhalten oder Ihr Auftreten fast täglich Grund zur Beanstandung gibt, ist es wahrscheinlich, dass das unechte Gefühl geringer Selbstachtung dafür verantwortlich ist.

Sie sollten mit dieser Art von gestörter Stimmungslage nicht ständig leben müssen. Es ist wie bei einem Motor, der Sie durch sein Stottern an einer ruhigen Gefühlsfahrt hindert. Wenn die emotionale Ausstattung Ihres Gehirns ein »Tuning« braucht, erfahren Sie es durch Hinweise: Sie schlafen nicht gut und machen sich zu viele Sorgen. Sie fühlen sich von Emotionen überwältigt und verlieren Ihren Enthusiasmus oder Ihre Konzentrationsfähigkeit. Es könnte auch sein, dass Sie, um etwas Erleichterung zu spüren, von Schokolade, Wein oder Drogen abhängig werden. Wenn Sie derartige Symptome häufig erleben, haben Sie sie vielleicht schon als negative Aspekte Ihrer Persönlichkeit akzeptiert. Doch es kann sein, dass Sie damit falsch liegen. Jetzt besteht für Sie die Möglichkeit, Ihren wahren emotionalen Charakter zu entdecken.

Die Hauptursache Ihrer unechten Emotionen

Ihr Gehirn ist für die meisten Ihrer Emotionen verantwortlich, sowohl für die echten als auch die unechten. Gemeinsam mit einigen Bereichen Ihres Herzens und des Magen-Darm-Trakts, die dem Gehirn überraschend ähnlich sind, überträgt es Ihre Gefühle mittels vier hochspezialisierter und leistungsfähiger Arten von Emotionsmolekülen.

Wenn Ihr Gehirn viele dieser verschiedenen Moleküle aufweist, macht es Sie, angesichts der jeweiligen Lebensumstände, so glücklich, wie Sie nur sein können. Doch sollte die Anzahl dieser Emotionstransmitter in Ihrem Gehirn zu niedrig sein – ob nun aufgrund eines geringfügigen genetischen Defekts oder dadurch, dass das Gehirn sie durch übermäßige Stressbewältigung aufgebraucht hat oder aber weil Sie nicht die spezielle Nahrung zu sich nehmen, die das Gehirn braucht –, *hört es auf, durchgängig normale Emotionen hervorzurufen.* Stattdessen beginnt es falsche emotionale Töne zu treffen – wie bei einem verstimmten Klavier.

Nach mehr als 30 Jahren intensiver, weltweiter Untersuchungen wurden die meisten unechten Emotionen und deren Ursachen durch eines der am schnellsten wachsenden Gebiete der Wissenschaft genau bestimmt – die Neurowissenschaft, den Bereich, der die Vorgänge im Gehirn und deren Auswirkungen untersucht. Arzneimittelkonzerne haben diese Informationen zur Herstellung von Produkten verwendet, die unsere »emotionalen Batterien« schnell wieder aufladen können. Das ist jedoch nicht das Gleiche wie bei einer tatsächlichen Reparatur. Glücklicherweise sind die Mittel, die wir zur Aufbesserung unserer Gemütslage derzeit so dringend brauchen, jederzeit verfügbar und tatsächlich unglaublich simpel. Es handelt sich um spezielle Nahrungs- und Nahrungsergänzungsmittel, die so genau den Bedarf des Gehirns decken, dass sie innerhalb von nur 24 Stunden beginnen, emotionale Fehlfunktionen zu beheben.

Wie ich die Stimmungskorrektur entdeckte

Ich bin Leiterin einer Klinik, die sich seit 15 Jahren der auf Ernährung basierenden Behandlung von Gemütsleiden verschrieben hat. Eigentlich beschäftige ich mich jedoch schon seit 1975 professionell mit emotionalen Störungen und Problemen des Gemütszustandes. Zu Beginn meiner beruflichen Laufbahn arbeitete ich in psychiatrischen Wohneinrichtungen, später dann mit Einzelpersonen und Familien, leitete intensive Therapiegruppen, Workshops und Behandlungsprogramme für Erwachsene und Jugendliche mit Suchtproblemen und Essstörungen. Heute leite ich meine eigene Klinik, Recovery Systems, in Mill Valley, Kalifornien, genau gegenüber der Golden Gate Bridge von San Francisco.

1980, als ich mein erstes Beratungsprogramm leitete, festigte sich bei mir die Vermutung, dass bei den Fällen, die nicht auf unsere intensiven Programme mit Psychotherapie und geistigem Beistand anzusprechen schienen, schlechte Ernährung eine Rolle spielte. Unsere weniger erfolgreichen Patienten waren oft »emotionale Esser«. Entweder konsumierten sie viele

Kekse, Eiscreme, Chips und Fastfood oder sie ließen Mahlzeiten ausfallen und tranken viel Kaffee und koffeinhaltige Getränke. Ich stellte Ernährungswissenschaftler ein, die die Möglichkeit einer Verbindung zwischen Gefühlslage und Nahrung erforschen sollten. Schon bald begriffen wir, dass wir kurz vor einem gewaltigen Durchbruch standen. Klienten, die wir davon überzeugen konnten, dreimal am Tag viel Eiweiß und frisches Gemüse zu essen sowie Koffein, Süßes und modifizierte Stärke wie Weißbrot und Nudeln zu vermeiden, fühlten sich seelisch (und auch körperlich) *erheblich* besser. Wenn sie sich gut ernährten, konnten sogar diejenigen, die psychologisch sehr viel Arbeit vor sich hatten, Fortschritte in der Beratung machen, mit viel weniger Angst und Rückfällen. Die Patienten jedoch, die ihre Ernährung *nicht* umstellten, waren trotz neuer Kommunikationsfertigkeiten, Bewegung, langen Urlauben und moderaten Arbeitszeiten nicht annähernd so erfolgreich.

Diese Ergebnisse machten mir Mut, aber ich musste auch zugeben, dass es unabdingbar war, dass die Patienten, die es schafften, sich zehn Wochen konsequent daran zu halten, völlig auf ihr ungesundes »Schlechte-Laune-Essen« verzichten mussten. Für die meisten von ihnen bedeutete dies, zehn Wochen lang Heißhunger, Müdigkeit, Kopfschmerzen und nur langsam nachlassende Stimmungsschwankungen zu ertragen. Doch von großer Bedeutung ist auch, dass zu viele unserer Patienten einfach nicht durchhielten und sich wieder ihrem gewohnten schlechten Essen und den lähmenden Stimmungen hingaben.

Wir brauchten noch etwas anderes.

Die erstaunlichen Aminosäuren

Etwa zu dieser Zeit, Mitte der 80er Jahre, hatte ich an der University of North Texas von der Arbeit des Neurowissenschaftlers Dr. Kenneth Blum gelesen. Der erfolgreiche Forscher untersuchte den Gehirnstoffwechsel von Alkoholikern und Drogenabhängigen. Im Laufe dieser Arbeit bestimmte er einige Gene, die das Gehirn so beeinflussen konnten, dass es die Produktion seiner wirksamsten »Gute-Laune«-Substanzen verringerte und stattdessen die »Schlechte-Laune«-Substanzen produzierte, die die Versuchspersonen so suchtanfällig machten. Dr. Blums Untersuchungen erklärten die perplexen Gefühle von Angst, Wut und Depression, die chronischen Schlafstörungen und das fehlende Wohlbefinden, das so viele Abhängige sogar während der Genesung plagte. Er nannte es das »Reward Deficiency

Syndrome« – das »Belohnungsmangel-Syndrom«. Diese Erkenntnis war schon für sich alleine faszinierend, doch Dr. Blum machte eine weitere, noch bemerkenswertere Entdeckung. Er fand heraus, dass er die Schlechte-Laune-Gene überwinden konnte, indem er seinen Versuchspersonen einige Nahrungsergänzungsmittel verabreichte. Diese Gehirnnahrung, Aminosäuren genannt, sind Bestandteile von einfachen Proteinen, die man in der Nahrung findet. Sie konnten den genetisch falsch programmierten Gehirnstoffwechsel der Abhängigen sofort in Gang bringen und deren Stimmung radikal verbessern. Das Fazit: Die Abhängigen, die die Aminosäuren einnahmen, schafften es, sich von Drogen und Alkohol fernzuhalten. Doch diejenigen, die keine Aminosäuren nahmen, hatten eine viermal höhere Rückfallrate.[7]

Ich war sehr begeistert, nachdem ich Dr. Blums Studien durchgesehen hatte. Ich hatte das Gefühl, dass die Aminosäuren der fehlende Bestandteil in meinem sich immer weiter entwickelnden Ernährungstherapieprogramm waren. Da diese Zusätze identisch mit denen waren, die man in der Nahrung findet, und anders als Medikamente nicht fremd für den menschlichen Körper sind, konnten meine Ernährungswissenschaftler und ich sie guten Gewissens empfehlen. Es war zweifellos einen Versuch wert.

Die Kombination aus Ernährungstherapie und Psychotherapie

Schon früh entschied ich mich dafür, die Aminosäuren drei Frauen zu geben, die mit Bulimie zu kämpfen hatten, einer Essstörung, die normalerweise sehr schwierig zu behandeln ist. Als sie zu uns in die Klinik kamen, hatten sie alle schon einige Zeit in der Psychotherapie sehr hart an sich gearbeitet, jedoch bisher ohne Fortschritte. Wie die meisten Bulimiker waren sie depressiv, zwangsgestört und selbstkritisch. Alle standen jedoch mitten im Berufsleben und waren verheiratet. Eine der drei Frauen war 26 Jahre alt und glücklich verheiratet, die zweite war 35 und in ihrer Ehe unglücklich. Die dritte Frau war 48 Jahre alt und hatte Eheprobleme, wobei sie sich aber zusammen mit ihrem Ehemann dazu entschlossen hatte, daran zu arbeiten.

Zusätzlich zu der Einnahme der Aminosäuren haben sich diese Frauen selbst dazu verpflichtet, an unserem Standardprogramm teilzunehmen. Dieses basiert auf eiweiß- und gemüsereicher sowie kohlenhydratreduzierter Ernährung verbunden mit Psychotherapie. Ich war erstaunt, wie die

Aminosäuren den Entwicklungsprozess jeder Patientin beschleunigten. Verbesserungen der Gefühlslage, die zu erreichen normalerweise Monate gedauert hätte, setzten bei den Frauen bereits nach wenigen Tagen ein. Innerhalb von zwei Wochen mit den Aminosäuren haben sich alle drei Frauen von ihrer Besessenheit vom Essen und den meisten der damit verbundenen Stimmungsprobleme befreit, und es wurde immer besser. Nach ein paar Monaten mit den Aminosäuren hatte die glücklich verheiratete Frau all ihre Ziele erreicht und wurde aus der Therapie entlassen, frei von Bulimie und Stimmungsschwankungen. Die unglücklich verheiratete Frau fing an, eine intensive und produktive Therapie zu besuchen, nachdem sie jahrelang durch die Bulimie zu sehr geschwächt war, um eine Psychotherapie konstruktiv nutzen zu können. Nach der Ernährungsumstellung war sie im Stande, sich durch ihre Ängste zu arbeiten, ihren Ehemann zu verlassen und sich für sich selbst ein glückliches Leben aufzubauen. Die dritte Frau hatte das Gefühl, eine individuelle Therapie sei nicht mehr nötig (sie war seit Jahren in Therapie gewesen), begann jedoch eine Paartherapie – mit Erfolg. Alle drei Frauen machten nach sechs Monaten noch immer bedeutende Fortschritte und fingen an, die Aminosäuren abzusetzen. Ihre Therapeuten waren sprachlos, genau wie wir.

Mehr als 15 Jahre und einige Tausend Patienten später sind die Aminosäuren noch immer unsere effektivste Waffe gegen die unechten Emotionen. Wir haben durchweg feststellen können, dass sie nicht nur die Gemütslage beinahe augenblicklich verbessern, sondern auch die Psychotherapie beschleunigen. Eine Person, die sich gut ernährt und eine Ausbalancierung der Gehirnstoffwechsel hinter sich hat, schafft es schneller, gründlicher und erfolgreicher, psychologische und emotionale Hürden zu überwinden. Nicht nur, dass unsere Patienten, die ein »Gehirntuning« hinter sich haben, schneller Zugang zu einschneidenden Erinnerungen fanden, sie konnten auch besser mit diesen Erinnerungen umgehen und waren nicht länger gelähmt durch die biochemisch aufgebauschten Gefühle von Angst, Schuld oder Schmerz.

Der Effekt einer durch Ernährung stabilisierten Gemütslage auf die Beziehungen unserer Patienten war ebenfalls enorm. Ich werde niemals die erste Familie vergessen, deren Behandlung bei uns sowohl aus Psychotherapie als auch aus einer Ernährungstherapie bestand. Ein Vater und eine Mutter kamen zu uns, da sie sich Sorgen um ihren 14-jährigen Sohn machten. Er litt unter Aufmerksamkeitsdefiziten, Depressionen und so starken Kopfschmerzen, dass er deshalb oft nicht zur Schule gehen konnte. Schon bald war es offensichtlich, dass auch der Vater ernste Probleme hatte. Er litt unter Kontrollzwang und war ausfallend. Obwohl sie in der Vergangenheit bereits viele Male Familienberatung in Anspruch genommen hatten, hatte sich die Situation zunächst nicht verbessert. Nach ein paar Sitzungen wurde deutlich, dass sich der Vater eigentlich völlig seiner Familie verschrieb, jedoch *unfähig* war, seine bedenklichen wütenden Gefühle zu kontrollieren. Ich schlug vor, dass er sich mit demselben Ernährungsberater treffen sollte, der bei uns auch seinen Sohn betreute. Er stimmte zu, da er selbst beobachten konnte, dass die Kopfschmerzen seines Sohnes durch die Ernährungsumstellung gelindert wurden und dass sich seine Stimmungslage und die Konzentrationsfähigkeit durch die Aminosäuren verbesserten. Als auch der Vater anfing, Aminosäuren zu nehmen, erfolgte die Veränderung umgehend und in gewaltigem Ausmaß: Sein zwanghaftes, aufbrausendes Verhalten verflog gänzlich, sehr zum Erstaunen und der Erleichterung seiner Frau und seines Sohnes. Die Familientherapie verlief sehr konstruktiv, da alle Familienmitglieder, befreit von ihren unechten Emotionen, einander endlich zuhören und antworten konnten. Interessanterweise benötigte der Vater eine zusätzliche Psychotherapie, um sich mit seiner neuen emotionalen Art zu arrangieren, besonders im Berufsleben, wo seine aggressive Persönlichkeit zu seinem Markenzeichen geworden war.

1995 hatten unsere Mitarbeiter die Idee, dass unsere Patienten die potentiell hilfreichen Aminosäuren während ihrer Ersteinschätzung direkt bei uns vor Ort einnehmen sollten. Demzufolge waren wir tatsächlich anwesend, als die Aminosäuren wirkten, was normalerweise innerhalb von fünfzehn Minuten geschah. Wir beobachteten die Patienten und freuten uns, als Hunderte von ihnen ihre trügerischen Emotionen von Anspannung, Gleichgültigkeit, Reizbarkeit und emotionalem Schmerz direkt vor unseren Augen ablegten. Das Wort, das unsere Patienten immer wieder gebrauchten, um diese Erfahrung zu beschreiben, war »unglaublich«. Hinzu kommt, dass unsere Patienten die Aminosäuren normalerweise über einen Zeitraum von nur drei bis zwölf Monaten einnehmen müssen. Danach ist die Korrektur ihrer Stimmungschemie üblicherweise abgeschlossen. Sie müssen jedoch weiterhin viel Eiweiß, Gemüse und andere frische Vollwertkost essen und die wichtigen Nahrungsergänzungsmittel in Form von Vitaminen, Mineralien und Fettsäuren einnehmen.

Wie schalten die Aminosäuren unechte Emotionen aus und erwecken echte Emotionen?

Hier liegt das Geheimnis: Es gibt 22 verschiedene Arten von Aminosäuren, die in eiweißreicher Nahrung wie Hähnchen, Fisch, Rindfleisch, Eiern und Käse vorkommen. Sie haben vielleicht schon von ihnen als Bausteine der Proteine gehört. Jede Aminosäure hat ihren eigenen Namen und ihre spezifischen Aufgaben. Nur wenige, ganz bestimmte Aminosäuren können jedoch als »Kraftstoff« für die vier sogenannten Stimmungsmotoren des Gehirns dienen. Lediglich fünf oder sechs dieser Aminosäuren, die ergänzend eingenommen werden, können effektiv alle vier Mängel im Gehirn, die die unechten Emotionen verursachen, beheben.

Jeder der vier Stimmungsmotoren in Ihrem Gehirn benötigt einen anderen Aminosäurekraftstoff. Je schwieriger zugänglich dieser Kraftstoff ist, desto mehr Symptome unechter Emotionen können Sie entwickeln. Es stellt sich die Frage, wie viel »Benzin« Sie in jedem Ihrer Motoren haben. Woher wissen Sie, wann es knapp wird? Wie können Sie es wieder auffüllen? Welche Aminosäuren benötigen *Sie* für Ihr Gehirn? Wo sind sie erhältlich? Wie lange wird es dauern? Bald werden Sie lernen, welche die beste Nahrung für Ihr Gehirn ist und wie Sie die Aminosäuren finden und nutzen, die all Ihre emotionalen Motoren sofort in Gang bringen und sie am Laufen halten.

Die vier Gefühlserzeuger in Ihrem Gehirn werden »Neurotransmitter« genannt. Manche ihrer genauen Bezeichnungen werden Ihnen mit Sicherheit bekannt vorkommen: Serotonin, Katecholamine, GABA und Endorphin. Jeder dieser vier Neurotransmitter hat einen deutlich unterschiedlichen Effekt auf Ihre Gemütslage, stark abhängig von der Verfügbarkeit seiner einzelnen Aminosäuren.

Ein gut mit Aminosäuren versorgtes Gehirn erzeugt echte Emotionen: Abhängig von Ihren Lebensumständen fühlen Sie sich emotional generell positiv, wenn der Spiegel der entsprechenden Neurotransmitter hoch ist.

Ein unzureichend mit Aminosäuren versorgtes Gehirn erzeugt unechte Emotionen: Wenn einer Ihrer Neurotransmitter-Spiegel zu tief sinkt, tendieren Sie dazu, infolgedessen eine bestimmte Reihe von fehlerhaften Emotionen zu entwickeln.

Haben sich einmal solche unechten Emotionen entwickelt, können ihre Standardsymptome immer wieder kommen und gehen, stärker und schwächer werden oder einfach gleich bleiben. Was auch immer der Fall ist, die

---

Der echte und unechte emotionale Stoffwechsel Ihres Gehirns

+ Ist Ihr *Serotonin*spiegel hoch, sind Sie positiv, selbstsicher, flexibel und entspannt.

▬ Sinkt Ihr *Serotonin*spiegel ab, neigen Sie zu einer negativen Einstellung, Zwangsverhalten, Besorgnis, Reizbarkeit und Schlaflosigkeit.

+ Ist Ihr *Katecholamin*spiegel hoch, fühlen Sie sich energiegeladen, optimistisch und munter.

▬ Ist Ihr *Katecholamin*spiegel niedrig, können Sie in flaue, lethargische Traurigkeit verfallen.

+ Ist Ihr *GABA*-Spiegel hoch, sind Sie gelassen und stressfrei.

▬ Ist Ihr *GABA*-Spiegel niedrig, sind Sie aufgeregt, gestresst und überfordert.

+ Ist Ihr *Endorphin*spiegel hoch, sind Sie voller angenehmer Emotionen von Behaglichkeit, Freude und manchmal sogar Euphorie.

▬ Sind Ihre *Endorphine* fast aufgebraucht, kann es sein, dass Sie während der Werbung anfangen zu weinen und dass Sie allzu leicht verletzlich sind.

---

benötigten Aminosäuren, als Nahrungsmittelergänzung eingenommen, können zuverlässig, sicher und schnell jede Spur unserer vier Typen unechter Emotionen vertreiben, indem die Spiegel aller vier wesentlichen Neurotransmitter erhöht werden.

Glücklicherweise ist jede Aminosäure, die Sie benötigen werden, einfach zu finden und in einem Reformhaus oder einer Drogerie in Ihrer Nähe, per Telefon oder über das Internet erhältlich.

Warum sind Ihre Stimmungsbatterien fast leer?

Haben Sie unechte Emotionen geerbt? Manche von uns tolerieren die gleichen widrigen Umstände mit viel mehr Gelassenheit als andere. In fünfzig Jahren hat meine Mutter unter anderem Stress in der Ehe, Polio, Krebs, Erkrankungen von Herz, Gallenblase und Schilddrüse mit Hilfe von Freude, Entschlossenheit, Humor, Mut und Selbstlosigkeit ertragen. Sie war selten niedergeschlagen, gereizt oder ängstlich. Was also war ihr Geheimnis? Sie hatte zwei: Zum einen erbte sie den ausgeglichenen Gehirnstoffwechsel ihrer Mutter, und zum anderen aß sie immer viel Eiweiß, was diese Balance aufrechterhielt.

Haben Sie Gute-Laune-Gene geerbt? Bei vielen von uns ist das nicht der Fall. In all den Jahren stellten uns viele unserer Patienten ihre Eltern, Geschwister und Kinder vor, die ähnliche Symptome unechter Emotionen, wie auch sie selbst sie hatten, aufwiesen. Eine schnelle Aufbesserung mit Aminosäuren und eine Anpassung der Ernährung waren oft schon alles, was nötig war, um die Gemütslage wieder zu richten. Diese Erfahrungen lehrten mich, wie häufig unechte Emotionen innerhalb von Familien auftreten.

Denken Sie, dass es *Absicht* von Ihrem Vater war, unerträglich gewesen zu sein, oder dass Ihre Mutter bei jeder Aufregung anfängt zu weinen, weil sie *schwach* ist? Solche Fragen habe ich gelernt zu stellen, wenn ich herausfinden wollte, welche Typen negativer Stimmung in den Familien vorkamen. Meine Patienten fanden ihre Antworten oft unerwartet befreiend: *Anna hasste es, ihre Reizbarkeit mit der Wut ihres Vaters zu vergleichen. Als sie jedoch begriff, dass sie beide einen Mangel in ihrem Gehirnstoffwechsel teilten, entwickelte sie schließlich neues Mitgefühl für ihn und weniger von dem verletzten Gefühl, dass seine Brutalität persönlich gegen sie gerichtet war.*

Wir alle kennen Familien, in denen jeder eher gelassen ist, und andere, von denen niemand einen Gang zurückschalten kann; aufgeschlossene, fröhliche Familien und schüchterne, ruhige Familien; besorgte, perfektionistische Familien sowie liederliche und energielose Familien. Fragen Sie sich selbst, wenn Sie dieses Buch lesen: »Teile ich mit jemandem aus der Familie meine guten Eigenschaften?« »Sind wir die gleichen Typen, wenn es um unechte Emotionen geht?« Aber machen Sie sich keine Sorgen, Sie müssten sich mit dieser Stimmungslage abfinden. Obwohl wir bisher dachten, genetische Merkmale seien unveränderbar, kann im Falle der Gemütslage eine genetische Programmierung mit Hilfe von Aminosäuren und anderen Nährstoffen erstaunlich einfach umprogrammiert werden.

Liegt es an Ihrer Ernährung? Ungeachtet Ihrer Gene, es sei denn, Ihre für die Stimmung zuständigen Gene sind wirkungslos, ist gute Ernährung unerlässlich. Es ist kein Zufall, dass die Generation unserer Großeltern eine fröhlichere Gesinnung hatte als wir, obwohl sie sicherlich durch Kriege, Wirtschaftskrisen, Krankheiten und anderem Elend viel miterleben musste. Tatsache ist, dass ihre Ernährung besser war. Sie hatten das Glück, vor der

Junkfood-Invasion aufzuwachsen und bevor sich kalorienarme Ernährung zu einem Lebensstil entwickelte. Sie aßen »drei anständige Mahlzeiten« am Tag, darunter viel eiweißreiche Nahrung wie Rindfleisch, Hähnchen, Fisch, Eier und Käse. Warum ist gerade diese Ernährung so wichtig? Weil unsere vier Neurotransmitter ausschließlich aus den Aminosäuren gebildet werden können, die man in eiweißreicher Nahrung findet.

Proteine sind jedoch nicht das einzige, was wir brauchen. Wir benötigen auch einen guten Vorrat an Vitaminen und Mineralien, um dieses Wunder geschehen zu lassen. Sie kommen in frischem Obst und Gemüse vor, welches unsere Großeltern in großen Mengen aßen, woran es aber der heutigen Standardernährung der Menschen in der westlichen Welt mangelt.

Außerdem gibt es noch etwas, das Sie vielleicht schockieren wird. Wenn wir nicht genug von den richtigen *Fetten* essen, werden wir nicht in der Lage sein, diese natürlichen Stimmungsaufheller zu nutzen. Unsere Großeltern aßen Unmengen der Fette, die wir nicht mehr essen, wie beispielsweise Butter, und sie hatten weitaus weniger mit Herzleiden, Krebs und Depressionen zu kämpfen als wir. (Mehr von dieser faszinierenden Geschichte in Kapitel 8.)

Nun gibt es auch noch den Junkfood-Faktor. Kommerzielle Lebensmittelverarbeitung entzieht der Nahrung die wichtigen Nährstoffe, die für die Bildung und Wirkung der Neurotransmitter im Gehirn notwendig sind.

Diese Schlechte-Laune-Nahrung, einschließlich Weißbrot, Nudeln, gezuckerten Müslis, Cornflakes und Snacks, Frittierfetts, gehärteten Fette, Koffein und sogar der künstlichen Süßstoffe in Diätgetränken, kann tatsächlich die Anstrengungen des Gehirns beeinträchtigen, gute Laune zu erzeugen. Sie können nicht Zucker oder eine andere dieser belastenden Substanzen in Ihren »Stimmungstank« füllen und dann eine ruhige, emotionale Gefühlsfahrt erwarten.

Liegt es an Ihrem Lebensstil? Auch unser moderner Lebensstil ist mitverantwortlich für die grassierende Unausgeglichenheit der Gefühlslage. Zu viel Stress, besonders im abwechslungsreichen 21. Jahrhundert, kann die Gute-Laune-Neurotransmitter des Gehirns aufbrauchen, es geradezu auszehren. Ein gesunder Schlaf, ausreichende Entspannung und angemessene Pausen sind ausschlaggebend für die Wiederherstellung eines optimalen Spiegels der Gute-Laune-Substanzen. Doch diese einfachen stärkenden Mittel gehen in unserer »Laufen-bis-zum-Umfallen«-Kultur verloren.

Liegt es an Ihren Hormonen? In unserer Klinik haben wir, als wir auf neue Probleme der Gemütslage gestoßen sind, immer wieder neue, verblüffende Wege gefunden, unechte Emotionen zu verbessern. Die wichtigste Lektion, die wir gelernt haben, zusätzlich zu der, wie man die vier gefühlserzeugenden Neurotransmitter des Gehirns auftankt, war die über die Hormone. Ob es sich um die zwei Schilddrüsenhormone, die mehr als 30 Nebennierenhormone oder die drei Sexualhormone Östrogen, Testosteron und Progesteron handelt, ihre Auswirkungen auf Ihre Stimmungslage kann enorm sein. Ohne die ausreichende Menge all dieser zusammenarbeitenden Hormone können die Neurotransmitter blockiert werden. Für die Befreiung Ihres für die Emotionen verantwortlichen ist es vielleicht nötig, einen Feldzug gegen das Ungleichgewicht Ihrer Hormone zu beginnen und so auszuschalten, was Ihre wahren Emotionen unterdrückt.

Aber seien Sie nicht eingeschüchtert, ich werde Ihnen zeigen wie.

Ist eine Stimmungskorrektur das Richtige für Sie?

Am 13. November 2000 hielt ich eine Präsentation auf einer Wissenschaftskonferenz in San Francisco über die Gemütslage und das Gehirn.[8] Meine Mitarbeiter und ich wurden gebeten, die Akten von einhundert zufällig ausgewählten Patienten noch einmal durchzusehen, die mit erheblichen Problemen des Gemützustandes zu uns in die Klinik gekommen waren. 98 dieser Patienten berichteten von bedeutenden Verbesserungen ihrer Gefühlslage innerhalb von zwei Wochen, die meisten innerhalb der ersten 24 bis 48 Stunden, nachdem sie mit der Einnahme der Aminosäuren, der wesentlichen Nahrungsgänzungsmittel und der Gute-Laune-Nahrung begonnen hatten, über die Sie in diesem Buch noch lesen werden. Zwölf Wochen später hatten 83 von ihnen diese Verbesserungen aufrechterhalten oder sogar übertroffen. *Die Depressionen, Ängste, die Übersensibilität und der Stress, die sie hauptsächlich zu uns gebracht hatten, waren verschwunden.*

Sie können erwarten, die gleiche Art von Erleichterung von Ihren eigenen unechten Emotionen zu erfahren, und das ebenso schnell. Am Ende werden Sie die gleichen Techniken benutzen. Wie Sie gesehen haben, wurden viele der Ernährungsstrategien, die ich entdeckt habe, entwickelt, während ich Behandlungsprogramme für Suchterkrankungen und Essstörungen leitete. Anschließend bekamen sie bei einigen sehr ernsten Fällen von unechten Emotionen ihren letzten Schliff. Wenn die Stimmungskorrektur bei diesen Patienten funktionierte, ist es sehr wahrscheinlich, dass dies auch bei Ihnen der Fall sein wird.

Eine Stimmungskorrektur ist nicht für jeden das Richtige. Ich wünschte, ich könnte sagen, dass wir in unserer Klinik gelernt haben, wie man *alle* Fälle von unechten Emotionen aus der Welt schaffen kann. Doch das kann ich nicht. Wir haben nur sehr wenig Erfahrung damit und spezialisieren uns auch nicht auf schwere Fälle unechter Gemütszustände, wie beispielsweise Autismus, Psychose, bipolare Störung, brutale Wut oder Paranoia, – biochemische – Ungleichgewichte, die allgemein als psychische Erkrankung bezeichnet werden. Andere Klinikmitarbeiter hatten bereits Erfahrung mit der Behandlung dieser Leiden mit Hilfe natürlicher Therapien, manchmal sehr erfolgreich. Empfehlungen dazu, wie man Fachärzte für Allgemeinmedizin, Kliniken, Bücher und Websites ausfindig macht, die Ihnen dabei helfen können, auf natürliche Weise Gemütsstörungen zu behandeln, die die Stimmungskorrektur nicht anspricht, finden Sie im Anhang. Wenn Sie derartige Probleme haben, benutzen Sie die Nahrungsergänzungsmittel, die in diesem Buch empfohlen werden, bitte *nicht*, ohne vorher mit einem Fachmann gesprochen zu haben. Sie könnten Ihr jeweiliges biochemisches Ungleichgewicht sogar noch verschlimmern.

Der Weg zu Ihrer eigenen Stimmungskorrektur

Der erste Schritt in Ihrer Stimmungskorrektur, genau wie der erste Schritt bei jeder erfolgreichen Reparatur, ist es *herauszufinden, was in Ordnung gebracht werden muss.* Im nächsten Kapitel können Sie damit beginnen, die Einzelheiten in Angriff zu nehmen, indem Sie den vierteiligen Stimmungstyp-Fragebogen ausfüllen. Nachdem Sie die Erstellung Ihres Profils unechter Emotionen abgeschlossen haben, können Sie mit den entsprechenden Kapiteln weitermachen und mit der Freude und Erleichterung, Ihre eigene persönliche Stimmungskorrektur mitzuerleben.

Sobald Sie Ihre unechten Emotionen einmal endgültig aus der Welt geschafft haben, werden Sie dazu in der Lage sein, Psychotherapie für Ihre *echten* emotionalen Probleme aus Ihrer Vergangenheit oder aktuelleren Schwierigkeiten zu nutzen. Falls Sie sich dazu entschließen, weitere Beratung in Anspruch zu nehmen, werden Sie mit Sicherheit viel besser gerüstet sein, um effektive Arbeit zu leisten. Sie werden es auch als leichter empfinden, zu beten und zu meditieren, Sport zu treiben, sich auszuruhen und zu entspannen. Mit diesem reichen Spektrum Ihnen zur Verfügung stehender emotionaler, geistiger *und* physischer Hilfsmittel werden Sie in der Lage sein, was auch immer vor Ihnen liegt mit Stärke, Gelassenheit und einem Sinn für Humor zu begegnen.

KAPITEL 2

Bestimmen Sie Ihren Stimmungstyp

Der Stimmungstyp-Fragebogen

An der Wand unserer Klinik ist eine große Grafik angebracht, die alle Symptome der vier Typen der unechten Emotionen auflistet. Sobald unsere Patienten die Klinik betreten, wird ihr Blick auf diese Grafik gelenkt und verharrt dann meist auch dort. Sie sind fasziniert von den Symptomen und der Aufteilung in vier verschiedene Gruppen. Man hört immer wieder Aussagen wie beispielsweise: »Ja, dieser Typ bin ich, aber der andere passt nicht zu mir«, oder »Oh, ich habe Symptome aus mehr als einer Gruppe«, oder »Was bedeutet es, wenn ich *alle* Symptome auf der *gesamten* Grafik habe?« Diese vermeintlich einfache Grafik war fünfzehn Jahre in Vorbereitung und basiert auf den Gesprächen mit Tausenden von Patienten und Hunderten Forschungsarbeiten, die es uns ermöglichten, jedes der Symptome der vier Typen Schritt für Schritt zu bestimmen. Der Fragebogen, den Sie ausfüllen werden, wurde auf diese Grafik abgestimmt.

Um Ihre eigenen Symptome der unechten Emotionen bestimmen zu können, kreisen Sie die Zahl ein, die neben jedem Symptom steht, das auf Sie zutrifft. Spielen Sie nichts herunter! Denken Sie wirklich darüber nach. Wenn Sie sich nicht sicher sind, ob eines der Symptome auch für Sie gilt, fragen Sie eine ehrliche Person, die Sie sehr gut kennt. Und bekommen Sie keine Angst, wenn Sie die meisten oder sogar alle der im Fragebogen aufgeführten Symptome haben. Vielen unserer Patienten geht es so. Dies wird auch kein Problem darstellen. Sie werden mit einer Kombination aus Aminosäuren und anderen Nährstoffen alle Symptome gleichzeitig angehen.

Wenn Sie alle vier Teile des Fragebogens durchgearbeitet haben, errechnen Sie die Punktzahl der jeweiligen Gruppe, um zu sehen, welchem Stimmungstyp (oder welchen Stimmungstypen) Sie entsprechen.

Der Stimmungstyp-Fragebogen

Kreisen Sie die Zahl (in Klammern) hinter jedem Symptom ein, mit dem Sie sich identifizieren. Errechnen Sie Ihre Gesamtpunktzahl in jedem Abschnitt und vergleichen Sie sie mit der Grenzpunktzahl. Ist Ihr Ergebnis oberhalb der Grenze, oder haben Sie zwar nur wenige der Symptome innerhalb einer Gruppe, die Sie (oder Ihnen nahe stehende Personen) jedoch grundsätzlich stören, dann lesen Sie im angegebenen Kapitel weiter.

Typ 1. Befinden Sie sich unter einer dunklen Wolke?

➡ *Mangel an Serotonin, unserem natürlichen Antidepressivum*

- Neigen Sie dazu, negativ zu denken, das Glas halb leer statt halb voll zu sehen? Haben Sie düstere, pessimistische Gedanken? (3)
- Sind Sie häufig besorgt oder verängstigt? (3)
- Haben Sie ein geringes Selbstwertgefühl, und mangelt es Ihnen an Selbstvertrauen? Sind Sie sehr selbstkritisch, und fühlen Sie sich schnell schuldig? (3)
- Haben Sie zwanghafte, immer wiederkehrende, wütende oder unnütze Gedanken, die Sie einfach nicht abschalten können, wenn Sie beispielsweise versuchen einzuschlafen? (3)
- Ist Ihr Verhalten häufig ein wenig, oder gar sehr zwanghaft? Sind Veränderungen und flexibel sein für Sie schwierig? Sind Sie ein Perfektionist oder ein Kontrollfreak? Ein Computer-, Fernseh- oder Arbeitssüchtiger? (3)
- Mögen Sie absolut kein schlechtes Wetter oder haben Sie eine eindeutige Winterdepression (SAD)? (3)
- Sind Sie häufiger gereizt, ungeduldig, ausfallend oder wütend? (2)
- Sind Sie eher schüchtern und ängstlich? Werden Sie nervös oder bekommen Sie Panik bei Höhe, Flügen, geschlossenen Räumen, öffentlichen Auftritten, Spinnen, Schlangen, Brücken, Menschenmengen, beim Verlassen des Hauses oder in ähnlichen Situationen? (3)
- Hatten Sie schon einmal Angstzustände oder Panikattacken (Ihr Herz rast, das Atmen fällt schwer)? (2)
- Sind Sie hyperaktiv? Leiden Sie an ADHS, mit der Betonung auf dem »H«? (2)
- Sind Sie eine Nachteule, oder finden Sie es oft schwierig, einzuschlafen, obwohl Sie es wollen? (3)
- Wachen Sie aufgrund unruhigen oder leichten Schlafs mitten in der Nacht auf oder sind Sie morgens zu früh wach? (2)

■ Haben Sie nachmittags oder abends (jedoch nicht früher am Tag) regelmäßig Appetit auf süße oder stärkehaltige Snacks, Alkohol, Drogen oder andere abhängig machende Substanzen? (3)

■ Bringt Ihnen Sport Erleichterung von irgendeinem der oben genannten Symptome? (2)

■ Litten Sie einmal unter Fibromyalgie (unerklärlichen Muskelschmerzen) oder unter MAP (Schmerzen und Beschwerden im Bereich des Kiefergelenks und der Kiefermuskulatur)? (3)

■ Hassen Sie heißes Wetter? (3)

■ Leiden Sie unter PMS oder sind Sie durch die Menopause bedingt launisch (insbesondere Wut oder negatives Denken)? (2)

■ Hatten Sie jemals Suizidgedanken oder -pläne? Selbstverletzungsgedanken oder -handlungen? (3)

■ Hat Ihnen jemals ein auf Serotonin wirkendes Antidepressivum geholfen? (4)

Gesamtpunktzahl: _____

Ist Ihre Punktzahl bei Typ 1 höher als 15, lesen Sie Kapitel 3.

Typ 2. Fühlen Sie sich »bla«?

➡ *Mangel an natürlichen Stimulanzien wie Noradrenalin und dem Schilddrüsenhormon*

■ Fühlen Sie sich häufig niedergeschlagen, auf eine flaue, gelangweilte, apathische Art und Weise – die hier kurz als »Bla«-Depression bezeichnet werden soll? (3)

■ Haben Sie wenig körperliche und geistige Energie? Fühlen Sie sich häufig müde, und müssen Sie sich zum Sport zwingen? (2)

■ Befinden sich Ihr Antrieb, Enthusiasmus und Ihre Motivation eher an einem Tiefpunkt? (2)

■ Haben Sie Schwierigkeiten, sich auf etwas zu konzentrieren? Leiden Sie an ADS? (3)

■ Benötigen Sie viel Schlaf? Brauchen Sie lange, um morgens aufzuwachen? (3)

■ Frieren Sie schnell? Haben Sie kalte Hände oder Füße? (3)

■ Neigen Sie zu schneller Gewichtszunahme? (2)

■ Haben Sie das Bedürfnis, sich mit viel Kaffee oder anderen »Aufputschmitteln« wie Schokolade, Light-Getränken, Diätpillen, Adderall, Ritalin oder Kokain aufzumuntern und zu motivieren? (3)

Gesamtpunktzahl: _____

Ist Ihre Punktzahl bei Typ 2 höher als 6, lesen Sie Kapitel 4.

Typ 3. Ist Stress Ihr Problem?

➡ *Mangel an beruhigendem GABA, stabilisierendem Blutzucker und Leistungsfähigkeit der Nebennieren*

- Fühlen Sie sich häufig überarbeitet, unter Druck bzw. unter Zeitdruck gesetzt? (3)
- Haben Sie Probleme damit, sich zu entspannen, zu lockern oder einzuschlafen? (1)
- Neigen Sie zu Verspannungen und Versteifungen? (1)
- Sind Sie schnell aufgebracht, frustriert oder eingeschnappt, wenn Sie unter Stress stehen? (2)
- Fühlen Sie sich häufig überfordert oder so, dass Ihnen einfach alles zu viel wird? (3)
- Fällt es Ihnen schwer, einen Gang zurückzuschalten, zu meditieren oder zu beten? (2)
- Fühlen Sie sich gelegentlich schwach, zittrig oder gereizt? (2)
- Fühlen Sie sich spürbar schlechter, wenn Sie eine Mahlzeit auslassen, eine zu lange Zeit ohne zu essen verbringen oder viel süße und stärkehaltige Nahrung zu sich nehmen? (3)
- Reagieren Sie empfindlich auf helles Licht, Lärm oder chemische Dämpfe? Tragen Sie häufig eine Sonnenbrille? (3)
- Konsumieren Sie Tabak, Alkohol, Essen oder Drogen, um zu entspannen und sich zu beruhigen? (2)

Gesamtpunktzahl: _____

Ist Ihre Punktzahl bei Typ 3 höher als 9, lesen Sie Kapitel 5.

Typ 4. Reagieren Sie zu empfindlich auf die Leiden des Lebens?

➡ *Mangel an schmerzstillenden Endorphinen*

- Schätzen Sie sich oder schätzen andere Sie als übersensibel ein? Trifft Sie seelischer oder vielleicht auch körperlicher Schmerz sehr hart? (3)
- Sind Sie schnell den Tränen nahe bzw. weinen Sie schnell, z. B. auch während der Fernsehwerbung? (2)
- Vermeiden Sie es, sich mit schmerzhaften Problemen auseinanderzusetzen? (2)
- Finden Sie es schwierig, mit Verlusten zurechtzukommen oder Trauer zu bewältigen? (3)
- Haben Sie schon sehr viel physischen oder psychischen Schmerz ertragen müssen? (2)

■ Erhoffen Sie sich Freude, Trost, Belohnung, Vergnügen oder Betäubung, wenn Sie sich etwas gönnen wie etwa Schokolade, Latte Macchiato, Brot, Wein, Liebesromane, Drogen, Tabak oder Schmerztabletten? (3)

Gesamtpunktzahl: _____

Ist Ihre Punktzahl bei Typ 4 höher als 6, lesen Sie Kapitel 6.

✗ Geschichten aus dem wahren Leben der vier Stimmungstypen und ihren unechten Gefühlen

Cara litt definitiv unter Serotoninmangel. Sie war der typische Fall mit den »dunklen Wolken«. Ihr mangelte es schon immer an Selbstvertrauen. Dennoch war sie eine Macherin, ihre Wäscheschublade penibelst geordnet, und ihr Chef schwärmte von ihren perfekten Projekten und Berichten (nicht, dass sie jemals mit sich selbst zufrieden war). Sie machte sich viele Sorgen und wachte nachts manchmal panisch auf. Vor Kurzem fing sie an, sich niedergeschlagen zu fühlen, und probierte daraufhin ein Antidepressivum aus. Obwohl es ihre Stimmung ein wenig verbesserte, kam sie mit den Nebenwirkungen nicht zurecht. Cara versuchte es auch mit Therapie, hatte aber nicht viel zu erzählen. Sie kam aus einer warmherzigen Familie (obwohl ihre Mutter auch eine Schwarzseherin war), in der sich alle nahestehen, und auch ihr Erwachsenenleben verlief ziemlich gut. Sie war unglücklich, bis sie zu uns in die Klinik kam und ihr Stimmungsprofil erstellt wurde, was zeigte, dass fast alle Symptome von Typ 1 auf sie zutrafen! Sie ging mit einigen auf sie abgestimmten Nahrungsergänzungsmitteln wieder nach Hause und meldete sich am darauf folgenden Tag, um zu erzählen, dass sie seit Jahren nicht mehr so gut geschlafen und morgens solch gute Laune gehabt hatte.

Emma war zu lethargisch, um ihren Wäscheschrank aufzuräumen. Sie fühlte sich »bla«, die Art von energieloser Niedergeschlagenheit, die sie viel zu oft lustlos, träge und unkonzentriert werden ließ. Sie hatte genug von ihren schwachen, gedämpften Emotionen. Koffein brachte sie in Fahrt, aber sie wusste weder warum sie soviel davon benötigte, noch was sie dagegen tun konnte. Wir schon. Wir konnten sehen, dass sie

31

unsere Nahrungsergänzungsmittel benötigte, die das Gehirn am stärksten stimulieren. Fünfzehn Minuten, nachdem sie diese eingenommen hatte, konnten wir beobachten, dass sie sich immer mehr wie die Person fühlte, die sie eigentlich sein sollte: lebhaft, aufgeweckt und aufmerksam. Nach ein paar Monaten wurde dies zum Dauerzustand, nachdem mit Hilfe der Ernährung der Gehirnstoffwechsel wieder ausgeglichen war und ihre Schilddrüsenfunktion verbessert wurde.

Rob hatte viel Antrieb und Energie, war jedoch ein richtiger Stress-Typ. Jahrelange 60- bis 80-Stunden-Wochen, zu viel Kaffee und Fastfood, zu viele ausgelassene Mahlzeiten und außerdem noch ein ausgetragener Sorgerechtsstreit machten ihn zu einem angespannten, müden und erschöpften Wrack. Er war enorm ausgebrannt. Mit seinen neuen Anti-Stress-Mitteln und regulären Mahlzeiten war er in der Lage, ohne Probleme auf seinen Kaffee zu verzichten, seine Arbeitsstunden zu reduzieren und sich von nun an wieder wie ein Mensch zu fühlen.

Sam war hypersensibel. Er hatte sofort Tränen in den Augen, sobald er anfing, über irgendetwas Schmerzhaftes zu reden. Er vermied es, mit seiner Frau Probleme zu besprechen, weil er sich dabei viel zu unwohl fühlte. Stattdessen setzte er sich, um abzuschalten, mit einem Bier oder einem Teller voller Trostnahrung vor den Fernseher. Die Dinge fingen an sich zu verändern, seit wir ihm einige Präparate empfohlen hatten, die es ihm ermöglichten, besser mit Schmerz umgehen zu können und das Leben wieder viel mehr zu genießen (auch ohne Bier und Eiscreme). Als er dann nicht mehr übermäßig sensibel war, empfahlen wir ihm eine Paartherapie, welche er mittlerweile auch ertragen konnte und an der er schließlich sogar Gefallen fand.

Anleitung zur Stimmungskorrektur

Da Sie den Fragebogen ausgefüllt und damit Ihr Profil erstellt haben, haben Sie den ersten Schritt in der Stimmungskorrektur gemacht: Sie wissen, welche unechten Emotionen Sie haben und welcher Stimmungstyp (bzw. welche Stimmungstypen) Sie demnach sind. Mit dieser entscheidenden Information können Sie nun mit Schritt 2, »Wie Sie die vier häufigsten Stimmungsungleichgewichte beheben«, weitermachen. Dort werden Sie die Ursachen für Ihre jeweiligen unechten Emotionen herausfinden und was man dagegen tun kann. Am Ende jedes Abschnittes des Fragebogens, neben Ihrer Punktzahl, finden Sie die Seitenzahl des Kapitels, in dem Sie mehr über Ihre Symptome und alles über die Lösungen für die Probleme Ihres bestimmten Stimmungstyps lesen können. Wenn Sie beispielsweise die Symptome von Abschnitt 3, »Befinden Sie sich unter einer dunklen Wolke?«, ankreuzen, landen Sie bei Kapitel 3, »Wie Sie die dunklen Wolken vertreiben«. Jedes Kapitel endet mit »Handlungsschritten«, die alle im Kapitel erwähnten Empfehlungen zusammenfassen, damit sie einfacher zu befolgen sind.

Wenn Sie bei sich entscheidende Symptome aus zwei, drei oder allen vier der Abschnitte im Fragebogen wiedererkennen, lesen Sie jedes der entsprechenden Kapitel. Wenn Ihre Punktzahl in allen Teilen unterhalb der Grenzen liegt, Sie dennoch maßgebliche Symptome haben, mit denen Sie sich identifizieren, schauen Sie sich das entsprechende Kapitel an, um mehr darüber zu erfahren.

Als nächstes machen Sie mit Schritt 3 weiter, »Erstellen Ihres Nährstoff-Therapie-Masterplans«. Dort werden Sie etwas über die Gute-Laune-Nahrung lernen, die den Kern Ihrer Ernährung ausmachen wird, und wie man die Schlechte-Laune-Nahrung vermeidet. Ich werde es Ihnen leichter machen, indem ich Ihnen einfache und leckere Menüs und Rezepte zur Verfügung stelle.

Schritt 3 beinhaltet auch einen Ergänzungsmittel-Masterplan, der Ihnen einige Schlüsselkomponenten Ihrer Stimmungskorrektur liefert. Am Anfang werden die grundlegenden Vitamine, Mineralien und anderen Nährstoffe beschrieben, von denen ich möchte, dass Sie sie zu einem ständigen Teil Ihres Lebens machen. Des Weiteren warnt es Sie auch vor allem, was für Sie dagegensprechen würde, ein bestimmtes Ergänzungsmittel einzunehmen. Schließlich liefert es noch eine Liste von allen individuellen Korrektur-Ergänzungsmitteln, die in jedem Kapitel des Buches empfohlen werden. Sie können sich die Liste kopieren und die Dinge markieren, die Sie für Ihren eigenen Nahrungsergänzungsmittel-Plan benötigen. Dann nehmen Sie diese Liste mit ins Geschäft, besorgen alles, was Sie brauchen, fangen mit der Einnahme der Präparate an, essen Ihre Gute-Laune-Nahrung und beobachten, wie sich Ihre unechten Emotionen davonmachen.

Während Sie sich durch Schritt 2 und 3 dieses Buches arbeiten, kann es sein, dass Sie noch andere Probleme des Gemützustands an sich entdecken als die großen vier sowie eine für die Stimmung schlechte Ernährung.

Schritt 4, »Hilfe für individuelle Stimmungskorrektur-Projekte«, liefert die Antworten, falls Sie Fragen bezüglich Schlafstörungen, Suchtproblemen oder Alternativen zur Behandlung mit Antidepressiva haben.

Dieses Buch endet mit fünf Extra-Kapiteln voller hilfreicher Informationen. Hinweise zu Bezugsquellen finden Sie im Anhang. Die folgenden drei Extra-Kapitel geben Ihnen den detaillierten, fachlichen Rat, den Sie brauchen werden, um mit jeglichem hormonellen Ungleichgewicht umgehen zu können, das den Stimmungskorrektur-Prozess aufhält. Schließlich wird das Heißhunger-Extra-Kapitel einen kurzen Überblick über effektive Möglichkeiten geben, die Ihnen helfen können, falls »emotionales Essen« ein spezielles Problem für Sie ist.

Wann sind Sie geheilt?

Das Gefühl, *geheilt* zu sein, sollte sich bei Ihnen bereits in der *ersten Woche* einstellen, wenn die Wirkung Ihres Nahrungsergänzungsmittel-Programms einsetzt. Irgendwann, in einigen Wochen oder Monaten, abhängig von Ihrem persönlichen biochemischen Bedarf, wird Ihr Korrektur-Prozess tatsächlich abgeschlossen sein. Sie werden die Ungleichgewichte korrigiert haben, die hauptsächlich für die unechten Emotionen verantwortlich waren. Danach werden Sie in der Lage sein, aus eigener emotionaler Kraft weiterzumachen. Also wird die Einnahme der individuellen Korrektur-Ergänzungsmittel eingestellt, und Sie werden sich auch ohne sie weiterhin genauso gut fühlen. Alles, was Sie tun müssen, um danach Ihr neues Wohlbefinden beizubehalten und einen Rückfall in falsche Gefühle zu vermeiden, wird darin bestehen, weiterhin viel *Gute-Laune-Nahrung* zu essen und ein paar wenige grundlegende Nahrungsergänzungsmittel einzunehmen.

Ich wünsche Ihnen, dass Sie sich sehr schnell und auf eine angenehme Weise Ihrer unechten Emotionen entledigen können, und viel Freude daran, Ihr wahres emotionales Ich zu entdecken!

Wie Sie die vier häufigsten Stimmungsungleichgewichte beheben

KAPITEL 3

Wie Sie die dunklen Wolken vertreiben

*Beseitigung der durch Mangel an Serotonin
hervorgerufenen Depression, Angst und Hyperaktivität*

Serotoninmangel ist mit Abstand das am häufigsten auftretende Stimmungsproblem, das wir in unserer Klinik sehen. Serotoninhunger ist scheinbar
eine Epidemie in den Vereinigten Staaten, die ihre einzigartigen Dunkle-
Wolke-Leiden Menschen jeden Alters, Geschlechts und aus jeder Gesell-
schaftsschicht auferlegt. Ein Wissenschaftler schätzt, dass mehr als 80 Prozent der Erwachsenen in den Vereinigten Staaten an diesem Mangel leiden.[1]

Die Tatsache, dass Serotonin als Hauptabwehr gegen *beides*, sowohl
Depression als auch Angst, wirkt, ist der Grund für seine entscheidende Bedeutung für unsere Emotionen. Serotoninmangel ist ein Faktor von vielen,
scheinbar nicht zusammenhängenden psychologischen und physischen
Symptomen, die von Panik und Reizbarkeit bis hin zu Schlafstörungen,
PMS und Muskelschmerzen reichen. Manche »Dunkle-Wolke«-Typen haben nur wenige der möglichen Mangelsymptome, bei anderen findet man
fast alle. Trotzdem scheinen diese Menschen gut zu arbeiten und bekommen aufgrund ihrer Neigung zum Perfektionismus üblicherweise mehr erle-
digt als Personen, die eine weniger gestörte Gefühlswelt haben. Demzufolge
nehmen sie oft an, dass es sich bei ihnen bloß um eine unglückliche, jedoch
unveränderbare Eigenart ihrer Persönlichkeit handelt und sie damit leben
müssen. Manche versuchen es mit serotoninfördernden Medikamenten, wie
Fluoxetin, jedoch mit unterschiedlichen Ergebnissen, und finden sich mit
einem etwas besseren, aber noch immer eingeschränkten Gefühlsleben ab.

Schauen wir uns den Mechanismus dieses Stimmungstyps einmal genauer an. Vom Fragebogen im zweiten Kapitel wissen Sie bereits, dass es in
Ihrem Gehirn vier verschiedene Emotionszonen gibt. Das Viertel für Ihr

Serotonin muss immer randvoll mit Molekülen sein. Wenn das der Fall ist, kann Ihr Gehirn fröhlich loslegen und mit diesem gefüllten Tank positive Gefühle und Gedanken übertragen. Falls nicht, sind diese glücklichen Reaktionen blockiert. Doch deshalb bleiben Sie nicht einfach emotional leer. Ein Abfall des Serotoninspiegels kann das genaue Gegenteil von jenem warmen, glücklichen Gefühl produzieren, welches ausreichendes Serotonin Sie normalerweise spüren lassen würde: Statt das Glas als halb voll zu sehen, ist es für Sie halb leer. Anstatt stolz auf Ihre Leistung zu sein, können Sie nur darüber nachdenken, was Sie *nicht* erreicht haben. Statt einen gesunden Schlaf zu erleben, leiden Sie unter Schlafstörungen. Anstatt die Gegenwart Ihrer Familienmitglieder zu genießen, sind Sie von ihnen genervt. Statt Ruhe haben Sie Angst. Anstatt das Leben zu genießen und sich zu freuen, betrachten Sie es mit Grauen und haben sogar Selbstmordgedanken.

Das wertvolle Serotonin wird in Ihrem Körper aus Tryptophan, einer Aminosäure (Baustein der Proteine), aufgebaut, die in Nahrungsmitteln wie Putenfleisch, Rindfleisch und Käse enthalten ist. Aus Tryptophan wird zunächst eine Substanz namens 5-HTP (5-Hydroxytryptophan) gebildet, welche dann direkt in Serotonin umgewandelt wird. Dieser entscheidende Drei-Stufen-Prozess kann von einer Vielzahl von Dingen ausgeschaltet werden. Wenn beispielsweise in Ihrer Ernährung nicht genug Tryptophan vorhanden ist, ein Problem für viele von uns, kann Ihr Körper selbst nicht genug 5-HTP oder Serotonin produzieren, damit Sie glücklich bleiben. Möglicherweise kann Ihre natürliche Serotoninproduktion durch bestimmte Stoffe in Ihrer Nahrung wie beispielsweise Koffein, Alkohol oder den künstlichen Süßstoff Aspartam gehemmt werden. Ihre Serotoninproduktion kann sogar unterbrochen werden, wenn Sie schwanger sind, zu wenig Sonnenlicht bekommen oder zu selten Sport treiben. Extreme Stressphasen können Ihren Vorrat an dieser emotional unerlässlichen Gehirnsubstanz völlig auszehren. Schließlich kann es auch sein, dass Sie eine genetische Veranlagung geerbt haben, nicht ausreichend Serotonin zu produzieren, die durch alles oben Genannte noch verschlimmert werden kann.

Ganz gleich, was Ihren Abfall des Serotonins verursacht, bedeutet es nicht, dass Sie für den Rest Ihres Lebens dazu verdammt sind, in diesem Stimmungstief dahinzudümpeln. Selbst ein noch so niedriger Serotoninspiegel kann schnell angehoben werden, damit Sie die komplette Gefühlspalette erleben können, die die Natur für Sie vorgesehen hat. Später werde ich Ihnen alles über die Nährstoff-Korrekturstrategien erzählen, die Ihre dunkle Wolke auflösen und Ihre emotionale Sonne in weniger als einem Tag wieder zum Vorschein bringen können. Zunächst würde ich Ihnen jedoch gerne mehr darüber erzählen, warum Ihre Wolke so dunkel ist und wie man sich fühlt, wenn man unter dem Einfluss von Serotoninmangel lebt.

Warum sind Sie in Bezug auf Serotonin ausgehungert?

Ist Ihre Ernährung serotoninfördernd?

Serotonin, wie alles in Ihrem Körper, entsteht aus der Nahrung, die Sie essen. Sie können sich nicht »richtig« fühlen, wenn Sie Ihre Emotionen produzierenden Bereiche nicht mit der Menge der speziellen Nährstoffe versorgen, die Sie brauchen. Kalorienarme Ernährung und weggelassene Mahlzeiten können beispielsweise die zur Herstellung des Serotonins unerlässliche Zufuhr schnell verringern.

Nur wenige Nahrungsmittel enthalten selbst 5-HTP oder Serotonin, also hängt alles davon ab, genug Tryptophan aus Ihrer Ernährung zu gewinnen. Aber wo finden wir Tryptophan? *In eiweißreicher Nahrung.* Leider hat sich das Tryptophan in unserem Nahrungsangebot während der letzten 100 Jahre reduziert, etwa genau so lange, wie unsere Depressionsrate schon ansteigt!

✗ Wo Sie Ihr Serotonin verloren haben könnten

- *In Ihrer Ernährung* – wenn Sie keine serotoninfördernde Nahrung essen, wie Eiweiß und gesunde Fette, oder wenn Sie serotoninhemmende Nahrung wie koffeinhaltige Getränke, Kaffee oder süßstoffhaltige Light-Produkte zu sich nehmen.
- *Unter Stress* – wenn Ihr Gehirn mit zu hohen oder chronischen Anforderungen zu kämpfen hat.
- *In Ihren Genen* – wenn Sie die Veranlagung, unechte Emotionen zu entwickeln, geerbt haben.
- *Abends oder im Winter* – wenn es nicht genug helles Licht gibt, das Ihrem Gehirn signalisiert, Serotonin zu produzieren.
- *Durch mangelnde Bewegung* – wenn Sie die positive Wirkung körperlicher Aktivität auf das Gehirn unterschätzt haben.

Tryptophan findet man noch immer in Nahrungsmitteln wie Puten-, Rind- und Schweinefleisch, Milchprodukten, Hühnchen und Eiern. Im Vergleich zu den anderen 21 Aminosäuren, die eiweißhaltige Nahrung ausmachen, ist es jedoch ziemlich verkümmert. Die meisten anderen Aminosäuren sind in diesen Nahrungsmitteln dreimal so häufig enthalten wie Tryptophan. Dies war jedoch nicht immer so.

Wild, wie es unsere Vorfahren aßen, war reicher an Tryptophan als das Fleisch, das wir heute essen. Die Unterschiede resultierten zum Großteil daraus, wie die Tiere, die wir heutzutage essen, gefüttert werden. Im Gegensatz zu Gras und anderen Pflanzen, die die Wildtiere fraßen, wird in unserer modernen Tierhaltung mit tryptophanarmem Getreide wie Mais gefüttert. Dies lässt die Tiere in Rekordzeit an Gewicht zulegen, jedoch enthält deren Fleisch demzufolge viel weniger Tryptophan. Was das Problem noch schlimmer macht, ist, dass wir Menschen auch unseren Verbrauch von tryptophanarmen, aus Getreide hergestellten Kohlenhydraten wie beispielsweise Brot, Nudeln und Keksen gesteigert haben, was uns den Zugang zu Tryptophan weiter eingeschränkt hat.

Wenn Sie Vegetarier sind, ist bei Ihnen das Risiko größer, einen Tryptophanmangel zu entwickeln. Doch auch wenn Sie niemals ein Stück Fleisch angerührt haben, bekommen Sie etwas Tryptophan aus Nahrungsmitteln wie Hefe, Milchprodukten, Nüssen, Samen, Bananen und Kürbis. Doch abgesehen von den Milchprodukten und der Hefe (welche viele Vegetarier nicht essen), enthalten die meisten vegetarischen Speisen *viel* weniger Tryptophan als tierische Produkte. Es ist wichtig, dass Sie das nicht vergessen, weil eine reduzierte Menge Tryptophan, die Sie zu sich nehmen, sehr schnell dafür sorgen kann, dass sich die Serotoninspeicher in Ihrem Gehirn nicht vergrößern.

Zahlreiche Studien haben gezeigt, wie schnell man bei depressiven Menschen einen Serotoninmangel erzeugen kann, indem man ihnen lediglich einen Protein-Shake zu trinken gibt, der alle Aminosäuren außer Tryptophan enthält. Dies ist auch der Grund dafür, dass weggelassene Mahlzeiten oder eine Ernährung ohne Eiweiß mit an Sicherheit grenzender Wahrscheinlichkeit die serotoninbedingte Fröhlichkeit vermindern. Unsere Klinik empfiehlt ein Minimum von etwa 120 Gramm eiweißhaltiger Nahrung pro Mahlzeit (das entspricht mindestens der Größe einer Portion Hühnerbrust, dreimal am Tag).

Obwohl es hilft, mehr Protein zu essen, ist es leider keine Garantie dafür, dass ausreichend Tryptophan in Ihr Gehirn gelangt. Der Grund hierfür ist die Blut-Hirn-Schranke, die Ihr Gehirn vor dem Chaos an Nährstoffen im Blutkreislauf schützt. Es handelt sich um einen selektiven Filter, der nur eine bestimmte Menge von Aminosäuren ins Gehirn lässt. Da schon von vornherein viel weniger Tryptophan vorhanden ist, kann es in dem Durcheinander verlorengehen, egal wie dringend es benötigt wird, was dann zu einem Serotoninmangel führt.

Es kann auch sein, dass Sie von Anfang an dem Risiko eines Serotoninmangels ausgesetzt waren, indem Sie mit Säuglingsnahrung gefüttert wurden, welche nicht wie die menschliche Muttermilch den hohen Anteil von Tryptophan hatte, im Vergleich zu den anderen Aminosäuren. Muttermilch enthält sogar mehr Tryptophan als Kuhmilch oder Sojamilch. Das Resultat ist ein geringerer Serotoninspiegel bei Babys, die mit Säuglingsnahrung gefüttert wurden. Waren Sie eines davon? In einer Studie, über die in dem Buch *The Crazy Makers: How the Food Industry Is Destroying Our Brains and Harming Our Children*, das ich Ihnen empfehle, berichtet wurde, wurde das Augenmerk auf den Schlaf gerichtet. Das Ergebnis war, dass mit Tryptophan ergänzte Säuglingsnahrung die Kinder länger und besser schlafen ließ.

Ob Sie es glauben oder nicht, zu wenig gesunde Fette in Ihrer Ernährung können auch zu Ihrem niedrigen Serotoninspiegel beigetragen haben. Eine Steigerung der Fettaufnahme erhöht die Verfügbarkeit von Tryptophan im Gehirn.[2] Ist Ihnen im Stimmungstyp-Fragebogen aufgefallen, dass Wut und Negativität eindeutige Symptome eines Serotoninabbaus sind? Beide Gefühle verstärken sich bei fettarmer Ernährung. Eine Studie, in der ein Vergleich zwischen einer Ernährung mit 41 Prozent Fett und einer Ernährung mit 25 Prozent Fett aufgestellt wurde, hat ergeben, dass sich die Stimmung der Testpersonen mit reduzierter Fettaufnahme verschlechterte.[3]

Nicht zuletzt haben unser Fastfood und die weggelassenen Mahlzeiten viele unserer Vitamine und Mineralien aufgebraucht, die die magische Umwandlung von Tryptophan in 5-HTP und dann in Serotonin unterstützen. Ohne beispielsweise ausreichend Calcium, Magnesium, Vitamin D und die B-Vitamine könnten die Neurotransmitter nicht ständig gebildet werden. Da so viele von uns nicht genug frisches Gemüse, Obst, Bohnen und Getreide essen, haben sich Mängel an vielen für die Gemütslage wichtigen Nährstoffen entwickelt. Deshalb ist es wichtig, Gute-Laune-Nahrung zu essen und die grundlegenden Nahrungsergänzungsmittel einzunehmen, die im Masterplan in Schritt 3 aufgelistet sind.

✗ Die Feinde des Serotonins

Machen Sie nicht unbeabsichtigt die Bemühungen Ihres Körpers zum Serotoninschutz zunichte. Hier sind ein paar Tipps, wie man allgemein bekannte serotoninhemmende Substanzen vermeidet:

- *Stimulanzien wie Koffein* (auch Ephedra, Diätpillen, Ma-Huang, Kokain und ähnliche). Diese Substanzen wirken eher anregend als entspannend, beschränken eher die Konzentration, statt sie zu erweitern, und hindern eher den Schlaf, als ihn zu fördern. Sie sind die ärgsten Feinde des Serotonins. Wenn Sie die Vorstellung, ohne sie auskommen zu müssen, entsetzt, dann lesen Sie dazu in Kapitel 4 über bessere natürliche Möglichkeiten, um wacher und aktiver zu werden.
- *Aspartam*, alias NutraSweet, ist Feind Nummer zwei. Einer seiner Hauptbestandteile, die Aminosäure Phenylalanin, wird in die stimulierenden Substanzen Tyrosin, Dopamin, Noradrenalin und Adrenalin umgewandelt. Aspartam enthält auch Asparaginsäure, einen der »stimulierendsten« Nährstoffe. Sowohl Asparaginsäure als auch L-Phenylalanin konkurrieren mit und besiegen Tryptophan und Serotonin. Wenn Sie unter Serotoninmangel leiden, werden Sie Hilfe brauchen, um sich zu entspannen und abends einzuschlafen. Deshalb sollten Sie sowohl Aspartam als auch Koffein vermeiden, vor allem nach dem Mittagessen, wenn der Serotoninspiegel generell anfängt zu sinken.

Raubt Ihnen Stress das Serotonin?

Chronische Belastung durch extreme Stresssituationen kann Ihrem Gehirn das Serotonin entziehen, da es schnell Ihre Serotoninvorräte aufbraucht, während es alles versucht, damit Sie ruhig und konzentriert bleiben. Obwohl alle der Substanzen, die für Ihr Wohlbefinden verantwortlich sind, durch zu viel Stress aufgebraucht werden, besteht bei Serotonin oft der erste und bedeutendste Zusammenhang.[4] Außerdem kann Stress heutzutage schier endlos sein.

Liegt es an Ihren Genen, am Geschlecht oder an den Sexualhormonen?

Wie auch die anderen Mängel bezüglich des Stimmungsstoffwechsels, die ich in diesem Buch behandle, kann ein Mangel der Serotoninfunktion vererbt werden. Durch Gene, die die Serotoninproduktion falsch programmieren, kann man die Neigung zu Schüchternheit, Wut, Niedergeschlagenheit, Zwangsverhalten und Schlaflosigkeit erben. Schauen Sie sich Ihre Familienmitglieder genau an, denn die Wahrscheinlichkeit besteht, dass Sie die gleichen Symptome wiedererkennen, die Sie in Teil 1 des Stimmungstyp-Fragebogens eingekreist haben. Die gute Nachricht ist, dass diese Symptome alle beseitigt werden können, indem Sie die Ernährungsempfehlungen in diesem Kapitel befolgen. Früher dachten wir, dass Gene unveränderbar sind. Heute wissen wir, dass es möglich ist, ihre Information zu ändern, als Reaktion auf eine Veränderung der Umstände, wie Ihre Ernährungsumgebung.[5] In Bezug auf das Geschlecht und die Sexualhormone gilt: *Frauen produzieren einfach weniger Serotonin als Männer, sogar ein Drittel weniger.* Dies ist der Hauptgrund dafür, dass bei Frauen Stimmungsprobleme zweimal wahrscheinlicher sind, obwohl auch Männer mittlerweile mit Serotoninmängeln zu tun haben. Bei Frauen sind die Gefühlsprobleme, die mit PMS und der Menopause einhergehen, auf ein zu tiefes Absinken der Sexualhormone zurückzuführen, insbesondere des Östrogens, welches bei der Programmierung der Serotoninproduktion im Gehirn beteiligt ist. Eine unserer Patientinnen war plötzlich suizidgefährdet und ihre Menstruation setzte aus, obwohl ihre Lebensumstände nach wie vor positiv waren. Weder unsere Nährstoffe noch die von ihrem Arzt verschriebenen Antidepressiva halfen, bis ihr Hormonspiegel getestet wurde und sie ein Östrogenpflaster bekam. Bei Männern sind Niedergeschlagenheit und Wut typische Symptome der Andropause (Wechseljahre beim Mann). Sie sind jedoch mit einem niedrigeren Testosteronspiegel und dem erhöhten Östrogenspiegel verbunden. Die Rolle des Serotonins ist hierbei unklar. (Lesen Sie dazu das Sexualhormon-Extra-Kapitel.)

Bekommen Sie genug Licht, besonders im Winter?

Serotonin ist einer der wenigen Stoffe im Körper, der vom Licht stimuliert wird. Doch nicht jede Art von Licht genügt. Wie Sie sich fühlen werden, kann, je nach Menge und Art des Lichts, abhängig von sowohl Jahres- als auch Tageszeit, variieren. Für Menschen mit niedrigem Serotoninspiegel beginnt mit dem Spätnachmittag meist die unglückliche Zeit des Tages. Viele von ihnen hassen den Herbst, den Winter, die Dämmerung und die Nacht aus gutem Grund. Mehr als 25 Prozent der Amerikaner leiden unter einer besonderen Sensibilität in Bezug auf die Abnahme des Sonnenlichts, wie es im Herbst und Winter der Fall ist.[6] Eigentlich bekannt als saisonal abhängige Depression (SAD), verstärkt dieses Leiden die Dunkle-Wolke-Symptome beträchtlich, wenn die Sonne niedriger steht und parallel dazu der Serotoninspiegel sinkt.

Doch seien Sie nicht beunruhigt, wenn Sie vermuten oder wissen, dass Sie an einer Winterdepression leiden. Sie können den Serotoninspiegel zu *jeder* Jahreszeit mit den Aminosäuren und Nahrungsergänzungsmitteln, die ich Ihnen später beschreiben werde, anheben. Diese Nährstoffe sind besonders effektiv, wenn Sie sie mit hellem Licht kombinieren. Mindestens die Hälfte der SAD-Betroffenen reagiert positiv auf die Lichttherapie.[7] Außerdem gibt es noch die Vitamin-D-Zufuhr, das Sonnenvitamin, was bei der Behandlung von SAD sogar noch effektiver sein kann als das helle Licht.

Teil des Problems ist, dass wir auch an Sommertagen zu wenig Licht abbekommen können. Natürliches Sonnenlicht erstreckt sich von 2000 Lux (Lux – Einheit der Beleuchtungsstärke, entspricht in etwa 125 W) an einem bewölkten Tag bis hin zu 100 000 Lux an einem heiteren Sonnentag. Die meisten von uns verbringen ihre Tage jedoch drinnen und sind weniger als 100 Lux am Tag ausgesetzt! Helles natürliches oder künstliches Licht kann Ihre Stimmung tagsüber verbessern, indem Ihr Serotoninspiegel angehoben wird, jedoch nur, wenn das Licht hell genug ist. Dies bedeutet, sich mindestens 30 Minuten täglich innerhalb eines Abstands von einem Meter vor einer Glühbirne mit 150–200 Watt aufzuhalten, was 2500 Lux entspricht, oder einer entsprechenden Energiesparlampe. Es gibt auch stärkere Lichtquellen, aber wir fanden die 2500-Lux-Lampen sehr effektiv ohne die potentiellen Nebenwirkungen stärkerer Lampen wie Angst, Nervosität oder sogar Augenschäden.[8]

Wenn Ihre Stimmung mit Nahrungsergänzungsmitteln alleine nicht angehoben wird, planen Sie ein, insgesamt 30–60 Minuten täglich vor Ihrer Lampe zu verbringen (ohne Brille oder Kontaktlinsen). Versuchen Sie, Ihre Sitzungen vor 15 Uhr durchzuführen, da zu helles Licht später am Tag Ihren Schlaf unterdrücken könnte. Starten Sie mit 10–15 Minuten vor der Lampe und verlängern Sie die Dauer bei Bedarf.[9] Achten Sie darauf, dass das Licht

Ihre Pupillen erreicht, wenn Sie reden, sprechen oder an Ihrem Computer arbeiten. Sie sollten den positiven Effekt direkt spüren können.

Wir haben mit einer ganzen SAD-betroffenen Familie zusammengearbeitet, die ursprünglich aus Mexiko stammt, heute aber im Norden Kaliforniens lebt. Während ihrer Familienberatungssitzung bei uns haben sie sich regelrecht in unsere Ott-Lampe verliebt. Jeder kaufte ein Exemplar für zu Hause und noch zusätzliche Lampen, um sie anderen Verwandten zu schicken, die zu weit nördlich in den Vereinigten Staaten gelandet waren. Die Lampen, entworfen von John Ott, einem Vorreiter in der Untersuchung der Auswirkungen von Licht auf das Verhalten und die Gesundheit, sind mit fluoreszierenden Vollspektrum-Glühbirnen ausgestattet, die sowohl natürliches als auch intensives Licht ausstrahlen.

Interessanterweise verbessert das helle Licht nicht nur Ihre Gemütslage, sondern hilft Ihnen auch zu schlafen. Helles Licht am Morgen senkt den Tagesspiegel des schlaffördernden Melatonins, steigert jedoch Ihren nächtlichen Spiegel, was Ihnen zu gutem Schlaf verhilft. Tatsächlich spricht bei Personen mit Schlafstörungen, die unter SAD leiden, Lichttherapie am besten an.

Hinweise zu Bezugsquellen finden Sie im Anhang.

Bekommen Sie genug Bewegung und Sauerstoff?

Ist Ihnen jemals aufgefallen, dass Sie sich besser fühlen, nachdem Sie wandern oder Fahrrad fahren waren oder sonstigen Sport getrieben haben? Sport kann Ihren Serotoninspiegel definitiv anheben. Sogar kurze und moderate Übungen reichen für die meisten von uns aus. Sie haben im Sport vielleicht schon eine verlässliche Routine entwickelt, um Ihre Stimmungslage aufrechtzuerhalten. Sie können den Unterschied wahrscheinlich spüren, wenn Sie einmal nicht zum Fitnessstudio gehen oder nach draußen für einen strammen Spaziergang oder um eine Runde zu schwimmen, da Ihr Serotoninspiegel schnell wieder abfällt. Oder sind Sie einer von denen, die nicht viel Sport treiben, dieses gesunde und natürliche Antidepressivum jedoch vermissen? Wenn dies der Fall ist, lesen Sie in Kapitel 4, wie Sie Ihre Energie steigern, damit Sie wieder losgehen und es genießen können.

So kann Sport Ihren Vorrat an Serotonin vergrößern: Wenn Ihre Muskeln anfangen zu arbeiten, auch während moderater Übungen, verlangen Sie automatisch nach Aminosäuren für den Muskelaufbau. In Ihrem Blutkreislauf befindet sich immer eine Auswahl von Aminosäuren für genau solche

Eventualitäten, die schnell zu den Muskeln transportiert wird, die diese benötigen. Das gilt für alle Aminosäuren bis auf eine, das Tryptophan, die einzige Aminosäure, die von Ihrem Gehirn für den Aufbau von Serotonin genutzt werden kann. Während die anderen Aminosäuren weitergeleitet werden, hat das Tryptophan freie Fahrt durch die Blut-Hirn-Schranke! Einmal diese Barriere überwunden, wird es schnell in 5-HTP und dann in Serotonin umgewandelt, sodass es in einer halben Stunde dafür sorgt, dass Sie gut gelaunt aus dem Fitnessstudio kommen, lächelnd Ihre Bahnen schwimmen oder über die Tanzfläche schweben.

Sport hilft auch, den Serotoninspiegel zu steigern, indem Ihre *Sauerstoffaufnahme* erhöht wird, was ausschlaggebend ist für die Bildung von Serotonin aus Aminosäuren. All das Keuchen und Schnaufen zahlt sich wirklich aus! (Das ist wahrscheinlich auch der Grund dafür, dass es auch hilft, einmal tief einzuatmen, wenn man wütend oder aufgebracht ist.)

Sport vermindert Niedergeschlagenheit genauso wie die Lichttherapie, also warum nicht gleich beides machen? Gehen Sie nach draußen und gehen oder laufen Sie in der Sonne, so oft Sie können. An einem schönen Tag, sogar im Winter, ist das Tageslicht oft heller als eine therapeutische Lampe, und es kann, kombiniert mit Sport, Ihre Stimmung verbessern. Übrigens steigert sowohl Sport als auch Licht die Sauerstoffkonzentration im Gehirn.[10]

Leider wirkt das durch Sport gebildete Serotonin nur kurz. (Das Gleiche gilt für die Lichttherapie.) Vielleicht sind Sie auf den Sport angewiesen, um gut gelaunt zu bleiben, aber Sie können dieses Gefühl schnell verlieren, wenn Sie beispielsweise aufgrund von Müdigkeit, eines Beinbruchs oder Krankheit nicht genug Sport treiben können, um Ihren Serotoninspiegel auf hohem Niveau zu halten. Glücklicherweise gibt es noch andere, bessere Möglichkeiten, Serotoninvorräte aufzubauen und zu schützen. Wenn Sie aber können, machen Sie mindestens dreimal in der Woche Sport im Freien.

Sich der eigenen düsteren Stimmungen bewusst werden

Bevor wir ins Detail gehen, wie man welche Nährstoffe nutzt, um den Serotoninspiegel schnell zu optimieren, möchte ich darauf eingehen, wie ein Serotoninmangel gerade *Ihre* Stimmung, *Ihr* Verhalten und *Ihr* Leben beeinflussen kann. Ein gutes Grundverständnis davon zu haben, wo Sie sich gefühlsmäßig befinden, wenn Sie mit der Behandlung anfangen, ermöglicht es Ihnen, den Fortschritt effektiv einzuschätzen. Dies ist ein guter Zeitpunkt, noch einmal die Symptome zu überdenken, die Sie im ersten Teil des Stimmungstyp-Fragebogens markiert haben. Mit welchen Symptomen können Sie sich *wirklich* identifizieren? Bei welchen sind Sie noch unsicher? Welche Symptome betreffen Sie überhaupt nicht? Lesen Sie im folgenden Abschnitt mehr über Symptome und in welchem Umfang sie auf Sie zutreffen könnten, was Ihnen ein klares Bild vom Stand Ihres Serotoninmangels verschafft. Sie werden auch eine Vorstellung davon haben, wie sich Ihre Symptome verändern können, basierend auf Beispielen von unseren Patienten und wie diese sich jeweils vor und nach dem Serotonin-Aufbau-Programm fühlten und verhielten.

Depressionen lindern – Wie und wann werden Sie depressiv?

Alle Medikamente, wie z. B. Prozac (Fluoxetin), die die Aktivität des Serotonins stimulieren, nennt man »Antidepressiva«. Vielleicht haben Sie sich gewundert, warum ich den Begriff *Depression* bisher noch nicht oft benutzt habe. Der Grund dafür ist, dass ich die Bezeichnung *Depression* viel zu ungenau finde, um wirklich nützlich zu sein. Wenn Sie sich selbst als depressiv bezeichnen, was *genau* meinen Sie damit? Sind Sie energielos oder überängstlich und negativ eingestellt? Oder treffen beide Beschreibungen auf Sie zu? Schlafen Sie zu lange oder nicht genug? Nur durch derartige Besonderheiten können Sie die Art Ihres depressiven Zustands genau bestimmen, und das sind die einzigen Anhaltspunkte, die zu tatsächlichen Lösungen führen.

Ein Alarmsignal für Dunkle-Wolke-Depressionen ist für mich eine unverwechselbare bedrückte und doch aufgewühlte Grundstimmung. Man fühlt sich nicht einfach nur öde und schlapp (das sind die Hauptmerkmale von den »Bla«-Gefühlen, die ich im nächsten Kapitel näher beschreiben werde), sondern eher besorgt und zwanghaft. Die negativen Gefühle und Gedanken kommen einfach immer wieder, unabhängig von den wirklichen Lebensumständen, ganz gleich, wie schön diese tatsächlich sein mögen. Wenn die Umstände des wirklichen Lebens *nicht* so angenehm sind, kann diese Art von Depression eine schwere emotionale Bürde sein. Typischerweise erfahren Sie dabei mehr innere Negativität, als Ihr wirkliches Leben bereithält, wie Leute, die sagen: »Nein, mein Leben wird niemals glücklich und erfüllt sein«, oder: »Was, wenn meine Tochter ernsthaft krank wird und die Uni nicht abschließen kann?«, oder: »Ich weiß, dass meine Bewertung schlecht ausfallen wird«. Sowohl die Gegenwart als auch die Zukunft können ziemlich hoffnungslos erscheinen, wenn der Serotoninspiegel niedrig ist und die »Was-wäre-wenn«-Gedanken überhand nehmen.

Dunkle-Wolke-Typen können das Leben als so hoffnungslos sehen, dass sie ernsthaft an Suizid denken oder sogar einen Suizidversuch unternehmen. Das ist offensichtlich die düsterste Art von Depression. Wir hatten einige Patienten, die zu dem Zeitpunkt, als sie zu uns kamen, suizidgefährdet waren, und andere, die auch irgendwann früher in ihrem Leben schon einmal in einer solchen Situation steckten. Die meisten von ihnen wurden von ihren Depressionen mit Hilfe von serotoninbildenden Nährstoffen zusammen mit Psychotherapie und einer verbesserten Ernährung befreit, aber nicht alle. Wenn Sie Suizidgedanken hegen, ist es sehr wichtig, dass Sie sich sofort professionelle Hilfe suchen. Es kann gut sein, dass mehr als nur ein Ungleichgewicht des Gehirnstoffwechsels dafür verantwortlich ist oder dass dieses Ungleichgewicht mit den hier empfohlenen Ernährungsmethoden nicht ausbalanciert werden kann. Versuchen Sie nicht, dieses Problem auf eigene Faust anzugehen!

Die meisten unserer Patienten mit niedrigem Serotoninspiegel fangen sehr schnell an, die schöne Seite des Lebens zu sehen. Bei einem unserer depressiven Patienten, der in unserem Büro eine der serotoninfördernden Aminosäuren einnahm, geschah dies schon nach zehn Minuten, als er plötzlich die Blumen auf dem Schreibtisch bemerkte und ihm die schönen roten Haare unserer Ernährungsspezialistin auffielen. Erstaunlich ist, dass sich die Patienten typischerweise innerhalb von 48 Stunden bei uns melden und davon berichten, dass es ihnen nicht mehr vor jedem neuen Tag graut, sondern dass sie sich stattdessen darauf freuen.

Kämpfen Sie mit mangelndem Selbstwertgefühl?

Wie die meisten Psychotherapeuten hat es mich viel Zeit und Mühe gekostet, Menschen mit geringem Selbstwertgefühl und Schüchternheit zu helfen. Normalerweise fing ich mit Selbstbehauptungstraining an und unterstützte dies noch mit einer umfangreichen Untersuchung der vergangenen und aktuellen Umstände, die zu dem mangelnden Selbstbewusstsein beigetragen haben könnten. Meine Patientinnen hassten ihre Körper. Meine männlichen Patienten hatten eher das Problem, dass sie ihre Kompetenz im Job anzweifelten. Alle von ihnen waren viel zu streng mit sich selbst, mit häufigen inneren Selbstvorwürfen und unnötigen Schuld- oder Schamgefühlen. Kommt Ihnen das bekannt vor? Das Problem war, dass Psychotherapie nicht immer half. Selbstkritische Gedanken und Gefühle verfolgten meine Patienten häufig weiter, ganz gleich, wie hart wir daran arbeiteten. Ich konnte es nicht nachvollziehen.

Als die gleichen Patienten jedoch ihre Ernährung änderten und anfingen, serotoninfördernde Ergänzungsmittel einzunehmen, passierte etwas Erstaunliches. Mit dem Anstieg des Serotoninspiegels wuchs auch ihre Selbstachtung. Eine der dramatischsten Veränderungen des Selbstbewusstseins, die ich je miterlebte, erfolgte bei Fleur, einer Jazz-Musikerin, die seit 15 Jahren Bulimikerin war. Untersuchungen bestätigen, dass Bulimiker einen niedrigen Serotoninspiegel haben und dass dieser sogar bei Genesung etwas niedrig bleibt, was sowohl der Grund für ihre weiterhin negativen Gedanken und Gemütszustände, als auch für die häufigen Rückfälle ist.

Fleur war in Psychotherapie und besuchte regelmäßig die Treffen der Overeaters Anonymous (OA), einer internationalen Selbsthilfegruppe für Menschen mit Essstörungen. Sie konnte jedoch weder mit ihren Heißhungerattacken und dem anschließenden Erbrechen aufhören noch mit dem übermäßigen Sport. Ihr Selbstbewusstsein hing vollständig von der Größe ihrer Oberschenkel ab. Mehrmals am Tag kontrollierte sie diese mit einem Maßband und ergriff verzweifelte Maßnahmen wie eine missbräuchliche Einnahme von Abführmitteln, wenn sie das Gefühl hatte, dass die Zahlen nach oben gingen. Wir entwarfen umgehend einen Ergänzungsmittel-Plan, um ihr von Nährstoffen ausgezehrtes System wieder aufzubauen.

Als sie in der darauf folgenden Woche wiederkam, berichtete sie, dass sie den Drang, übermäßig viel zu essen und danach wieder zu erbrechen, nicht mehr verspürte. Dann fragte ich sie: »Was ist mit dem Maßband?« Erst schaute sie verwirrt, dann hatte sie einen schockierten Gesichtsausdruck und antwortete: »Das habe ich total vergessen. Das habe ich die ganze Woche nicht gemacht!«

Dieses Beispiel ist für mich besonders ergreifend. Fleur war davon überzeugt, nur ein durch und durch hässliches, minderwertiges Wrack zu sein. Die *wirkliche* Fleur jedoch konnte mithilfe der Korrektur ihres Serotoninspiegels, für den schon ein paar Nahrungsergänzungsmittel ausreichten, in ihrem wahren Ich aufblühen. Seit Fleurs Gehirnstoffwechsel wieder ausbalanciert war, wurde sie auch in der Therapie deutlich aktiver und produktiver. Vorher beschäftigte sie sich wieder und wieder mit dem gleichen sinnlosen Selbsthass und den gleichen Problemen einer verzerrten Selbstwahrnehmung, die ihr Serotoninmangel ihr aufgezwungen hatte. Tatsächlich war sie eine sehr starke, positive Frau, die schnell lernte, sich angemessen durchzusetzen, als ihr biochemisches Selbstvertrauen durch bestimmte Aminosäuren, den wichtigsten Nahrungsergänzungsmitteln und ihrem Gute-Laune-Essen wiederhergestellt wurde.

Werden Sie von falscher Schuld übermannt? Fühlen Sie sich häufig schuldig? Sogar wenn Sie nichts falsch gemacht haben, haben Sie dann das Gefühl, es sei trotzdem so? Wenn Ihr eigenes Verhalten tatsächlich einmal aus dem Rahmen fällt, regen Sie sich dann unverhältnismäßig stark auf? Da sich viele an Serotoninmangel Leidende selbst verurteilen, ist es kein Wunder, dass brutale Selbstmorde genauso wahrscheinlich wie Gewaltverbrechen mit niedrigem Serotoninspiegel in Zusammenhang stehen. Ihren Serotoninspiegel anzuheben verleiht Ihnen ein *gesundes* Gewissen, kein vergiftetes.

Sind Sie zwanghaft oder kontrollierend?

Sind Sie ein Perfektionist? Viele unserer Patienten fühlten sich immer angetrieben und unfähig, sich im Bezug auf ihre Noten, das Aussehen oder die Arbeit zu entspannen. Ist Ihnen selber schon einmal aufgefallen oder haben andere Menschen Sie einmal darauf angesprochen, dass Sie dazu neigen, sich auf eine einzige Sorge zu konzentrieren: Ihr Gewicht, Ihre Arbeit oder ein Problem, das Sie bei jemand anderem sehen? Diese zwanghafte Neigung ist eine Eigenschaft, die üblicherweise mit ausreichend Serotonin verschwindet. Häufig sind Ihnen diese Gefühle so vertraut, dass Sie sie als normal ansehen. Wie die ständigen Sorgen, die Sie nachts wach halten, oder die Eigenschaft, in Bezug auf Ihre Schul- oder Arbeitsprojekte oder Ihren Haushalt zu »pingelig« zu sein. Aber das sind nicht wirklich Sie: Es ist der Serotoninmangel. Sogar mit ausgeprägterem Zwangsverhalten und Ritualen wie dem Händewaschen und dem Ausreißen der Haare ist es normalerweise das Gleiche.

»Kontrollierend« ist eine andere Bezeichnung, die auf Sie zutreffen könnte, falls Ihr Serotoninspiegel zu niedrig ist. Sie könnten übertrieben aufmerksam sein und sehr kritisch gegenüber der Art und Weise, wie andere Menschen bestimmte Dinge tun. Es kann sein, dass Sie das Ruder übernehmen und Dinge für sie tun und sie damit abhängig von Ihnen machen, wodurch diese sich jedoch über Sie ärgern, weil Sie sie ihre Dinge nicht selbst tun lassen.

Wie auch immer sich Ihr Serotoninmangel äußert, den Serotoninspiegel zu erhöhen wird es Ihnen ermöglichen, vielleicht nicht mehr so auf Ihrer

Meinung zu beharren und auch offener gegenüber fremden Ansichten zu sein, neue Dinge auszuprobieren, kreativer und lockerer zu werden. Und vergessen Sie nicht, dass die Symptome eines Serotoninmangels in der Familie liegen. Zeigt noch jemand aus Ihrer Familie diese Charakterzüge? Wir hatten beispielsweise Dutzende Patienten, deren Mütter besessen von ihrem Gewicht waren, ständig Diät hielten und auch kritische Bemerkungen sich selbst gegenüber äußerten. Häufig waren sie auch übermäßig um das Gewicht ihrer Kinder besorgt, kontrollierten deren Essverhalten und gingen schon in sehr jungem Alter mit ihnen zu Diätspezialisten.

Zwanghaftigkeit scheint insbesondere nach Schwangerschaften aufzutreten oder schlimmer zu werden, wenn bereits grenzwertige Serotoninspiegel zu tief absinken. Es könnte auch Auswirkungen auf das Baby haben. Wir arbeiteten mit einer jungen Mutter zusammen, die an einer Studie teilnahm, in der die Auswirkungen des Arzneimittels »Paroxetin« auf Zwangsstörungen getestet wurden. Sie drehte wie besessen an ihren Haaren und musste, bevor sie das Haus verlassen konnte, dreimal zurückgehen, um zu überprüfen, ob ihre Haustür geschlossen war. Paroxetin machte sie müde, hatte eine übermäßige Gewichtszunahme zur Folge und minderte das Zwangsverhalten nur minimal. Nachdem die Studie vorbei war, suchte sie für sich und ihren 5-jährigen Sohn einen besseren Weg. Ihr kleiner Junge war auf unterschiedliche Weise zwangsgestört, sein besonders hervorstechender Zwang hatte jedoch mit dem Film *101 Dalmatiner* zu tun. Für einige Zeit war es das *Einzige,* worüber er sprach, und das Einzige, woran er denken konnte. Ein paar Wochen später, unter Einnahme der Nahrungsergänzungsmittel, berichtete sie von einer beachtlichen Erleichterung von ihren eigenen Zwängen und erzählte uns folgende Geschichte über ihren Sohn: Etwa eine Woche, nachdem sie mit den Nahrungsergänzungen begonnen hatten, kam er zu ihr und sagte, »Na sowas Mama, es macht irgendwie Spaß, an etwas anderes als *101 Dalmatiner* zu denken!«

Auch Sie können flexibler, entspannter und frei von Zwängen werden, wenn Ihr Serotoninspiegel einmal durch Nährstoffe unterstützt wird und ansteigt.

Steht Ihnen Ihre Wut im Wege?

Wenn Sie an Serotoninmangel leiden, sind Sie wahrscheinlich häufig ungeduldig, nervös und grundlos reizbar. Gewaltverbrecher haben beispielsweise einen viel geringeren Serotoninspiegel als Kriminelle, die nicht gewalttätig sind. Und auch wenn Sie heute keine gewaltsamen Wutausbrüche haben, neigten Sie vielleicht als Kind zu Wutanfällen? Beeinflusst Wut heute Ihre Beziehungen?

Die meisten (aber nicht alle) Menschen mit zu wenig Serotonin im Gehirn fühlen sich häufig gereizt. Ob sie die Äußerung dieser Emotionen kontrollieren können, ist ein anderes Thema, abhängig davon, wie tief ihr Serotoninspiegel gefallen ist. Manche unserer weiblichen Patienten sind beispielsweise während ihres PMS viel gereizter, gar gewalttätig, als zu jeder anderen Zeit im Monat.

Einer der schlimmsten Aspekte von erschöpftem Serotonin ist, wie es Ihren Beziehungen schaden kann. Ich hatte viele Patienten, deren Ehen sich drastisch verbesserten, als sie sich weniger gereizt fühlten und nicht mehr so kritisch waren. Andere Beziehungen können sich auch wieder erholen. Meine Patientin Clara war entsetzt von ihren Ausbrüchen gegenüber ihrem kleinen Sohn, da sie selbst von ihrem Vater misshandelt worden war. Sie hatte ihrem Vater nie vergeben, obwohl er mit dem Alter auch freundlicher wurde. Sie sah ihn immer als sadistisch, hatte aber das Gefühl, dass sie sich selbst in einer völlig anderen Situation befindet, da sie von sich ja wusste, dass sie ihren Sohn liebte. Ich bat sie darum, einmal in Betracht zu ziehen, dass das Verhalten ihres Vaters, genau wie ihres, unbeabsichtigt war – der unpersönliche Ausdruck eines schlecht funktionierenden Gehirns. Diese Vorstellung linderte ihren Schmerz und ihre Wut ein wenig, die sie immer noch gegenüber ihrem Vater verspürte. Obwohl er sich wahrscheinlich niemals bei ihr entschuldigen und die Beziehung vollständig in Ordnung bringen wird, hat ihr die neue Sichtweise auf sein früheres Verhalten geholfen.

Wenn Sie durch irrationale Wut eines Eltern- oder Geschwisterteils verletzt wurden, kann es sehr frustrierend sein, bei sich selbst diese Art von Emotionen zu verspüren und mit ihnen umgehen zu müssen. Der Gehirnstoffwechsel und dessen Bedeutung für solche Emotionen kann eine gewaltige Kraft erfordern, um die familiären Wunden zu heilen und dem verletzenden Verhalten ein Ende zu setzen.

Manchmal wurde ich durch meine eigenen wütenden Patienten eingeschüchtert. Wirklich auffallend war ein 16-jähriger Riese, der von seiner Mutter zu mir gebracht wurde. Sie liebte ihn über alles, kauerte jedoch bei unserem ersten Gespräch in der Ecke meines Büros, während ich versuchte, mehr über ihn herauszufinden. Da er während der ersten Stunde viel schmollte und murrte, war es nicht einfach. Letztendlich bekam ich genug

Informationen von den beiden, um seine Gemütslage einzuschätzen, einschließlich Depressionen, Schlafstörungen und geringem Selbstwertgefühl, zusammen mit chronischer Reizbarkeit. Er nahm seit einem Jahr an einem ambulanten Beratungsprogramm teil, weil er in der Schule mit Marihuana erwischt worden war. Daraufhin versuchte er, mit dem Konsum von Marihuana aufzuhören, schaffte es jedoch nicht, dem Stimmungsschub, den es ihm verschaffte, zu widerstehen. Seine Mutter hoffte, dass wir ihm helfen könnten, wieder auf den richtigen Weg zu gelangen. Nachdem ich diese Informationen zusammengetragen hatte, beriet ich mich mit einem unserer Ernährungsspezialisten und verabreichte ihm zwei Kapseln 5-HTP. Etwa zehn Minuten später fing er an zu lächeln und gab freiwillig Informationen über sich preis. Er war sich des Ausmaßes der Veränderung nicht bewusst (normalerweise gab er immer anderen die Schuld für seine Wut), aber seine Mutter war begeistert. Sie erkannte, dass ihr wahrer Sohn wieder aus der Hölle hervortrat, die der Serotoninmangel ihnen beiden bereitete.

Beachten Sie: Es gibt bestimmte Arten von äußerst wütendem Verhalten, die scheinbar mehr mit einem Ungleichgewicht der Mineralien Kupfer, Zink, Mangan oder anderen Nährstoffen im Körper als mit einem Serotoninmangel zu tun haben. Ich empfehle Ihnen das Buch *Depression-Free Naturally* von Joan Mathews-Larson, falls Ihr Ärger sich durch die Einnahme von den in diesem Buch empfohlenen Nahrungsergänzungsmitteln nicht auflöst.

Ruinieren Angst und Sorge Ihr Leben?

Sie erleben vielleicht eine Menge Emotionen, die alle mit dem gleichen lästigen oder sogar quälenden Symptom des Serotoninmangels zu tun haben: unechte Angst. Ob Sie es nun als *Schüchternheit, Sorge* oder *Panik* erfahren, Ihr Angstquotient ist ein guter Maßstab, um herauszufinden, wie groß Ihr Serotoninmangel ist. Sie haben vielleicht schon versucht, Ihre Gemütsstörung, falls es nur eine leichte ist, als »So bin ich nun einmal« zu akzeptieren oder sie mit Therapie, Medikamenten und einer Änderung des Verhaltens zu bekämpfen, falls es sich um ein schwerwiegenderes Problem handelt.

Ich frage meine Patienten stets, wie ihre Gemütslage in der Kindheit war. Viele haben mir erzählt, dass sie immer schüchtern und besorgt waren. Aber was bedeutet Schüchternheit? Es ist lediglich eine andere Bezeichnung für eine leichte, chronische Form von Angst, kombiniert mit einem weiteren klassischen Symptom eines Serotoninmangels: geringem Selbstbewusstsein. Und *Sorgen*? Dabei handelt es sich normalerweise um einen überflüssigen Reflex, der eigentlich eine Kombination aus dreien dieser Symptome ist: Angst, Zwanghaftigkeit und Negativität.

Panik und *Phobie* sind offensichtlich die furchtbarsten Symptome des Serotoninmangels. Sie können schon früh im Leben auftreten oder sich auch später erst entwickeln. Haben Sie extreme Angst vor Höhe, Flugzeugen, Spinnen oder geschlossenen Räumen? Hat sich die Angst vor Prüfungen, Bewerbungsgesprächen oder öffentlichen Auftritten in ausgewachsenen Horror verwandelt, mit Herzklopfen und Atembeschwerden? Wachen Sie mitten in der Nacht mit Panikattacken auf oder haben Sie regelmäßig Albträume? (Bedenken Sie, dass die Serotoninproduktion nachts auf ihrem Tiefstand ist.) Selbst diese extremen Symptome können in der Regel durch einen Anstieg des Serotonins mit Hilfe von einigen wesentlichen Nahrungsergänzungsmitteln verschwinden.

Ein attraktiver, 24-jähriger Schauspieler kam zu mir, da er, seit er fünf Jahre alt war, unter unerbittlicher Angst (inklusive Lampenfieber) und häufigen Panikattacken litt. Er hat alles ausprobiert, einschließlich zu viel Alkohol – doch vergebens. Nach nur ein paar Wochen mit dem Ernährungstherapieprogramm meldete er sich freiwillig für Stegreif-Übungen in seinem Schauspielunterricht!

Nach unserer Erfahrung ist Serotoninmangel die meistverbreitete Ursache für Angst und für Panikattacken, jedoch können auch Fehlfunktionen der Schilddrüse oder Nebennieren entscheidende Faktoren sein. Falls die Nahrungsergänzungsmittel, die in diesem Kapitel empfohlen werden, Ihre Panik nicht verschwinden lassen, lesen Sie die Vorschläge in Kapitel 5 zur Einnahme von beruhigenden Aminosäuren wie GABA. Wenn kein Präparat hilft, ist es Zeit, die Funktion Ihrer Schilddrüse und Nebennieren testen zu lassen: Überprüfen Sie zunächst die Liste der Symptome, um zu sehen, ob eines der Probleme auf Sie zutreffen könnte. Falls ja, befolgen Sie die Empfehlungen bezüglich Tests und Behandlung sowohl im »Schilddrüsen-Extra-Kapitel« als auch dem »Nebennieren-Extra-Kapitel«.

✗ Sind Sie hyperaktiv? Leiden Sie an ADHS?

Ob Mann oder Frau, Kind oder Erwachsener, fällt es Ihnen schwer, einen Gang zurückzuschalten, einmal innezuhalten oder in sich zu ruhen? Kindern, insbesondere Jungen, wurde bisher viel Aufmerksamkeit (und medikamentöse Behandlung) gewidmet, jedoch leiden auch Mädchen an diesem Syndrom, wobei ihre Symptome häufig subtiler sind. Unkontrollierbare Unruhe, Redseligkeit, inneres Chaos, Essstörungen oder Drogenabhängigkeit werden häufig mit ADHS in Verbindung gebracht. Ungeachtet der Symptome ist ein gestörter Gehirnstoffwechsel der Täter und Serotoninmangel der Hauptverdächtige.

Fawn, ein 11-jähriges Mädchen mit ADHS und chronischen Schlafstörungen, zerkaute eines Tages eine kleine 5-http-Tablette (25 mg) und beendete ihre jahrelange Hyperaktivität innerhalb von drei Minuten. Ihr wurde das 5-HTP während einer meiner Workshops verabreicht (den sie laufend störte). Als sie später den Raum verließ, um die Hotellobby zu erkunden, aß sie ein paar Süßigkeiten und war sofort wieder hyperaktiv. Eine weitere 25-mg-Tablette 5-HTP brachte das Mädchen wieder auf Kurs, wo sie auch bis zum Ende des Workshops blieb, friedlich und aufmerksam neben ihrer Großmutter. Obwohl Fawn schon seit Jahren jede Nacht stundenlang wach lag, verschwand ihre Schlaflosigkeit nach einer weiteren Dosis 5-HTP in dieser Nacht und belastete sie seitdem nur noch selten.

Bei Kindern wird ADHS durch Schlafstörungen exponentiell verschlimmert. Jede Stunde, die dem Neun-Stunden-Schlaf eines Kindes fehlt, erhöht das Ausmaß der Symptome von ADHS um 34 Prozent! Schlaflosigkeit ist eines der am meistverbreiteten Symptome von Serotoninmangel und der Grund, warum es so schwierig ist, manche Kinder (und auch Erwachsene!) zum Einschlafen zu bringen, trotz sinnvoller Rituale zur Schlafenszeit.

Fawn musste ihr 5-HTP nur für ein paar Monate einnehmen. Teilweise auch, weil sich ihre Ernährung so enorm verbessert hatte. Sie war in Bezug auf Essen krankhaft wählerisch, bis das 5-HTP ihr ermöglichte, weniger unnachgiebig gegenüber der Essenswahl zu sein, sodass sie serotoninfördernde, eiweißreiche Nahrung vertragen und sogar genießen konnte. Letztendlich wurde sie auch in der Schule besser und war weniger streng mit sich selbst, weil sie für einen so langen Zeitraum so eingeschränkt war. (Mit geringem Selbstwertgefühl als einem weiteren Symptom von Serotoninmangel.)

Malcomb war neun Jahre alt, als seine Mutter ihn in unsere Klinik brachte. Während wir uns unterhielten, lief er ständig im Büro herum. Er war ein intelligenter Junge und ein guter Schüler, konnte sich aber im Unterricht nicht ruhig verhalten, weder körperlich noch verbal. Seine Schule tolerierte dies, bis sein ADHS dann auch noch mit dem Tourette-Syndrom einherging: ungewollte Tics im Gesicht sowie Obszönitäten. (Dies ist nicht ungewöhnlich, da sowohl Hyperaktivität als auch Tourette eng mit Serotoninmangel verbunden sind.)

Mit einer Kombination aus Nährstoffen waren wir in der Lage, ihn zu beruhigen: Eine Johanniskraut-Tinktur (in süßem Glycerin), dreimal täglich eine 100-mg-Tablette GABA mit Pfefferminzgeschmack, sublingual verabreicht (er konnte weder Tabletten schlucken, einschließlich 5-HTP und Tryptophan, noch konnte er jegliche unangenehmen Geschmäcker ertragen), ein Multi-Vitamin/Mineralstoff-Präparat für Kinder, außerdem einige winzige Omega-3-Fischöl-Kapseln.

Malcomb verzichtete auch auf Zucker, Milchprodukte und glutenhaltige Getreidesorten. Nach drei Wochen sagte sein ehemals skeptischer Vater, dass er häufig vergisst, dass er jemals einen Sohn mit ADHS hatte! Das letzte Mal sah ich Malcomb, als er 13 Jahre alt war. Er war immer noch stabil und hielt an seiner speziellen Ernährung fest, wobei er nur noch selten Nahrungsergänzungsmittel benötigte. Er sagte, dass die anderen Kinder ihn deshalb seltsam fanden, aber das war es wert, da er wieder in die Hyperaktivität und das Tourette-Syndrom zurückfiel, sobald er sich nicht an seine Ernährung hielt. Bei einer sorgfältig durchgeführten Studie, veröffentlicht in den *Annals of Allergy* von 1994, lösten Lebensmittelunverträglichkeiten tatsächlich bei 74 Prozent der Kinder ADHS aus. Eine britische Studie mit ähnlichen Ergebnissen veranlasste 2007 die konservative American Academy of Pediatrics immerhin zu folgender Aussage: »Eine Ernährung ohne Farb- und Konservierungsstoffe ist eine angemessene Intervention.« Lesen Sie dazu das Kapitel 7 – »Fort mit der Schlechte-Laune-Nahrung«.

Es ist schwierig, Hyperaktivität nicht mit ADS zu verwechseln. Unsere Klinik hat jedoch festgestellt, dass es sich um zwei verschiedene, durch Mangel an Neurotransmittern verursachte Zustände handelt, die unterschiedliche Lösungen bezüglich der Ernährung erfordern. 5-HTP und Tryptophan, die so oft die Hyperaktivität verschwinden lassen, machen Menschen mit ADS benommen. Die stimulierenden Nährstoffe hingegen (in Kapitel 4 beschrieben), die bei ADS so hilfreich sind, verschlimmern häufig die Hyperaktivität.

Für diejenigen, die beide beschriebenen Neurotransmitter-Mängel haben, steht eine Ausbalancierung der Aminosäuren an: Fangen Sie mit dem Problem an, das am schlimmsten ist, und nehmen Sie schrittweise die ausgleichenden Aminosäuren ein, je nach Bedarf und Verträglichkeit. Der Stimmungstyp-Fragebogen ist eine gute Orientierungshilfe in diesem Prozess. Ist ein Kind zum Beispiel hyperaktiv und treffen außerdem viele der anderen Symptome des Serotoninmangels des Typ 1 im Fragebogen zu, würden Sie damit beginnen, den Serotoninspiegel zu erhöhen. Wenn ein Kind mehr Symptome im ADS-Abschnitt (Typ 2) aufweist, würden Sie mit der Lösung dieses Problems beginnen. In den weniger ernsten Fällen probieren wir tagsüber beide Zusammenstellungen von Nahrungsergänzungsmitteln gemeinsam aus und abends nur die serotoninfördernden Zusätze, die bei Schlafstörungen helfen sollen, falls dies ein Problem darstellt.

Mehr dazu finden Sie in Kapitel 4.

Wichtige körperliche *Hinweise, dass Sie an Serotoninmangel leiden*

Zusätzlich zu den Auswirkungen auf Ihre Emotionen kann zu niedriges Serotonin auch Ihren Körper beeinflussen. Ich möchte Sie auf diese *physischen* Symptome aufmerksam machen, da es Ihnen vielleicht nicht bewusst ist, dass sie mit Ihrer Gemütslage in Verbindung stehen. Die meistverbreiteten sind (1) Darm- und Herzbeschwerden, (2) Schlafstörungen, (3) Fibromyalgie und andere Schmerzzustände und (4) Verlangen nach Kohlenhydraten, Alkohol und bestimmten Drogen.

Darm- und Herzbeschwerden Wenn Sie bisher aufgrund durch Serotoninmangel verursachter Sorgen und Ängste mit einem häufig verstimmten

Magen lebten, hilft es Ihnen vielleicht zu wissen, dass sich 90 Prozent des Serotonins in Ihrem Körper nicht im Gehirn, sondern im Darm befinden. Wenn Ihr Serotoninspiegel ansteigt, können sich die Verdauungsprobleme (einschließlich Verstopfung) häufig zusammen mit Ihren mentalen Beklemmungen auflösen. Ihr Herz ist zum Teil auch abhängig von Serotonin; es ist bekannt, dass eine schlechte Gemütslage, die auf einen zu geringen Serotoninspiegel zurückzuführen ist, einschließlich Angst und Wut, stark mit Herzerkrankungen in Verbindung gebracht wird. Alle drei emotionalen Zentren – Ihr Gehirn, Ihren Darm und Ihr Herz – mit den richtigen serotoninfördernden Nahrungsergänzungsmitteln und der richtigen Ernährung zu pflegen kann enorme Verbesserungen sowohl Ihrer Gesundheit als auch Ihres Gemüts zur Folge haben.

Schlafstörungen Mehr als die Hälfte der Patienten mit Serotoninmangel, die wir in unserer Klinik behandeln, haben in irgendeiner Weise Probleme mit dem Schlaf. Viele von ihnen grübeln und sorgen sich, statt einzuschlafen, während andere mitten in der Nacht oder morgens zu früh aufwachen. Wenn auch Sie Schlafstörungen neben Symptomen der durch einen Serotoninmangel verursachten unechten Emotionen haben, können diese Schlafprobleme einfach aus der Welt geschafft werden, indem Sie die Empfehlungen dieses Kapitels bezüglich Nahrungsergänzungsmitteln, Ernährung, Licht und Sport befolgen. Falls dies nicht funktioniert, lesen Sie Kapitel 12, um mehr Lösungsansätze für Ihre Schlafstörungen zu finden, als ich hier beschreibe.

Schmerz und Serotoninmangel: Leiden Sie an Fibromyalgie, CMD oder Migräne? Fibromyalgie ist der Name eines schmerzhaften Leidens, das schwache bis starke Schmerzen in den Muskeln verursacht, wobei sich die schlimmsten Schmerzen und Verspannungen normalerweise im oberen und/oder unteren Rücken konzentrieren. Mindestens zehn Millionen Amerikaner, vor allem Frauen, sind davon betroffen.[11]

Immer mehr Menschen leiden auch unter der nahverwandten CMD (Craniomandibuläre Dysfunktion, Oberbegriff für Erkrankungen und Fehlfunktionen des Kiefergelenks). Wenn Sie dazugehören, können Sie innerhalb von ein paar Wochen Linderung oder komplette Erleichterung erwarten. Diese Probleme werden zweifelsohne mit Serotoninmangel in Verbindung gebracht. Fibromyalgie kann auch noch andere Ursachen haben, einschließlich eines Mangels an Schilddrüsenhormonen, jedoch haben wir festgestellt, dass sie sehr gut auf eine Nährstofftherapie anspricht, genau wie CMD.

Der Anstieg des Serotoninspiegels wirkt sich sehr entspannend auf unsere Muskeln aus und kann auch unsere natürlichen Schmerzmittel, die Endorphine, beachtlich stimulieren. Das ist teilweise der Grund dafür, warum die serotoninspezifischen Nährstoffe, die ich gleich aufzeigen werde, bei schmerzhaften Erkrankungen wie Migräne und arthritischen Schmerzen so wirkungsvoll sein können, insbesondere in Kombination mit einer Gute-Laune-Ernährung, den grundlegenden Nahrungsergänzungsmitteln und der Beseitigung von allergieauslösenden Lebensmitteln.

Verspüren Sie nachmittags oder abends ein Verlangen nach Eiscreme, Süßigkeiten, Cornflakes und anderen künstlichen Serotoninförderer – insbesondere im Winter? Ertappen Sie sich dabei, wie Sie am späten Nachmittag und abends kohlenhydratreiche Snacks essen, wenn sowohl das Licht als auch Ihre Serotoninproduktion abnehmen? Läuft dies während der dunkleren Monate zwischen Allerheiligen und dem Valentinstag besonders aus dem Ruder? Die meisten dieser SAD-Kalorien haben keinen Nährstoffgehalt, schlimmer noch, sie sind so wirksam wie Drogen, in der Art und Weise, wie sie Ihren Körper und das Gehirn manipulieren können. Sie können im ganzen Körper Stress auslösen, was die Bauchspeicheldrüse dazu veranlasst, Insulin auszuschütten, um die überschüssigen Kohlenhydrate aus Ihrem Blutkreislauf zu transportieren und als Fett zu speichern. Das Insulin entfernt die meisten Ihrer Aminosäuren zusammen mit den Kohlenhydraten aus Ihrem Blutkreislauf. Nur eine Aminosäure bleibt zurück – Tryptophan – und es gelangt direkt in Ihr Gehirn, ungehindert von den anderen Aminosäuren, die es normalerweise verdrängen.

Eiscreme, Cornflakes mit Milch und heiße Schokolade sind die beliebtesten Mitternachtssnacks, weil Sie sowohl Tryptophan enthalten (wie alle Milchprodukte) als auch Zucker. Leider machen diese süßen Lebensmittel sehr süchtig und können sich schnell in überflüssige Pfunde verwandeln. Noch wichtiger ist, dass sie auch den Blutzuckerspiegel zu hoch ansteigen lassen und ein wirkliches Risiko für Sie darstellen können, an Diabetes zu erkranken. Hunderte unserer Patienten haben unbeabsichtigt Typ-2-Diabetes entwickelt, oder standen kurz davor, indem sie mit Süßem ihren Serotoninspiegel anhoben.

Ob Sie sich nun um 15 Uhr nach einem Schokoladenriegel sehnen oder um 21 Uhr nach Eiscreme, tatsächlich geht es um die Frage, ob Sie ein Verlangen nach Kohlenhydraten haben, weil mit der Sonne auch Ihr Serotonin-spiegel sinkt. Wenn Sie typischerweise nachmittags oder abends dieses Ver-langen haben, würde ich darauf wetten. Wenn Sie nachts aufwachen und Kohlenhydrate essen, ist es todsicher. Wenn Sie ein oder zwei serotoninför-dernde Nährstoffe direkt bevor normalerweise ein derartiges Verlangen auf-tritt einnehmen, werden sie dieses außer Gefecht setzen und Ihnen die negativen Emotionen ersparen, die Sie vielleicht ursprünglich zum Kühl-schrank geführt haben.

Alkohol ist ein weiteres Kohlenhydrat, das verbreitet konsumiert wird, um den niedrigen Serotoninspiegel auszugleichen. Ertappen Sie sich dabei, dass Sie vor dem Abendessen, wenn der Serotoninspiegel rasant abfällt, ein Bier, ein Glas Wein oder einen Cocktail brauchen? Das wird nicht der Fall sein, wenn Sie Ihr Serotonin auf natürliche Weise erhöhen. (Ironischer-weise *verringern* Alkohol und andere Drogen den Serotoninspiegel langfris-tig sogar.)

Drogen wie *Marihuana* können viele Gehirnfunktionen verändern, ein-schließlich des Serotoninspiegels, weshalb so viele Menschen abends einen Joint rauchen, um zu entspannen und einzuschlafen. Doch genau wie Alko-hol, *hemmen* sie letztendlich die Serotoninproduktion und machen abhän-gig. Sie haben auch negative Auswirkungen auf das Gehirn, die Lunge, das Herz und die Fortpflanzungsorgane.

Einer der außergewöhnlichen Vorzüge der *natürlichen* Serotoninförde-rung ist, dass sie weder zu Abhängigkeit noch zu Diabetes führt. Sie werden erfreut sein, so wie viele unserer Patienten es waren, eine sichere, effektive und legale Entspannung zu genießen, ohne jegliche negativen Folgen be-fürchten zu müssen. Wenn Sie vermuten, dass zu niedriges Serotonin Sie, wie auch viele andere, von Alkohol oder Drogen abhängig gemacht hat, lesen Sie bitte auch Kapitel 13.

Die spektakulären Nahrungsergänzungsmittel, die das Serotonin stärken

Die 5-HTP-Verwandlung in 24 Stunden

Die fast sofortige Lösung für die meisten auf niedrigem Serotonin basieren-den Probleme ist ein teures Nahrungsergänzungsmittel, das aus einer afri-kanischen Bohne hergestellt wird. Es handelt sich um 5-HTP (5-Hydroxy-tryptophan) und ist über das Internet erhältlich. Ihr Körper kann sein eigenes 5-HTP in Serotonin umwandeln, jedoch gibt es einen Haken: Es muss ausreichend Tryptophan aus der Nahrung zur Verfügung stehen, und es ist gut möglich, dass dies nicht der Fall ist. Wenn Sie jedoch ein 5-HTP-Präparat einnehmen, ist die Serotoninproduktion nicht länger abhängig vom Tryptophan, das Sie eigentlich aus der Nahrung bekommen, vielleicht aber auch nicht. Das bedeutet, dass Sie schnell und sogar auf natürliche Weise Ihre Serotoninvorräte auffüllen können und innerhalb von Minuten spüren werden, wie Ihr wahres emotionales Ich zurückkommt. Obwohl 5-HTP bereits vor 1980 in Japan und Europa intensiv untersucht und genutzt wurde, verwendet unsere Klinik es erst seit 1997, als es auf den amerikanischen Markt kam. Seitdem haben wir Hunderte fast unmittelbare Stimmungswandlungen als Resultat der Einnahme beobachtet.

Als ein Antidepressivum ist 5-HTP so wirksam, dass es bereits mehrfach vielen der bewährtesten Antidepressiva, einschließlich Prozac (Fluoxetin), gleichkam oder diese übertraf, ohne die negativen Nebenwirkungen, die diesen Medikamenten so oft zugesprochen werden. In einer Studie von 1980 wurden 99 Patienten, die seit durchschnittlich neun Jahren stark depressiv waren, 5-HTP-Ergänzungsmittel verabreicht. *Fast die Hälfte von ihnen wurde komplett geheilt*, wobei der Rest erhebliche Verbesserung erfuhr. Der Leiter der Studie, Dr. J. J. Van Hiele, sagte Folgendes über die Vorteile von 5-HTP: »Ich habe in 20 Jahren niemals einen Wirkstoff verwendet, der (1) so schnell wirkte; (2) die Patienten wieder so komplett zu den Personen machte, die sie einmal waren und die ihre Partner gekannt hatten; [und] (3) so völlig ohne Nebenwirkungen war.«[12]

Zahlreiche andere Studien bestätigten die beachtliche Sicherheit und Wirkung von 5-HTP, sogar im Vergleich zu rezeptpflichtigen Antidepressiva:

■ Der Hersteller von Prozac, Eli Lilly, führte kürzlich eine Studie durch, in der 5-HTP mit Prozac (Fluoxetin) kombiniert wurde. Die Serotoninaktivität wurde durch Prozac alleine um 150 Prozent erhöht. Nachdem 5-HTP hinzugefügt wurde, waren es 615 Prozent.

■ Es gibt Studien, in denen 5-HTP mit Luvox (Fluvoxamin), einem wirksamen Antidepressivum, ähnlich wie Prozac, aber in Europa bekannter, verglichen wurde. Das Resultat war, dass (1) 5-HTP 68 Prozent der depressiven Patienten zu Besserung verhalf, im Vergleich zu Luvox mit 62 Prozent;[13] (2) sowohl 5-HTP als auch Luvox das Depressionsniveau um 50 Prozent verbessert haben, wobei 5-HTP eine 11 Prozent geringere Ausfallrate als Luvox hatte.[14]

- In einer anderen Studie beseitigte 5-HTP Angstsymptome in 58 Prozent der Fälle, im Gegensatz zu Luvox mit 48 Prozent.[15]
- In Bezug auf die Nebenwirkungen verursachen Serotonin-Wiederaufnahmehemmer (SSRI), wie Prozac und Zoloft, sexuelle Dysfunktion bei 50 bis 75 Prozent der Verwender, während 5-HTP-Studien keine sexuelle Dysfunktion und nur wenige Nebenwirkungen aufzeigten.[16,17] In einer Studie hatte 5-HTP sogar weniger Nebenwirkungen als das Placebo!

Meine Mitarbeiter und ich sind begeistert davon, wie schnell 5-HTP die Stimmung der Patienten anheben kann, die schon so lange depressiv gewesen sind, dass sie vergessen haben, wie es ist, fröhlich und optimistisch zu sein. Innerhalb von ein oder zwei Tagen nach Beginn der Einnahme von 5-http berichten sie üblicherweise, dass sich ihre Angst und die negativen Gefühle in Luft aufgelöst haben, dass sich ihr Schlaf verbessert hat und dass ihr Selbstbewusstsein wiederhergestellt ist. Erstaunlicherweise haben wir beobachten können, wie sich diese 5-HTP-Verwandlungen innerhalb von weniger als zehn Minuten direkt vor unseren Augen vollzogen. Wir haben gesehen, wie aus mürrischen Teenagern freundliche Menschen wurden, verschrobene Erwachsene verwandelten sich in Komiker und schüchterne, verlegene Leute wurden zu richtigen Charmeuren.

Eine meiner liebsten 5-HTP-Erfolgsgeschichten wurde mir von Lynne erzählt, einer engagierten, versierten und gereizten Marketing-Chefin, die zu mir kam, nachdem sie dank einer Firmenfusion ihren Job verloren hatte. Obwohl sie ursprünglich wegen ihres Tiefs aufgrund des Jobverlustes kam, begriff sie, nachdem wir uns einige Zeit unterhalten hatten, dass sie bereits, solange sie denken konnte, unter einer »dunklen Wolke« lebte. Lynne erkannte, dass sie sich selbst auf dem Höhepunkt ihres beruflichen Erfolges nicht an ihrer Leistung freuen konnte und zu beunruhigt über die negativen Möglichkeiten in ihrem Leben war, um sich auf die positive Realität zu konzentrieren. Wie auch andere Dunkle-Wolke-Typen blieb Lynne abends lange wach, entweder grübelnd oder um an Projekten zu arbeiten. Daraus resultierte, dass sie morgens müde aufwachte und mehrere Tassen Kaffee trank, um in Gang zu kommen, was ihre wertvollen Serotoninspeicher weiter auszehrte. Die einzige Zeit, zu der Lynne mühelos lächelte, war, wenn sie Tennis erwähnte, was sie fast täglich nach der Arbeit und am Wochenende spielte. (Auch eine gute Sache, da Sport den Serotoninspiegel anhebt.)

Nach nur ein paar Minuten im Gespräch mit Lynne wurde deutlich, dass sie die perfekte Kandidatin für 5-HTP war. Zusätzlich zu der Empfehlung,

5-HTP am Nachmittag und vor dem Schlafengehen einzunehmen, rieten meine Mitarbeiter ihr dazu, mehr Eiweiß zu essen und die grundlegenden Nahrungsergänzungsmittel einzunehmen. Als Lynne eine Woche später wieder in mein Büro kam, war sie eine andere Person. Die vorher besorgte und reizbare Frau lächelte nun und machte Witze. Es überraschte mich nicht, zu hören, dass sie es nun schaffte, früher einzuschlafen und so munter aufzuwachen, dass sie ihren Kaffee nicht mehr benötigte. Drei Wochen später berichtete sie nicht nur, dass ihr Schlaf und ihre Stimmung nach wie vor hervorragend waren, sondern dass sich noch ein weiterer Vorteil zeigte. Ihre Spielweise beim Tennis verbesserte sich so sehr, dass sie gegen Gegner aus höheren Klassen gewann, da sie einfach viel entspannter und ausgeruhter war. Eine beachtliche Leistung im Alter von 56 Jahren! Nach einigen Monaten stellte Lynn fest, dass sie ihr 5-HTP nicht länger benötigte. All die Vorteile, die sie dadurch bekam, hielten weiter an, obwohl sie noch immer keinen festen Job hatte.

Etwa 85 Prozent unserer Dunkle-Wolke-Patienten, die 5-HTP ausprobiert haben, so wie Lynne, haben eine beachtliche Verbesserung ihrer Stimmung und Sichtweisen erfahren. Die Chancen, dass es Ihnen hilft, stehen ungeheuer gut für Sie. Allerdings funktioniert 5-HTP nicht bei jedem. Wenn Sie sich nach einer Woche mit einer Dosis von 300 Milligramm 5-HTP am Tag nicht besser fühlen, können Sie eines der anderen hervorragenden serotoninerhöhenden Mittel verwenden, die ich als nächstes beschreibe.

Ein weiterer Serotonin-Retter – Tryptophan

Etwa 15 Prozent meiner Patienten mit Serotoninmangel brauchen Hilfe bezüglich der Nährstoffe, die über das hinausgeht, was 5-HTP bieten kann. Sie haben festgestellt, dass 5-HTP bei ihnen entweder überhaupt keine Wirkung hatte oder sie schläfrig machte, leichte Übelkeit hervorrief oder Sie in einer anderen Art und Weise unbehaglich fühlen ließ. (*Beachten Sie:* Falls bei Ihnen irgendwelche negativen Symptome durch das 5-HTP oder ein anderes Präparat auftreten, nehmen Sie es nicht mehr!) Wenn Sie zu den Menschen gehören, die nicht gut auf das 5-HTP reagieren, gibt es zwei ausgezeichnete Alternativen. Eine oder beide sollten für Sie genau das Richtige sein.

Die erste ist die Aminosäure, die ich schon als die einzigartige Nahrungsquelle für sowohl 5-HTP als auch Serotonin erwähnt habe. Es ist die Aminosäure Tryptophan.

Sie wissen bereits, dass proteinreiche Nahrungsmittel diese sehr besondere Aminosäure enthalten, jedoch wissen Sie vielleicht nicht, dass Tryptophan *ebenso* als Nahrungsergänzungsmittel erhältlich ist. In seiner konzentrierten Form zwischen den Mahlzeiten eingenommen wird es viel schneller umgewandelt, als wenn es aus dem Essen aufgenommen wird, wo es nicht so konzentriert enthalten ist und mit den ganzen anderen Aminosäuren im Blutkreislauf darum kämpfen muss, in Ihr Gehirn zu gelangen. Unsere Patienten haben festgestellt, dass die Tryptophan-Präparate genauso schnell wirken wie 5-HTP, und die Forschung zeigt, dass es ebenso beeindruckend ist:

- Wieder und wieder haben Studien gezeigt, dass das Weglassen von Tryptophan aus unserer Ernährung den Serotoninspiegel senkt und das Auftreten von Depressionen (einschließlich Winterdepression), Schlafstörungen, Panik und Wut erhöht sowie Bulimie und Drogenabhängigkeit auslöst. Im Gegensatz dazu kann zusätzliches Tryptophan in Form von Nahrungsergänzungsmitteln den Serotoninspiegel um 200 Prozent erhöhen[18] und all die Dunkle-Wolke-Probleme verhindern oder umkehren.[19]
- Die günstigen Auswirkungen des Tryptophans auf den Schlaf sind legendär, und Studien belegen auch seine Stärke bei PMS[20] und Fibromyalgie.[21]
- In meiner Lieblingsstudie hinderte Tryptophan zwanghafte Vögel daran, sich selbst die Federn auszureißen.[22] (Es gibt ein Tryptophan-Präparat, das auf dieser Studie basiert. Es heißt *Avian Tranquility* und ist bei Tierärzten, die mit zwangsgestörten Papageien arbeiten, sehr beliebt!)
- Manche Psychiater möchten ihren Patienten, die auf Antidepressiva alleine nicht ausreichend ansprechen, unbedingt helfen und verabreichen zusätzlich Tryptophan, mit positiven Ergebnissen: In einer britischen Studie wurde solchen Patienten Tryptophan gegeben. Daraufhin verringerten sich die depressiven Symptome plötzlich um mehr als 50 Prozent.[23] In einer anderen Studie erhöhte Tryptophan, wenn es mit Prozac kombiniert wurde, die Schnelligkeit der antidepressiven Wirkung und ließ die Schlafstörungen verschwinden, die Prozac verursachte.[24]

Tatsächlich hat Tryptophan eine noch längere und illustere Vergangenheit als Serotonin-Retter als 5-HTP, es war jedoch für einige Jahre nicht mehr im Umlauf und ist erst seit kurzem wieder erhältlich. (Eine vollständige Erzählung der Tryptophan-Sage finden Sie später im Buch.)

Tryptophan ist in den Vereinigten Staaten schwieriger zu finden als 5-HTP *(Anm. d. Übers.: In Deutschland ist Tryptophan, im Gegensatz zu 5-HTP, rezeptfrei in Apotheken erhältlich)*, es ist jedoch ein Segen für diejenigen, die 5-HTP nicht gut vertragen. Tryptophan verwandelt sich nicht nur innerhalb von Minuten in 5-HTP und dann in Serotonin (und Melatonin), es kann auch dazu verwendet werden, das wichtige B-Vitamin Nicotinsäure und viele andere wertvolle Enzyme im Körper herzustellen. Ich ziehe es bei Kindern, bei jedem mit ernsthaften Schlafstörungen oder bei schwangeren bzw. stillenden Frauen dem 5-HTP vor. Es ist in Apotheken, per Bestellung und bei manchen Ärzten erhältlich. Wir führen es seit 1999 in unserer Klinik.

Das Glücksgewächs: Johanniskraut

Neben 5-HTP und Tryptophan ist der einzige wirklich effektive Serotoninförderer, den ich kenne, das alte pflanzliche Heilmittel Johanniskraut. Ein Großteil der Forschung an Johanniskraut wurde in Deutschland betrieben, wo sich dieses Kraut als Antidepressivum besser verkauft als Fluoxetin. Der Grund dafür ist, dass man herausgefunden hat, dass es genauso gut, wenn nicht sogar besser wirkt als Prozac und ähnliche Medikamente, dazu mit nur wenigen Nebenwirkungen:

- In einer Studie, in der Johanniskraut und Prozac miteinander verglichen wurden, hatten die beiden die exakt gleiche Wirksamkeit. Beide verbesserten die Symptome von Depressionen um 48 Prozent.[25]
- In einer anderen derartigen Studie, in der das Kraut mit Prozac verglichen wurde, sorgten beide für eine Verbesserung von etwas über 50 Prozent.[26]

Wir haben festgestellt, dass Johanniskraut oft dabei hilft, den Serotoninspiegel zu erhöhen, wenn es die Aminosäuren aus irgendwelchen Gründen nicht schaffen. Nan, eine unserer Patientinnen, war immer gereizt und litt an Schlafstörungen. Leider reagierte sie sehr sensibel auf Nahrungs- und Nahrungsergänzungsmittel. Sie wurde benommen und bekam Kopfschmerzen von 5-HTP und Tryptophan. Also versuchten wir es mit einer Johanniskraut-Tinktur (flüssiges Extrakt), was auch den Zweck erfüllte. Es schwächte die meisten ihrer wütenden Gefühle ab und half ihr einzuschlafen. Es löste das Problem nicht vollständig, so wie wir es von 5-HTP und Tryptophan gewohnt waren, aber sie fühlte sich dadurch wohler und schlief besser.

Während wir die Wirkung von Nährstoffen wie 5-HTP und Tryptophan im Gehirn kennen, ist es bei Johanniskraut, wie bei den meisten Kräutern (und den Präparaten, die häufig daraus hergestellt werden), ein Rätsel. Manchmal kombinieren wir erfolgreich Johanniskraut mit 5-HTP oder Tryptophan. Meistens jedoch verlassen wir uns darauf als sichere Alternative, wenn die anderen beiden Mittel einfach keine Wirkung zeigen. Dies passiert normalerweise nur, wenn die Schilddrüsenfunktion schwach ist. Wir fanden zum Beispiel heraus, dass Nan an Thyreoiditis leidet, einer nicht seltenen Autoimmunerkrankung der Schilddrüse. (Später mehr zum Schilddrüsenfaktor.)

Hin und wieder ein wenig SAM-e

Die andere Alternative ist ein Nährstoff, der manchmal wirkt, wenn der Serotoninspiegel zu niedrig ist und die anderen Präparate nicht helfen. SAM-e, ein natürliches Antidepressivum, das in Europa intensiv erforscht wurde und verwendet wird, wurde in den Vereinigten Staaten zu einer Sensation, als es 1999 auf dem Titelblatt des *Newsweek Magazines* erschien. Es wird seit Jahren in Europa erfolgreich bei Depressionen genutzt und hilft bei einer Vielfalt anderer Leiden, wie zum Beispiel Arthritis und Leberschäden.

SAM-e (S-Adenosylmethionin) ist eine Substanz, die in jeder Zelle unseres Körpers zu finden ist, sowie der Schlüssel zu vielen wichtigen Zellfunktionen, einschließlich der Produktion von Serotonin und der drei anderen stimmungsregulierenden Neurotransmitter in unserem Gehirn.

Wir alle haben etwas SAM-e, die SAM-e-Spiegel von depressiven Menschen sind jedoch typischerweise niedrig. Unsere Vorräte können durch eine schlechte Ernährung enorm ausgezehrt werden, insbesondere wenn Vitamin B_{12} und Folsäure, die für dessen Produktion benötigt werden, sowohl durch Alkohol als auch durch Abhängigkeit von Aufputschmitteln oder durch einfaches Altern verlorengehen. Wir haben festgestellt, dass nur sehr wenige unserer Patienten SAM-e benötigen, da die Aminosäuren, kombiniert mit den B-Vitaminen, normalerweise so gut funktionieren. Diejenigen jedoch, denen es geholfen hat, hatten sehr viel davon!

Wir empfehlen SAM-e, falls die Aminosäuren oder das Johanniskraut die Symptome der Depression nicht vollständig lindern konnten, besonders bei Menschen über 40; oder wo Alkohol, Kokain oder andere Stimulanzien ein Problem darstellen; oder wo Arthritis oder die Leberfunktion ein Problem sind. Resultate sind nicht so schnell zu beobachten wie bei den Aminosäuren, aber wenn Sie es versuchen, bleiben Sie zumindest solange dabei, bis Sie eine Flasche verbraucht haben, um zu sehen, ob es hilft.

Melatonin als Schlafhilfe

Wenn Sie Schlafprobleme haben, können Melatoninpräparate sehr nützliche, vorübergehende Ergänzungen zu Ihrem serotoninfördernden Programm sein. Wie Sie in Kapitel 12 im Detail lesen können, wird Melatonin aus Serotonin hergestellt. Durch die Einnahme von Melatoninpräparaten kann die Erschöpfung Ihrer Serotoninvorräte entlastet werden, damit mehr davon bleibt, um Ihre Stimmung zu unterstützen. Häufig jedoch sorgen 5-HTP, Tryptophan oder Johanniskraut für ausreichend Serotonin, um sowohl die Stimmung als auch den Schlaf zu verbessern.

Vitamin B_6 und Kryptopyrrolurie/Hämopyrrollaktamurie (KPU/HPU)

Zusätzliches Vitamin B_6 kann sehr hilfreich sein, da B_6 die Umwandlung von Tryptophan und 5-HTP in Serotonin ermöglicht. Das bekannteste Symptom des B_6-Mangels ist schlechte oder überhaupt keine Erinnerung an Träume (oder häufige Albträume). Wenn die oben genannten Nährstoffe plus Ihrem Basis-Multivitamin- und B-Komplex helfen, jedoch Ihre Stimmungsprobleme nicht vollständig beseitigen, sollten Sie es mit zusätzlichem B_6 versuchen.

Für Menschen mit einem genetisch bedingten Problem der Vitamin-B_6-Verwertung, Kryptopyrrolurie/Hämopyrrollaktamurie genannt, ist die Einnahme von zusätzlichem B_6 entscheidend. Sehen Sie sich den Kryptopyrrolurie/Hämopyrrollaktamurie-Fragebogen am Ende bei den »Extra-Kapiteln« an und lesen Sie ein wenig über dieses stimmungslähmende Syndrom, das weiter verbreitet ist, als Sie denken.

Tipps zur Einnahme von serotoninfördernden Nahrungsergänzungsmitteln

Wenn Sie Ihr 5-HTP, das Tryptophan und das Johanniskraut zum ersten Mal einnehmen, werden Sie den Unterschied normalerweise innerhalb von 15 Minuten spüren, Ihre Stimmung wird jedoch nur für einige Stunden merklich angehoben sein. Deshalb müssen die meisten Menschen diese Präparate mindestens zweimal täglich einnehmen. Nachmittags oder spätnachmittags sowie zwischen 21 Uhr und 22 Uhr sind normalerweise die besten Zeiten, um sie zu nehmen, doch wenn die Probleme Sie schon morgens plagen, können Sie dies auch früher tun. *Verwenden Sie für Kinder anfangs ein Viertel bis die Hälfte der Erwachsenendosis, abhängig vom Alter.* Wenn Sie die Serotonin-Bereiche Ihres Gehirns mit diesen Aminosäuren nähren, wird Ihr Serotoninspiegel ansteigen, letztendlich so weit es geht. Danach werden Sie immer auf die verbesserte Gemütslage zählen können. Sie werden sogar keine Nahrungsergänzungsmittel mehr benötigen, um auf diesem Stand zu bleiben. An irgendeinem Punkt in den nächsten Wochen oder Monaten wird Ihr Gehirn Ihnen ein Signal senden, um Sie wissen zu lassen, dass Sie es geschafft haben – Sie haben Ihr Serotonin aufgefüllt. Wie werden Sie es wissen? Vielleicht werden Sie tagsüber etwas zu entspannt, sogar schläfrig sein; vielleicht bekommen Sie nach einer Dosis leichte Kopfschmerzen. Die meisten Menschen jedoch vergessen nach einer Weile einfach, Ihr 5-HTP oder andere Präparate einzunehmen und begreifen, dass Sie sich auch ohne sie gut fühlen. Doch genau diese Menschen hätten in den ersten Wochen direkt gespürt, wie ihre Stimmung fällt, hätten sie eine Dosis ausgelassen. Überprüfen Sie in den nächsten Wochen und Monaten sorgfältig die Symptome auf dem Stimmungstyp-Fragebogen, um zu sehen, ob sich Ihr Gehirn normalisiert hat. Dies könnte schon überraschend schnell geschehen. Wir hatten zum Beispiel einige Patienten, deren Reizbarkeit mit der Einnahme von 5-HTP verschwand, um ein paar Wochen später wieder aufzutauchen. Wenn sie dann das 5-HTP einschränkten, verbesserte sich ihre Stimmung auch wieder. Ihre Serotonin-Erschöpfung war gering und das 5-HTP korrigierte es sehr schnell. Diese umgekehrte Wirkung wird »Serotonin-Syndrom« genannt, ist aber eigentlich ein Phänomen, das mit jedem Nährstoff auftreten kann: Wenn Sie den Nährstoff einnehmen, fühlen Sie sich, sofern ein Mangel besteht, anfangs besser. Später, wenn Sie zu viel dieses Nährstoffs aufgenommen haben, sind die Symptome die gleichen, die auch mit dem Mangel auftraten.

Wenn das bei Ihnen einmal der Fall war, sollten Sie Ihre serotoninfördernden Nährstoffe nur noch bei Bedarf einnehmen, unter der Voraussetzung, dass Sie bisher viel tryptophanhaltige und eiweißreiche Nahrung gegessen haben und dies auch weiterhin tun. Falls nicht, wird es darauf hinauslaufen, dass Sie die Nahrungsergänzungsmittel über einen längeren Zeitraum einnehmen werden und Ihre gesamte Gesundheit unter dem Eiweißmangel leiden wird. Ich schlage vor, dass Sie nach jeder Flasche

5-HTP kurzzeitig aufhören es zu nehmen, um zu sehen, ob Sie es noch brauchen. Wenn Ihre dunklen Wolken wieder aufziehen, sind Sie noch nicht bereit, es abzusetzen. Überprüfen Sie es wieder nach der nächsten Flasche.

Wenn Sie überhaupt nicht auf diese Präparate reagieren, weder gut noch schlecht, könnte Ihre Schilddrüse vielleicht zu schwach sein, um ihre Aufgabe, in Ihrem Gehirn Nährstoffe in Serotonin umzuwandeln, zu erfüllen. Eine Schilddrüsenunterfunktion ist ein bekannter Faktor bei Depressionen. Um die Möglichkeit bei Ihnen selbst zu untersuchen, lesen Sie den Schilddrüsen-Abschnitt in Kapitel 4. In diesem Fall wird Johanniskraut das Beste für Sie sein, welches genau wie andere Antidepressiva nicht die Unterstützung von Schilddrüsenhormonen benötigt, um den Serotoninspiegel ansteigen zu lassen. Wenn selbst Johanniskraut nicht hilft, bleiben Antidepressiva als einzige mir bekannte Alternative, die Sie zumindest so lange benötigen werden, bis Ihre Schilddrüse wieder richtig funktioniert.

Sie müssten sich eventuell auch mit einem weiteren Leiden, der Kryptopyrrolurie/Hämopyrrollaktamurie (KPU/HPU), beschäftigen, die es dem Gehirn erschwert, die serotoninfördernden Nährstoffe zu verwerten. Hinweise dazu finden Sie im Anhang.

Beachten Sie: Die Lösung für jegliche negativen Symptome, die auftreten, nachdem Sie mit der Einnahme der Nahrungsergänzungen begonnen haben, ist es, sie *sofort abzusetzen* und sich die Empfehlungen in Kapitel 10 durchzulesen.

Handlungsschritte

Die folgenden Handlungsschritte werden Ihnen dabei helfen, Ihren eigenen Serotonin-Aufbau-Plan aufzustellen. *Ihre dunklen Wolken sind dem Untergang geweiht!* Die folgenden Schritte fassen all die besonderen Empfehlungen zusammen, die in diesem Kapitel gemacht wurden. Markieren Sie die Präparate, die Sie einmal ausprobieren möchten, und notieren Sie sich die Menge und die Zeiten, die speziell für Ihren Bedarf beschrieben sind. Tragen Sie sie daraufhin in eine Kopie des Blanko-Ergänzungsmittel-Masterplans ein.

Bevor Sie jegliche Nahrungsergänzungsmittel kaufen und einnehmen, machen Sie sich noch einmal bewusst, dass Ihre serotoninfördernden Präparate nur Teil Ihrer Stimmungskorrektur sind; Sie werden sie mit den grundlegenden Nahrungsergänzungsmitteln und der Gute-Laune-Nahrung kombinieren müssen, um die guten Ergebnisse erzielen zu können, die ich Ihnen versprochen habe.

Lesen Sie die »Warnhinweise«, um sich über mögliche Gegenanzeigen zu informieren, bevor Sie sich dazu entscheiden, 5-HTP, Tryptophan, Johanniskraut oder SAM-e zu Ihrem Ergänzungsmittel-Masterplan hinzuzufügen.

Hormone, Schlaf und Panik

Falls die folgenden Symptome durch die individuellen Korrektur-Ergänzungsmittel plus die grundlegenden Nahrungsergänzungsmittel und die Gute-Laune-Nahrung nicht abklingen, befolgen Sie die beschriebenen Anweisungen:

Hormone: Wenn durch PMS und Menopause verursachte Launen fortbestehen, lesen Sie das »Sexualhormon-Extra-Kapitel«.

Schlechter Schlaf: Wenn Sie nicht unmittelbar besser und innerhalb von zwei Wochen perfekt schlafen, lesen Sie Kapitel 12.

Panik: Lesen Sie Kapitel 5, wenn sie fortbesteht.

Sollten Sie generell von Ihrem Ansprechen auf das Programm enttäuscht sein, lesen Sie bitte den Abschnitt über Schilddrüsenunterfunktion in Kapitel 5.

Licht, Sport und Sauerstoff

Trainieren Sie mindestens 30 Minuten am Tag moderat, draußen drei- bis viermal in der Woche, wenn Sie können. Wenn Sie an SAD leiden, sollten Sie vielleicht auch eine therapeutische Lampe nutzen oder ins Solarium gehen, besonders im Winter. (Hinweise dazu finden Sie im Anhang.)

Nahrungsergänzungsmittel

5-HTP

	AM	F	VM	M	NM	A	ZN*
50 mg (*nicht* 100 mg)	–	–	–	–	1–3	–	1–3

Starten Sie mit einer 50-mg-Kapsel am Nachmittag. Erhöhen Sie die Dosis auf zwei (100 mg), wenn Sie innerhalb einer Stunde noch keine Besserung spüren. Nehmen Sie noch eine dritte Kapsel ein, wenn die maximale Wirkung in etwa einer Stunde benötigt wird. Nun haben Sie Ihre Dosis festgesetzt. Nehmen Sie die gleiche Dosis um 21:30 Uhr ein, wenn Sie unter Schlafstörungen leiden. Falls Ihre Launenhaftigkeit (oder das Verlangen nach Kohlenhydraten und Alkohol) nur abends vor dem Schlafengehen auftritt, verlegen Sie Ihre Nachmittagsdosis auf einen etwas späteren Zeitpunkt in Richtung Abendessen und die Dosis zur Nacht auf einen etwas früheren Zeitpunkt (etwa ein bis zwei Stunden nach dem Abendessen). Sie können auch ein oder zwei zusätzliche Kapseln nehmen, wenn Sie nachts aufwachen und nicht mehr einschlafen können oder wenn Sie morgens ängstlich und besorgt aufwachen. (Mehr zu Schlafmitteln in Kapitel 12.) Unsere Patienten benötigen normalerweise durchschnittlich zwischen vier und sechs Kapseln (50 mg) am Tag. Größere oder ausgezehrtere Menschen brauchen manchmal mehr.

Vermeiden Sie 5-HTP bei Kindern unter neun Jahren sowie bei schwangeren und stillenden Frauen. (Lesen Sie weiter unten mehr über die Dosierung bei Kindern.)

Tryptophan

	AM	F	VM	M	NM	A	ZN
500 mg	–	–	–	–	1–3	–	1–3

Die oben angegebenen Anweisungen gelten auch für Tryptophan, falls Sie es anstelle von 5-HTP einnehmen, außer dass eine Tryptophan-Kapsel 500 mg enthält. Weitere Informationen finden Sie unter www.moodcure.com und www.lidtke.com. Bitte beachten Sie bei Bestellungen den im Impressum enthaltenen Hinweis.

---

* AM – am Morgen; F – zum Frühstück; VM – am Vormittag; M – zum Mittagessen; NM – am Nachmittag; A – zum Abendessen; ZN – zur Nacht. (Erklärungen gelten im Folgenden für alle weiteren Tabellen)

Dosierung für Kinder:

Für Kleinkinder versuchen Sie eine kleine Prise (1/8 Kapsel) Tryptophan von einer geöffneten Kapsel in eine Flasche oder zerdrücktes Obst oder Gemüse zu mischen. (Tryptophan wird schon seit vielen Jahren konventioneller Säuglingsanfangsnahrung beigefügt.) Kleinkinder können für gewöhnlich etwas mehr Tryptophan vertragen.

5–8 Jahre: 25–50 mg 5-HTP oder 250–500 mg Tryptophan

9–13 Jahre: 25–100 mg 5-HTP oder 250–1000 mg Tryptophan

14 Jahre und älter: Dosis für Erwachsene

Johanniskraut

	AM	F	VM	M	NM	A	ZN
300 mg	–	–	–	1–3	–	1–3	1

Nehmen Sie dreimal täglich eine Kapsel (300 mg), jeweils eine Kapsel zu den Mahlzeiten. Das ist die Dosis, die in über 25 erfolgreichen Studien zu Johanniskraut und der Gemütslage verwendet wurde. Nehmen Sie eine Glycerin-Tinktur für Kinder oder, wenn Sie es bevorzugen, Tropfen (Tropfen scheinen wirkungsvoller zu sein, so wie alle Nahrungsergänzungsmittel, die durch den Mund aufgenommen werden). Bei Schlafstörungen nehmen Sie Ihre letzte Dosis etwa um 21:00 Uhr. Verwenden Sie für Kinder eine 1/3 bis 1/2 Dosis. (Für Kinder bevorzugt Tryptophan.)

SAM-e

	AM	F	VM	M	NM	A	ZN
400 mg	–	2	–	2	–	–	–

Wenn Sie nach einer Flasche keine Besserung verspüren, setzen Sie es ab. Ist es doch der Fall, können Sie unter Umständen die Dosis nach ein oder zwei Flaschen halbieren oder dritteln.

Vitamin B$_6$

	AM	F	VM	M	NM	A	ZN
100 mg	–	1	–	–	–	1	–

Nehmen Sie zusätzlich B$_6$, wenn die oben genannten Nährstoffe Ihre Symptome nicht vollständig abklingen lassen. (Lesen Sie dazu den Kryptopyrrolurie/Hämopyrrollaktamurie-Abschnitt. Falls Sie an KPU/HPU leiden, werden Sie noch mehr B_6 oder zusätzlich eine andere Form von B_6, genannt Pyridoxil-5-Phosphat (P5P), benötigen.)

Melatonin

Nehmen Sie 1–6 mg zur Nacht. (Verwenden Sie eine Retard-Form, wenn Sie in der Nacht aufwachen.) Lesen Sie in Kapitel 12 mehr über die Dosierung von Melatonin und anderen Schlafmitteln (für Kinder bevorzugt Tryptophan).

Wann man abbrechen sollte

Brechen Sie die Einnahme ab, wenn negative Effekte durch Ihre Nahrungsergänzungsmittel auftreten. Benutzen Sie ansonsten Ihre ursprüngliche Punktzahl von Teil 1 Ihres Stimmungstyp-Fragebogens als Grundlage. Überprüfen Sie Ihre Symptome regelmäßig, um sicherzugehen, dass sie nachlassen. Wenn manche, jedoch nicht alle Symptome verschwinden, erhöhen Sie Ihre Dosis des 5-HTP oder versuchen Sie es mit Tryptophan oder Johanniskraut. Lassen Sie sich auf ein Schilddrüsenproblem oder auf Kryptopyrrolurie/Hämopyrrollaktamurie testen, wenn keines der Präparate vollständig wirkt. Machen Sie eine kurze Pause nach jeder Packung 5-HTP, Tryptophan oder Johanniskraut, um zu sehen, ob die Symptome eines Serotoninmangels zurückkommen. Falls nicht, brauchen Sie kein weiteres dieser Nahrungsergänzungsmittel einzunehmen. Ihr Serotoninaufbau könnte damit vorerst abgeschlossen sein, aber bewahren Sie Ihre Präparate für einen gelegentlichen schlechten Tag auf, insbesondere im Winter.

Empfohlene Literatur

Gant, Charles, M.D., Ph. D., N.M.D. & Mark Briggs, *ADD & ADHD: Complementary Medicine Solutions;* (Essential Research Solutions, 1999) www.nupathways.com

Mathews-Larson, Joan, Ph. D., *Depression-Free, Naturally* (New York: Ballantine, 2000).

Murray, Michael, N.D., *5-HTP* (New York: Bantam Books, 1998).

Norden, Michael, M.D., *Beyond Prozac* (New York: Regan Books, 1996).

Rapp, Doris, M.D., F.A.A.A., F.A.A.P., *Is This Your Child: Discovering and Treating Unrecognized Allergies in Children and Adults* (Harper Paperbacks 1992).

Sahelian, Ray, M.D., *5-HTP: Nature's Serotonin Solution* (New York: Avery 1999).

Seiden, Othniel, M.D., *5-HTP: The Serotonin Connection* (Rocklin, Calif.: Prima Publishing, 1998).

Mehr zu Stimmung und Verhalten: Lesen Sie www.feingold.org und Kapitel 7 »Fort mit der Schlechte-Laune-Nahrung«.

KAPITEL 4

Schluss mit der Antriebslosigkeit

Wie Sie Ihre Energie, Konzentration und
Freude wiederherstellen

Unsere Klinik hatte spürbare Auswirkungen auf die ansässigen Kaffeeläden. Unseretwegen haben sie Hunderte ihrer früheren Stammkunden verloren. Unser Geheimnis? Die Möglichkeit, Lebhaftigkeit, Energie und Konzentration *auf natürliche Weise* wiederzuerlangen. Wenn Sie morgens ohne Kaffee nicht in die Gänge kommen, wenn Sie sich nicht daran erinnern können, wann Sie sich das letzte Mal von ganzem Herzen über etwas gefreut haben oder sich ohne Probleme auf eine Sache konzentrieren konnten, ist dieses Kapitel für Sie.

In »Wie Sie die dunklen Wolken vertreiben« habe ich eine Art der Depression beschrieben, die sich durch Symptome wie Negativität, Reizbarkeit, Angst, Schlaflosigkeit und zwanghaftes Verhalten auszeichnet. Dieses Syndrom entsteht durch einen Mangel an dem Neurotransmitter Serotonin. In diesem Kapitel geht es um eine andere Form von Depression (auch wenn beide gleichzeitig auftreten können) – einen Zustand, in dem man nicht zu wenig Schlaf bekommt, sondern eher zu viel, und es kaum schafft, sich aus dem Bett zu bewegen. Ein Zustand, in dem man sich vielleicht sogar oft wünscht, man *wäre* zwanghaft, weil es einem an Konzentration und Fokus fehlt, um Dinge zu erledigen. Man fühlt sich nicht emotional aufgewühlt und unruhig, sondern eher gar nichts. Anstatt sich aufzuregen und auf andere Menschen wütend zu sein, nickt man nur und gibt nach, weil man nicht die Energie findet, um zu reagieren. Der seelische Himmel hängt nicht voller grauer Wolken, sondern ist vielmehr farblos. Diese Art von Depressionen nenne ich »Bla-Depression«.

Zwei Zustände können die Hauptursache für Ihre »Bla«-Gefühle sein. Ihre mentalen und emotionalen Folgen können fast identisch sein: zum einen ein Mangel an einer Gruppe belebender Stoffe im Gehirn, den sogenannten »Katecholaminen«; zum anderen ein Mangel an vitalisierenden Schilddrüsenhormonen. Da Sie, wie viele Menschen, von beiden zu wenig haben könnten, sollten Sie dieses Kapitel komplett lesen, um alle möglichen Ursachen für Ihre »Bla«-Gefühle durchzugehen und anschließend auch alle Lösungsvorschläge, die ich anbiete. Lassen Sie sich jedoch nicht entmutigen! Selbst wenn Sie unter starker »Bla-Depression« leiden, werden Sie feststellen, dass es gar nicht so schwer ist, wieder dauerhaft auf Touren zu kommen.

Die drei Kats: Wie es im Gehirn zur Flaute kommt

Beginnen wir mit der Hirnblockade. Wenn Ihr Gehirn viele dieser Katecholamine produziert, sollten Sie sich energiegeladen, fröhlich und aufgeweckt fühlen. Produziert Ihr Körper jedoch zu wenig von auch nur einem dieser Stoffe, werden Sie unter irgendeiner Form der »Bla«-Gefühle leiden. Es gibt drei Arten von Katecholaminen: Dopamin, Noradrenalin und – das bekannteste der drei – Adrenalin. Da es zwischen ihnen mehr Gemeinsamkeiten als Unterschiede gibt und um Ihnen die ständige Wiederholung dieser schwierigen Namen zu ersparen, werde ich sie unter der Bezeichnung »Kats« zusammenfassen.

Dieses Trio voll geladener Hirnsubstanzen ist verantwortlich für Ihr Feuer – den Elan und Tatendrang, die Ihrem Leben womöglich fehlen. Alle drei Kats können Sie emotional, seelisch und physisch in Gang bringen, wenn sie richtig arbeiten. Dopamin ist quasi die »Mutter« der anderen beiden, da es sie produziert und im Gehirn am produktivsten ist. Die beiden »Kinder«, Noradrenalin und Adrenalin, sind ebenfalls sehr aktiv im Gehirn, doch insbesondere berühmt für ihre Wirkung in den Nebennieren, wo sie für die Energieschübe sorgen, die Ihnen bei der Stressbewältigung helfen.

»Achtung, aufpassen!« ist der Schlachtruf der Kats. Die Kats sollen Sie auf all die wichtigen Geschehnisse um Sie herum und in Ihrem Inneren aufmerksam machen, damit Sie schnell und entschlossen auf sie reagieren können. Bei guten Nachrichten lösen sie in Ihnen Begeisterung aus und bei schlechten Besorgnis. Sie bereiten Sie auf Handlungen vor und programmieren sogar die Bewegungen Ihres Körpers. Sie sind Ihre innere Cheerleader-Truppe und Ihr Drill-Sergeant in einem.

Wie extrovertiert oder introvertiert Sie sind, hängt wahrscheinlich davon ab, wie viele Katecholamine Ihr Gehirn produziert. Wenn Sie eher der ruhige Typ sind – eher ein Zuhörer als ein aus sich herausgehender Plauderer –, könnte das mit Ihren Kats zusammenhängen. Beobachten Sie, ob Sie nicht plötzlich mehr erzählen, sich mehr öffnen, wenn Ihre Biochemie extrovertierter wird.

Die Kats sind besonders aktiv, wenn Sie unter großem Stress stehen, doch jede Aussicht auf etwas Aufregendes kann sie ansteigen lassen: die Vorfreude auf ein Essen, einen Ausflug oder einen Urlaub zum Beispiel. Verfügen Sie jedoch über wenig Katecholamine, reagieren Sie vielleicht auf gar nichts besonders stark. Zu wenig Kats können auch die Ursache für eventuelle Konzentrationsschwierigkeiten sein. Mangelt es Ihnen an der wichtigsten Kat-Funktion: Aufmerksamkeit? Auch wenn man körperlich ruhig ist, während man aufmerksam ist, verlangt es unter Umständen außerordentliche geistige Aktivität. So sollten die Kats zum Beispiel *sehr* beschäftigt sein, wenn Sie ein Buch lesen. Wenn Sie bemerken, dass Sie Absätze immer noch ein zweites Mal lesen müssen, hängt Ihre Zerstreutheit wahrscheinlich damit zusammen, dass nicht genügend Kats zur Stelle sind.

Bei schnell abgelenkten Menschen schlafen die Kats. Die Bereiche in ihren Gehirnen, die die meisten Katecholamine enthalten, arbeiten vielleicht ganz normal, bis Sie sich mit einer Arbeit befassen, die Konzentration erfordert. Dann können die Kats seltsam still werden und Ihre Aufmerksamkeit nicht wecken.

Wenn Sie von irgendeinem Katecholamin zu wenig haben, fühlen Sie sich beinah garantiert zu irgendeiner stimulierenden Substanz hingezogen. Wie gerne mögen Sie Kat-Förderer wie Kaffee, Schokolade oder den Süßstoff Aspartam? Gehören Sie zu den Menschen, bei denen Tabak, Alkohol oder Drogen und drogenähnliche Substanzen aufputschend wirken und nicht beruhigend? Tanzen Sie auf dem Tisch oder machen Sie Ihre Wäsche, während Sie auf einem dieser Kat-Ersatzstoffe sind? Oder brauchen Sie gar Kokain oder andere starke Aufputschmittel, um in Gang zu kommen?

All diese Drogen können Ihren Katecholaminspiegel kurzfristig um ganze 1400 Prozent erhöhen. Kokain und Amphetamine zum Beispiel lösen beide eine enorme Katecholaminausschüttung aus,[1] doch die Wirkung ist nur von kurzer Dauer. Diese Drogen verursachen fast unausweichlich mit der Zeit keine echte Zufriedenheit mehr, da Ihr Gehirn einfach nicht genug Kats produzieren kann, um den unermüdlichen Bedarf zu decken. Das Endergebnis, Katecholaminarmut[2], ist das, was zu den langfristigen Entzugsdepressionen führt, die Menschen, die von Aufputschmitteln abhängig sind, erleben, wenn sie mit den Drogen aufhören, und sie ist auch das, was 90 Prozent von ihnen zurück in die Sucht treibt.

Ganze Gruppen von Antidepressiva wurden so entwickelt, dass sie versuchen, die Kat-Aktivitäten im Gehirn nachzuahmen oder zu verstärken – insbesondere Wellbutrin (oder Zyban), die älteren trizyklischen Antidepressiva und MAO-Hemmer, sowie einfache Aufputschmittel wie Dexedrine, Adderall und Ritalin. Selbst einige der Serotonin-Wiederaufnahmehemmer wie Fluoxetin und Zoloft, deren Hauptaufgabe es ist, die beruhigende Wirkung des Serotonins zu steigern, haben einen katecholaminfördernden Effekt. Deshalb machen manche Menschen, die viele Katecholamine, jedoch wenig Serotonin haben, die Erfahrung, dass SSRIs sie nervös machen oder nicht gut schlafen lassen.

In unserer Klinik haben wir mit Nährstoffen zum Aufbessern des Kat-Spiegels sehr viel bessere Ergebnisse erzielt. Ganz besonders eine Aminosäure hat bei unseren Patienten bei der Wiedererlangung ihrer normalen Lebhaftigkeit und Konzentration Wunder gewirkt. Sie heißt »Tyrosin«.

Warum leiden Sie an den »Bla«-Gefühlen?

Wenn Ihr Katecholaminspiegel niedrig ist, gibt es dafür mehrere Gründe. Schauen wir uns zunächst diese möglichen Gründe an, bevor wir dazu übergehen, wie Sie aus dieser Lage herauskommen.

Sind es Ihre Gene?

Etwa 35 Prozent der Amerikaner sind Träger eines veränderten Gens, das ihre Produktion des Katecholamins Dopamin falsch programmiert.[9] Da Dopamin die »Mutter« der anderen beiden Kats ist, kann sich diese geerbte Schwäche schnell auf die Energie, Stimmung und Konzentrationsfähigkeit auswirken. Liegen die »Bla«-Gefühle bei Ihnen in der Familie? Wenn das so ist, lassen Sie sich nicht davon einschüchtern, dass Sie möglicherweise diesen genetischen Fehler besitzen. Auch wenn es sich nach einem irreparablen Problem anhört, ist es das nicht. Der Einfluss der Gene kann in diesem Fall durch eine ausgesprochen sanfte und natürliche, aber trotzdem wissenschaftlich belegte Nährstofftherapie ausgeglichen werden.

Dr. Kenneth Blum, der Wissenschaftler auf dem Gebiet der Neurochemie und Genetik, den ich in Kapitel 1 erwähnt habe, entdeckte, dass die genetische Anomalie in der Dopamin-Programmierung Stimmungs- und Verhaltensprobleme verursachen kann – insbesondere die »Bla«-Depressionen und Ablenkbarkeit. Er fand außerdem heraus, dass diese vererbte Mangelerscheinung zu einer Abhängigkeit von stimulierenden Drogen führen könnte. Doch was am wichtigsten ist, Blum fand heraus, dass diese Probleme durch den gezielten Einsatz bestimmter Aminosäuren, vor allem Tyrosin, behoben werden können.

In meiner liebsten Studie von ihm[10] gelang es Blum, depressive Stimmungen bei gerade auf Entzug gesetzten Kokainabhängigen zu reduzieren. Kokainsüchtige in einem frühen Behandlungsstadium sind die apathischsten Menschen der Welt. Warum? Weil sie schon immer zu wenig Kats hatten, sonst hätten sie gar nicht mit diesem starken Aufputschmittel angefangen, und obwohl Kokain zunächst die Kat-Produktion ankurbelt, zehrt es diese schließlich bis aufs Letzte aus. Fast 40 Prozent der Kokainsüchtigen in dem 30-tägigen Behandlungsprogramm, die Dr. Blum untersuchte, wurden so depressiv, dass sie während der ersten Wochen ausstiegen, weil sie ihre drogen-, hoffnungs- und katecholaminlose Gemütsverfassung nicht ertragen konnten. Durch den Einsatz von Tyrosin und anderen Aminosäuren, über die ich in diesem Kapitel berichte, konnte Dr. Blum ihre unerträglich schlechte Stimmung beheben, und so sank die Aussteigerquote von 40 auf vier Prozent! Die Nährstofftherapie ist stärker als hinderliche Gene *oder* süchtig machende Drogen.

Haben Sie zu viel Stress?

Haben Sie so viel Stress, dass Sie Ihre Kat-Vorräte, die so wichtig sind, damit Sie gegen alles gewappnet sind, aufgebraucht haben? Die Menge der Kats, die Ihr Gehirn und Ihre Nebennieren auf einmal produzieren können, ist begrenzt. Wenn Sie diese Grenze zu oft überschreiten, ist Ihre Kat-Versorgung schnell im roten Bereich. Kat-Armut tritt zum Beispiel regelmäßig bei Soldaten in Kampfsituationen auf.

So kommt es dazu: Bei den ersten Anzeichen eines drohenden Stressauslösers benachrichtigt Ihr Gehirn das Antwortsystem Ihrer Nebennieren. Dort werden Kat-Botenstoffe gebildet und durch den ganzen Körper geschickt, um ihn auf den Kampf oder die Flucht vorzubereiten oder auch beides. Ihr Herzschlag beschleunigt sich, Ihre Muskeln spannen sich an, Ihre Atmung wird langsamer. Sie sind bereit zum Handeln. Mit der Zeit, wenn der Stress länger anhält, gehen Ihnen die Kats langsam aus, besonders, wenn Sie ohnehin nicht gerade viele produzieren. Sie können dann Ihren Kat-Bedarf nicht mehr decken.

Da Ihr Gehirn und Ihre Nebennieren die Kats immer noch mobilisieren können, werden Sie vielleicht feststellen, dass Sie Stress nutzen, um sich zu konzentrieren und Aufgaben erledigen zu können. Ist Ihnen aufgefallen, dass Sie »unter Stress besser arbeiten«? Das liegt daran, dass Stress selbst schlafende Kats weckt, die Ihnen dann helfen können, produktiv zu handeln. Doch letztendlich wird Sie der Stress ausbrennen.

Füttern Sie Ihre Kats richtig?

Die meisten Menschen, die unter Stimmungsproblemen leiden, ernähren sich nicht richtig, und da sind auch Menschen mit einem Kat-Mangel keine Ausnahme. *Kalorienarme* oder *kohlenhydratreiche* Diäten verursachen eine Katecholamin-Armut, da sie wenig Proteine liefern, und eine Unterversorgung mit Proteinen ist eine der Hauptursachen der »Bla«-Gefühle. Wenn Sie keine eiweißreichen Nahrungsmittel wie Eier, Lachs und Hüttenkäse essen, entziehen Sie Ihrem Gehirn womöglich die Aminosäuren, die es zur Bildung der Kats benötigt. Je mehr süße und stärkehaltige Kohlenhydrate Sie zu sich nehmen, umso weniger dieser antidepressiven Aminos erreichen Ihr Gehirn, auch *wenn* Sie Eiweiß zu sich nehmen, denn die Kohlenhydrate verursachen die Ausschüttung von Insulin, das diese Aminos aus Ihrem Blutkreislauf hinaus in Ihre Muskeln befördert und so für Ihr Gehirn unerreichbar macht.

Proteinreiche tierische Nahrungsmittel enthalten sehr viel der so wichtigen Aminosäure Tyrosin, Gemüse tut das jedoch nicht. In drei Rühreiern stecken zum Beispiel ca. 840 Milligramm Tyrosin, in einer Frikadelle 400 Milligramm und in einer Hühnerbrust 900 Milligramm, doch Sie müssten 24 Mandeln essen, um auf magere 150 Milligramm Tyrosin zu kommen. Wenn Sie *Vegetarier* sind, riskieren Sie durch die typischerweise proteinarme Ernährung einen Katecholamin-Mangel. Wenn Sie viele sojahaltige Nahrungsmittel essen, riskieren Sie ebenfalls einen Katecholamin-Mangel, da Soja die Umwandlung von Tyrosin in Kats hemmt.[11]

Innerhalb von zwei Wochen nach Beginn einer *kalorienarmen Diät* kann die für die Kats wichtige Versorgung mit Aminosäuren so sehr absinken, dass sich Ihr Kat-Spiegel halbieren kann.[12] Die für die Bildung von Kats notwendigen Aminosäuren werden auch für viele andere lebenswichtige Körperfunktionen gebraucht. Es besteht zum Beispiel ein ständiger Bedarf an ihnen zur Reparatur der Muskeln. Unter den besten Umständen gelangen gerade einmal zwei Prozent dieser wertvollen Aminos ins Gehirn, und wenn Sie auf Diät sind, stehen sogar noch weniger zur Verfügung. Wenn Sie auch noch extrem viel Sport treiben, werden Ihre Muskeln die Aminos aus den wenigen Proteinen, die Sie essen, beanspruchen, und die Bedürfnisse Ihres Gehirns werden einfach ignoriert. Auch ein Mangel an anderen Nährstoffen durch zu viele Diäten, ausgelassene Mahlzeiten oder Fastfood, insbesondere an B-Vitaminen, Vitamin C, Calcium, Magnesium und Vitamin D, kann dieses Problem noch verstärken. Wie Eiweiß sind alle diese Substanzen entscheidend für die Linderung von Depressionen und Reduzierung von Stress und unerlässlich für eine ausreichende Kat-Funktion.

Sitzen Sie viel?

Körperliche Aktivität kann den Kat-Spiegel erhöhen, doch wenn Sie von vornherein nicht genug Kats haben, wird es Ihnen an der Energie fehlen, überhaupt mit Sport anzufangen. Zwingen Sie sich jedoch nicht. Erzwungenes Joggen oder der Besuch eines Aerobic-Kurses können Sie, wenn Sie eigentlich gar keine Lust dazu haben, nur noch mehr erschöpfen. Das heißt nicht, dass ich nicht möchte, dass Sie Sport treiben; das tue ich auf jeden Fall. Doch ich möchte, dass Sie sich bewegen, wenn Sie sich voller Elan und Tatendrang fühlen, nicht müde und überfordert. Nach einigen Wochen mit katecholaminproduzierenden Aminos sollten Sie bereit sein, sich häufiger zu bewegen, was dann wiederum Ihre Stimmung und Energie und noch vieles mehr verbessern kann. (Wenn das nicht der Fall ist, sollten Sie unbedingt den Abschnitt zur Schilddrüse in diesem Kapitel lesen.)

Sind es Ihre Sexualhormone?

Östrogen, Progesteron und Testosteron sind in Ihrem Gehirn erstaunlich beschäftigt damit, eng mit all Ihren Neurotransmittern, die Kats eingeschlossen, zusammenzuarbeiten. Insbesondere wenn das Östrogen zu sehr absinkt, kann es dadurch, dass es die Kats nicht anregt, die »Bla«-Depressionen auslösen. Das Gleiche gilt für Testosteron. Sowohl in der männlichen *als auch* weiblichen »Pause« sowie in den hormonell stark schwankenden Jahren vor der weiblichen Menopause können die Spiegel beider Hormone recht stark abfallen. Wenn Sie sich gerade in einer dieser hormonell unberechenbaren Phasen befinden und unter Stimmungsproblemen leiden, sollten Sie über eine gründliche Untersuchung Ihrer Hormonspiegel nachdenken. Ich denke, dass jeder über 40 so gut wie möglich über den Stand seiner Sexualhormone Bescheid wissen sollte, besonders wenn Sie zusätzlich zu Ihren Stimmungsproblemen auch noch Beschwerden haben wie schweres PMS oder Prostata-Probleme. Jedes ernste Symptom der Prämenopause (wie Endometriose oder unregelmäßige Menstruation) erfordert die gleiche Abklärung. Die mit Abstand beste Hormonuntersuchung, die wir bisher gefunden haben, ist ein Speicheltest. Alle Einzelheiten zur genauen Bestimmung Ihrer Sexualhormone finden Sie im »Sexualhormon-Extra-Kapitel«.

AD(H)S: Die Sache mit den schlafenden Kats

Wenn Sie unter ADS leiden (Aufmerksamkeitsdefizitstörung), schlafen Ihre Kats. Aufnahmen der Gehirne von Menschen mit ADS zeigen eine sehr geringe Aktivität in bestimmten katecholaminreichen Hirnregionen. Mit Tyrosin-Ergänzungen und einer gründlichen Umstellung Ihrer Ernährung (kein raffinierter Zucker oder Stärke) sowie den anderen speziellen Nahrungsergänzungen, die ich in diesem Kapitel empfehle, zusammen mit den Basis-Ergänzungsmitteln aus Kapitel 10 sollten Sie diese Kats aufwecken können. Laut einer ausgezeichneten Studie tragen Nahrungsunverträglichkeiten oder bestimmte Zusätze in der Nahrung deutlich zu mindestens 73 Prozent der ADS-Fälle bei. Viele unserer ADS-Patienten kamen mit einer anomalen Nebennieren- und Schilddrüsenfunktion zu uns, der wir uns ebenfalls widmen mussten. Die Kats können sowohl von Ihren Nebennieren aufgeweckt oder schlafen gelassen werden als auch von Ihrer Schilddrüse und Ihrem Gehirn. Lassen Sie nichts unversucht! Lesen Sie weiter, um Aufschluss zu erhalten!

Lichttherapie: Helles Morgenlicht weckt uns durch den sinkenden, Kat-verringernden Melatoninspiegel auf. Dadurch können die Kats raus zum Spielen, was uns energiegeladen und produktiv werden lässt.

Manche Menschen mit einem niedrigen Kat-Spiegel bauen Melatonin nicht gut ab. Eine Studie des *Journal of Clinical Psychiatry* mit Erwachsenen mit ADHS ergab, dass morgendliche Lichttherapie nicht nur, wie zu erwarten, dem Serotoninmangel entgegenwirkte (Stimmung und Schlaf), sondern auch die Katecholamin-Funktionen stärkte, d. h. Aufmerksamkeit und Energie. Das Forschungsteam der University of Toronto in Kanada verwendete morgens eine Vollspektrum-Lampe mit 10 000 Lux. Die blaue Frequenz, das Besondere an Vollspektrum-(Sonnen)-Licht, soll besonders belebend sein. Viele Therapielampen sind mit Vollspektrum-Glühbirnen ausgestattet. Tageslicht ist zu jeder Jahreszeit heller als künstliches Licht. Daher hilft es, sich so oft wie möglich draußen aufzuhalten.

Einige unserer Kollegen berichteten von positiven Ergebnissen im Zusammenhang mit ADS und anderen weniger ernsten Symptomen, die auf einen niedrigen Kat-Spiegel zurückzuführen sind. Unsere Klinik plant, diese Möglichkeit weiter zu untersuchen. Im Anhang finden Sie weitere Informationen zu Therapielampen.

Zu ADS und Medikamenten: Sowohl der ADS-Spezialist Dr. Daniel Amen, Autor von *Healing ADD*, als auch Dr. Eric Braverman, Autor von *The Healing Nutrients Within*, sprechen sich für eine Kombination Kat-stimulierender Medikamente wie Adderall und Ritalin mit Nährstoffen wie Tyrosin als zweiten Schritt bei der Behandlung von ADS aus, wenn Nährstoffpräparate alleine nicht ausreichen. Wenn Sie oder Ihr Kind diese Medikamente wirklich brauchen, probieren Sie sie in niedrigerer Dosis zusammen *mit etwas Tyrosin*, um ihre Wirkung zu verstärken und sich vor einem Kat-Mangel durch die Medikamente zu schützen. Da diese Medikamente leider viele Nebenwirkungen haben, die das Tyrosin nicht beheben kann, hoffe ich, dass Sie sie nicht benötigen werden, auch nicht in niedrigen Dosen. Wenn doch, kann Tryptophan, vor dem Zubettgehen eingenommen, Ihnen bei Schlaflosigkeit helfen, und GABA kann jederzeit helfen, das Leben etwas zu erleichtern, ohne die Benommenheit, die Tryptophan oder 5-HTP tagsüber auslösen können. Wir haben vielen Menschen erfolgreich beim Absetzen dieser Medikamente geholfen, indem wir mit abnehmender Dosis mehr Tyrosin und die anderen in diesem Kapitel beschriebenen Ergänzungen hinzugefügt haben. Eine 2003 durchgeführte Studie, die den Nutzen von Ritalin und der Ernährungstherapie verglich, zeigte, dass er bei beiden identisch war! Die Nahrungsergänzungen hatten jedoch keine Nebenwirkungen und machten nicht abhängig!

Wir halten Medikamente bei Erwachsenen und Jungendlichen manchmal für sehr hilfreich, vor allem zu Beginn. Sie ermöglichen es unseren Patienten, sich an die Einnahme ihrer Ergänzungspräparate zu erinnern, was bei schwerem ADS sonst unmöglich sein kann. Vor Kurzem nahm ein 43-jähriger Mann, der sein Leben lang an ADS gelitten hatte, an einer meiner Schulungen teil und zeigte mir stolz das fast fertige Manuskript für ein Buch über seine positiven Erfahrungen mit den Empfehlungen einer früheren Ausgabe dieses Buches zum Absetzen der Medikamente und zur Heilung von ADS!

ADHS-Untersuchung

Wenn sowohl Veränderungen in der Ernährung als auch Aminosäuren und die grundlegenden Nährstoffe nicht helfen, die Symptome von ADHS komplett zu beseitigen, ziehen Sie folgende, wissenschaftlich bestätigte Strategien in Betracht:

- Lassen Sie Zusatzstoffe und Salicylate bei Ihrer Ernährung weg (wie im Feingold-Programm beschrieben www.feingold.org)
- Lichttherapie
- Einschränkung der Nutzung von Computer, Fernsehen und Handy
- Schilddrüsenfehlfunktion – Test und Behandlung wie im Schilddrüsen-Extra-Kapitel beschrieben
- Nebennierenfehlfunktion – Behandlung wie beim Speichel-Cortisol-Test, wie im Nebennieren-Extra-Kapitel beschrieben
- Schwermetalle, insbesondere Blei und Quecksilber: Test und schonendes Ausleiten (nicht intravenös)
- Behandlung jeglicher vergangener oder akuter Kopfverletzungen mit osteopathischer/Cranio-Sacral-Therapie
- Biofeedback oder Neurofeedback kann helfen, wobei es einige Zeit dauert, bis man Ergebnisse erzielt
- Korrektur von Phospholipidmangel mit Lecithin-Ergänzungsmitteln
- Bioidentisches Östrogen (Bi-Est: Estriol plus Estradiol), falls der Test hervorbringt, dass ein Bedarf an Gehirn-aktivierendem Estradiol (E_2) besteht
- Schlafapnoe-Syndrom – Testen und ggf. behandeln

Hyperaktivität und ADS sind zwei verschiedene, durch zu wenige Neurotransmitter verursachte Leiden und bedürfen unterschiedlicher Nährstoff-Lösungen. 5-HTP und Tryptophan, die häufig Hyperaktivität beseitigen können, machen Menschen mit ADS meist nur benommen; gleichzeitig ver-

schlechtern die in diesem Kapitel besprochenen stimulierenden Nährstoffe, die bei ADS normalerweise so gut helfen, Hyperaktivität nur.

Für Menschen mit beiden Mangelerscheinungen ist eine Ausbalancierung der Aminosäuren angebracht: Konzentrieren Sie sich zunächst bei der Behandlung auf die Störung, die stärker ausgeprägt ist, und fügen Sie dann nach und nach je nach Bedarf und Verträglichkeit die ausgleichenden Aminosäuren hinzu. Der Stimmungstyp-Fragebogen kann Ihnen dabei eine gute Hilfestellung geben. Wenn zum Beispiel ein Kind hyperaktiv ist und dazu noch im ersten Teil des Fragebogens viele andere Symptome eines Serotoninmangels aufweist, beginnen Sie zunächst damit, den Serotoninspiegel zu erhöhen. Wenn ein anderes Kind mehr Symptome in dem ADS-Abschnitt (Teil 2) aufweist, beginnen Sie damit. Wenn ein Patient viele Symptome in Teil 1 und 2 aufweist, versuchen wir es tagsüber mit den ADS-Ergänzungen und den Anti-Hyperaktivitäts-Ergänzungen und abends nur mit letzterem. *Beachten Sie: Wenn Sie wegen einer Hyperaktivitätsstörung besorgt sind, lesen Sie die betreffenden Abschnitte in Kapitel 3 und 5.*

Der Retter Tyrosin

Tyrosin – der natürliche Energielieferant

Es ist bekannt, dass Menschen, die durch einen niedrigen Katecholaminspiegel unter Depressionen leiden, auch wenig von der Aminosäure Tyrosin haben.[3] Tyrosin, das in großen Mengen in proteinreichen Lebensmitteln wie Rindfleisch, Fisch und Eiern vorkommt, liefert den einzigartigen Rohstoff, aus dem Ihr Gehirn die drei großen Kats Dopamin, Noradrenalin und Adrenalin bildet. Studien des Massachusetts Institute of Technology zeigten zunächst, dass eine Tyrosin-Ergänzung die Kats dramatisch steigern konnte.[4] Viele Folgestudien haben gezeigt, dass Tyrosin zu beeindruckenden stressmindernden,[5] antidepressiven[6] und konzentrationsfördernden[7,8] Ergebnissen führen kann, genau wie wir es schon bei so vielen Patienten unserer Klinik selbst erlebt haben.

Seit mehr als 15 Jahren setzen wir nun erfolgreich Tyrosin gegen apathische Depressionen und Aufmerksamkeitsdefizite ein. Wir haben gesehen, wie Hunderte matte, müde und leicht ablenkbare Patienten schon bald nach der Einnahme einiger Tyrosin-Kapseln wiederauflebten. Üblicherweise dauert es nur zehn bis 15 Minuten, bis dieses extrem schnell resorbierbare Amino-Ergänzungsmittel das Gehirn erreicht und dort zu wirken beginnt.

Ein besonders dramatisches Beispiel für die Auswirkungen von Tyrosin zeigte sich während der ersten Sitzung mit einem jungen Mann indianischer Abstammung, Stan, der so depressiv und unkonzentriert war, dass er kaum sprechen konnte, obwohl er drei Stunden lang unterwegs gewesen war, um zu unserer Klinik zu kommen und unbedingt unsere Hilfe wollte.

Stan kam aus einer Familie, in der Niedergeschlagenheit kein Einzelfall war. Schon seit einigen Jahren war er in Therapie gewesen, es hatte ihm jedoch nicht viel gebracht. Als ich ihn bat, auf der Stimmungstyp-Grafik auf die negativen Stimmungssymptome zu zeigen, die er in dem Moment spürte, deutete er unverzüglich auf die Symptome der »Bla«-Depressionen – Apathie, Erschöpfung, Introvertiertheit und schlechte Konzentrationsfähigkeit – und sagte: »Ich bin richtig fertig und die ganze Zeit furchtbar müde.« Ich sah, dass er ohne Hilfe nicht mit dem Gespräch würde fortfahren können, also gab ich ihm nach kurzer Rücksprache mit unserem Ernährungsberater eine Kapsel Tyrosin.

Wie ich gehofft hatte, wurde Stan schon kurz nach Einnahme der ersten Kapsel lebendig. Nach zehn Minuten saß er lächelnd auf seinem Stuhl und fühlte sich sichtlich wohl. Was am wichtigsten war, er begann zu *reden*, sodass wir seine Einschätzung beenden konnten. Stan nahm das Tyrosin mit nach Hause, nahm es weiter ein und fühlte sich von dem Tag an sehr viel weniger deprimiert und viel wacher und konzentrierter. Er brachte bei der Arbeit eine bessere Leistung, und zum ersten Mal in seinem Leben fiel es ihm leicht, zu Menschen Kontakt aufzunehmen.

Etwas an Stans Genesung verwunderte uns: Schon eine ungewöhnlich kleine Menge Tyrosin zeigte bei ihm eine enorme Wirkung. Wie wir später herausfanden, hing die wahrscheinlichste Erklärung mit seiner indianischen Herkunft zusammen, durch die sein Körper von Natur aus Nährstoffe effizienter aufnahm, als das gewöhnlich bei europäischstämmigen Amerikanern der Fall ist. Dies ist auf ein »sparsames« Gen zurückzuführen, das es den nordamerikanischen Ureinwohnern früher ermöglichte, der spärlichen Nahrung so viele Nährstoffe wie möglich zu entziehen.

Stan hatte in dieser Hinsicht einfach Glück, doch ich kann Ihnen versichern, dass auch europäischstämmige Amerikaner und Europäer mit ihren weniger effizienten Verdauungssystemen einen sofortigen positiven Effekt durch Tyrosin spüren, sie müssen nur ein wenig mehr davon einnehmen. Ich werde im Folgenden noch genauer auf Tyrosin-Präparate eingehen, doch lassen Sie uns nun erst einmal schauen, wie Sie und Stan überhaupt in der Depression landen konnten.

Tyrosin ist ein wirklich sagenhaftes natürliches Antidepressivum. Nicht nur, dass es der Kraftstoff ist, aus dem Ihr Gehirn seine drei belebenden Katecholamine bildet, es ist auch eine der grundlegenden Zutaten, die Ihre Nebennieren brauchen, um ihre heldenhaften »Fight-or-Flight«-Substanzen zu produzieren. Wenn Sie nicht mehr in der Lage sind, Stress zu verkraften, wie ein Soldat mit einer Kriegsneurose, gehen Ihren Nebennieren vielleicht allmählich ihre eigenen besonderen Kats aus. Studien mit Tyrosin haben gezeigt, dass es die körperlichen und seelischen Folgen von Stress bei Soldaten und anderen Menschen beheben kann.[13]

Zusätzlich zu seiner antidepressiven und stressabwehrenden Wirkung ist Tyrosin eine der wichtigsten Komponenten Ihrer leistungsstärksten genussfördernden Substanzen, die »Enkephaline« (Verwandte der besser bekannten Endorphine). In dieser Funktion trägt Tyrosin auch zum allgemeinen Wohlbefinden bei.

Nicht zuletzt ist Tyrosin der Rohstoff, aus dem Ihre Schilddrüse lebenswichtige Stoffwechselregulatoren bildet, die Hormone T_3 und T_4, die jede Zelle in Ihrem Körper anregen, einschließlich der katecholaminproduzierenden Hirnzellen. Menschen mit einer Schilddrüsenunterfunktion haben meist auch einen niedrigen Tyrosinspiegel,[14] und wir haben schon oft gesehen, wie Tyrosinpräparate Symptome dieser Erkrankung beseitigt haben und dazu auch noch die Symptome eines katlosen Gehirns.

Beachten Sie: In den katreichen Hirnregionen kommt das Schilddrüsenhormon T_3 häufiger vor als in jeder anderen Hirnregion. Wenn Ihre Schilddrüse jedoch ein wenig träge ist, kann sie Ihr Gehirn vielleicht nicht mit ausreichend T_3 zur Kat-Produktion versorgen, selbst wenn Sie viel Tyrosin einnehmen. Wenn unsere Patienten mit den schlappen, müden »Bla«-Gefühlen nicht deutlich und anhaltend auf die Tyrosinergänzung reagieren, deckt eine Blutuntersuchung fast immer eine Schilddrüsenunterfunktion auf, die mit Medikamenten behandelt werden muss. Wenn sich Ihre Symptome durch Tyrosinpräparate und ein paar andere unterstützende Nährstoffe zusammen mit einer gesteigerten Eiweißzufuhr nicht bessern, sollten Sie einige der im zweiten Teil dieses Kapitels beschriebenen Schilddrüsenuntersuchungen vornehmen lassen.

Einige Hinweise zum Gebrauch von Tyrosin

Bitte überprüfen Sie mit Hilfe der »Warnhinweise« in Kapitel 10 mögliche Gegenanzeigen, bevor Sie Tyrosin einnehmen. Beginnen Sie dann mit der

Einnahme von nur *einer* Kapsel Tyrosin gleich nach dem Aufstehen, ehe Sie Kaffee trinken. Versuchen Sie am besten, an diesem Tag ganz auf Kaffee zu verzichten (und mit Hilfe von Tyrosin hoffentlich dann jeden Tag).

Stan begann sein Antidepressivum-Experiment mit einer 500-mg-Kapsel Tyrosin und spürte direkt eine positive Wirkung. Wenn Sie innerhalb von 30 Minuten (meistens dauert es nur zehn) keine Verbesserung spüren, nehmen Sie eine zweite 500-mg-Kapsel. Wenn Sie nach weiteren 30 Minuten immer noch nur wenig oder gar nichts spüren, nehmen Sie eine dritte.

Nur wenige Menschen brauchen mehr als zwei Kapseln am Tag, es sei denn, Sie haben viel Kaffee oder andere, stärkere Aufputschmittel wie Kokain zu sich genommen. Doch Sie müssen sie zunächst zwei- bis dreimal am Tag einnehmen: morgens, vormittags und nachmittags, wenn Sie gegen 15 Uhr einen toten Punkt haben. (Wenn Sie schlecht schlafen, sollte Ihre Nachmittagsdosis jedoch eine bis zwei Kapseln nicht überschreiten, und nehmen Sie sie nicht später als 15 Uhr ein. Genau wie Kaffee könnte Tyrosin dann den Versuch Ihres Gehirns sabotieren, Ihren natürlichen Schlaftrunk, das Melatonin, aufzubauen, wie ich in Kapitel 12 noch erklären werde.)

Nehmen Sie nicht zu viel Tyrosin ein, da es Sie hibbelig machen oder sogar Ihren Blutdruck zu stark ansteigen lassen kann. Ich gebe Ihnen mal ein Beispiel, was passieren kann, wenn Sie mehr Tyrosin einnehmen, als

---

✗ Koffein und die Kats

Wenn Sie zu Kaffee als Muntermacher greifen, ist es besonders wichtig, dass Sie Tyrosin-Ergänzungen einnehmen und morgens tyrosinreiche eiweißhaltige Nahrungsmittel essen, damit Sie auch ohne Kaffee wach werden und bleiben können. Koffein hebt zwar Ihre Stimmung für eine kurze Weile, lässt sie jedoch später dafür umso tiefer in den Keller stürzen. Was die Sache noch schlimmer macht, ist, dass es Ihnen den so wichtigen morgendlichen Appetit raubt, der Sie sonst dazu bringen würde, ein gutes, katförderndes Frühstück zu essen (mal ganz davon abgesehen, dass es Ihren Schlaf beeinträchtigt, Ihren Blutdruck und all die anderen Dinge, die ich in Kapitel 7 genannt habe). Sie werden sich wundern, wie gut Ihnen der Austausch von Koffein gegen Tyrosin tun wird. (Etwa ein Viertel unserer Patienten leiden anfangs unter den üblichen Koffeinentzug-Kopfschmerzen.)

Sie eigentlich brauchen. David und seine Tochter Sharon litten nach jahrelanger aufreibender Arbeit und fortdauerndem Stress in der Familie an den »Bla«-Depressionen. In *The Diet Cure* lasen sie von Tyrosin. Es klang so gut, dass sie schließlich dreimal am Tag vier Kapseln einnahmen – viel mehr als die empfohlene Ausgangsdosis –, da sie so erschöpft waren und dachten, viel hilft viel. Beide hatten über Nacht mehr Energie und keinerlei depressive Symptome mehr.

Nach zwei Wochen begann David jedoch, sich ungewöhnlich angespannt zu fühlen und etwas *zu* früh aufzuwachen. Bei einer Untersuchung sagte sein Arzt ihm, sein Blutdruck sei zu hoch. Kurz darauf kam David zu uns und wir rieten ihm, das Tyrosin abzusetzen und die Warnhinweise in *The Diet Cure* zu lesen, die er offensichtlich übersehen hatte; zu viel Tyrosin kann Kopfschmerzen, einen erhöhten Blutdruck, Angespanntheit und Zittrigkeit auslösen.

David berichtete, dass seine Stimmung und Energie sofort absackten, als er das Tyrosin absetzte, doch sein Blutdruck normalisierte sich wieder. Einige Wochen später empfahlen wir ihm, eine zeitlang eine Tyrosin-Kapsel am Morgen und eine am Vormittag einzunehmen und dabei immer seinen Blutdruck zu überprüfen. Wieder verschwand seine Apathie unmittelbar, doch diesmal blieb sein Blutdruck normal.

Davids Tochter Sharon hingegen kam anfangs mit vier Kapseln Tyrosin auf einmal gut zurecht. Sie liebte sie. Nach sechs Wochen reduzierte sie die Dosis auf drei Kapseln (dreimal täglich). Im dritten Monat blieb sie bei dreimal täglich zwei Kapseln und nach sechs Monaten brauchte sie *gar kein* Tyrosin mehr.

Um herauszufinden, wie viel Tyrosin Sie brauchen und ab wann Sie die Dosis reduzieren können, müssen Sie sich nach der Reaktion Ihres Körpers richten. Wenn Sie sich aus irgendeinem Grund mit dem Tyrosin unwohl fühlen oder keine positive Wirkung spüren, jedoch ganz klar die Symptome eines Katecholaminmangels haben, tun Sie folgendes:

■ Setzen Sie das Tyrosin ab und sehen Sie sich noch einmal die Aminosäuren-Warnungen in den »Warnhinweisen« an.

■ Lesen Sie den zweiten Teil dieses Kapitels, um festzustellen, ob Sie eine Schilddrüsenunterfunktion haben.

Wenn Ihre Kats mehr Aufmerksamkeit brauchen

Die Aminosäure Phenylalanin

Bei den meisten Menschen mit zu wenigen Kats bringt Tyrosin wunderbare Resultate; eine kleine Minderheit spricht jedoch vielleicht nicht so gut darauf an. Tyrosin kann aus einer anderen Aminosäure namens Phenylalanin umgewandelt werden, die ebenfalls in großen Mengen in eiweißreicher Nahrung enthalten ist. Phenylalanin wird in Tyrosin und einige andere wichtige, das Gehirn und den Körper regulierende biochemische Substanzen umgewandelt. Wie Tyrosin ist es als Nahrungsergänzungsmittel erhältlich und kann an dessen Stelle eingesetzt werden, wenn man nach etwa einem Tag feststellt, dass das Tyrosin nicht so wirksam ist wie gewünscht. Es hat sogar eher noch weniger Nebenwirkungen als Tyrosin. Vielleicht kommen Sie damit besser oder gar gut zurecht, wenn Sie beide kombinieren. Wenn Sie Phenylalanin ausprobieren wollen, beginnen Sie mit einer 500-mg-Kapsel und steigern Sie die Dosis nach Bedarf. Setzen Sie es wieder ab, wenn Sie sich damit unwohl fühlen oder sich keine positive Wirkung einstellt.

Weitere Kat-Förderer

Es gibt noch ein paar weitere natürliche Kat-Förderer, die Sie in Ihren Nahrungsergänzungsplan aufnehmen sollten, wenn Sie das Gefühl haben, dass Sie noch ein wenig mehr Hilfe brauchen, als Tyrosin, Phenylalanin oder beide zusammen Ihnen bieten können.

Eigentlich helfen alle grundlegenden Vitamine, Mineralien und Fette, die in Kapitel 10 beschrieben sind, Ihrem Gehirn beim Umwandeln von Tyrosin in Katecholamine. Die folgenden Basis-Ergänzungmittel sind besonders katfördernd:

Omega-3-Fischöl – Das werden Sie auf jeden Fall brauchen. Dieses Ergänzungsmittel kann rasch Depressionen durch zu wenige Kats vertreiben und die Konzentration verbessern, indem es die Fettsäuren im Gehirn wieder ins Gleichgewicht bringt (das Gehirn besteht zu 60 Prozent aus Fett). Durch einen gesteigerten Fischverzehr und die Einnahme von Omega-3-Fischöl-Präparaten können Sie Ihre Kats um 40 Prozent steigern! Und das Ergebnis werden Sie vielleicht schon sehr bald spüren. Fischöl enthält DHA und

EPA, die gehirnaktivierende Form der Omega-3-Fettsäuren. (Auch Leinöl ist eine gute Omega-3-Quelle, jedoch bei den meisten Menschen *im Gehirn* weniger wirksam als Fischöl, da es nicht so schnell in DHA und EPA umgewandelt wird.)

Zusätzlich zu den Omega-3-Fischöl-Präparaten empfehle ich, dass Sie den Gebrauch von Pflanzenöl einschränken (abgesehen von Olivenöl, das kein Problem darstellt), da Sie so die Versorgung Ihres Gehirns mit den belebenden Omega-3-Fettsäuren besser schützen können. Soja-, Mais-, Raps- und andere Omega-6-haltige Pflanzenöle machen den Omega-3-Fettsäuren den Platz in den fetthaltigen Wänden Ihrer Hirnzellen streitig und sind meist ohnehin ranzig und hirnschädigend (wie Sie in Kapitel 7 noch sehen werden).

Vitamin B_6 – Probieren Sie, noch zusätzliches B_6 hinzuzufügen (zu dem in Ihrem Basis-Multi- und B-Komplex enthaltenen). Es wird zur Umwandlung von Tyrosin in Katecholamine benötigt.

Vitamin D – Dieses fettlösliche Vitamin ist eigentlich ein Hormon, das sowohl in Ihrem Gehirn als auch in Ihren Nebennieren die Umwandlung von Tyrosin in Katecholamine steuert. Über das Calcium, das in Ihren Hirnzellen buchstäblich die volle Kontrolle besitzt (und auch in Ihren Knochenzellen), koordiniert Vitamin D diesen Vorgang. Ihr Basis-Ergänzungsmittelplan, der in Kapitel 10 ausführlich beschrieben wird, erklärt Ihnen, wie die Omega-3-Fettsäuren, das Vitamin D und die Mineralstoffe wie Calcium einzusetzen sind.

Pycnogenol und OPC – Diese Kieferrinden- oder Traubenkernextrakte fördern die Kat-Aktivität im Gehirn und können bei Konzentrationsschwierigkeiten helfen. Probieren Sie sie, wenn Sie an Aufmerksamkeitsdefiziten leiden und Tyrosin, Phenylalanin, die grundlegenden Ergänzungen sowie der Verzicht auf Schlechte-Laune-Nahrungsmittel nicht ausreichen.[15] Nehmen Sie zweimal täglich 100 Milligramm ein.

SAM-e – SAM-e ist auf der ganzen Welt für seine katfördernde, antidepressive Wirkung bekannt. Wir haben festgestellt, dass etwa fünf Prozent unserer Patienten es benötigen. Diese wichtige natürliche Substanz wird im gesamten Körper und Gehirn eingesetzt und ist bei manchen Leuten häufig zu knapp – zum Beispiel bei solchen, die stimulierende Drogen genommen haben. Ergänzen Sie Ihre Nahrung jeden Tag mit 800 bis 1600 Milligramm SAM-e, wenn Tyrosin, die Omega-3-Fettsäuren und Proteinergänzungen Sie nicht innerhalb von ein bis zwei Wochen wiederaufleben lassen.[16,17] (SAM-e kann auch auf die Leber und die Gelenke eine wunderbare Wirkung haben.) Wenn es jedoch nach dem Verbrauch einer Packung immer noch keinerlei Wirkung zeigt, wird es wohl auch in Zukunft nicht helfen.

Optional:

GABA – 100–500 Milligramm helfen, den Kopf von ablenkenden Gedanken zu befreien (besonders wenn Sie auch noch andere Symptome des Schlechte-Laune-Typs 3 haben). Ein AD(H)S-Patient nannte es den »Spam-Filter«. Unsere favorisierte Form sind 100 mg GABA Calm sublingual von Source Naturals.

Vitamin B₃ – 50–100 Milligramm täglich helfen ebenfalls, Tyrosin in Katecholamine umzuwandeln. (Ungefähr diese Menge sollte zusammen in Ihrem Basis-Multi- und Ihrem zusätzlichen B-Komplex enthalten sein. Ist das nicht der Fall, fügen Sie etwas hinzu und schauen Sie, ob es hilft.)

DMAE – 50–250 Milligramm nach dem Aufstehen und am Nachmittag für eine bessere Konzentrationsfähigkeit und Gedächtnisleistung. Das beliebte Präparat »Attentive Child« von Source Naturals kombiniert DMAE mit anderen Nährstoffen.

In den Handlungsschritten am Ende dieses Kapitels finden Sie noch einmal eine kurze Wiederholung all dieser Ergänzungsvorschläge. Doch bevor Sie jetzt das Buch weglegen und sofort zu dem Nährstoffhändler Ihres Vertrauens eilen, lesen Sie bitte den übernächsten Abschnitt und überlegen Sie, ob vielleicht auch Ihre Schilddrüse für Ihre »Bla«-Gefühle mitverantwortlich ist.

Messen des Kat-Spiegels

Die *Untersuchung der Blutplättchen* ist die mit Abstand genaueste Methode, um Ihren Dopamin-, Noradrenalin- und Adrenalinspiegel zu messen. Viele Forschungseinrichtungen nutzen diesen Test, doch Vitamin Diagnostechs (USA) ist das einzige mir bekannte kommerzielle Labor, das für den Blutplättchentest ausgestattet ist. Der Gehalt der Kats in den Blutplättchen stimmt fast exakt mit dem in der Hirn-Rückenmarksflüssigkeit überein – dem Goldstandard für die Neurotransmitter-Untersuchung. Die Symptome in den Stimmungstyp-Fragebögen in Kapitel 2 sind allesamt Studien entnommen, die eine von diesen beiden sehr genauen Methoden nutzten. *Urintests* sind sehr unzuverlässig. *Plasmauntersuchungen* sind besser, liefern jedoch nur ungefähre Werte. Mehr zu diesem Thema können Sie in einem Artikel von mir lesen, den ich auf www.moodcure.com gestellt habe.

Einer der Gründe, warum wir gerne auf alle drei Kats testen, ist, dass Menschen mit niedrigem Kat-Spiegel Probleme haben können, Tyrosin in die drei Kats umzuwandeln. Jedes Kat braucht für seine Produktion ein paar spezielle, aber unterschiedliche Nährstoffe als Kofaktoren. Die meisten dieser Nährstoffe als Kofaktoren, z.B. die Vitamine B_6 und C, Nicotinsäure (Vitamin B_3) und SAM-e werden alle in diesem Kapitel oder in den Empfehlungen zu Ihren Basis-Ergänzungsmitteln beschrieben.

Diese Kofaktoren können Sie hinzufügen, wenn die bisher in diesem Kapitel beschriebenen Nährstoffe Ihre Kat-Probleme nicht beheben.

- Wenn Ihr Dopaminspiegel normal oder erhöht ist, das Noradrenalin jedoch niedrig:
  Probieren Sie Kupfer in niedrigen Dosen (100–150 Mikrogramm) für einen Monat, um zu sehen, ob es Sie wacher macht. Wenn das nicht der Fall ist, setzen Sie das Kupfer wieder ab. (Nehmen Sie gleichzeitig reichlich zusätzliches Zink, wenn Sie KPU/HPU haben.)
- Wenn Ihr Noradrenalinspiegel normal oder hoch ist, aber das Adrenalin niedrig: SAM-e (siehe oben) kann helfen, ebenso wie zusätzliches Vitamin C.

Eine Zusammenfassung der oben genannten Vorschläge finden Sie bei den Handlungsschritten am Ende des Kapitels. Bevor Sie jedoch das Buch zur Seite legen und sich auf den Weg machen, die Ergänzungsmittel zu besorgen, lesen Sie bitte noch die folgenden Abschnitte und denken Sie darüber nach, ob Ihre Schilddrüse zu Ihren »Bla«-Gefühlen beiträgt oder nicht.

Zieht Ihre Schilddrüse Sie runter? Lernen Sie die zweithäufigste Ursache der »Bla«-Depressionen kennen

Es gibt ein rezeptpflichtiges Antidepressivum, von dem Sie vielleicht noch nie gehört haben, obwohl es eines der meistverkauften Medikamente in den USA ist, viel weiter verbreitet als Prozac. Dieses Medikament ist das syn-

thetische Schilddrüsenhormon Levothyroxin. Psychiater verwenden Levothyroxin und ähnliche schilddrüsenstimulierende Medikamente seit Jahren
zur Behandlung von Depressionen, entweder alleine oder zur Wirkungsstei-
gerung von Antidepressiva.

Laut Prof. Dr. Ridha Arem, dem Chef der Endokrinologie am Ben Taub
Hospital der Baylor University und Autor von *The Thyroid Solution*, leidet
einer von zehn Amerikanern, also über 20 Millionen, an einer Fehlfunktion
der Schilddrüse. Die Depressionen und die Bewusstseinstrübung, die meist
mit dieser Dysfunktion einhergehen, bezeichnet er als »die Erkältung unter
den psychischen Erkrankungen«.[18] Ausgehend von seiner Schätzung und
den Erfahrungen in unserer Klinik hat mindestens ein Drittel der Menschen, die unter den Symptomen der »Bla«-Gefühle leiden, Probleme mit
der Schilddrüse.

Ihre Schilddrüse sitzt im unteren Halsbereich, genau über dem Brustbein.
Von dort aus steuert sie die Stoffwechselaktivität jeder Zelle Ihres Körpers.
Die Schilddrüsenhormone sind insbesondere bei der Verdauung für die
Aufspaltung und Resorption aller Aminosäuren, einschließlich Tyrosin, von
großer Bedeutung. In Ihren Hirnzellen steuern die Schilddrüsenhormone
die magische Umwandlung von Tyrosin in die antidepressiven Kats. Wenn
eine dieser Funktionen oder beide ins Stocken geraten, erreicht das Tyrosin
nicht uneingeschränkt das Gehirn, und das, was ankommt, kann nicht
effektiv in Kats umgewandelt werden. Die Folge: geistige, emotionale und
körperliche Apathie sowie unter anderem auch häufig eine übermäßige
Gewichtszunahme.

An einer unserer Patientinnen entdeckten wir, wie eng die Funktion der
Schilddrüse mit Depressionen in Verbindung stehen kann. Sheyna, eine
talentierte Künstlerin, die viele Jahre lang depressiv gewesen war, hatte
durch Tyrosin und eine proteinreiche Ernährung eine Verbesserung ihrer
Stimmung erfahren, litt aber immer noch unter einer hartnäckigen Schicht
aus Depressionen zusammen mit Müdigkeit, Frösteln und unerklärlicher
Gewichtszunahme. Sie schaffte es erst nach einem Monat seit Beginn Ihres
Programms, mit unserem beratenden Arzt zu sprechen. Als sie dann endlich bei ihm war, schloss er aus ihren Symptomen und Blutwerten auf die
Diagnose *Hypothyreose*. Er verschrieb ihr Schilddrüsenhormone in vorsichtiger Dosierung, um die natürliche Ausschüttung einer gesunden Schilddrüse nachzuahmen. Voilà! Der Schalter war umgelegt. Sie hatte ein neues
und unverkennbares »emotionales Strahlen« und dazu länger anhaltende
Energie und schöne warme Hände.

Nachdem sie ihre Schilddrüsenmedikamente genommen hatte, bemerkte Sheyna weitere neue positive Effekte. Ihre Aminosäuren arbeiteten doppelt so effektiv und halfen ihr so, ihren Heißhunger auf Fastfood verschwinden zu lassen, sodass sie in der Lage war, mehr überflüssiges Gewicht zu verlieren und regelmäßig Sport zu treiben. Darüber hinaus verbesserte sich ihre gesamte Gesundheit weiterhin drastisch, seitdem sie Hilfe mit ihrer Schilddrüse bekam. Seither haben wir die Schilddrüse nie mehr ignoriert, wenn es um Stimmungen ging, und mit jedem Jahr lernen wir einiges über die Verbindung zwischen der Schilddrüse und dem Gemüt dazu.

Haben Sie diese Symptome einer Schilddrüsenunterfunktion?

Nehmen Sie sich einen Moment Zeit, um die folgende Liste durchzugehen und zu schauen, ob die Symptome auf Sie zutreffen. Depressionen sind nur eine der zahlreichen negativen Auswirkungen, die eine Unterfunktion der Schilddrüse auf Sie haben kann.

Typische Symptome einer Schilddrüsenunterfunktion:

- Antriebslosigkeit, Müdigkeit, Lethargie, hohes Schlafbedürfnis (mehr als acht Stunden), Schwierigkeiten, morgens aufzustehen und in Gang zu kommen
- Depressionen (auch postnatal oder nach Beginn der Menstruation oder Menopause)
- häufiges Kältegefühl, vor allem in Händen und Füßen
- Konzentrations- und Gedächtnisprobleme, geistige Trägheit
- Schilddrüsenerkrankungen in der Familie
- Als Kind eher still gespielt als körperlich aktiv und/oder heute nur durch schlechtes Gewissen zum Sport zu bewegen
- Gewichtszunahme seit der ersten Periode, einer Fehlgeburt oder Abtreibung, einer Geburt, dem Beginn der Menopause oder verschlimmert nach einer kalorienarmen Diät
- Seit der Kindheit pummelig oder übergewichtig
- Neigung zu starker Gewichtszunahme oder Unfähigkeit, Gewicht zu verlieren trotz normaler Ernährung
- Heiserkeit, raue Stimme
- Niedriger Blutdruck/Puls
- Menstruationsbeschwerden wie hoher Blutverlust, starke Krämpfe, unregelmäßiger Zyklus, schweres PMS, langsamer Blutfluss; frühes oder spä-

tes Einsetzen der ersten Periode (jünger als 12 oder älter als 14 Jahre); bereits vor der Menopause aussetzende Menstruation (Amenorrhoe)

- Verminderte Libido
- Augenlider und Gesicht geschwollen, allgemeine Wassereinlagerungen
- Dünner werdende oder Verlust der Augenbrauenhaare
- Neigung zu niedriger Körpertemperatur
- Kopfschmerzen (auch Migräne)
- Hoher Cholesterinspiegel, Arteriosklerose oder zu viel Homocystein
- Kloß im Hals, Schwierigkeiten, Pillen zu schlucken
- Langsame Bewegungen oder Sprache

Weitere mögliche Symptome:

- Kropfbildung; vergrößerte oder angeschwollene Schilddrüse (schauen Sie sich den unteren Teil Ihres Halses an, unterhalb des Kehlkopfes und über dem Brustbein)
- Strohiges, trockenes Haar
- Hervortretende Augen
- Unfruchtbarkeit, Impotenz
- Weiche, brüchige Nägel
- Anämie, wenig rote Blutkörperchen
- Akne im Erwachsenenalter, Ekzeme
- Trockene, raue oder verhornte Haut
- Blasse Haut
- Niedriger Blutzuckerspiegel
- Verstopfung
- Haarausfall
- Schweres Atmen, Atemnot
- Geschwollene Füße
- Nervosität, Angst, Panik
- Vergrößertes Herz
- Frühzeitiges Ergrauen
- Gallenblasenbeschwerden
- Gelenkschmerzen
- Autoimmunerkrankungen, die häufig mit einer Schilddrüsenentzündung in Verbindung gebracht werden: Diabetes, rheumatoide Arthritis, Multiple Sklerose, Lupus, Nebennierenrindeninsuffizienz, Allergien, Kandidose sowie perniziöse Anämie
- Angina Pectoris, Herzklopfen, Herzrhythmusstörungen

- Muskelschwäche
- Arteriosklerose
- Hypermobilität
- Stark riechender Urin
- Verdickung der Zunge
- Seh-, Augenprobleme
- Übermäßige Ohrenschmalzproduktion

Wenn Sie Ihre Symptome in dieser Liste anstreichen, ist das schon mal ein guter Anfang. Doch gehen Sie weiter, um noch aussagekräftigere Argumente zu finden. Fragen Sie sich: »Wann haben meine Symptome angefangen? Was für Krankheiten oder Beschwerden hatte ich damals? Hatte ich die Symptome schon immer?«

Ziemlich viele unserer Patienten erzählen, dass die Symptome nach einer Mandeloperation begonnen haben (die Mandeln liegen dicht bei der Schilddrüse). Bei Frauen ist die erste Periode, die Menopause oder eine Schwangerschaft wahrscheinlich der häufigste Auslöser, doch das Auftreten von Schilddrüsenproblemen bei Frauen verdoppelt sich nach der Menopause, und bis zu 30 Prozent der Frauen mit PMS haben Schilddrüsenbeschwerden. Bei Männern steigt die Häufigkeit einer Fehlfunktion nach dem 60. Lebensjahr stark an, doch wir hatten auch schon viele jüngere Männer mit Schilddrüsenerkrankungen bei uns, die oft mit einer ungewöhnlichen Gewichtszunahme im Kindesalter begannen. Die meisten unserer Patientinnen mit einer Unterfunktion begannen in der Pubertät, zu viel zuzunehmen und an Vitalität zu verlieren.

Wenn Sie festgestellt haben, dass Sie viele der aufgelisteten Symptome haben, kreuzen Sie sie an und nehmen Sie die Liste mit zu Ihrem Hausarzt. Eine Schilddrüsenunterfunktion wird von vielen Ärzten schnell übersehen, die oft nur einen einzigen Test machen, die Ergebnisse mit veralteten Referenzwerten vergleichen, Symptome gründlich ignorieren und Ihnen schließlich raten, einen Therapeuten oder Ernährungsberater aufzusuchen. Aus diesem Grund empfehle ich eine ganz besondere Strategie, um auf Ihre Schilddrüse aufmerksam zu machen. Denn sonst erhalten Sie vielleicht nie eine. Diese Strategie erläutere ich detailliert – vom Ausfindigmachen eines kompetenten Arztes über einen Test Ihrer Schilddrüsenfunktion bis hin zur erfolgreichen Behandlung – im Schilddrüsen-Extra-Kapitel.

Was kann die Verbindung zwischen Gehirn und Schilddrüse stören?

Ihre Schilddrüse schüttet zwei wichtige Hormone aus: eines heißt T_4 und das andere T_3. Das »T« steht für die Aminosäure Tyrosin und die Ziffern 4 und 3 für die Anzahl der Moleküle des Minerals Jod in dem jeweiligen Hormon. Diese beiden Hormone setzen buchstäblich jede Zelle Ihres Körpers und Gehirns in Gang, indem sie deren genetischen Code aktivieren.

In den Hirnzellen wandelt Ihre Schilddrüse T_4 (das passivere Speicherhormon) in T_3 (das Aktivatorhormon) um. Dadurch werden zum Beispiel die schlafenden Kats zu einer starken, gesunden, Depressionen bekämpfenden Kraft. Wenn die Schilddrüse besonders hinsichtlich der T_3-Aktivierung nicht richtig funktioniert, können die Neurotransmitter im Gehirn Ihre Stimmungen nicht effektiv ändern. Vielleicht leiden Sie an den »Bla«-Gefühlen, da die Nervenzellen Ihres Gehirns ohne genügend T_3 das Tyrosin, das Sie aufnehmen, nicht in belebende Kats umwandeln können. Tatsächlich enthalten die Hirnregionen, die das meiste T_3 enthalten sollten, auch die höchste Kat-Konzentration.

Ohne ausreichend T_3 können Ihre Hirnzellen nicht nur nicht genug Kats produzieren, sondern auch nicht genug andere entscheidende Neurotransmitter wie Serotonin. Wenn irgendeine Symptomgruppe des Stimmungstyp-Fragebogens auf Sie zutrifft, die Aminosäuren Ihnen aber nicht helfen, ist höchstwahrscheinlich Ihre Schilddrüse das Problem.

Verschiedene Dinge können eine perfekte Verbindung zwischen der Schilddrüse und dem Gehirn behindern. Schauen wir uns die möglichen Ursachen im Einzelnen an.

Liegt es an Ihren Genen? – Wenn Sie eine langsame Schilddrüse geerbt haben, wird auch Ihr Gehirn zusammen mit dem Rest Ihres Körpers schwerfällig werden. Hat Ihre Mutter oder irgendein anderer Verwandter die oben aufgelisteten Symptome einer Schilddrüsenunterfunktion oder war ein Familienmitglied deswegen in Behandlung?

Die meisten unserer Patienten mit Schilddrüsenunterfunktion haben Verwandte, die die gleichen Symptome wie Depressionen, Kraftlosigkeit, Gewichtszunahme und kalte Füße aufweisen. Typischerweise wurden diese Anzeichen ignoriert, als unvermeidbare Wesenszüge in der Familie abgetan (wie blaue Augen) und nie abgeklärt oder behandelt. In anderen Fällen haben die Patienten erstaunt festgestellt, dass bei einigen ihrer Verwandten tatsächlich schon vor Jahren eine Unterfunktion diagnostiziert und seither medikamentös behandelt wurde oder dass ihnen sogar die Schilddrüse operativ entfernt worden war. Es hatte nur nie jemand erwähnt, bis sie nachfragten.

Denken Sie einmal über diese Möglichkeit nach und sprechen Sie mit Ihren Familienmitgliedern darüber. Jede Information kann hilfreich sein, um herauszufinden, ob Sie eine kranke Schilddrüse geerbt haben, die sich negativ auf Ihre Stimmung auswirkt.

Liegt es an den Nahrungsmitteln, die Sie nicht essen? – Wenn Sie auf Diät sind oder einfach nicht oft genug essen (d. h. seltener als dreimal täglich), bekommen Sie eventuell nicht genug »Schilddrüsennahrung«. Depressionen durch eine Unterfunktion sind eine häufige Folge von *Diäten*, da dabei meist ein Mangel an vielen Nährstoffen entsteht. Während des ersten Tages einer kalorienarmen Diät reagiert Ihr Körper auf die langsam ausgehenden Nährstoffe (einschließlich Tyrosin und Jod) klugerweise mit einer Verlangsamung der Schilddrüsenfunktion. Mit jedem weiteren Tag (oder jeder weiteren Diät) schaltet Ihre Schilddrüse noch einen Gang zurück. Mit der Zeit, besonders, wenn Sie regelmäßig Diäten machen, Mahlzeiten auslassen, oder so wenig wie möglich essen, kann Ihre Schilddrüse vergessen, wieder raufzuschalten. Das ist das, was den »Jojo-Effekt« auslöst: Ihre Schilddrüse kann Kalorien nicht mehr effektiv verbrennen und so nehmen Sie jedes Mal alles, was Sie zuvor an Gewicht verloren hatten, und obendrein noch mehr wieder zu. Und natürlich wird Ihre Schilddrüse auch Ihr Gehirn nicht richtig am Laufen halten.

Wir haben festgestellt, dass bei Ex-Diäthaltern, die unter Depressionen und andern »Bla«-Symptomen leiden, Proteine und die Aminosäure Tyrosin besonders gut helfen können. Eine angemessene Kalorienzufuhr und das Vermeiden von kalorienarmen Diäten sind für die Aufrechterhaltung oder Wiederherstellung einer guten Schilddrüsenfunktion *unerlässlich*. Laut Weltgesundheitsorganisation bedeutet das für Frauen täglich etwa 2100 Kalorien oder mehr und für Männer mindestens 2300 Kalorien. Wir haben die Erfahrung gemacht, dass diese Faustregel, auch wenn der individuelle Kalorienbedarf unterschiedlich sein kann, es unseren Patienten ermöglicht, ein gesundes Gewicht zu halten und überflüssige Pfunde zu verlieren.

Jodmangel kann zu Schilddrüsenbeschwerden beitragen und hat in Regionen der Welt, wo die natürliche Jodzufuhr gering ist, zu großen Problemen geführt. Der Mittlere Westen der USA wird zum Beispiel als »Kropfgürtel« bezeichnet, da dort durch den niedrigen Jodgehalt des Bodens häufig entstellende Schwellungen am Hals auftreten. Da Speisesalz seit Jahren mit Jod angereichert wird und die Mittelwestler heutzutage Nahrungsmittel aus vielen verschiedenen Regionen essen, sieht man nur noch selten Menschen mit Kropf. Tatsächlich stellt mittlerweile sogar die Aufnahme von *zu viel* Jod eine größere Gefahr für die Schilddrüse dar.

Tyrosin ist die mit Abstand wichtigste Nahrung für die Schilddrüse, doch zur Bildung und richtigen Nutzung ihrer Hormone braucht sie auch noch andere Nährstoffe. Einer von ihnen, Vitamin B_{12}, das im Darm gebildet wird, wird ironischerweise oft zu wenig produziert, wenn die verdauungsfördernde Schilddrüsenfunktion schwach ist. Andere Vitamine und Mineralstoffe, die für die Schilddrüse von großer Bedeutung sind, sind Eisen, Selen, Zink, Folsäure und andere B-Vitamine. Essen Sie ausreichend buntes Gemüse und frisches Obst, das diese für die Schilddrüse so wichtigen Nährstoffe liefert? Wann haben Sie zum letzten Mal gedünsteten Spinat oder Mangold gegessen? Wenn Sie zu wenig davon zu sich nehmen, ändern Sie dies und fügen Sie Ihrer täglichen Ernährung mehr hinzu.

Liegt es an schilddrüsenschädigenden Nahrungsmitteln, die Sie essen? – Die unten aufgelisteten Nahrungsmittel sind strumigene (einen Kropf oder Schwellungen an der Schilddrüse verursachende) Substanzen, da sie die Schilddrüsenfunktion stören:

Weizen und seine Verwandten Roggen, Gerste und Hafer – Sie sind die ermüdendsten Nahrungsmittel der Welt. Sie sind die einzigen Lebensmittel, die Sie nach dem Essen schläfrig (und aufgebläht) machen und Ihre Lebenskraft den ganzen Tag lang vermindern können. Es ist bekannt, dass sie eine Thyreoiditis verursachen können, eine häufige und schwächende Schilddrüsenerkrankung. Mehr zu diesen Getreidesorten und wie Sie herausfinden, ob sie für Sie problematisch sind, erfahren Sie in Kapitel 10.

Sojahaltige Nahrungsmittel – Schon drei bis vier Esslöffel Soja am Tag können Ihre Schilddrüsenfunktion deutlich beeinträchtigen und Ihren Grundumsatz verringern.[19] Das gilt für Säuglingsnahrung und Proteinpulver auf Soja-Basis, Sojamilch sowie Tofu. Zur näheren Erläuterung meiner Bedenken bezüglich Soja lesen Sie Kapitel 10.

Kreuzblütler-Gemüse – Dieses Gemüse hat seinen Namen von seinen kreuzförmigen Blüten. Dazu gehören Blumenkohl, Weißkohl, Rosenkohl, Grünkohl und weitere Kohlsorten sowie Kohlrabi, Steckrüben und Brokkoli. Dieses schilddrüsenhemmende Gemüse enthält jedoch auch Indole, Dithiolthione und andere chemische Substanzen, die Enzyme aktivieren, die wiederum Karzinogene zerstören. Verzichten Sie also nicht ganz darauf, essen Sie es nur nicht täglich.

Hirse – Dies ist ein weiteres Getreide, das die Schilddrüsenfunktion hemmen kann.

Liegt es an chronischem Stress oder einem körperlichen Trauma? – All diese Dinge – insbesondere Verletzungen am Kopf oder Hals – können die Funktion der Schilddrüse einschränken. Eine Schilddrüsenerkrankung kann zu den Folgeschäden einer Posttraumatischen Belastungsstörung gehören. Sobald ein stressreiches Ereignis eintritt, schüttet Ihre Schilddrüse T_3 und T_4 aus. Ist der Stress sehr intensiv oder dauert er lange an, kann Ihre Schilddrüse überfordert sein. Einige Stressauslöser, wie hungern oder eine schwere Verletzung, veranlassen das Gehirn sogar, eine Senkung der Schilddrüsenfunktion auszulösen, um Kalorien zu sparen und den Stoffwechsel zu verlangsamen.

Chronischer oder intensiver Stress kann auch Ihre stressbekämpfenden Nebennieren überlasten, die in Zusammenarbeit mit Ihrer Schilddrüse für Ihre Energie und positive Haltung verantwortlich sind, besonders in schweren Zeiten. Wenn der Vorrat an Cortisol, dem wachrüttelnden Anti-Stress-Hormon der Nebennieren, erschöpft ist, kann sich das auf verschiedene Weise auf Ihre Schilddrüse auswirken.[20] Das Nebennierenhormon Cortisol wird zur Umwandlung von T_4 in T_3 benötigt; also leidet auch Ihre Schilddrüsenfunktion darunter, wenn es nicht verfügbar ist, weil Ihre Nebennieren zu ausgelaugt sind, um es produzieren zu können. Bleibt Ihr Cortisolspiegel für einen längeren Zeitraum hoch, was er zu Beginn von extremem Stress immer tut, senkt Ihre Schilddrüse zum Ausgleich die Hormonproduktion. (Anderenfalls könnte das Cortisol Ihren Körper förmlich aussaugen auf der Jagd nach Nährstoffen, die es für den Kampf gegen den Stress letztlich Ihrem Fleisch und Ihren Knochen entzieht.) Lesen Sie unbedingt Kapitel 6 zu Stress und den Nebennieren, wenn Sie häufig unter Stress leiden.

Liegt es an Ihrem Leitungswasser? – Wenn Sie ungefiltertes Leitungswasser trinken, können das zugesetzte Fluorid und Chlor die Funktion Ihrer Schilddrüse beeinträchtigen. Beide Chemikalien können mit dem für die Schilddrüse enorm wichtigen Jod verwechselt werden (alle drei haben einen ähnlichen chemischen Aufbau) und so in der Schilddrüse den Platz des Jods einnehmen.

Fluorid wird sogar bei Menschen mit einer Schilddrüsenüberfunktion zur Behandlung eingesetzt. Chlor wird sowohl bei Tieren als auch beim Menschen mit einem niedrigen T_4-Spiegel in Verbindung gebracht.[21,22,23] (Übrigens hat bisher keine große Studie jemals belegt, dass Fluorid gegen Karies hilft![24])

Die Vermeidung von Fluorid und Chlor ist ein guter Grund, gereinigtes Wasser zu trinken, am besten zu Hause gefiltert. Achten Sie darauf, dass das Filtersystem *sowohl* Fluorid *als auch* Chlor aus dem Wasser entfernt sowie die schädlichen Kohlenwasserstoffe, die ebenfalls die Schilddrüse beeinträchtigen können.

Liegt es an Ihren Medikamenten? – Bestimmte rezeptpflichtige Medikamente können die Schilddrüsenfunktion hemmen. Östrogen (auch das Östrogen in der Antibabypille) und Lithium sind die bekanntesten die Schilddrüse beeinträchtigenden Medikamente. Auch Sulfonamide und Diabetesmedikamente verlangsamen ihre Funktion.[25] Das ist auch bei anderen der Fall, also sprechen Sie über alle Medikamente, die Sie einnehmen, mit einem Apotheker und Ihrem Hausarzt, um herauszufinden, welche das sind. Lesen Sie auch die Packungsbeilage für weitere Informationen.

Liegt es an zu viel Quecksilber? – Die Giftigkeit von Quecksilber stellt ein immer größeres Problem dar, da es durch seine Wirkung auf das Gehirn und die Schilddrüse auch die Stimmung beeinträchtigt. Der Zusammenhang zwischen der Quecksilberbelastung durch wiederholte Impfungen und Autismus ist bekannt. Die industrielle Entsorgung von Quecksilber in unsere Gewässer hat den Gehalt in großen Fischen wie Thunfisch so stark angehoben, dass es auf der ganzen Welt beunruhigende Auswirkungen hat. Lesen Sie das Schilddrüsen-Extra-Kapitel zu Untersuchungen und weiteren Informationen.

Wie ist Ihr *Schilddrüsenproblem entstanden?*

Bei manchen Menschen ist nur einer der oben genannten Faktoren der Schlüssel zu Ihrem Schilddrüsenproblem, bei anderen können mehrere oder alle Faktoren eine Rolle spielen. Fluoridhaltiges Wasser alleine beeinträchtigt zum Beispiel wahrscheinlich noch nicht Ihre Schilddrüse, doch in Verbindung mit täglicher Soja-Aufnahme und einer genetischen Disposition kann es das Glied einer ganzen Kette sein, die letztlich Ihre wichtigste

Drüse überfordert. Wir sind heutzutage so vielen biochemischen Gefahren ausgesetzt, dass man nicht immer mit Sicherheit sagen kann, welche letztlich ausschlaggebend war.

Wie Sie Ihre Schilddrüse wiederbeleben

Genau genommen gibt es drei verschiedene Fehlfunktionen der Schilddrüse. Die bekannteste und am weitesten verbreitete ist die Unterfunktion oder *Hypo*thyreose, über die wir gerade gesprochen haben. Die anderen beiden sind die autoimmune (Hashimoto-) Thyreoiditis und die *Hyper*thyreose.

Wenn Sie Probleme mit Ihrer Schilddrüse haben, wird Ihnen die richtige Lösung für Ihr individuelles Schilddrüsenproblem wörtlich von Kopf bis Fuß gut tun. Ihre Stimmung und geistige Klarheit werden sich verbessern und damit auch Ihre körperliche Energie. Ihr Herz wird unermesslich gestärkt, Ihre Verdauung und Nährstoffaufnahme wird sich beschleunigen und Sie werden mehr Kalorien verbrennen.

Jede Zelle Ihres Körpers wird davon profitieren, wenn Ihre wichtigste Drüse wieder richtig arbeitet.

Die meisten unserer Patienten mit einer eindeutigen Schilddrüsenunterfunktion hatten nicht viel Erfolg mit freiverkäuflichen Präparaten aus Drüsengewebe, vermutlich wegen ihrer schlecht einzuschätzenden Wirksamkeit. Laut Gesetz dürfen Sie die wirklich aktiven Stoffe T_3 und T_4 nicht enthalten. In vollem Umfang wirksame Extrakte aus tierischen Drüsen sind auf Rezept erhältlich. Das ist der Hauptgrund, weshalb wir uns bei der Behandlung der Schilddrüse auf pharmazeutische Hilfe verlassen müssen; sind Ihre Schilddrüsenprobleme jedoch nur gering bis mäßig, können rezeptfreie Präparate hilfreich sein.

Das andere natürliche Heilmittel, das sich bei manchen Menschen als probat herausgestellt hat, sind homöopathische Schilddrüsenprodukte, die

---

✗ Schwangerschaftswarnung

Wenn Sie sich über eine Schwangerschaft freuen würden, kann die Reparatur Ihrer Schilddrüse ein Geschenk des Himmels sein. Anderenfalls sollten Sie vorsichtig sein, da Fruchtbarkeit und eine gesunde Schilddrüse Hand in Hand gehen.

submikroskopische, aber wirksame Mengen von tierischem Schilddrüsen-gewebe enthalten. Sie müssen vielleicht einen Homöopathen ausfindig machen, der sich mit dieser Art von Arzneien (namens »Sarkoden«) aus-kennt oder der sie für Sie auftreibt. Oder kaufen Sie sie einfach selbst und schauen Sie, wie Sie darauf reagieren.

Die meisten unserer Patienten mit Schilddrüsenunterfunktion brauchten ganzheitliche medizinische Betreuung, um gründlich untersucht zu werden und voll wirksame Medikamente zu bekommen, egal ob synthetisch oder aus Drüsengewebe. Lesen Sie bitte das Schilddrüsen-Extra-Kapitel für genaue Anweisungen zur Wiederbelebung Ihrer Schilddrüse – angefangen beim Ausfindigmachen eines geeigneten Arztes bis zur Feststellung, ob Ihre Medikamente wirklich anschlagen. Der Grund, warum ich Ihnen diese Anweisungen im Schilddrüsen-Extra-Kapitel gebe, ist, dass man sonst nur schwer an diese Informationen herankommt. Es ist sehr technisch, und Sie werden es eingehend lesen müssen, doch ohne diesen Aufwand werden Sie vielleicht nie erfahren, welche Möglichkeiten Sie haben, und nie ganz von Ihren seelischen und körperlichen »Bla«-Gefühlen genesen.

Handlungsschritte

Wie Sie Ihr Gehirn und/oder Ihre Schilddrüse auf Touren bringen

Bevor Sie Ihre Aufmerksamkeit auf die spezielle Anti-»Bla«-Ernährungs-strategie richten, denken Sie daran, dass Sie vom Ergebnis enttäuscht sein werden, wenn Sie die zusätzlichen Ergänzungsmittel nicht mit den grund-legenden Ergänzungen und reichlich Gute-Laune-Nahrung kombinieren.

Die Basis-Ergänzungsmittel werden in Kapitel 10 beschrieben und sind in einem Tagesplan aufgelistet. Im Anschluss daran finden Sie eine Liste all der individuellen Ergänzungsmittel, die in den jeweiligen Kapiteln des Bu-ches beschrieben werden, dieses eingeschlossen. Kreuzen Sie die individu-ellen Präparate an, die Sie Ihrer Meinung nach gemäß der unten aufgeführten Handlungsschritte brauchen, und fügen Sie sie in Ihren Ergänzungsmittel-Masterplan ein, in dem Sie Ihr gesamtes individuelles Ergänzungspro-gramm zusammenstellen.

Überprüfen Sie auf jeden Fall eventuelle Gegenanzeigen mit Hilfe der »Warnhinweise«, bevor Sie Ergänzungsmittel wie Tyrosin, Phenylalanin oder SAM-e in Ihren Ergänzungsmittel-Masterplan einfügen.

	AM	F	VM	M	NM	A	ZN
❏ L-Tyrosin 500 mg Probieren Sie eine Kapsel aus, bevor Sie die Dosis erhöhen, und nehmen Sie weniger, wenn Sie nervös werden oder ungewöhnliche Symp- tome auftreten. und/oder	1–4	–	1–4	–	1–2	–	–
L-Phenylalanin 500 mg	1–4	–	1–4	–	1–3	–	–
❏ zusätzliches Omega-3- Fischöl* (300 mg kombiniertes DHA/EPA) Zusätzlich, falls Bedarf an Kat-Unterstützung besteht	–	1–2	–	1–2	–	–	–
❏ SAM-e 400 mg	–	–	2	–	2	–	–
❏ Pycnogenol 60 mg	–	1	–	1	–	–	–
❏ zusätzliches B_6 100 mg	–	–	1	–	–	–	–
❏ DMAE 50–250 mg	1	–	–	–	1	–	–
❏ GABA 100–500 mg nach Bedarf 1–4 mal täglich							
❏ Therapeutische Lampe							

Zusätzliche Hilfe für Ihre Schilddrüse

■ Lesen Sie das Schilddrüsen-Extra-Kapitel!

■ Rezeptpflichtige synthetische oder natürliche Medikamente (Näheres im Schilddrüsen-Extra-Kapitel).

■ Freiverkäufliche Schilddrüsenpräparate aus Drüsengewebe, wie angegeben, z. B. Biotics oder Allergy Research.

■ Homöopathische Schilddrüsenarzneien, wie angegeben.

■ Untersuchung auf und Ausscheidung von zu viel Quecksilber (siehe empfohlene Literatur unten).

Empfohlene Literatur

Amen, Daniel, M.D., *Healing ADD* (New York: Putnam, 2001).

Arem, Ridha, M.D., *The Thyroid Solution* (New York: Ballantine Books, 2000).

Braverman, Eric R., M.D., Kenneth Blum, Ph., D. Richard Smayda und Carl C. Pfeiffer, *The Healing Nutrients Within* (North Bergen, N.J.: Basic Health Publications, 2002).

Gant, Charles, M.D., Ph. D., N.M.D. und Mark Briggs, *ADD & ADHD: Complementary Medicine Solutions*; (Essential Research Solutions, 1999). www.nupathways.com

Langer, Stephen, M.D., *Solved: The Riddle of Illness* (New Canaan, Conn.: Keats, 1984).

McGuire, Tom, DDS., *Mercury Detoxification: The Natural Way to Remove Mercury from Your Body*; (www.dentalwellness4u.com)

Rapp, Doris, *Ist das Ihr Kind?: Versteckte Allergien aufdecken und behandeln* (Pro Medico, 2000).

Shames, Richard, M.D. und Karilee Halo Shames, R.N., Ph. D., *Thyroid Power: Ten Steps to Total Health* (New York: HarperResource, 2001).

Shomon, Mary J., *Die gesunde Schilddrüse: Was Sie unbedingt wissen sollten über Gewichtsprobleme, Depressionen, Haarausfall und andere Beschwerden* (Goldmann, 2002).

Starr, Mark, M.D., *Hypothyroidism Type 2: The Epidemic* (New Voice Publication Revises 2009).

Taylor, John F., Ph. D., *Helping Your ADD Child* (Roseville, Calif.: Prima Publishing, 2001).

Mehr zu Nahrungsmitteln und Verhalten: www.feingold.org und Kapitel 7 »Fort mit der Schlechte-Laune-Nahrung«.

KAPITEL 5

Nichts als Stress?

Wie Sie die Stressbekämpfer im Gehirn und in den Nebennieren stärken und hypoglykämische (Unterzuckerungs-) Stimmungsschwankungen stoppen

Was bedeutet das Wort *Stress* für Sie? Denken Sie sofort an einen drohenden Krieg, den Druck zu vieler Termine, zu hohe Schulden, eine schmerzliche Scheidung oder den Tod eines geliebten Menschen? Wenn das der Fall ist, liegen Sie natürlich richtig, aber diese Arten von Stressfaktoren sind nur ein *Teil* des Problems. Überraschenderweise machen sie manchmal nur den geringsten Teil aus. Es gibt viele weniger offensichtliche, jedoch genauso starke Faktoren, die uns überfordern können: das biologische Trauma, das uns durch Dinge wie eine quälende Diät, hartes Training, stille Infektionen oder die vererbte Eigenschaft, nicht mit Stress umgehen zu können, auferlegt werden kann.

Stress ist nicht zwangsläufig eine schlechte Sache. Tatsächlich brauchen wir eine bestimmte Menge an Stress, um aufmerksam zu bleiben, Dinge zu erledigen und um Würze in unser Leben zu bringen. Wenn Stress jedoch chronisch wird und nicht nachlässt, kann er den gegenteiligen Effekt haben. Dies kann sogar dazu führen, dass wir zu erschöpft sind, um das Leben zu genießen oder gar normal zu funktionieren.

Das Problem ist, dass der menschliche Körper dafür ausgelegt ist, völlig andere Arten von Stress zu bewältigen als die, mit denen wir heute konfrontiert werden. Das Stressreaktionssystem, das wir geerbt haben, half unseren Vorfahren, vor den gelegentlich auftauchenden wilden Tieren oder angreifenden Stämmen zu fliehen, ist jedoch wirkungslos für die modernen Spielarten von vielfach quälendem und anhaltendem Druck, die viele von uns ertragen müssen.

Alle Stressfaktoren lösen die gleiche Welle heftiger biochemischer Reaktionen aus, und es beginnt alles mit den Nebennieren. Klein, aber stark sitzen Ihre Nebennieren wie überladene Golfbälle auf Ihren Nieren im unteren Rücken. Betrachten Sie sie als Ihr »A-Team« *(wie die Helfer in der Not in der gleichnamigen TV-Serie)* und seien Sie dankbar, dass Sie sie haben, denn ohne sie wäre Ihr Leben geradezu unerträglich.

Die Nebennieren sind sehr fleißige Arbeiter, die 30 bis 60 verschiedene Hormone produzieren. Wenn eine stressige Situation aufkommt, erhöhen sie sofort die Produktion von zweien – zuerst Adrenalin und dann Cortisol. Der plötzliche Adrenalinstoß warnt Sie vor unmittelbar bevorstehender Gefahr und bereitet Sie auf den möglichen Kampf oder die Flucht vor. Diese »Fight or Flight«-Reaktion ist jedoch nur für kurze Dauer bestimmt. Nach dem anfänglichen Adrenalinausstoß schütten die Nebennieren Cortisol aus, was dabei hilft, den Adrenalinstoß unter Kontrolle zu halten, und Ihnen Kraft und Ausdauer verleiht. Länger wirkendes Cortisol ist enorm wichtig für Ihr Wohlbefinden, besonders angesichts des andauernden Stresses. Es handelt sich um eine anhaltende Ausschüttung von Cortisol, die beispielsweise KZ-Häftlinge und Magersüchtige durch eine außergewöhnliche Fähigkeit dieser Substanz, die körpereigenen Muskeln, Knochen und das Fettgewebe zu »überfallen«, um die lebensnotwendigen Nährstoffe zu gewinnen, am Leben hielt bzw. hält. Cortisol ist das »Macher-Hormon«, das »Aufgeht's-Hormon«. Es ist das Hormon, das es Ihnen erlaubt, die ständigen Widrigkeiten eher zu überwinden, als ihnen zu erliegen.[1] Bis zu einem gewissen Punkt.

Wenn regelmäßige Überstunden oder ein endloses Gerichtsverfahren ständig für Druck sorgen, können Ihre Adrenalin- und Cortisolspiegel zu häufig zu hoch ansteigen, was Sie in einen andauernden belastenden und angespannten Zustand versetzt. Überraschenderweise haben viele der heutigen Stressfaktoren, die diese übermäßigen Reaktionen auslösen, jedoch nichts mit Aufregung, Verletzungen, Wut oder Angst zu tun. Eine zuckerreiche und eiweißarme Ernährung kann ebenso Stressreaktionen auslösen, ohne dass wir es bemerken, und genauso ist es mit jeder ernsten oder chronischen Infektion.[2] Koffein und Umweltgifte, denen wir täglich ausgesetzt sind, haben auch diesen Effekt. Ungeachtet der Ursache hält uns ständige Belastung durch vermehrte Stresshormone nicht nur in einem überreizten Gemütszustand, es kann auch zu erheblichen physischen Problemen führen, wie beispielsweise Herzleiden, Osteoporose, Adipositas, Immunschwäche und Alzheimer. Außerdem können Zellen im Zentrum des Gehirns zerstört werden, die für das Speichern und Übertragen von Erinnerungen verantwortlich sind. Verstehen Sie nun, warum ich Stress so ernst nehme? Sie sollten es auch tun.

Was passiert, wenn Ihnen Ihre Hormone zur Stressbewältigung ausgehen?

Das Stressreaktionssystem Ihrer Nebennieren kann Belastung nur begrenzt aushalten. Letztendlich kann chronischer Stress Ihre Nebennieren auszehren und deren Fähigkeit mindern, *all* ihre wertvollen Hormone zu produzieren, insbesondere das couragierte Cortisol. Wenn Sie das Gefühl haben, es nicht mehr zu ertragen, ist dies ein sicheres Zeichen dafür, dass Ihre Nebennieren nicht mehr genügend Stress bekämpfende Gladiatoren produzieren.

Wenn Ihr A-Team zu erschöpft ist, fehlt Ihnen das Nötige (sprich das Cortisol), um selbst mit den unbedeutendsten Stressfaktoren umgehen zu können. Sie können schon vom Telefonläuten oder Ihrem weinenden Kind überlastet sein, von einer Herausforderung überfordert oder von einer Krise erschüttert. Gerade wenn Sie eigentlich Ihre Reserven einsetzen sollten, werden Sie nervös und unfähig, angemessen zu reagieren. Wenn Ihr Cortisolspiegel so tief sinkt, dass Sie stressigen Situationen nicht mehr gewachsen sind, haben Sie das Cortisol im wahrsten Sinne des Wortes »verloren.« Das A-Team gibt sich geschlagen – Sie sind ein Opfer der Nebennierenschwäche.

Nach jahrelangen Untersuchungen des 24-Stunden-Cortisolspiegels Hunderter Menschen hat unsere Klinik noch nicht einmal 20 Fälle beobachtet, die einen normalen Spiegel aufwiesen. Manche – insbesondere junge Menschen, die sich in den frühen Phasen chronischen Stresses und ernster Schlafstörungen befinden – haben ungewöhnlich *hohe* Cortisolspiegel. Zu viel Cortisol kann Unruhe, Schlaflosigkeit, Hypervigilanz und Überforderung verursachen. Die große Mehrheit der von uns gesichteten Testergebnisse zeigte jedoch einen ungewöhnlich *niedrigen* Cortisolspiegel auf. Weit von der Fähigkeit entfernt, ungewohntem Stress mit Kraft entgegenzutreten, spiegeln diese Testergebnisse eine eventuell grassierende Unfähigkeit wider, selbst einen normalen Tag ohne Angst, Reizbarkeit und Erschöpfung bestreiten zu können. Sie lassen stressbewältigende Reserven erkennen, die durch Überlastung ausgezehrt wurden.

Viele Studien bestätigen nun, dass Cortisolmangel ein zunehmend verbreitetes und potenziell ernstes Problem ist. Über 50 Prozent derjenigen, die im Rahmen einer kürzlich durchgeführten Untersuchung zu einer Intensivtherapie zugelassen wurden, hatten eher einen zu niedrigen als einen, wie eigentlich erwartet, übermäßig hohen Cortisolspiegel.[3] Eine Untersuchung von 289 Männern ergab, dass Cortisolmangel der vorrangige Faktor bei der Entwicklung von Diabetes, Schlaganfall und Herz-Kreislauferkrankungen war.[4] Bei einer Studie von Frauen mit Brustkrebs wurde festgestellt, dass diejenigen mit einem niedrigen Cortisolspiegel weniger natürliche Killerzellen des Immunsystems hatten und früher starben.[5] Es waren keine Reserven übrig, um die *wirklich* wichtigen Stressfaktoren zu bekämpfen.

Letztendlich werden auch andere Mitglieder der Stressreaktionscrew erschöpft: Die Spiegel unserer natürlichen Stress-Beruhiger GABA, Serotonin, Endorphin und DHEA werden ausgezehrt, wenn die Nachfrage unsere Fähigkeit zu reagieren überfordert. Adrenalinreserven können im Endeffekt auch zurückgehen, wenn stressbedingte Erschöpfung auftritt. Mehr als 70 Prozent der Amerikaner könnten davon betroffen sein.[6]

Wo befinden Sie sich auf der Nebennierenschwäche-Skala?

Woher wissen Sie, dass Sie zu viel Stress ausgesetzt waren? Ihre Punktzahl in Teil 3 des Stimmungstyp-Fragebogens gibt Ihnen bereits einen Hinweis. Schauen Sie sich für ein vollständigeres Bild die folgende Liste bekannter Symptome von Nebennierenschwäche an. Machen Sie sich Gedanken darüber, welche dieser Symptome besonders auf Sie zutreffen, wie oft Sie sie erfahren und wie sehr Sie sie belasten.

- Empfindlichkeit gegenüber Abgasen, Rauch, Smog und Petrochemikalien
- Sie vertragen nur wenig Sport bzw. Sie fühlen sich nach dem Sport schlechter
- Depressionen oder rapide Stimmungsschwankungen
- Dunkle Augenringe
- Schwindel beim Stehen
- Mangelnde geistige Aufmerksamkeit
- Neigung, sich bei Veränderungen des Wetters schnell zu erkälten
- Kopfschmerzen, insbesondere Migräne, zusammen mit Schlafstörungen
- Atembeschwerden
- Ödem
- Verlangen nach salzigen Nahrungsmitteln

- Schwierigkeiten beim Einschlafen bzw. Durchschlafen
- Sie fühlen sich nach dem Aufwachen nicht ausgeruht
- Chronische Müdigkeit
- Das Gefühl, psychisch und emotional gestresst zu sein
- Symptome niedrigen Blutzuckers
- Bedürfnis nach Koffein (Kaffee, Tee u. a.), um morgens in Schwung zu kommen
- Geringe Verträglichkeit lauter Geräusche und/oder intensiver Gerüche
- Neigung zu Schreckhaftigkeit
- Nahrungsmittel- oder Atemwegsallergien
- Wiederkehrende, chronische Infektionen, z. B. Pilzinfektion
- Benommenheit
- Geringe Verträglichkeit von Alkohol, Koffein und anderen Drogen
- Ohnmacht
- Neigung, sich schnell aufzuregen oder frustriert zu sein oder schnell zu weinen
- Neigung, nachts noch einmal munter zu werden
- Niedriger Blutdruck
- Sie haben sich seit langem nicht mehr richtig gut gefühlt
- Lichtempfindliche Augen
- Sie fühlen sich schwach und zittrig
- Erschöpfung und schwache Muskeln
- Schwitzen oder feuchte Hände und Füße, verursacht durch Nervosität oder Stimmungsschwankungen
- Fähigkeit, durch Essen gelegentlich Erleichterung von Depressionen und Launenhaftigkeit zu finden
- Häufiges Herzklopfen
- Chronisches Sodbrennen
- Unbestimmte Verdauungsstörung oder Unterleibsschmerzen
- Seltenes Urinieren
- Verlangen nach Süßem
- Fehlendes Durstgefühl
- Verkrampfen der Kiefermuskulatur und/oder Zähneknirschen, insbesondere nachts
- Chronische Schmerzen im unteren Nackenbereich, normalerweise in Verbindung mit Schwerfälligkeit
- Ein ungewöhnlich kleiner Kieferknochen oder kleines Kinn; untere Zähne im Engstand, ungleich lang oder schief

- Eine chronische Atemstörung, insbesondere Asthma
- Ein extrem niedriger Cholesterinspiegel (unter 150 mg/dl)
- Immer wiederkehrende ernste Infektionen

Erinnern Sie sich an das Leben vor der Nebennierenschwäche?

Bevor wir näher auf die Strategien zur Befreiung von Stress eingehen, möchte ich, dass Sie eine kurze Pause machen und versuchen, sich an die Zeit zu erinnern, bevor Sie diese Symptome hatten. Die Zeit, als Sie wirklich mit Stress umgehen und ihn sogar genießen konnten. Erinnern Sie sich noch daran, dass Sie einmal Terminfristen, Konfrontationen und langen Pendelzeiten mit Freude und Humor gegenübertreten konnten? Erinnern Sie sich an die Zeit, als Schwierigkeiten für Sie eine aufregende Herausforderung waren: An der Uni die Nacht durchgemacht, Marathonläufe, Ihre erste Arbeitsstelle, Ihre erste Diät? Erinnern Sie sich daran, Witze über Rückschläge gemacht zu haben, statt reizbar und nervös zu werden? Wann haben sich Ihr Nacken und Ihre Schultern nicht verspannt und schmerzhaft angefühlt? Wann haben Sie das letzte Mal eine Stunde mit entspannten Tagträumen genießen können, ein warmes Feuer, ohne den Fernseher anzuschalten, ein ganzes Wochenende mit Ihrer Familie und Freunden faulenzen oder bei Abenddämmerung ruhig durch die Nachbarschaft schlendern?

Dies ist eine wichtige Übung, die Ihnen dabei helfen kann, herauszufinden, wie lange Sie Ihre Nebennieren schon geschwächt haben, und die Ihnen ein konkretes Ziel aufzeigt: Wie Sie das Leben erfahren werden, wenn das Gefühl der Überforderung ein seltenes, statt ein ständiges Empfinden ist. Ich hoffe, dass Sie sich bald genauso fühlen werden, nachdem Sie die Empfehlungen über den Gebrauch wirkungsvoller Nahrungsergänzungsmittel befolgt haben, die ich Ihnen später in diesem Kapitel geben werde. Zuerst jedoch schauen wir uns die Grundursachen Ihrer Nebennierenschwäche an.

Sich Ihrer Fähigkeit der Stressbewältigung oder deren Fehlen bewusst werden

Man wird schell von übermäßigem Stress eingeholt. Unsere Gesellschaft belohnt den geschäftigen, erfolgreichen Multitasker. Wir können uns so sehr in der Herausforderung verfangen, all die komplexen Anforderungen unseres Lebens unter einen Hut zu bekommen, dass wir nicht die wirklichen Risiken einer Überlastung erkennen. Die genaue Betrachtung aller Faktoren, die Ihre persönliche Fähigkeit der Stressbewältigung beeinflussen, wird Ihnen dabei helfen, genau zu bestimmen, was Sie ändern müssen, um den Herausforderungen des Lebens wieder mit Eifer und Kraft entgegentreten zu können.

Wie viel genetische Stärke wurde an Sie weitergegeben?

Wir sind alle dafür geschaffen, mit Stress umzugehen. Doch jeder von uns hat eine individuelle, zum Teil angeborene Fähigkeit der Stressbewältigung. Manche von uns sind mit einer empfindlichen Sensibilität in Bezug auf Stress geboren und sind schon früh in ihrem Leben erschöpft. Andere können sich durch ziemlich viele Widrigkeiten kämpfen, bevor sie nachlassen. Dann gibt es noch diese bemerkenswerten Menschen, die scheinbar wirklich bis ins hohe Alter mit ständig neuen Herausforderungen, Vitalität, Kraft, Energie und Ausdauer ihr Leben bestreiten.

Um ein besseres Verständnis davon zu bekommen, als welcher Typ Mensch Sie geboren wurden, sehen Sie sich Ihre Eltern und andere Verwandte an. Wie sind sie bisher mit Stress umgegangen? Haben sie Tabak, Alkohol oder Schokolade benötigt, um alles zu meistern? Waren sie weinerlich, gereizt oder sogar extrem aufbrausend? Unsere Patienten beschreiben häufig ihre Eltern und Großeltern, die Stress nicht ohne einen Drink oder einen Sündenbock ertragen konnten.

Wie vielen äußeren Stressfaktoren sind Sie momentan ausgesetzt und wie gehen Sie damit um?

Unter all den unterschiedlichen Faktoren, die zur Nebennierenschwäche beitragen, sind die äußeren Stressfaktoren am offensichtlichsten: Überarbeitung, Krankheit, Verletzungen, Schmerzen, Gewalt, Entbehrungen, Angst und Verluste, die uns das Leben so oft entgegensetzt. Beziehungen sowohl am Arbeitsplatz als auch zu Hause sind die Hauptquellen dieser Art von Stress, und das war wahrscheinlich auch schon immer der Fall. Doch einige neue Faktoren, spezifisch für das 21. Jahrhundert, erklären, warum mittlerweile bis zu 90 Prozent aller Hausarztbesuche durch Stress ausgelöste Probleme betreffen[7]:

- Wir ernähren uns so stressfördernd wie noch nie zuvor. Um uns von emotionalem Stress zu *erholen,* essen ironischerweise über 70 Prozent von uns das schlimmste Junkfood![8]

- Heutzutage sind 75 Prozent unserer Haushalte Familien mit nur einem Elternteil und viele leben weit weg von weiteren Familienmitgliedern.[9] Das bedeutet, dass sowohl Erwachsene als auch Kinder heute in noch nie dagewesenem Ausmaß durch zu wenig Zeit und zu wenig Unterstützung beeinträchtigt sind.

- Der Druck am Arbeitsplatz ist enorm angestiegen. Allein in Kalifornien hat es bei den beantragten Ansprüchen auf die Leistungen der Berufsunfallversicherungen bei psychischem Stress seit den 80er Jahren einen Anstieg von *700 Prozent* gegeben. 25 bis 40 Prozent der amerikanischen Arbeiter berichten nun von Ausgebranntsein, insbesondere Frauen mit Kindern. Unter den Problemen am Arbeitsplatz rangieren nur noch familiäre Probleme vor dem Stress.[10]

- Die Schadstoffbelastung, die unsere Nahrung, den Boden, die Luft, das Wasser und sogar unsere Gebäude beeinträchtigen, versetzt den Stress, mit dem wir konfrontiert werden, auf eine völlig neue Ebene.

- Steigende Suizidraten unter Jugendlichen, die dritthäufigste Todesursache bei Teenagern, sind eng mit Stress verbunden. Sogar Kinder klagen heutzutage über Stress, wobei bis zu eins von zehn von ihnen unter ernsten Angststörungen oder Panikattacken leidet.[11]

Dies alles läuft auf eine außergewöhnliche, neue, speziell westliche Art von Stress hinaus.

Die Ernährungsvorschläge, die ich Ihnen in diesem Kapitel machen werde, können Ihnen dabei helfen, mit diesen äußeren Stressfaktoren umzugehen. Allerdings können Sie nicht als Ersatz für eine ehrliche Einschätzung Ihres Lebens dienen, der anstrengenden und aufzehrenden Realität, der Sie sich unter Umständen entziehen müssen, oder des Lernens, wie man konstruktiver handelt, oder des Beistands und der Gebete, auf die Sie in diesem Prozess angewiesen sein könnten. Manchmal kann eine neue Arbeitsstelle oder eine Eheberatung wie durch ein Wunder Ihr wahres Ich wieder zum Vorschein bringen. In anderen Situationen kann es schon enorm helfen, wenn man einfach lernt zu weinen. In einer frühen Studie über Stress wurden die Stress-Levels von Eltern getestet, deren Kinder an Leukämie starben. Die Eltern, die nicht weinten, hatten einen deutlich höheren Level als die, die weinen konnten. Wir wissen heute, dass Weinen eine bestimmte biologische Funktion hat. Menschliche Tränen, anders als die Tränen jedes Tieres, enthalten eine Substanz namens ACTH, das Hormon, das überhaupt die Stressreaktion auslöst und das, wenn man sich richtig ausweint, im wahrsten Sinne des Wortes weggespült wird.[12]

In der Therapie können Sie lernen, zu weinen und tief durchzuatmen, sich durchzusetzen, um Wut angemessen ausdrücken zu können und Ihr Leben zu erleichtern. Wenn Stress bei Ihnen jedoch schon zu lange anhält, kann es sein, dass Sie durch eine Veränderung Ihrer Lebensumstände nur einen Teil Ihrer natürlichen Lebensfreude wiedergewinnen. Sollte das der Fall sein, finden Sie das, was Ihnen noch fehlt, indem Sie die Tipps in diesem Kapitel befolgen. Sollten Sie bisher nicht in der Lage gewesen sein, diese stressreduzierenden Veränderungen in Ihrem Leben zu verwirklichen, müssen Sie vielleicht erst in Form kommen. Große Veränderungen (selbst wenn sie gut sind) verursachen noch mehr Stress, deshalb sind Sie viel erfolgreicher, wenn Sie jetzt mit dem Ernährungstraining anfangen.

Ernähren Sie das A-Team? Es sollte wirklich Ihre oberste Priorität sein, was die Ernährung betrifft noch dazuzulernen. Warum? Weil nicht nur der Druck bei der Arbeit, Schadstoffbelastung und unsere privaten Leiden zugenommen haben. Es geht um die Junkfood-Epidemie. Wir sind so fehlernährt wie noch nie zuvor, belastet durch eine noch nie dagewesene Angst vor Essen und Kalorien, verbunden mit der Unfähigkeit, unseren Konsum von stressfördernden Süßigkeiten, Koffein und anderem Fastfood einzuschränken. Zu oft haben wir keine Zeit, frische Mahlzeiten zuzubereiten. Zu oft essen wir überhaupt nichts. Es stellt sich jedoch heraus: Je mehr Stress wir ausgeliefert sind, desto *besser* müssen wir essen, um unsere Kraft buchstäblich aufrechtzuerhalten. Stattdessen, zum Teil weil wir kaum mehr Zeit und Energie haben, haben wir uns angewöhnt, uns unter Stress schlechter zu ernähren als jemals zuvor in unserer Geschichte. Das meiste Fastfood enthält zu wenige Nährstoffe und zu viel den Körper belastenden Zucker, ranzige Fette und künstliche Zusatzstoffe, sodass es sogar eher zu unserem erhöhten Stresslevel *beiträgt*, statt uns Erleichterung zu schaffen.

Die einzige Sache, die noch schlechter für uns wäre als stressfördernde Nahrung zu essen, wäre *überhaupt nichts* zu uns zu nehmen. Ausgelassene Mahlzeiten und kalorienarme Ernährung verursachen einen inneren Ausnahmezustand (auch Hunger genannt), der enorm aufreibend ist. Wenn Sie nach einem Arbeitstag häufig erschöpft sind, kann es daran liegen, dass Sie nicht genug essen. In einer kürzlich erfolgten Untersuchung wurden zwei

Gruppen von Kaufhausmitarbeitern nach Anzeichen von Stress beurteilt, nachdem sie jeweils eine 47-Stunden-Woche und eine 32-Stunden-Woche hinter sich hatten. Alle fühlten sich nach der längeren Woche gestresster, wobei insbesondere diejenigen, die zu wenig aßen oder Mahlzeiten ausließen, den schlimmsten Stress erlebten.[13] Ich weiß, dass viele von Ihnen tagsüber unter Zeitdruck stehen. Ich würde jedoch darauf wetten, dass Sie sich nicht nur um einiges besser fühlen, sondern auch produktiver werden, wenn Sie sich mit drei Mahlzeiten am Tag stärken, die aus Gute-Laune-Nahrung zubereitet wurden. Dies werde ich in Kapitel 8 und 9 beschreiben.

Lassen Sie uns einen Blick darauf werfen, wie *Sie* sich persönlich im Ernährungsbereich schlagen. Wie bereiten Sie sich auf die täglichen »Angriffe« vor?

Frühstück: Starten Sie Ihren Tag mit einem Schuss gesüßtem Kaffee, dazu eine Schüssel mit gezuckertem kaltem Müsli bzw. Cornflakes und vielleicht etwas süßem, eiskaltem oder abgepacktem Saft? Vielleicht kaufen Sie sich einen gezuckerten Latte Macchiato mit einem süßen Milchbrötchen oder einem Donut? Vielleicht nehmen Sie auch überhaupt nichts zu sich außer Kaffee?

Mittagessen: Sieht Ihr Mittagessen in etwa so aus: Limonade, Chips, Sandwich, Burrito, ein Becher mit Instantsuppe oder ein Burger? Sie sind wahrscheinlich zu hungrig, um das Mittagessen komplett auszulassen, es sei denn, Sie sind wirklich zu beschäftigt – in diesem Fall nehmen Sie ein Light-Getränk, noch mehr Kaffee und vielleicht einen Schokoriegel zu sich?

Abendessen: Beenden Sie Ihren Tag mit einem vollgeladenen Teller Nudeln mit ein wenig Käse? Sind Sie so müde, dass Sie eine Pizza und obendrein noch Eiscreme mit nach Hause bringen? Oder sind Sie für alles zu müde – gehen Sie ins Bett (wenn Sie schlafen können), nachdem Sie Kräcker und Käse oder eine Schüssel süße Cornflakes gegessen haben?

Warum sollten Sie *nicht* so essen? Wenn Sie sich, wie ich schon erwähnte, auf diese Art und Weise ernähren, nehmen Sie die aufreibendste Nahrung überhaupt zu sich.

Stressfördernde Ernährung – Wie Hypoglykämie (Unterzuckerung) Stress, Stimmungsschwankungen und ADHS auslösen kann

Ihr Blutzuckerspiegel (oder Glucosespiegel) muss unverändert und konstant gehalten werden. Zu viel oder zu wenig Zucker in Ihrem Blutkreislauf kann zu Diabetes führen oder Sie in ein Koma versetzen. Deshalb ist die Regulierung Ihrer Reaktion auf süße und stärkehaltige Kohlenhydrate eine der wichtigsten Aufgaben Ihrer Nebennieren. Zu häufig ist das A-Team dabei, eine *Niedrig*zuckersituation zu retten (auch bekannt als »Hypoglykämie«). Dabei handelt es sich um unser am weitesten verbreitetes Zuckerproblem, obwohl es häufig zu hohem Blutzucker führt (»Diabetes«), was man in der westlichen Welt mittlerweile als eine Art Epidemie bezeichnen kann. Bis vor etwa 100 Jahren waren diese Probleme mit dem Blutzucker selten, da wir regelmäßig aßen, herzhaft und relativ ungesüßt. Auf den Farmen, in den Dörfern und auch in den Städten waren üppige Mahlzeiten Standard, große Mengen an Zucker jedoch nicht. Im Jahr 1900 aßen die Amerikaner etwa 11 kg Zucker im Jahr. Mittlerweile sind es ungefähr 55 kg, jährlich fünfmal *mehr* Zucker als damals. Wir essen auch viel mehr stärkehaltige Produkte aus Weizenmehl (Weißbrot, Bagel, Nudeln), die sich im Körper fast genauso wie Zucker verhalten.

Süßigkeiten aller Art und ihre Weißmehl-Zwillinge können den Blutzucker innerhalb von Minuten zu hoch ansteigen lassen. Daraufhin schrillen die Adrenalin-Alarmglocken und Insulin wird ausgeschüttet, um die Aufnahme der bedenklich überschüssigen Glucose zu unterstützen und als Fett zu speichern.

Damit enthält das Blut nur noch sehr wenig von der Glucose, die verteilt werden muss, um den Körper in Gang zu halten. Wenn Ihr Blutzuckerspiegel bedenklich tief absinkt, kommt das A-Team wieder zum Einsatz, diesmal mit Cortisol, um etwas kostbaren Zucker aus Notspeichern in Ihrer Leber und den Muskeln zu gewinnen. Diese Leistung verlangt dem A-Team viel ab, sodass es danach viel weniger dazu in der Lage ist, Sie vor ernsten Stressfaktoren zu schützen, wie beispielsweise einem Entlassungsschreiben, einem kranken Kind oder einer Infektion.

Mit unserer momentanen Ernährung, die voll von Süßigkeiten und Stärke ist, sind die Nebennieren stark überlastet. An einem normalen Tag produzieren die Nebennieren durchschnittlich etwa 20 Milligramm Cortisol. Eine Krankheit, selbst eine Grippe, erfordert eine Cortisolausschüttung, die weit über dem normalen Level liegt.[14] Durch die ständige Anforderung, die koh-

---

✗ Übliche Symptome niedrigen Blutzuckers

- Nervosität
- Erschöpfung, Schwäche
- Reizbarkeit, Wut
- Seufzen und Gähnen
- Fehlende Koordination
- Kopfschmerzen
- Schlafstörungen
- Inneres Zittern
- Herzklopfen, schneller Puls
- Unentschlossenheit
- Krämpfe in den Beinen
- Muskelzucken
- Benommenheit
- Hyperaktivität

- Konzentrationsschwäche
- Mattigkeit, Schwindel, Zittern, Angstschweiß
- Depressionen
- Vergesslichkeit, Verwirrung
- Grundlose Besorgnis, Angst
- Verlangen nach Süßem, Stärkehaltigem oder Alkohol
- Gefühllosigkeit
- Weinkrämpfe
- Verschwommene Sicht
- Juckende Haut
- Bewusstlosigkeit

---

lenhydratreiche Nahrung zu bewältigen, von den Frühstückscornflakes über die tagsüber getrunkene Limonade bis hin zu den abendlichen Desserts, können die Cortisolvorräte zusammen mit Ihrer Gesundheit abnehmen. Vergessen Sie nicht: Zucker ist ein in hohem Maße verfälschtes, drogenartiges Nahrungsmittel, das nicht nur hinderlichen Stress verursacht, sondern auch der Haupternährer von Krebszellen ist!

Noch mehr offensichtliche und *überraschende Ursachen von Stress*

Unausgeglichene Sexualhormone Bei PMS, insbesondere wenn sich Frauen der Menopause nähern (jener Zeit ab dem Alter von 35 Jahren), könnte ein stressauslösender Diebstahl im Gange sein. Eine interessante und entscheidende Rolle des Sexualhormons Progesteron ist die der Kontrolle der Ausschüttung der entspannendsten Substanz im Gehirn: des Neurotransmitters GABA. Tatsächlich wird GABA von Progesteron stimuliert. Bei *Frauen* sollten die GABA- und Progesteronspiegel in der Woche vor der Menstruation am höchsten sein. Der Progesteronspiegel neigt jedoch dazu, bei PMS und mit jedem Tag, den die Menopause näher rückt, zu tief abzusinken. Ein entscheidender Grund dafür ist, dass Stress die hormonproduzierenden Nebennieren beeinflussen kann. Statt Progesteron sind sie damit beschäftigt, übermäßig viele Stressreaktionshormone wie Adrenalin und Cortisol zu produzieren. Wenn Sie sich bei PMS ungewöhnlich gestresst fühlen, kann es daran liegen, dass Ihre GABA- und Progesteronspiegel zu niedrig sind. *Männer* können auch an unzureichendem Progesteron leiden. Dies ist beispielsweise ein Faktor bei bestimmten Arten der Schlafstörung. Schauen Sie sich für mehr Information darüber und wie man die Sexualhormone testet und gegebenenfalls sicher wieder ins Gleichgewicht bringt das Sexualhormon-Extra-Kapitel an.

Infektion Jede längere oder häufig auftretende Krankheit, Infektion, Verletzung oder Schmerzen sind Nebennieren-Stressfaktoren, die ein Ansteigen des Cortisols verursachen. Wenn der Anstieg zu lange andauert, kann es Ihr Immunsystem schwächen, Sie schließlich anfälliger für noch mehr Krankheiten machen und einen Teufelskreis von Stress und Stressreaktionen in Gang setzen. Letztendlich kann Ihr Cortisolspiegel so weit abfallen, dass seine schützende Ausschüttung nicht mehr für Ihren Bedarf ausreicht. Cortisolspiegel müssen flexibel und gemäßigt sein. Wenn sie über einen zu langen Zeitraum zu niedrig oder zu hoch sind, werden Sie Probleme bekommen.

Intestinale Eindringlinge Keine bösartige Präsenz ist zu klein, um nicht die Aufmerksamkeit des A-Teams auf sich zu ziehen, welches Tag und Nacht unterwegs ist, einen versteckten aber auch anstrengenden Krieg gegen mikroskopisch kleine Angreifer führend, Nahrung von der Sie vielleicht noch nicht einmal wissen, dass Sie allergisch darauf reagieren sowie giftige Belastungen unterschiedlichster Art. In unserer Klinik waren wir überrascht herauszufinden, wie häufig übermäßiges Wachstum von Hefepilzen und Parasiten zur Nebennierenschwäche beiträgt. *Übermäßiges Wachstum von Hefe- oder anderen Pilzen* kann sich im Körper als Konsequenz der Einnahme zu vieler Antibiotika, Steroide oder der Antibabypille und einer zucker- und kohlenhydratreichen Ernährung ausbreiten. *Darmparasiten* kann man sich bei einer exotischen Reise, von Tieren, ungewaschenem Obst und Gemüse oder bereits infizierten Köchen, bzw. Menschen die mit Nahrungsmitteln arbeiten, einfangen. Beide Arten des Befalls können Blähungen, Juckreiz, Darmbeschwerden, Energielosigkeit und viele andere Probleme verursachen und zehren die Nebennieren enorm aus. Lesen Sie im Nebennieren-Extra-Kapitel mehr über diese winzigen Zerstörer.

Allergene Alles, auf das Sie allergisch reagieren, ist ein Nebennieren-Stressor: Gras, Katzenhaare, Weizen, Milchprodukte, Meeresfrüchte oder

Soja. Wenn Sie regelmäßig diesen oder anderen Allergenen ausgesetzt sind oder auf diese reagieren, ist Ihr A-Team überlastet. Mit den Entzündungen, die mit den allergischen Reaktionen zusammenhängen, umzugehen ist eine Besonderheit der Nebennieren. Das ist der Grund dafür, dass Asthmatiker (Asthma ist für gewöhnlich eine Reaktion auf ein Nahrungsmittel oder inhaliertes Allergen) ein kraftvolles synthetisches Corticosteroid wie Prednison benutzen müssen: Ihr Vorrat an natürlichen entzündungshemmenden Corticosteroiden reicht nicht aus. Lesen Sie in Kapitel 7, wie Sie herausfinden, gegen welche Nahrungsmittel Sie eventuell allergisch sind. Dies kann ein wichtiger erster Schritt in Richtung Heilung sein, wie mein Patient Roger kürzlich erfahren hat.

Im Alter von 57 Jahren, nach 20 langen, stressreichen Jahren als Vertriebsleiter in einem Gebiet von über zwölf US-Staaten, hatte Roger seine Nebennieren ausgelaugt, und seine Cortisolproduktion war im Keller. Aus seiner Krankheitsgeschichte ging hervor, dass Roger seit Jahren immer wieder mit Nebenhöhlenentzündungen zu tun hatte. Da wir vermuteten, dass eine Allergie Grund für dieses Leiden war, empfahlen wir, dass Roger Weizen und Süßigkeiten aus seiner Ernährung ausschloss. Auf Weizen und Zucker zu verzichten verlieh ihm neue Energie und Vitalität. Als er sich besser fühlte, schlugen wir vor, dass er es noch einmal mit Weizen versuchen sollte, um sicherzugehen, dass er wirklich eine entsprechende Allergie hatte. Tatsächlich fühlte er sich, kurz nachdem er zwei Scheiben Brot gegessen hatte, erschöpft und von diesem Zeitpunkt an verzichtete er gänzlich auf Weizen. Auch seine Fähigkeit, Stress zu bewältigen *und* Nebenhöhlenentzündungen zu vermeiden, verbesserte sich grundlegend.

Stressfördernde Sojanahrung Nicht nur ist Soja ein verbreitetes Allergen, es ist auch dafür bekannt, die Produktion stressbewältigender Hormone in den Nebennieren zu stören. Lesen Sie in dem Abschnitt über Soja in Kapitel 7 mehr über diesen überraschenden Bösewicht.

Sport Moderates Training bekämpft Stress, die Nebennieren können jedoch überlastet werden, wenn Sie es mit dem Sport übertreiben. Wenn Sie nach dem Training eher müde, statt gekräftigt und munter sind, sind Ihre Nebennieren wahrscheinlich ausgelaugt. Tatsächlich ist Müdigkeit, die nach dem Sport auftritt, ein klassisches Zeichen für eine schwache Nebennierenfunktion. Marathons, zu viel Training oder jegliche Sportsucht kann Sie über das »gesunde« Maß an Sport, den Ihr Körper benötigt, hinaustreiben. Achten Sie darauf, den Punkt nicht zu überschreiten, egal wie wenig Sport das für eine Zeit lang für Sie bedeutet.

Giftiger Stress Dass mittlerweile ein gewisses Maß an chemischen Verunreinigungen in unserer Luft, in der Nahrung, im Boden und Wasser vorhanden ist, ist eine Tatsache, sowohl bei der Arbeit als auch zu Hause. Umweltbedingte Krankheiten – wenn Toxine plötzlich sogar Menschen überlasten, die bisher noch nie darauf reagiert hatten – sind ein wachsendes Problem. Wir alle sind gefährdet, und ein großer Teil unserer Reaktion, ob wir nun den uns umgebenden Toxinen erliegen oder sie überleben, hat mit der Gesundheit unserer Nebennieren zu tun. Reinigungsmittel, Haarsprays, Insektizide, Amalgamfüllungen und andere Toxine können die Tropfen sein, die das Fass zum Überlaufen bringen. Es könnte erforderlich sein, auf giftige chemische Belastung zu testen und sie zu beseitigen. (Details dazu im Nebennieren-Extra-Kapitel.) Beschränken Sie es in der Zwischenzeit auf ein Minimum.

Wiederbelebung der Nebennieren: Stressbekämpfende Nahrungs- und Nahrungsergänzungsmittel

Eine Korrektur mit Hilfe von Nahrungs- und Nahrungsergänzungsmitteln kann den Unterschied ausmachen für die Fähigkeit des A-Teams, Sie vor den verheerenden Auswirkungen von Stress zu schützen. Denken Sie daran, das A-Team kann bis zu 60 Hormone produzieren und verteilen. Es braucht die richtigen Rohstoffe in der richtigen Menge, um all diese Hormone herzustellen, einschließlich reichlich gutem Cholesterin. Ihre Aufgabe ist es, die Nebennieren mit genug Cholesterin und den anderen Nährstoffen zu versorgen, indem Sie täglich mindestens drei Mahlzeiten essen, die ausreichend gesundes Eiweiß, Fette, Kohlenhydrate, Vitamine und Mineralien enthalten. Sie werden auch Erste Hilfe bezüglich der Nährstoffe benötigen.

GABA – der natürliche Stressbekämpfer

GABA (γ-Aminobuttersäure) ist das natürliche Valium Ihres Gehirns. Tatsächlich ist Valium eines der Beruhigungsmittel, das hergestellt wurde, um die natürliche beruhigende Wirkung von GABA zu imitieren oder zu verstärken. (GABA hilft auch bei Schlaflosigkeit, Hyperaktivität und ADS!)

GABA ist einzigartig, da es sowohl eine Aminosäure (ein Baustein der Proteine) *als auch* ein wirksamer Stimmungsaufheller ist. Nur wenige andere Nährstoffe wirken direkt als Stimmungsregler in der Art und Weise, wie GABA es kann. Biochemiker bezeichnen es als »inhibitorischen Neurotransmitter«, einer, der bestimmte Reaktionen des Gehirns *aus*schaltet, insbesondere die Produktion von »stimulierenden« Substanzen wie Adrenalin, die sehr extrem werden können, wenn Sie unter zu viel Stress stehen. Der Bedarf jedoch, den der Umgang mit zu viel Stress fordert, kann unsere GABA-Vorräte dezimieren. Als Nahrungsergänzungsmittel eingenommen kann uns GABA nicht nur dabei helfen, Stressreaktionen nach der Aufregung auszuschalten, sondern es kann sogar dazu beitragen, eine Stressreaktion zu *verhindern*, wenn es direkt vor einer zu erwartenden Nervenprobe eingenommen wird.

Ich habe GABA-Nahrungsergänzungsmittel gesehen, die innerhalb von Minuten die wohltuende biochemische Ruhe wiederhergestellt haben, wie bei meiner Patientin Abby. Während Abby aufwuchs, war sie voller Vitalität, und sie brachte dieses dynamische Temperament auch mit in ihr Erwachsenenleben. Sie genoss es, ihre zwei Kinder großzuziehen und ihrem Ehemann dabei zu helfen, ein internationales Geschäft zu führen. Doch als ihr Ehemann so krank wurde, dass er arbeitsunfähig war, war Abby alleine, verängstigt, trauernd, sich sowohl um ihn als auch um ihre Kinder sorgend, während sie gleichzeitig auch noch das Geschäft alleine führte.

Als Abby schließlich in mein Büro kam, war ihre Anspannung so spürbar, dass ihre Haare fast schon zu Berge standen. Sie war in einem andauernden »Fight-or-Flight«-Modus mit unkontrollierbarem Adrenalinausstoß. Als ich sie traf, war sie bereits seit einem Jahr in einem derartigen Zustand, obwohl sie einen ausgezeichneten Therapeuten und Freunde hatte, die sie unterstützten. Ich gab ihr eine 100-mg-Tablette GABA mit Pfefferminzgeschmack und sagte ihr, sie solle sie unter der Zunge zergehen lassen. Durch die sublinguale Einnahme wirken die Nährstoffe sehr schnell, da sie den Magen umgehen und durch die Blutbahn direkt ins Gehirn gelangen. Unglaublicherweise fühlte sich Abby innerhalb von fünf Minuten ruhig und gelassen.

Wie so viele von uns war Abby nicht in der Lage, ihrer stressigen Umgebung zu entkommen. Sie schaffte es jedoch, vor ihren *Reaktionen* zu fliehen, indem sie den aufgewühlten Gehirnstoffwechsel beruhigte, der ihre Probleme aus dem wirklichen Leben noch verschlimmerte. Bei den Folgeterminen berichtete Abby, dass ihre Ruhe anhielt. Die unmittelbar entspannenden GABA-Nahrungsergänzungsmittel, unterstützt durch eine verbesserte Ernährung, hielten ihre Stressreaktionen permanent unter Kontrolle.

GABA wirkt sich gleichermaßen positiv auf *ADHS* wie auf *ADS* aus, da es die Hyperaktivität beruhigt und den Kopf freimacht. Da bei vielen Kindern mit ADHS ein niedriger GABA-Spiegel festgestellt wurde, ist die zusätzliche Einnahme von GABA sinnvoll. Wir haben gesehen, dass es zweifellos einiges bewirkt. Normalerweise empfehlen wir, mit 100 mg GABA, der geringsten erhältlichen Dosis, zu beginnen (wir bevorzugen das sublingual verabreichte GABA Calm von Source Naturals). Es könnte jedoch auch sein, dass Sie Ihre Dosis auf 250 bis 500 mg erhöhen müssen. Wenn Sie kein zusätzliches GABA mehr benötigen, um sich zu entspannen, wird es Sie eher ermüden, statt zu beruhigen.

Vorsicht: Nehmen Sie Ihre erste Dosis GABA zu Hause ein, für den Fall, dass Sie zu entspannt oder müde werden (z. B. zum Fahren). Vermeiden Sie außerdem die 750 mg-Version von GABA. Eine zu hohe Dosis verursacht hin und wieder Unruhe oder temporäre Kurzatmigkeit.

Entspannungshilfe über GABA hinaus

Zwei andere Aminosäuren können ähnlich wie GABA die überdrehten Zustände neutralisieren. Eine von ihnen, »Taurin«, ist ein beruhigender Nährstoff, der sogar Krampfanfälle »abschalten« kann![15] Die andere, »Glycin«, hilft Muskeln zu entspannen und kann bei manchen Menschen auch generell beruhigender wirken als GABA. Viele Nahrungsergänzungsmittel sind eine Kombination aus diesen drei entspannenden Aminosäuren in Formulierungen, die einfach zu finden sind. (Lesen Sie auch in den Handlungsschritten und in Kapitel 12 über Nahrungsergänzungen, die übermäßiges Cortisol senken.)

Calmes Forte, ein in den Vereinigten Staaten bekanntes homöopathisches Mittel, kann ein weiteres wirkungsvolles Gegenmittel gegen zu viel Stress sein. Homöopathische Heilmittel, weltweit beliebt, enthalten verschwindend geringe Mengen an Kräutern oder anderen Substanzen und wirken nach dem Impfprinzip. Seit meine Mutter über 70 Jahre alt war, verwendete sie Calmes Forte, um ihre Stressreaktionen zu reduzieren oder ihnen zuvorzukommen, bis sie im Alter von 84 Jahren starb. Sie verlor ihre stressbekämpfenden Nebennierenreserven, als sie im Alter von 30 Jahren an Polio erkrankte (ein bekannter Zerstörer der Nebennieren) und niemals ihre Fähigkeit der Stressbewältigung wiedererlangte. Eine weitere beruhigende Linderung schafft das B_2-Vitamin Inosit, das als Pulver eingenommen wird (1 – 4 g am Tag während der Mahlzeiten).

Nahrungsergänzungsmittel, die Ihre stressreichen Gedanken und Gefühle auflockern und Ihnen dabei helfen, zu schlafen

Die Nahrungsergänzungsmittel 5-HTP, Tryptophan und Johanniskraut – ausführlich in Kapitel 3 beschrieben – können privaten Stress beseitigen, der durch vermindertes Serotonin im Gehirn verursacht wird. Wenn Sie im Stimmungstyp-Fragebogen in Kapitel 2 Symptome wie Angst, geringes Selbstbewusstsein, Schlafstörungen und Zwangsverhalten markiert haben, könnten Ihre negativen Gedanken und Gefühle den realen Stress in Ihrem Leben unnötig verstärken. Haben Sie sich Ihr ganzes Leben angetrieben und unter Druck gesetzt gefühlt, vielleicht schon seit Ihrer Kindheit? Waren Sie ein Überflieger, ein Perfektionist, selten zufrieden mit irgendeiner Leistung? Waren Sie zu häufig grundlos verspannt, verängstigt oder zumindest besorgt, unfähig zu entspannen, auch wenn Sie die Gelegenheit dazu hatten? Hatten Sie Probleme, einzuschlafen oder durchzuschlafen? Diese Art von innerer Anspannung kann so stressreich sein, dass Sie ständig angetrieben werden, bis hin zur Erschöpfung der Nebennieren.

Nach GABA ist Serotonin der wichtigste Angstdämpfer Ihres Gehirns, und zu viel Stress kann beide Vorräte, sowohl von GABA als auch von Serotonin, aufbrauchen. Wenn Sie mit einem Serotoninmangel geboren wurden, kann Stress wirklich zu einem emotionalen Desaster werden und Sie sogar noch weiter auszehren. Wenn die Zufuhr der Vorräte von Tryptophan, 5-HTP und Serotonin im Gehirn nicht ausreichend ist, wird die Stressreaktion ausgelöst und die Spiegel von Cortisol und anderen Stresssubstanzen steigen an. Doch all dies kann schnell wieder umgekehrt werden, wenn Sie diese serotoninfördernden Nährstoffe als Nahrungsergänzungsmittel einnehmen.

Einer meiner Patienten, mittlerweile ein erfolgreicher Bankkaufmann, war als Kind so ängstlich, dass er jedes Mal, wenn er bei seiner Grundschule ankam, Panikattacken hatte. Später im Leben litt er jedes Mal, wenn er bei einem Meeting sprechen musste, an Schlafstörungen und extremer Angst. In diesem Fall, und in den Fällen *vieler* anderer, ist Stress durch die Lebensumstände häufig nicht das einzige oder gar das schlimmste Problem. Wie bei ihnen, war Ihre Vergangenheit wahrscheinlich auch frei von Traumata, aber Ihre Emotionen oder Ihre Schlafstörungen haben Sie um den Verstand gebracht.

Glücklicherweise kann diese Art von stressauslösendem Gehirnstoffwechsel in einem Tag verbessert werden. Nehmen Sie einmal den Bankkaufmann. Er hatte sich an die Cocktail-Stunde gewöhnt und verließ sich darauf, dass sie ihm Erleichterung von den ängstlichen Gedanken bringen würde, die ihn sonst nicht hätten schlafen lassen. Seit er jedoch 5-HTP zusammen mit GABA, Gute-Laune-Essen und den Grundnährstoffen einnahm, war er langfristig von seiner Angst, seiner Schlaflosigkeit und seinen Cocktails befreit.

Kryptopyrrolurie/Hämopyrrollaktamurie (KPU/HPU): Manche Menschen mit einem speziellen Stoffwechsel benötigen unter Umständen zusätzlich zu GABA und 5-HTP eine andere Kombination aus Nahrungsergänzungsmitteln. Diese Menschen haben einen angeborenen Stoffwechselfehler, der dazu führt, dass Vitamin B_6 und das Mineral Zink in unbrauchbare Verbindungen umgewandelt werden. Da B_6 und Zink Teil des Nährstoffteams sind, das Serotonin und andere Neurotransmitter im Gehirn bildet, sind Menschen, die an KPU/HPU leiden, anfällig für chronische innere Anspannung, Intoleranz gegenüber äußerem Stress und anderen einzigartigen Symptomen wie knacksenden Knien und der Neigung zu Sonnenbrand und Dehnungsstreifen. Im Anhang finden Sie den KPU/HPU-Fragebogen und hilfreiche Empfehlungen.

Werden Sie aufmerksamer und laden Sie Ihre Batterie durch die Energie der Aminosäuren wieder auf

Hat Stress Ihre Vitalität, Ihr Durchhaltevermögen und auch Ihre Konzentrationsfähigkeit ausgezehrt? Nehmen Sie stattdessen zu viel Koffein zu sich als Versuch, dem entgegenzuwirken? Die im hohen Maße anregenden Substanzen Adrenalin und Noradrenalin (oder Norepinephrin) werden durch die chronischen Stressreaktionen ständig ausgeschüttet und manchmal auch aufgebraucht.

Experimente, in denen die Aminosäuren Tyrosin und Phenylalanin unter stressigen Bedingungen verwendet wurden, einschließlich kriegsähnlichen Bedingungen, wenn Stress auf seinem Höhepunkt ist, haben ergeben, dass sie beide die Adrenalin- und Noradrenalinspiegel wiederherstellen können, Kriegsneurosen und Schock umkehren, und sogar in Extremsituationen klares Denken und Handeln fördert.[16,17] Versuchen Sie es morgens mit diesen natürlichen Energielieferanten statt Kaffee und wenn Sie es brauchen auch später am Tag. (Lesen Sie mehr darüber in Kapitel 4.)

Korrektur der Posttraumatischen Belastungsstörung (PTBS) und anderer ernster Mangelzustände der Nebennieren

Ernster Stress kann manchmal eine biochemische Narbe hinterlassen und uns zu einem fast ständigen Alarmzustand verdammen. Eines der Elemente, üblich für Menschen mit diesem Zustand, der als »Posttraumatische Belastungsstörung« (PTBS) bezeichnet wird, ist niedriges Cortisol – sprich erschöpfte Nebennieren. Menschen mit PTBS können so einfach nicht weitermachen.

Als wir anfingen, die Zeichen von PTBS im Gehirn zu verstehen, haben wir auch angefangen zu lernen, wie man die biochemischen Ungleichgewichte korrigiert, die diesen Zustand verursachen. Unsere Patienten mit PTBS hatten alle einen niedrigen Cortisolspiegel und zu wenig GABA und Serotonin. PTBS wird manchmal auch mit einer fehlenden Stimulation der »Fight or Flight«-Substanzen in Verbindung gebracht. Manche Personen mit PTBS hatten alles oben Genannte.[18] Wir haben beobachtet, wie eine Kombination aus GABA, 5-HTP und Tyrosin diese ausgezehrten Spiegel im Gehirn wieder ansteigen ließ, die übermäßige Stimulation verminderte sowie Energie und Elan bei vielen Menschen mit PTBS zurückbrachte. Diese Kombination kann für emotionale Flexibilität sorgen und es ermöglichen, dass Psychotherapie effektiver ist, um den Menschen mit PTBS zu helfen, die Vergangenheit hinter sich zu lassen. Wenn Sie unter PTBS leiden, wird es wahrscheinlich nötig sein, dass Sie Ihre Nebennierenfunktion testen lassen und mit den Methoden, die im Nebennieren-Extra-Kapitel beschrieben werden, konsequent unterstützen.

Überlebende des Holocaust, bei denen PTBS diagnostiziert wurde, hatten einen sehr niedrigen Cortisolspiegel. Niemand weiß, wie ihr Cortisolspiegel vor dem Holocaust war, aber wir wissen, dass sie ihre geschwächte Fähigkeit zur Stressbewältigung an ihre Kinder weitergegeben haben. Ihre Kinder hatten ähnlich niedrige Cortisolspiegel und waren ähnlich unfähig, mit Stress umzugehen.[19] Je mehr täglichem Stress diese Kinder ausgesetzt waren, desto schwächer wurde ihre Abwehr dagegen, da ihre Cortisolspiegel noch weiter abfielen. Wir können uns das Stressbewältigungsvermächtnis vorstellen, das Sie ohne die Hilfe, die in diesem Kapitel beschrieben wird, an Ihre eigenen Kinder weitergeben werden.

Ihre stressreduzierenden Grundnahrungsergänzungsmittel plus den speziellen zwei, die sowohl den besonderen Stress durch Hypoglykämie, Stimmungsschwankungen, Übermüdung, Hyperaktivität als auch Konzentrationsschwäche stoppen

Die grundlegenden Nahrungsergänzungsmittel, die ich *jedem* empfehle, der eine Stimmungskorrektur benötigt, sind in Kapitel 10 aufgeführt. Sie sind entscheidend für jeglichen Antistress-Einsatz. Selbst nach einer einzigen stressreichen Woche können die Vorräte an Vitaminen und Mineralien um 30 bis 40 Prozent sinken. Das ist genau das, was die U. S. Army in einer Studie über die Wirkung der sogenannten »Höllenwoche« (»hell week«) auf Rekruten herausfand, die sich sogar ziemlich gut ernährten. Sie benötigen all die wichtigen Nährstoffe und dazu noch einige andere, um wieder auszugleichen, was Sie durch vergangenen Stress und schlechte Ernährung verloren haben. Ihre Nebennieren verbrauchen beispielsweise etwa 90 Prozent von dem Vitamin C, das Sie zu sich nehmen, und benötigen ebenso eine konstant ausgiebige Versorgung mit B-Vitaminen (insbesondere B_5, Pantothensäure). Unsere Patienten können diesen nachmittäglichen B-Komplex-Auftrieb wirklich spüren. Wichtiges Calcium, Magnesium und Vitamin D werden bei Stress von ihren Nebennieren ebenso stark aufgebraucht. Ihre Nebennieren benötigen viel von sowohl Vitamin D als auch Omega-3-Fettsäuren, um das stressbekämpfende Adrenalin und Noradrenalin herzustellen. Viele Leute berichten von erheblich gestiegener Energie und Seelenfrieden, wenn sie diese beiden Nährstoffe als Teil ihrer grundlegenden Nahrungsergänzungsmittel einnehmen. (Testen Sie jedoch zunächst Ihren Vitamin-D-Status mit einem 25-OH-Vitamin-D-Bluttest.)

Die Hypoglykämie stoppen

Zur gleichen Zeit, zu der Sie anfangen, diese grundlegenden Antistress-Nahrungsergänzungsmittel einzunehmen, werden Sie, wenn Sie das Gefühl haben, dass es Ihnen schwerfällt, auf Süßes, Stärkehaltiges und Nahrungsmittel aus Weizenmehl zu verzichten, die Ergänzungen Chrom und Glutamin brauchen (und lieben). Lesen Sie bitte in Kapitel 7, warum diese Nahrungsmittel so giftig für Ihr Gemüt sind.

Das Mineral *Chrom* hilft dabei, den Blutzuckerspiegel stabil zu halten, es wird jedoch durch eine kohlenhydratreiche Ernährung schnell aufgebraucht. Indem Sie Ihrem Körper mehr davon in Form von Nahrungsergänzungsmitteln zuführen, stellen Sie die Stabilität des Blutzuckerspiegels wieder her (dies gilt sogar für Diabetiker). Es verringert auch das Verlangen nach Kohlenhydraten, das aufkommt, wenn der Blutzucker absinkt, was Ihr A-Team vor weiteren anstrengenden Heldentaten bewahrt.

Glutamin ist eine Aminosäure, die Ihr Gehirn als Notersatz nutzen kann, wenn Sie länger nichts gegessen haben oder wenn Sie zu viele Kohlenhydrate zu sich genommen haben und Ihr Blutzuckerspiegel zu niedrig ist. Dieser Glucose-Ersatz stoppt den Impuls, zum Süßigkeitenautomat zu laufen, wenn wieder die Zeit des niedrigen Blutzuckers gekommen ist. Dies bewahrt Ihre Nebennieren natürlich vor Überlastung. L-Glutamin kann das Verlangen nach Kohlenhydraten stoppen und Ihnen innerhalb von nur zehn Minuten ein Gefühl von Stabilität verleihen (schneller noch, wenn Sie eine Kapsel öffnen und den Inhalt unter Ihrer Zunge platzieren).

Wenn die grundlegenden Nahrungsergänzungsmittel und diese zwei anti-hypoglykämischen Zusätze gegen das Verlangen nach Kohlenhydraten Ihren Appetit auf Süßes und Stärkehaltiges nicht unterbinden, lesen Sie bitte das Heißhunger-Extra-Kapitel. Dies ist äußerst wichtig. Solange Sie nicht dazu in der Lage sind, Ihre übermäßige Kohlenhydrataufnahme zu mindern, werden Sie durch die lästige Aufgabe, nach jedem Junkfood-Festmahl wieder »aufräumen« zu müssen, weiterhin die unschätzbaren Reserven des A-Teams erschöpfen.

Antistress-Nahrung

Selbst mit all Ihren Antistress-Nahrungsergänzungsmitteln werden Sie immer noch die qualitativ hochwertigste Nahrung essen müssen, um angesichts der Widrigkeiten des 21. Jahrhunderts angemessen »aufgetankt« zu bleiben. Machen Sie sich jedoch keine Sorgen darüber, wie Sie sich auf drei große Mahlzeiten und ein paar ordentliche Snacks am Tag umstellen werden können. Ich werde es Ihnen einfach machen. Sorgen Sie sich bitte nicht über eine Gewichtszunahme. Die industriell verarbeitete kohlenhydratreiche Nahrung, die Sie zurzeit essen, ist wahrscheinlich die Nahrung, die die Gewichtszunahme mehr fördert als alles andere. Tatsächlich ist unser Fastfood immer weiter in der Welt verbreitet und verursacht eine noch nie dagewesene Gewichtszunahme, sobald es populär wird und die gesündere einheimische Nahrung weltweit ersetzt.

Eiweiß und Fett – Erstklassige Anti-Stress-Nahrung

Eiweiß zu essen ist entscheidend, um Ihren Blutzuckerspiegel ausgeglichen und das A-Team in Form zu halten: Dreimal täglich 20 bis 30 Gramm oder mehr davon gibt den Menschen das Gefühl, stärker und energiegeladener zu sein, teilweise weil es einen Anstieg des Cortisols anregt. Wenn Sie ausgebrannt sind, sind Ihre Cortisolvorräte wahrscheinlich ziemlich ausgeschöpft, weshalb dieser Ernährungsschub sehr willkommen sein kann. Sie sollten innerhalb von zwei Tagen einen Unterschied spüren können.

Die meisten eiweißreichen Nahrungsmittel beinhalten die wundervolle Kombination aus Protein und gesättigten Fettsäuren, die das A-Team wirklich liebt. Die kurzkettigen gesättigten Fette werden Ihren Blutzuckerspiegel besser in Balance halten als jedes andere Nahrungsmittel. Deshalb genießen wir alle Butter in unserem Essen so sehr: Es stellt unsere Körper zufrieden und lässt uns wissen, dass wir aufhören können zu essen, weil unser Blutzucker nicht so steil absinken wird wie mit kohlenhydratreichem und fettarmem Essen. Nehmen Sie Truthahn *und* Käse auf Ihr Sandwich, Hähnchen mit Haut und Vollfett-Hüttenkäse. Es kann Ihnen kein stressreiches Energietief widerfahren, wenn Sie mindestens dreimal am Tag gesunde Fette mit Eiweiß essen.

✗ Beispiel eines Anti-Stress-Menüs

Frühstück: Ein Spinatomelett (aus drei Eiern) mit in Butter geschwenkten Kartoffeln oder ein Becher (oder mehr) Vollfett-Hüttenkäse und frisches Obst.

Mittagessen: Ein Cobb-Salat *(Anm. d. Übers.: ein für die amerikanische Küche klassischer gemischter Salat)*; oder ein Truthahn-, Thunfisch- oder Käsesandwich mit Salat.

Abendessen: Gebratenes Hähnchen mit Reis (chinesisch); oder ein Steak mit gebackenen Kartoffeln und einem schönen großen Salat.

Snack: Frisches Obst mit ein paar Nüssen oder einem Joghurt-Smoothie.

Sie werden den Unterschied sofort spüren, außerdem können Sie dieses Essen auch unterwegs kaufen oder mitnehmen.

Sie werden wahrscheinlich Ihr Eiweiß erhöhen müssen und, falls Sie Ihr Fett einschränken, mehr natives Olivenöl hinzufügen, Butter, ganze Eier (nicht nur das Eiweiß: Das Eigelb enthält die Hälfte des Proteins und all die guten Fette und reichlich andere Nährstoffe eines Eis) und Milchprodukte (idealerweise aus Bio-, Roh- und Vollmilch).

Wenn Ihre Angst vor Fett tief verwurzelt ist, verständlich nach jahrelanger Antifett-Gehirnwäsche, lesen Sie zur Verdeutlichung mehr darüber in Kapitel 8. Planen Sie viel Zeit für das Kapitel ein, um sich daran zu gewöhnen, was stressfreies Essen wirklich bedeutet.

Fortgeschrittene Nebennierenschwäche

Testverfahren

Wenn Sie bedeutende Verbesserungen in Ihrer Ernährung durchgeführt und die von mir vorgeschlagenen Nahrungsergänzungsmittel eingenommen haben, Sie jedoch nach wie vor viele der Symptome der entsprechenden Liste aufzeigen, sind Sie wahrscheinlich in einer fortgeschrittenen Phase der Nebennierenschwäche. Bitte sorgen Sie dafür, dass Sie Ihre Nebennierenfunktion so bald wie möglich *testen* lassen. Oder machen Sie die Untersuchung, bevor Sie mit Ihrer Anti-Stress-Ernährung beginnen. Den Speichel zu testen ist bei weitem die genaueste Methode, um herauszufinden, wie viel Kampfgeist in Ihren Nebennieren noch vorhanden ist. Es ist sogar das nützlichste Testverfahren, das ich jemals gesehen habe. Wenn Ihre Testergebnisse zeigen, dass die Spiegel des stressbewältigenden Cortisols und des DHEA unter dem Normalwert liegen, werden Sie die ultimativen Strategien zur Korrektur der Nebennieren befolgen müssen, die im Detail für Sie im Nebennieren-Extra-Kapitel erklärt werden, zusammen mit genauen Informationen zum Testverfahren. Bitte nehmen Sie die sehr umfassenden Informationen dieses Extra-Kapitels mit zu einem ganzheitlich arbeitenden Arzt als Hilfe bei der Anordnung der Tests, um die Resultate auszuwerten und Ihre Nebennierenfunktion wieder herzustellen. Tipps, wie man solche Ärzte findet, kann man im Extra-Kapitel nachlesen. Sie erfahren beispielsweise auch, warum Akupunkteure so hilfreich sein können und wann medizinische Hilfe erforderlich ist.

Bitte benutzen Sie die Handlungsschritte, die sich dem Nebennieren-Extra-Kapitel anschließen, falls benötigt, als Leitfaden zu Ihrem Feldzug gegen den Stress. Ich wünsche Ihnen allen das Beste und dass Sie Ihren

Weg aus dieser Situation finden, in der Sie so unter Druck stehen. Mit diesen Hilfsmitteln können Sie es wirklich schaffen!

Handlungsschritte

Nahrungsergänzungsmittel

Achtung: Bevor Sie eines der in diesem Kapitel empfohlenen Nahrungsergänzungsmittel ausprobieren, überprüfen Sie die »Warnhinweise« im Kapitel 10 auf jegliche Gegenanzeigen. Bei Kindern sollten Sie mit einer sehr kleinen Dosis starten. (Öffnen Sie die Kapseln oder zerbrechen Sie die Tabletten, damit Kinder geringe Dosen einnehmen können.) Jugendliche können normalerweise Erwachsenendosen vertragen. Je jünger das Kind, desto kürzer ist der benötigte Zeitraum, um eine Korrektur mit Hilfe von Aminosäuren abzuschließen, sodass diese nicht länger benötigt werden.

Die grundlegenden Nahrungsergänzungsmittel, die Sie einnehmen werden, sind in Kapitel 10 beschrieben und im Ergänzungsmittel-Masterplan aufgelistet, gefolgt von einer Liste mit allen individuellen Korrektur-Ergänzungsmitteln, die in jedem Kapitel dieses Buches empfohlen werden, einschließlich diesem. Notieren Sie sich die folgenden speziellen Nahrungsergänzungsmittel und die jeweilige Dosis, von denen Sie denken, dass Sie sie brauchen, und fügen Sie sie der Liste hinzu, um Ihren individuellen Ergänzungsmittel-Masterplan zu erstellen.

Vergessen Sie außerdem nicht, dass Ihr Antistress-Feldzug ins Stocken geraten wird, wenn Sie das stressfördernde Essen nicht weglassen, kein Gute-Laune-Essen zu sich nehmen und Ihre wichtigsten Nahrungsergänzungsmittel nicht einnehmen.

Nahrungsergänzungsmittel bei Stress und Hyperaktivität

Zur Entspannung Ihres Geistes und Körpers:

- GABA 100–500 mg, ein- bis dreimal täglich zu oder vor Ihren stressreichsten Zeiten, üblicherweise am Nachmittag und/oder vor dem Schlafengehen.
- Stattdessen können Sie es auch mit einer Kombination aus GABA und den Aminosäuren Taurin und Glycin versuchen, z. B. *True Calm* von Now Foods, oder mit Inositol (Vitamin B_2).

■ Versuchen Sie alternativ unseren Favoriten, das sublingual verabreichte, niedrig dosierte *GABA Calm* von Source Naturals (aber *nicht* zur Schlafenszeit).

■ »Calmes Forte« (homöopathisch, in Deutschland nicht erhältlich), 1–2 Kapseln, je nach Bedarf.

Bei extrem hohem Cortisolspiegel: Wenn der Cortisolspiegel zu hoch ist, haben wir festgestellt, dass ein- bis dreimal täglich eine 1000-mg-Kapsel Phosphatidylserin (z. B. *Seriphos*) und, je nach Bedarf, 150 mg Casein Hydrolysat oder »Lactium« (z. B. *Destress* von Biotics) bei der daraus folgenden Unruhe und Schlaflosigkeit ungemein helfen. (Lesen Sie Kapitel 12 für mehr Informationen hierzu.)

Zum Stoppen übermäßigen Verlangens nach Süßem und Stärkehaltigem sowie bei hypoglykämischen Stimmungsschwankungen:

■ Glutamin 500–1500 mg, frühmorgens, am Vormittag und am Nachmittag und vor dem Schlafengehen, wenn Sie dazu neigen, nachts hungrig aufzuwachen.

■ Chrom 200 μg, dreimal täglich zu den Mahlzeiten und vor dem Schlafengehen (nicht nötig wenn Sie das *True Balance Multiple* von Now oder *Glucobalance* von Biotics wie in Kapitel 10 beschrieben einnehmen).

Bei innerem seelischem Stress (wenn Sie Symptome von Teil 1 des Stimmungstyp-Fragebogens haben), bei Verlangen nach Kohlenhydraten, das am späten Nachmittag oder Abend auftritt, von den oben genannten Nahrungsergänzungsmitteln aber nicht gemindert wird, und bei Schlafstörungen:

■ Lesen Sie Kapitel 3 und versuchen Sie 50–150 mg 5-HTP oder 500–1500 mg Tryptophan (zwischen den Mahlzeiten, am Nachmittag und vor dem Schlafengehen) oder andere serotoninfördernde Präparate.

■ Wenn das nicht ausreicht, versuchen Sie es mit Johanniskraut, 300 mg (genormt) dreimal täglich zu den Mahlzeiten.

Für Kryptopyrrolurie/Hömopyrrollaktamurie:

Beantworten Sie den Fragebogen am Ende des Buches und lesen Sie die entsprechenden Empfehlungen.

Für Energie und Aufmerksamkeit:

- Versuchen Sie unseren Favoriten unter den freiverkäuflichen Ergänzungspräparaten zur Steigerung des Cortisolspiegels: *Isocort* von Bezweeken oder die stärkere, verschreibungspflichtige Alternative Hydrocortison (der Fachausdruck für Cortisol).
- Tyrosin (wenn Sie sich ausgelaugt oder erschöpft, jedoch nicht nervös fühlen), 500–1000 mg am frühen Morgen und vormittags. Sie können es auch am Nachmittag einnehmen, versuchen Sie es aber vor 15 Uhr, um Schlafstörungen zu vermeiden (und setzen Sie es ab, wenn der Schlaf unterbrochen wird). Sie können auch eine Kombination aus Tyrosin und Phenylalanin ausprobieren in Formulierungen wie *True Focus* von Now.
- Stattdessen können Sie es auch mit einer Kräutermischung, Adaptogen genannt, versuchen: Schlafbeere (Ashwaganda), Ginseng, usw.

Essen

Essen Sie drei Mahlzeiten am Tag, nicht länger als fünf Stunden auseinander. Möglicherweise werden Sie auch Zwischenmahlzeiten und Snacks vor dem Schlafengehen benötigen. Legen Sie Wert auf Proteine, Fette und Gemüse bei den Mahlzeiten und Snacks, bevor Sie jegliche gesunde Kohlenhydrate, die Sie brauchen (wie frisches Obst, Kartoffeln, Bohnen und Vollkorn), hinzufügen. In Kapitel 8 finden Sie mehr Details. *Vermeiden Sie gesüßte Speisen, raffinierte Stärke (Weißmehl) und Koffein.* Vergewissern Sie sich, dass Sie jegliche Nahrungsmittel weglassen, gegen die Sie *allergisch* sein könnten (z.B. Weizen oder Milchprodukte), wie in Kapitel 7 beschrieben.

Testverfahren

Ein Ein-Tages-Speicheltest (vier Proben) für Cortisol- und DHEA-Spiegel ist ein Muss. *Lesen Sie im Nebennieren-Extra-Kapitel über die Details bezüglich des Testverfahrens.*

Ultimative Strategien zur Korrektur der Nebennieren

Wenn der Speicheltest erkennen lässt, dass Ihr Cortisolspiegel zu jeder Tageszeit unter dem Normalwert liegt, arbeiten Sie mit einem Arzt zusammen und nutzen Sie die ultimativen Antistress-Nahrungsergänzungsmittel und Medikamente, die im Nebennieren-Extra-Kapitel aufgeführt sind.

Sport

Übertreiben Sie es nicht. Nach dem Training sollten Sie sich besser fühlen, nicht noch müder. Beginnen Sie mit leichtem Gehen. Steigern Sie sich zu einem moderaten Level, wenn es Ihr Trainingszustand zulässt.

Empfohlene Literatur

Colombani, Paolo: *Fette Irrtümer – Ernährungsmythen entlarvt.* Orell Fuessli Verlag, 2010.

Gant, Charles, M.D., Ph. D, N.M.D. & Mark Briggs, ADD & ADHD: *Complementary Medicine Solutions*; (Essential Research Solutions 1999) www.nupathways.com

Gonder, Ulrike: *Fett! Unterhaltsames und Informatives über fette Lügen und mehrfach ungesättigte Versprechungen.* Hirzel, 4. akt. Auflage 2009.

Jefferies, Wm. M.D., *Safe Users of Cortisol* (Springfield, IL: Thomas Books, 1996).

Oberbeil, Klaus: *Fett macht fit: Welche Fette Sie brauchen, um gesund, schön und leistungsfähig zu sein.* Goldmann Verlag, 2010.

Wilson, James L., Adrenal Fatigue: The 21st-Century Stress Syndrome (Peatluma, Calif.: Smart Publications, 2002).

KAPITEL 6

Zu sensibel für die Widrigkeiten des Lebens?

Stärken Sie Ihre tröstenden Endorphine

Manche Menschen haben viel Freude am Leben. Jede Begegnung ist für sie ein potentielles Vergnügen. Ein Lied, ein Sonnenaufgang, ein heißes Bad, ein Apfel – sie können sich an zahlreichen Dingen erfreuen. Selbst schmerzhafte Erlebnisse scheinen sie gut zu verkraften, ohne allzu viele emotionale Narben oder anhaltendes Leid.

Die Gehirne dieser glücklichen Menschen strotzen nur so vor Neurotransmittern, die Freude, Zufriedenheit und Euphorie übermitteln. Sie sind mit reichlich natürlichen beruhigenden Substanzen gesegnet, die sehr viel kraftvoller sind als Morphium oder Heroin. Diese angeborenen Wunderdrogen heißen »Endorphine« und sind eigentlich ein Komplex aus mindestens 15 wirkungsvollen Substanzen im Gehirn und im Körper, die allesamt Freude verstärken und Schmerz erträglicher machen.

Es gibt ein bestimmtes Lächeln, das ich als »Endorphin-Lächeln« bezeichne. Vielleicht zaubert Ihnen die Erwähnung des Wortes *Schokolade* genau so ein Lächeln aufs Gesicht. Bei den meisten meiner Patienten ist es so. Bei meiner Assistentin erscheint es, wenn ich den Namen ihres Freundes erwähne. Die meisten Leute strahlen so, wenn ich sie frage, ob sie schon einmal auf Hawaii oder in Paris waren. Es ist das »Liebeslächeln«.

Denken Sie an etwas, das Sie lieben, und achten Sie darauf, was Sie dabei empfinden. »Ich *liebe* diesen Mann«, oder diese Frau, diesen Strand, diese CD, diesen Film, dieses Buch, dieses Kleid, diese Mannschaft. Von genau diesen Gefühlen handelt dieses Kapitel.

Die Nerven in der Haut können die Ausschüttung von Endorphinen auslösen – was eine Massage oder ein Sonnenbad so traumhaft schön macht. Ein Gehirn, das in der Lage ist, viele Endorphine zu transportieren, kann eine Erinnerung noch schöner und eine neue Liebe noch intensiver erscheinen lassen. Eine Umarmung, ein liebes Wort, selbst tiefes Atmen kann den Endorphinspiegel anheben. Das gilt auch für viele Nahrungsmittel, wobei Ihnen allerdings manche, wie Sie sehen werden, ein länger anhaltendes Hoch bringen können als andere.

Die Frage ist: Haben *Sie* von vornherein genug Endorphine für ein solches Hoch? Wie hoch und wie oft können sie ansteigen? Fällt es Ihnen schwer, in *Ihrem* Leben genug natürliche Freude oder Trost zu finden? Stellen Sie fest, dass, selbst wenn Sie sich mal etwas Größeres gönnen, die Freude daran nur kurz oder eher gedämpft ist? Wenn das so ist, leiden Sie vielleicht an einem Endorphinmangel.

Wenn Sie einen niedrigen Endorphinspiegel haben, sind Sie einer der vielen von uns, die schon von Geburt an eher wenig Freude empfinden oder durch die Bewältigung vieler Schmerzen in ihrem Leben zu viele Endorphine verbraucht haben und dadurch »leer« sind. Wenn Sie sich besonders mit dieser Art unechter Emotionen identifizieren, haben Sie womöglich schon verschiedene Wege gefunden, sie zu verstecken oder zu vermeiden. Haben Sie sich eine Fassade aus emotionaler Härte oder Fröhlichkeit zugelegt? Vermeiden Sie emotionale Intimität oder Konfrontation? Suchen Sie Trost in Schokolade oder anderen Nahrungsmitteln? In Alkohol? Schmerzmitteln? In einer Beschäftigung? Sex? Wenn man einen Endorphinmangel hat und dadurch zu empfindlich auf Schmerz reagiert, fühlt man sich schneller zu Schmerzmitteln, Aktivitäten oder auch anderen Menschen hingezogen.

Vieles, was wir über die Endorphinverbindung wissen, wissen wir von dem Medikament Naloxon, das die Wirkung von Endorphinen hemmt. Wenn das Naloxon anstelle der Endorphine an die Opioidrezeptoren im Gehirn andockt, verhindert es den Anstieg des Endorphinspiegels. Es verhindert so auch das Andocken von Endorphin-Nachahmern wie den Schmerzmitteln Heroin und Codein. Doch das ist noch nicht alles. Naloxon unterbindet auch die angenehme Wirkung von Alkohol, Marihuana[1], Schokolade, Tabak[2], süßen und fettigen Speisen[3] sowie Aktivitäten wie Sex[4] und Glücksspiel[5] und sogar die von geliebten Menschen wie der eigenen Mutter.[6] Es hat sich gezeigt, dass all dies die Endorphinausschüttung deutlich steigern kann. Auch Meditieren und Joggen kurbeln die Endorphine an[7] und Bungee-Springer können gar mit einem Anstieg von über 200 Prozent rechnen![8] Logischerweise ist also unser Verlangen nach solchen Substanzen und Tätigkeiten umso größer, je niedriger unser Endorphinspiegel ist.

Meine Patientin Paula ist ein gutes Beispiel dafür, wie aufgebrauchte Endorphine den Appetit und die Stimmung verzerren können. Paula, die Schauspielerin war, kam wegen ihrer Stimmungsschwankungen zu mir, da sie es, wie sie völlig verzweifelt erzählte, leid war, jedesmal, wenn sie verletzt oder traurig war, zu viel zu essen und zuzunehmen, wie sie es schon ihr ganzes Leben lang getan hatte. Auch wenn Paula sich zunächst dynamisch und optimistisch zeigte, fing sie, nachdem wir uns wenige Minuten unterhalten hatten, an, sich Tränen von den Wangen zu wischen, die ihr während unserer zweistündigen Konsultation immer wieder in die Augen stiegen. Während sie mir ihr Leben beschrieb, wurde deutlich, dass sie die Enttäuschungen und Kränkungen, die an vielen von uns einfach abperlen, nicht so leicht wegstecken konnte.

Eigentlich war in ihrem Leben immer alles ganz glatt gelaufen, bis ihr Mann wenige Jahre zuvor anfing zu trinken. Zwar hatte sie das sehr getroffen, doch sie sah sich außerstande, mit ihm darüber zu sprechen. Als wir zusammen ihren Stimmungstyp-Fragebogen durchgingen, zeigte sich, dass sie der »hypersensible Typ« war. Sie hatte die meisten Symptome in Teil 4 angekreuzt, dem Endorphinmangel-Abschnitt. Aus ihren Aussagen über ihren Vater, der ein Alkoholproblem hatte, schloss ich, dass Paula eine genetische Veranlagung zu einer Unterproduktion von Endorphinen hatte, und als ich am folgenden Tag ihre jugendliche Tochter Amy kennenlernte, bestätigte sich mein Verdacht.

Als Amy zu ihrer eigenen Konsultation vorbeikam, brachte sie einen Stimmungstyp-Fragebogen mit, der mit dem ihrer Mutter identisch war, und auch sie hatte das dazu passende zitternde Kinn und die feuchten Augen. Paradoxerweise verlief Amys Leben sehr gut. Sie war sowohl in der Schule als auch bei der Arbeit sehr gut und ging mit Jungen aus, die sie mochte. Nach dem Gespräch mit Amy konnte ich erkennen, dass sie sich, genau wie ihre Mutter, Dinge zu sehr zu Herzen nahm und die gleichen Probleme hatte, alltägliche Rückschläge zu verkraften. Es war offensichtlich, dass sie den biochemischen Stimmungstyp von ihrer Mutter geerbt hatte. Doch zu Paulas und Amys Glück hatten die Gene der beiden nicht das letzte Wort. Mit Hilfe von endorphinfördernden Nahrungsergänzungen und einer Umstellung ihrer Ernährung konnten sie schon bald über ihre frühere Weinerlichkeit lachen. Ihr Leben hatte sich nicht komplett verändert, doch seit dem ersten Tag in ihren Ernährungstherapie-Programmen waren sie weitestgehend von ihren Leiden und gänzlich von ihren Tränen befreit.

Ich achte sehr sorgfältig auf Menschen wie Paula und Amy, die während ihrer ersten Sitzung bei mir ein paar (oder sehr viele) Tränen vergießen. Fast jeder, der in meine Praxis kommt, hat von schmerzhaften Erfahrungen zu berichten, doch diejenigen, die am meisten unter ihnen leiden, zeigen das oft durch ihre Tränen. Sie stellen sich zwar nicht unbedingt als die heraus, die die schlimmsten Verletzungen erfahren haben, jedoch als die, die am schlechtesten mit Verletzungen umgehen können.

Tränen sind nicht die einzigen Anzeichen für einen niedrigen Endorphinspiegel, nach denen ich Ausschau halte. Auch das häufige Auftreten einer meiner Ansicht nach unnatürlichen Traurigkeit ist ein typisches Symptom. Schwermut geht normalerweise mit Verlust und Trauer einher, wenn sie aber unerträglich schmerzhaft ist, zu lange anhält oder nicht durch irgendwelche ersichtlichen Lebensumstände bedingt auftritt, sind normalerweise zu wenig Endorphine die Ursache. Oft sagen mir Patienten: »Ich bin einfach oft traurig, ohne Grund« oder »Ich glaube, ich war schon immer traurig«. Sie sprechen auch häufig davon, überempfindlich zu sein: »Schon als Kind wurde mir immer gesagt, ich sei zu sensibel.«

Diese emotionale Dünnhäutigkeit sollte durch eine Schutzschicht aus Endorphinen gelindert werden, doch jeder von uns hat eine ganz individuelle Versorgung mit diesem natürlichen Sensibilitätspuffer. Manche Menschen haben eine so dicke emotionale Schale aus Endorphinen, dass man nur mit einem Vorschlaghammer an sie heran kommt. Bei anderen ist die emotionale Haut so dünn, dass sie schon von der kleinsten Berührung blaue Flecken bekommen. Glücklicherweise können selbst Menschen mit völlig erschöpften Endorphinvorräten sich mit Hilfe von bestimmten Nährstoffen wieder kräftigen und ihren Endorphinspiegel erhöhen, damit sie die Widrigkeiten des Lebens schnell wieder besser ertragen und die Freuden des Lebens wieder genießen können.

Woher kommt Ihr Endorphinmangel?

Es gibt verschiedene Möglichkeiten, wie es zu Ihrem Mangel an natürlichen Anästhetika gekommen sein könnte. Lesen Sie diesen Abschnitt, um herauszufinden, welche Faktoren Sie am meisten beeinflusst haben.

Sind es Ihre Gene? Sie könnten schon mit einem Endorphinmangel geboren worden sein und dies bei Ihrer ersten großen emotionalen Verletzung herausgefunden haben. Manche Menschen entdecken das frühzeitig, doch andere haben so eine liebe Familie und so eine schöne Kindheit, dass sie ihren Mangel erst im Teenageralter entdecken. Wie ist das bei Ihnen? Gehören Sie zu denen, deren genetisch bedingte Verletzlichkeit so groß war, dass schon früh auch nur der kleinste Ärger zu viel für Sie war? Hat Ihre Familie Sie als »Heulsuse« oder als »einfach zu sensibel« bezeichnet, als Sie jung waren? War Ihre erste Zurückweisung, ob nun in der Liebe oder nicht, extrem schmerzhaft? Wie sind die anderen Mitglieder Ihrer Familie? Kommt emotionale Sensibilität häufig vor? Liegt das Bedürfnis nach Anästhetika wie Schokolade oder Alkohol in der Familie? Wenn Sie eine dieser Fragen mit ja beantworten, könnte das auf eine genetisch bedingte schlechte Endorphinversorgung hinweisen.

Hat Ihnen zu viel Stress Ihre Endorphine geraubt? Vielleicht sind gar nicht Ihre Gene das Problem und Sie hatten eine schmerzfreie Kindheit. Sie hatten vielleicht einmal jede Menge Endorphine, waren glücklich und emotional belastbar, haben jedoch dann zu viele Ihrer Endorphinreserven bei der Verarbeitung anhaltenden oder wiederholten Missbrauchs oder anderer emotionaler oder physischer Schmerzen oder Leiden aufgebraucht.[9] Haben Sie das Gefühl, dass Sie »einfach nicht mehr können«? Es kann schon sein, dass, auch wenn Sie früher ausreichend damit versorgt waren, Sie nun zu wenig von diesem natürlichen Mittel haben, das selbst ein hartes Leben lebenswert macht. Chronische Schmerzen können konkrete, biochemische Auswirkungen haben (besonders wenn Sie genau über einer genetischen Falltür stehen, die sich jeden Moment öffnen kann).

Jeglicher dauerhafter Stress kann Ihren Endorphinspiegel senken. Jedes Mal, wenn man wütend, verletzt, krank, verängstigt oder sogar aufgeregt ist, verbraucht man eine ziemliche Menge an Endorphinen. Egal, ob man in den Wehen liegt oder bei einem Langstreckenlauf gegen die Schmerzen ankämpft (bei beidem wird die gleiche Menge an Endorphinen verbraucht!), man bedient sich an der eigenen Schmerzmittel-Schatzkammer.

Adrenalin und Endorphin werden zusammen von der Hypophyse und den Nebennieren ausgeschüttet, um mit besonderen Stressfaktoren umgehen zu können.[10] Ein Anstieg der Endorphine soll Sie auf eventuelle Verletzungen während eines stressreichen Ereignisses vorbereiten und Sie hinterher beruhigen. Bei einem schlimmen Unglück kann der Endorphinspiegel so stark ansteigen, dass man eventuell gar keinen starken Schmerz verspürt, selbst bei einer ernsthaften körperlichen Verletzung, und das sogar noch eine ganze Stunde danach. Ein hoher Endorphinspiegel kann Sie auch *nach* einem aufregenden Ereignis beruhigen, indem er eine Senkung der Cortisol-Ausschüttung, des stärksten Stresshormons, um 50 Prozent bewirkt.[11]

Haben Sie zu viel emotionalen oder körperlichen Schmerz erlebt? Studien haben gezeigt, dass Menschen, die in der Vergangenheit emotionale Traumata erlebt haben, über einen ungewöhnlich hohen Endorphinspiegel verfügen.[12] Wenn Sie genug Endorphin haben, können Sie womöglich emotionalen Schmerz manchmal sogar für Jahre unterdrücken, indem Sie eine konstante Menge an Endorphin ausschütten, um die Verdrängung aufrechtzuerhalten. Mehrere Studien der University of California in Irvine haben gezeigt, dass schwere Selbsttäuschung mit einem hohen Endorphinspiegel einhergeht.[13] Wenn der Endorphinspiegel abfällt, hört das Leugnen langsam auf, bis nur noch synthetische Schmerzstiller wie Zucker, Alkohol oder Drogen die Gefühle betäuben und die schmerzhafte Wahrheit auf Eis legen.

Die Art, wie wir die Phasen der Trauer nach einem schweren Verlust durchstehen, hat viel damit zu tun, wie gut wir von vornherein mit Endorphinen ausgestattet sind. Innerhalb weniger Minuten nach einem traumatischen Erlebnis, wie dem Tod eines nahestehenden Menschen, steigt der Endorphinspiegel im Gehirn an und bleibt für unterschiedlich lange Zeit hoch. Die meisten von uns erleben den frühen Schmerz als »wellenförmig«, entsprechend dem Steigen und Sinken unseres Endorphinspiegels. An einem bestimmten Punkt sinkt er endgültig ab, und eine neue Phase der Trauer beginnt in dem Moment, wenn wir mit weniger Anästhetika mit unseren Gefühlen konfrontiert werden. Wenn wir Glück haben, haben wir dann noch genug Endorphine übrig, um das zu ertragen. Bei wem das nicht der Fall ist, der sucht Hilfe in Alkohol, Drogen, Essen, Sex und allem anderen, was die Endorphine ein wenig stimuliert.[14] Glücklicherweise können die Nährstoffe, deren Handhabung Sie in diesem Kapitel lernen werden, meist mehr für Sie tun.

Menschen, die unter chronischen körperlichen Schmerzen leiden, verfügen über 60 bis 90 Prozent weniger schmerzlindernde Endorphine als andere. Glücklicherweise zeigen Dutzende Schmerzstudien, dass zwei endorphinfördernde Aminosäuren, über die ich Ihnen bald sehr viel mehr erzählen werde, eine komplette oder zumindest deutliche Linderung bei Arthritis, Migräne und sogar Krebsschmerzen bewirken.

Egal, ob der Endorphinmangel durch physischen oder emotionalen Schmerz oder auch beides ausgelöst wird, diese Aminosäuren können das Problem normalerweise sehr rasch lösen.

Liegt es an Ihrem Geschlecht? Während der Pubertät steigt sowohl bei Jungen als auch bei Mädchen der Endorphinspiegel, im Erwachsenenalter hingegen haben Männer einen höheren Endorphinspiegel als Frauen. Der weibliche Endorphinspiegel steigt nur auf ein »männliches Niveau«, wenn Frauen regelmäßig *sehr viel* Sport treiben (oder unter chronischem Stress leiden – wissen Sie noch, Stress löst einen ausgleichenden Endorphinschub aus).[15] Doch zu viel von diesem negativ erworbenen Endorphin kann sich auf die Menstruation auswirken. Endorphinsenkende Medikamente können bei Frauen, die durch zu viel Sport keinen normalen Menstruationszyklus mehr haben, einen Eisprung auslösen.[16]

Idealerweise sollte der Endorphinspiegel bei Frauen während des Eisprungs am höchsten sein (in der Mitte des Zyklus), doch bei Frauen mit PMS steigt er nicht an und ist oft sogar während des gesamten Zyklus niedrig.[17,18,19] Der Endorphinspiegel sinkt voraussichtlich in der Menopause ab und damit auch das allgemeine Wohlbefinden. Östrogen, die Stimmungskönigin, regiert über die Ausschüttung von Endorphin (und auch Serotonin) im Gehirn.[20] Wenn der Östrogenspiegel oder der des Nebennierenhormons DHEA (von dem ein Teil in Östrogen umgewandelt wird) niedrig ist, was in den Wechseljahren oft vorkommt, kann die Einnahme von Östrogen- und/oder DHEA-Präparaten neben anderen positiven Effekten den Endorphinspiegel deutlich anheben.[21]

Beachten Sie: Bevor Sie mit Hormonersatzpräparaten experimentieren, sollten Sie den Stand Ihrer Sexualhormone überprüfen lassen, um zu sehen, ob Ihre Hormone wirklich schlapp machen. Näheres zu den Untersuchungen zu den Sexualhormonen und wie man sie wieder ins Gleichgewicht bringt, finden Sie im Sexualhormon-Extra-Kapitel.

Emotionale Verletzlichkeit wird typischerweise mit Frauen in Verbindung gebracht. Frauen sind sogar oft stolz darauf, das sensiblere Geschlecht zu sein. Sie fühlen sich »unsensiblen Männern« oft überlegen, die sich ihrerseits wiederum meist den »übersensiblen Frauen« überlegen fühlen. Wie schon erwähnt haben Endorphine tatsächlich eine Geschlechterpräferenz: Männer haben gewöhnlich mehr von ihnen als Frauen.[22,23] Aufgrund dessen sind Frauen tatsächlich sensibler als Männer und neigen eher dazu, zu emotional zu werden, wenn ihr schon von Natur aus niedrigerer Endorphinspiegel noch weiter absinkt. Dies kann die grundlegenden Endorphin-Differenzen zwischen Männern und Frauen noch verstärken und das gegenseitige Verständnis der jeweiligen vorgegebenen emotionalen Welten zusätzlich erschweren. Dennoch können auch Männern die Endorphine ausgehen, und sie lernen oft schon früh, ihre übersensiblen Gefühle zu verbergen, damit nur *sie* wissen, wie schwer das Leben für sie sein kann. Die wahren biochemischen Faktoren, die die Stimmungen und Verhaltensweisen des anderen beeinflussen, zu kennen, kann für Paare, die an ihrer Beziehung arbeiten, eine große Hilfe sein; und den Endorphinspiegel mit Hilfe von Aminosäuren zu steigern kann sogar noch hilfreicher sein, wie Sie gleich feststellen werden.

Dem Endorphinmangel ein Ende setzen

Die endorphinfördernden Aminosäuren

Wenn es Ihnen an den für Freude verantwortlichen Substanzen mangelt, gibt es wirklich einen einfachen und direkten Weg, sie innerhalb eines Tages wieder aufzubauen. Das Erfolgsrezept? Dreimal täglich eine Kombination aus zwei Aminosäuren, unterstützt durch proteinreiche Kost sowie ein paar andere Nährstoffwaffen. Diese Ernährungsstrategie kann mit an Sicherheit grenzender Wahrscheinlichkeit die Freude, die Ihrem Leben fehlt, zurückbringen und Ihnen helfen, Zeiten emotionaler Belastung und Trauer leichter durchzustehen. Diese Zweierkombination ist DLPA, eine Zusammensetzung aus den D- und L-Formen der Aminosäure Phenylalanin. Die beiden Aminosäuren wirken gut zusammen, weil jede eine andere, aber positive synergetische und schmerzlindernde Wirkung hat. Diese beruhigende Kombination findet man in jedem Reformhaus und sie kann wirklich innerhalb von Minuten beginnen zu wirken.

Eine der beiden Aminosäuren, L-Phenylalanin, hilft nur indirekt, schöne Gefühle zu verstärken. Sie ist eine der 15 oder mehr grundlegenden Aminosäuren, die zur Bildung von Endorphinen, und eine der fünf, die zur Bildung von Enkephalinen benötigt werden – einer der wirksamsten Untergruppen der Schmerzstiller in der Endorphinfamilie. Diese bemerkenswerte Aminosäure steigert direkt die Energie und vermindert Depressionen, indem sie die stimulierenden Neurotransmitter im Gehirn, die Katecholamine, vermehrt. Zusätzlich bildet es PEA (Phenylethylamin), eine weitere belebende Substanz im Gehirn (die auch in Schokolade vorkommt), die womöglich am stärksten für ein Gefühl der Euphorie verantwortlich ist. Ebenso wie ein niedriger Endorphinspiegel mit Schmerzen zusammenhängt, wird ein niedriger PEA-Spiegel üblicherweise mit Depressionen in Verbindung gebracht und LPA hilft, beide zu steigern![24]

Die zweite Komponente der Zweierkombination DLPA ist D-Phenylalanin. DPA ist das Spiegelbild von L- Phenylalanin, jedoch ein sehr viel wirksamerer Endorphinförderer.[25] DPA ist eine selten vorkommende Substanz, von der man weiß, dass sie die Enzyme im Gehirn, die Endorphine zerstören, effektiv und sicher vernichtet. Jeder der vier wichtigen Stimmungsaufheller Ihres Gehirns hat ein feindliches Enzym, von dem er zerstört wird, egal wie dringend Sie ihn vielleicht noch brauchen. Dieser natürliche Prozess soll eine überschüssige Endorphinproduktion unterbinden, man muss sich jedoch davor schützen, wenn das Problem nicht ein Überschuss, sondern ein Mangel ist. Im Falle der Endorphine sind Ihre Feinde die Enzyme »Endorphinase« und »Enkephalinase«, und die bekämpft man mit DPA. DPA entwaffnet diese Enzyme schnell und schützt so Ihren Endorphinvorrat, sodass er sich wieder aufbauen und vergrößern kann.

In einer Studie, die in dem ausführlich recherchierten Buch *DLPA to End Chronic Pain and Depression* beschrieben wird,[26] verdreifachte sich der Endorphinspiegel 90 Minuten nach der Einnahme einer DPA-Dosis und blieb für sechs Tage auf diesem Niveau! Der Autor Dr. Arnold Fox, ehemaliger Präsident der American Academy of Pain Management, hat über 20 Jahre lang DPA und DLPA bei Patienten eingesetzt und ist heute sogar noch begeisterter von ihren Effekten als 1985, als er seinen Bestseller zu dem Thema veröffentlichte.

Viele Studien haben bestätigt, dass DPA und LPA durch Arthritis, Migräne und Krebs verursachte physische Schmerzen sogar bedeutend lindern können.[27] In einer Studie wurden zehn Patienten mit chronischen Schmerzen beide Aminosäuren für drei bis sieben Tage verabreicht. In *jedem* der Fälle konnten gute bis ausgezeichnete Ergebnisse erzielt werden![28] In einer französischen Studie bekamen neun Patienten mit starken Schmerzen unterschiedlicher Ursache nur DPA in geringen Dosen über einen Zeitraum von 20 Monaten. Sieben brauchten *nie wieder* irgendein anderes Schmerzmittel.[29] In einigen Studien wurden DPA und LPA zusammen (DLPA) erfolgreich mit Akupunktur oder Schmerzmedikamenten kombiniert.[30] Das Hinzufügen von DLPA senkte den Bedarf an Schmerzmedikamenten und verminderte die Schmerzen effektiver als Akupunktur allein.

DLPA in Aktion

Holly kam zu uns, weil sechs Monate zuvor ihr Ehemann gestorben war und sie ihr Leben nicht meistern konnte, da sie immer noch so sehr trauerte. Sie hatte gerade ihren hochrangigen Job im öffentlichen Dienst und ihre Stelle als Dozentin am örtlichen College kündigen müssen, und zum Trost griff sie zu oft zu Wein und Schokolade. Sie litt unter permanenten emotionalen Schmerzen und konnte nichts von ihrem früheren fröhlichen Optimismus aufbringen. Die meiste Zeit ihres Lebens war sie lebhaft, energiegeladen und voller Ideen gewesen und hatte nur selten ernste Stimmungsprobleme gehabt, bis zu ihrem tragischen Verlust.

Holly nahm zwei Kapseln DLPA in Form eines Präparats namens Comfort Zone in unserem Büro ein. Nach 15 Minuten sagte sie: »Als ich mich das letzte Mal so gut gefühlt habe, war mein Mann noch am Leben.« Sie ging mit ihren »Seelentröstern«, wie sie sie nannte, nach Hause und berichtete uns nach zwei Wochen von den Ergebnissen: Ihre Trauer nahm auf ein erträgliches Niveau ab, doch sie brauchte ihre Ergänzungsmittel immer noch jeden Tag, damit es so blieb. Vier Wochen später erzählte Holly, dass sie nun weniger von ihren Aminosäuren brauchte. Sie setzte zwischendurch mal einen Tag aus, ohne einen Rückfall zu erleiden. Einen weiteren Monat später nahm sie das Comfort-Zone-Präparat nur noch gelegentlich. Nach vier Monaten benötigte sie es überhaupt nicht mehr. Sie war in der Lage, eine neue Stelle anzunehmen und fühlte sich wieder mehr wie sie selbst. Sie durchlebte nun die Phasen ihrer Trauer ganz normal.

DLPA als Antidepressivum

Studien bestätigen, dass einige Formen von Depressionen auf DLPA sehr gut ansprechen – und sogar besser als auf manche Antidepressiva.[31] In einer Studie war DLPA zweimal so effektiv wie das Antidepressivum Imipramin: 60 Prozent der depressiven Patienten ging es damit besser, im Vergleich zu 30 Prozent mit dem Medikament.[32] In einer weiteren Studie zeigten 85 bis 95 Prozent depressiver Patienten eine vollständige oder deutliche Verbesserung durch DLPA.[33] Und schließlich wurden in einer Studie, in der sehr geringe DLPA-Dosen über nur 20 Tage gegeben wurden, zwei Drittel der Patienten symptomfrei entlassen![34]

Warum? L-Phenylalanin (und in geringerem Maße auch D-Phenylalanin) kann in die im Gehirn vorkommenden stimulierenden Substanzen PEA und Noradrenalin umgewandelt werden, an denen es bekanntermaßen vielen depressiven Menschen mangelt. Ich denke außerdem, dass durch zu wenig Endorphin ausgelöste Gefühle wie Traurigkeit oder Schmerz ohne Zweifel oft zu dem komplexen Geisteszustand, der als Depression bezeichnet wird, gehören können. Wenn D- und L-Phenylalanin die Bildung von schmerzlinderndem Endorphin *und* belebendem Noradrenalin fördern und den PEA-Spiegel erhöhen, können einige mögliche Aspekte der Depression

wegfallen, sodass manchmal überhaupt keine negativen Gefühle zurück-
bleiben![35]

Sie werden DLPA lieben, besonders wenn Sie etwas weniger Energie und
Schmerztoleranz zeigen, als Ihnen lieb ist. Wenn Sie Kaffee brauchen, um
in Gang zu kommen, oder koffeinhaltige Limonaden, um in Fahrt zu bleiben, wird es Ihnen mit DLPA sehr gut gehen, da es die schmerzlindernde
D- mit der belebenden L-Form des Phenylalanin vereint. Möglicherweise
werden Sie mit DLPA schon bald von Koffein, Depressionen und Schmerzen befreit sein.

Wann DPA alleine am besten hilft

Nicht jeder, der Trost und ein besseres Wohlbefinden braucht, benötigt sowohl die D- als auch die L-Form der Phenylalanin-Ergänzungsmittel. Manchen Menschen geht es mit der D-Form alleine besser. Das erkannten wir
durch einen Mann, der massenweise Symptome eines niedrigen Endorphinspiegels zeigte. Dan arbeitete als Krankenpfleger in der Notaufnahme.
Er reagierte sehr sensibel auf emotionalen Schmerz, ihm kamen schnell mal
die Tränen und er »liebte« Schokolade und Marihuana als Trostspender
und zur Betäubung, besonders nach einer stressigen Nacht im Krankenhaus. Ein Teil des Problems war, dass Dan sowohl mental als auch physisch
hyperaktiv war und es ihm schwerfiel abzuschalten, um schlafen zu können. Er brauchte nicht noch mehr Anregung, also hatte DLPA eine überan-
regende Wirkung auf ihn. Er bemerkte, dass dadurch seine Schmerzsensibi-
lität und seine Lust auf Schokolade und Marihuana verschwanden, doch es
machte ihn auch hibbelig und störte seinen Schlaf.

Ungefähr zur gleichen Zeit, als Dan so gemischt auf DLPA reagierte, fanden wir heraus, dass das D-Phenylalanin in DLPA auch einzeln erhältlich
ist. Wir bestellten umgehend welches und baten Dan, es auszuprobieren.

Er berichtete, dass er direkt sehr glücklich mit dem DPA war. Er hatte
nach wie vor kein Verlangen nach Schokolade oder Marihuana und verlor
auch seinen Hang zur Übersensibilität, doch er fühlte sich nicht mehr aufgedreht oder litt unter Schlaflosigkeit.

Wenn Sie nachts nicht gut schlafen, aber morgens Energie benötigen,
wird es Ihnen wahrscheinlich helfen, eine oder zwei DLPA-Kapseln gleich
nach dem Aufstehen und im Laufe des Vormittags zu nehmen, jedoch besser nicht am Nachmittag und schon gar nicht nach 15 Uhr. Vielen unserer
Patienten geht es so. Wenn sie am Nachmittag einen Endorphinschub brau-

chen – wenn sie etwa ein 15-Uhr-Schokoladen-Nascher sind – empfehlen wir ihnen, DPA genau zu diesem Zeitpunkt einzunehmen.

Beachten Sie: Selten kann selbst DPA, das sich teilweise in anregendes LPA und PEA umwandeln kann, am Nachmittag zu belebend sein. Für gewöhnlich wird es jedoch gut vertragen.

Mit welchen anderen Ergänzungsmitteln können Sie Ihre Endorphine ankurbeln?

Noch mehr Aminosäuren: Wie Sie mittlerweile wissen, kommen in protein-haltiger Nahrung insgesamt 22 verschiedene Aminosäuren vor. Ihr Körper kann alle diese 22 Aminosäuren gut verwerten, wenn er zumindest ausrei-chend von den neun »essentiellen« Aminosäuren hat: Histidin, Isoleucin, Leucin, Lysin, Methionin, Phenylalanin, Threonin, Tryptophan und Valin. Die Einnahme einer ergänzenden Kombination aus mindestens diesen neun Aminosäuren (in freier Form) über einige Monate hinweg, zusätzlich zu Ihrem DLPA sowie Ihren proteinreichen Mahlzeiten und Snacks, kann Ihrem Endorphinhaushalt zu einem guten Start verhelfen.

Bitte beachten Sie, dass es sehr wichtig ist, dass Sie sich ein Aminosäuren-präparat besorgen, das *alle* neun essentiellen Aminosäuren enthält. Viele Kombinationspräparate enthalten nur ein paar der neun essentiellen Ami-nosäuren. Die, die dabei am häufigsten fehlt, ist Tryptophan. Da Tryptophan indirekt hilft, Ihren Endorphinspiegel zu erhöhen, und direkt, die Aus-schüttung des Antidepressivums Serotonin anzukurbeln, kann es sich nega-tiv auf die Stimmung auswirken, wenn man Aminosäurenpräparate nimmt, die es nicht enthalten. Es ist sogar so, dass bei Studien zu Depressionen, Panik und Schlaflosigkeit die Probanden häufig Aminosäurenpräparate ohne Tryptophan bekommen. (Wenn Sie Tryptophan oder 5-HTP separat als Nahrungsergänzungsmittel einnehmen, wie in Kapitel 3 beschrieben, kön-nen Sie ruhig Aminosäurenpräparate nehmen, in denen es nicht enthalten ist.)

Die Serotonin-Endorphin-Verbindung: Es gibt einen weiteren Faktor, dem Sie Beachtung schenken sollten – Ihren Serotoninspiegel. Hatten Sie eine hohe Punktzahl im ersten Teil des Stimmungstyp-Fragebogens? Wenn das so ist, Sie aber Kapitel 3 übersprungen haben, sollten Sie sich vielleicht »Wie Sie die dunklen Wolken vertreiben« noch einmal genau ansehen, wenn Sie mit diesem Kapitel fertig sind. Und zwar aus folgendem Grund:

Serotonin und seine Vorstufen 5-HTP und L-Tryptophan steigern erwiesenermaßen den Endorphinspiegel und verbessern so die Stimmung und die Schmerztoleranz deutlich.[36] Doch es kann bis zu einem Monat dauern, den Endorphinspiegel auf diese Weise indirekt zu erhöhen. Eine Kombination aus serotoninfördernden Ergänzungsmitteln wie 5-HTP oder Tryptophan mit DLPA kann die gleiche Wirkung erzielen, in größerem Ausmaß und kürzerer Zeit.

Wir hatten mehrere Patienten mit nur wenigen Symptomen eines niedrigen Endorphinspiegels, aber ziemlich vielen Symptomen eines niedrigen Serotononspiegels wie Unruhe und Reizbarkeit, die mit Prozac (Fluoxetin) oder einem ähnlichen serotoninfördernden Medikament behandelt worden waren, bevor sie zu uns kamen. Sie erzählten, dass sie durch das Prozac nicht mehr »ununterbrochen weinten«. (Tatsächlich sagten einige von ihnen, dass sie überhaupt nicht mehr weinen konnten, nicht einmal nach dem Tod einer geliebten Person.) Ich fand es faszinierend, dass das Medikament ihre Endorphinmangelsymptome beseitigt hatte (vielleicht auch *zu* gründlich), jedoch bei ihren Serotoninmangelsymptomen nicht so gut gewirkt hatte. Mehr als die Hälfte unserer Patienten mit niedrigem Endorphinspiegel zeigt gleichzeitig auch deutliche Anzeichen eines niedrigen Serotoninspiegels und reagiert wunderbar auf die Kombination aus DLPA am Morgen und Vormittag und 5-HTP oder Tryptophan am Nachmittag und Abend. Werfen Sie auf jeden Fall einen Blick in Kapitel 3, um herauszufinden, ob Sie Serotoninförderer zu Ihrem Endorphin-Aufbauplan hinzufügen sollten.

Wie Ihre grundlegenden Vitamin- und Mineralstoffergänzungen helfen können, Ihre Endorphine wieder auf Trab zu bringen: Ihre grundlegenden Nahrungsergänzungsmittel sind unerlässlich für die Erhaltung Ihrer Stimmungen (und Gesundheit). Manche von ihnen sind sogar erstaunlich wirksame, eigenständige Schmerzmittel, und die meisten von ihnen helfen Ihrem Gehirn, Aminosäuren in Neurotransmitter wie die Endorphine umzuwandeln.

Ein Multi-Vitamin/Mineralstoff-Präparat, das die grundlegenden Substanzen enthält, kann einen deutlichen Einfluss auf Ihr allgemeines Wohlbefinden haben. Eine britische Studie mit Männern und Frauen, die über zwölf Monate ein wirksames Multi-Präparat einnahmen, bestätigte dies. Die Ergebnisse wurden mit typisch britischem Understatement beschrieben: Sowohl die Männer als auch die Frauen fühlten sich ab dem dritten

Monat »recht gut«. Die Nährstoffe, denen hier der größte Anteil an der Stimmungsverbesserung zugeschrieben wurde, waren B-Vitamine, deren Spiegel am deutlichsten angestiegen waren.[37]

Es wurde gezeigt, dass alle wichtigen *B-Vitamine* dabei helfen, jegliche Form emotionalen Unwohlseins zu beseitigen und ebenso physisches Unbehagen deutlich lindern. Einer der ersten Patienten unserer Klinik, Larry, litt seit dem Vietnamkrieg, in dem er angeschossen und schwer verletzt worden war, viele Jahre lang unter emotionalen und körperlichen Schmerzen. Larry hatte schon viele Schmerzmittel ausprobiert, hasste jedoch ihre Nebenwirkungen. Letztendlich, und nur widerwillig, begann er, stattdessen regelmäßig Alkohol zu trinken und musste feststellen, dass er jedes Mal, wenn die Schmerzen zu schlimm wurden oder es in seinem Liebesleben bergab ging, viel zu viel trank. Damals wussten wir noch nichts von dem endorphinbildenden DLPA, doch wir kannten einen Schmerzexperten vor Ort, der einen einfachen und effektiven Nahrungsergänzungsplan zur Schmerzlinderung mit B-Vitaminen aufgestellt hatte.

Wir überwiesen Larry zu dem Arzt Dr. Michael Margoles, Autor des Buches *Chronic Pain*, der herausgefunden hatte, dass die B-Vitamine zur Wiederherstellung der Endorphinfunktion und zur Regenerierung geschädigter Nerven beitrugen. Nach einer Woche mit seinem B-Komplex hatte Larry sehr viel weniger Schmerzen und ein wesentlich geringeres Verlangen nach Alkohol. Im Laufe der folgenden Monate begann er, sich immer besser zu fühlen. Durch den Einsatz von DLPA und B-Vitaminen zeigen sich nun bei unseren Patienten schneller Ergebnisse, doch wir wissen, dass die Einnahme der grundlegenden »Bs« für eine langfristige Schmerzlinderung entscheidend ist.

Auch der Mineralstoff *Magnesium* kann bei Schmerzen Wunder wirken, indem er einige der Substanzen im Körper neutralisiert, die am meisten für Schmerzen verantwortlich sind.[38] Nach einer Operation zum Beispiel können die Patienten ihren Schmerzmittelbedarf deutlich einschränken, wenn sie vor der OP Magnesium erhalten.[39,40] Auch Migränekopfschmerzen und Unwohlsein durch PMS können sich durch die Ergänzung mit Magnesium dramatisch verbessern.[41,42] In einer Studie erfuhren *alle* Probanden durch dieses Mineral eine deutliche Erleichterung von ihren schweren Migräneschmerzen.[43] Schmerzen und Stress erhöhen ebenfalls Ihren Bedarf an Magnesium. Selbst Lärm kann den Magnesiumspiegel erst in die Höhe treiben und dann zwei Tage lang sinken lassen, daher entsteht also schnell ein Mangel an diesem beruhigenden Mineralstoff.[44]

Vitamin D plus Calcium kann durch Osteoporose, PMS sowie durch Knochenkrebs verursachte Schmerzen stoppen, da diese durch einen Mangel an Calcium und Vitamin D verursacht werden.[45]

Vitamin C hat einen deutlichen Effekt auf unseren Endorphinspiegel. Es kann sogar ganz alleine die schweren Entzugserscheinungen bei Schmerzstillern wie Heroin reduzieren.[46]

Omega-3-Fettsäuren hemmen Entzündungsschmerzen direkt. Diese fabelhaften Fette fördern außerdem die effektive Produktion und den Schutz aller Ihrer stimmungsfördernden Substanzen im Gehirn, auch der Endorphine. Das Gleiche gilt für die Vitamine D und E, den B-Komplex sowie Zink.

Die besten Nahrungsmittel zum Endorphin-Aufbau

Füllen Sie sich endorphinfördernde »Gute Laune«-Nahrung auf Ihren Teller

Haben Sie genug Proteine und andere Nahrungsmittel zu sich genommen, die helfen, mit Schmerzen fertig zu werden? Zur Bildung von Endorphinen braucht man eine großzügige, stete Zufuhr proteinreicher Nahrung wie Fisch, Eier, Hüttenkäse und Hühnchen. Anders als die anderen Neurotransmitter, die Ihr Wohlbefinden regulieren, setzen sich Ihre Endorphine nicht aus einer, sondern aus mindestens 15 Aminosäuren zusammen. Wie Sie wahrscheinlich mittlerweile mitbekommen haben, sind Aminosäuren nur in proteinhaltiger Nahrung enthalten. Sie werden sehr viele Proteine benötigen, dreimal täglich mindestens 20 bis 30 Gramm, um die Endorphinbildung in Gang zu bringen und aufrechtzuerhalten. Nur tierische Proteinquellen enthalten alle 22 möglichen Aminosäuren. Haben Sie tierische Produkte bisher gemieden? Wenn Sie kein besonders aufmerksamer und vorsichtiger Vegetarier sind, kann es Ihnen bei der typischen proteinarmen vegetarischen Ernährung schnell an den für die Endorphinbildung nötigen Proteinen mangeln.

Viel frisches Gemüse und gute Fette sind ebenso wichtig. Gemüse ist voll von den Vitaminen und Mineralstoffen, die Ihr Gehirn braucht, um Proteine in Endorphine umzuwandeln.

Fette und Öle fördern darüber hinaus die Ausschüttung von Endorphinen und machen Sie so mit Ihrem Essen zufrieden. Fette finden sich von Natur aus in Kombination mit Eiweiß in den meisten proteinreichen Lebensmitteln (wie Fisch, Eiern und Fleisch). Wenn Sie sich also fettarm ernähren, bekommen Sie vielleicht nicht genug Fett oder Eiweiß, um Ihrem Gehirn eine optimale Endorphinproduktion zu ermöglichen. Haben Sie zum Beispiel das fetthaltige Eigelb weggeschmissen und nur das Eiweiß gegessen oder die fettige Haut vom Huhn entfernt? Wenn ja, senken Sie damit auch Ihren Endorphinspiegel.

Diäten mit wenig Fett, wenig Kalorien und vielen Kohlenhydraten können durch die Verminderung von sowohl Eiweiß als auch Fett definitiv Ihren Endorphinvorrat schröpfen. Die beiden nah am Wasser gebauten Patientinnen, von denen ich zu Beginn dieses Kapitels erzählt habe, Paula und ihre Tochter Amy, waren beide über Jahre hinweg permanent auf Diät gewesen.

Was müssen Sie also essen, damit Ihre Endorphine auf einem optimalen Niveau bleiben? Schauen Sie sich den nachfolgenden Beispiel-Speiseplan an. Das Wort, das einem sofort in den Sinn kommt, ist »überzeugend«.

✗ Ein Beispiel-Speiseplan zur Endorphinbildung

Frühstück: Ein Omelette aus drei Eiern mit Gemüse und Kartoffeln am Morgen; oder ein Shake aus Proteinpulver und frischen Früchten mit Kokosnussmilch.

Mittagessen: Reichlich Truthahn oder anderes Fleisch sowie Käse auf einem Vollkorn-Sandwich oder in einem großen Salat mit viel Dressing aus Olivenöl und Balsamico-Essig.

Abendessen: Ein ordentliches Stück Fisch, Hühnchen oder Lamm mit Spargel in Zitronenbutter und einer gebackenen Kartoffel mit Butter; oder, wenn Sie Vegetarier sind, Reis und Bohnen mit Käse, Cashewkernen und Gemüse, angebraten in Ghee (geklärter Butter) oder Kokosnussöl.

Warum Sie Ihre Endorphine nicht durch Sport, Süßigkeiten oder andere Annehmlichkeiten steigern sollten

Es stimmt, dass Sie von alleine Ihren Endorphinspiegel auf einem hohen Niveau halten können sollten, da er durch Dinge wie Sonnenlicht, Musik, Romantik, Sport und die Natur gesteigert wird. Doch sie können Ihnen nicht helfen, wenn Ihr normaler Spiegel so niedrig ist, dass Sie nichts haben, worauf Sie aufbauen können. Dann gibt Ihnen auch ein Sonnenuntergang nicht viel. Und genau dann kommen die Proteine und DLPA ins Spiel. Ohne sie kommen Sie nicht von Ihrem süchtig machenden Bedarf an Sport, Sex, Zucker oder Alkohol und Drogen los, die eine kurzzeitige Ausschüttung von Endorphinen *erzwingen,* zu einem sehr hohen Preis. Sex zum Beispiel erhöht den Endorphinspiegel um 200 Prozent.[47] Doch wenn Ihr natürlicher Spiegel niedrig ist, wird Sie ein flüchtiger Schub durch Sex, Schokolade oder sogar Drogen auf lange Sicht nicht weit bringen.

Was Sport betrifft, ist die Antwort kurz: Wenn Sie so hart trainiert haben, dass Sie von den Endorphinen »high« geworden sind, haben Sie zu lange trainiert. Ein »Runner's High« setzt normalerweise erst ein, *nachdem* die Schmerzgrenze überschritten wurde, die eigentlich das Signal sein soll, nicht weiterzulaufen. Bitte zwingen Sie sich beim Sport nicht, diese Schmerzgrenze zu überschreiten. Vergessen Sie das so erlangte Glücksgefühl. Sie können sich stattdessen durch gemäßigten Sport und kluge Ernährung fit und wohl fühlen. Wenn Sie süchtig nach dem Sport-Rausch sind, nehmen Sie DLPA und reduzieren Sie Ihr Training auf ein gemäßigteres Level.

Wenn Sie nach intensivem Training keinen Rausch mehr verspüren, hat sich Ihr Endorphinspiegel definitiv auf einem niedrigen Niveau eingependelt. Dies wurde entdeckt, als man bei Ausdauersportlern nach einem Wettkampf den Endorphinspiegel maß. Selbst wenn sie gut abgeschnitten hatten, jedoch hinterher nicht die Euphorie des Triumphs spürten, waren ihre Endorphinspiegel deutlich niedriger als bei ihren glücklicheren Konkurrenten (vermutlich waren sie durch den Stress von zu viel Training aufgebraucht).

Auch hier sind DLPA, die grundlegenden Nährstoffe und reichlich Protein die Lösung. Überdenken Sie jedoch bitte das Ausmaß Ihres Trainings.

Bestimmte Lebensmittel können im Belohnungszentrum Ihres Gehirns eine ähnliche Wirkung haben wie Drogen. Schokolade und andere Süßigkeiten sowie Backwaren (alles, was aus Weizen oder weißem Mehl gemacht wird) und Milchprodukte können den Endorphinspiegel dramatisch in die Höhe treiben.[48] Tatsächlich können diese drei Nahrungsgruppen einen einzigartig angenehmen, drogenähnlichen Effekt haben. Überlegen Sie mal, wie viele süße Leckereien dreifache Endorphinantreiber aus Mehl, Milchprodukten und Süßungsmitteln sind: Schokoladenkuchen, Kekse mit Schokostückchen oder die ultimative Dreifachbombe: Eistorte. Warum sollten Sie also *nicht* auf diese Lebensmittel vertrauen, um Ihren Endorphinspiegel hoch zu halten? Ganz egal, wie gut Sie sich nach dem Genuss fühlen, dieses Gefühl ist nur von kurzer Dauer! Darüber hinaus sind diese Lebensmittel ungesund, hochgradig suchterzeugend und sie bringen Ihnen schnell überflüssige Pfunde ein.

Schokolade enthält nicht nur sehr viel Zucker, sondern auch mindestens sechs drogenähnliche Substanzen: Theobromin, Koffein, Salsolinol, PEA, Magnesium und Anandamid (eine Substanz, die im Gehirn ähnlich wie Marihuana wirkt). Sie sind alle entweder anregend oder opiatähnlich. Diese außergewöhnliche Ansammlung psychoaktiver Inhaltsstoffe erklärt einiges über die extrem suchterzeugende Anziehungskraft, die von Schokolade ausgeht.

Zucker, besonders in Kombination mit Schokolade, forciert einen Anstieg des Endorphinspiegels. Er ist die »Wohlfühl«-Nahrungsmitteldroge Nummer eins, doch viele Menschen können auch das Suchtpotential von Brot und Käse bestätigen. Wenn wir unsere Patienten nach ihrem Lieblingsessen fragen, ist Pizza oft ganz vorne mit dabei, gleich nach Schokolade. Wie wir wissen, können sowohl Weizenmehl als auch Milchprodukte (selbst mit niedrigem Fettanteil) die Produktion von falschen Endorphinen oder »Exorphinen« ankurbeln,[49,50] die wie ein Schlüssel ins Schloss zu den Endorphinen passen und sie zum »Loslegen« bringen. Das führt zur Nahrungsmittelsucht, da das Gehirn durch das rauschähnliche Glücksgefühl, das sie für eine egal wie kurze Dauer auslösen, von diesen Nahrungsmitteln abhängig wird.

Ironischerweise ist eine weitere Sache, die Mehl und Milchprodukte so genussvoll und suchtfördernd macht, ihre Eigenschaft, mehr unangenehme Allergien auszulösen als so ziemlich jedes andere Nahrungsmittel. Beide können zu starken Entzündungen des Magen-Darm-Trakts sowie der Atemwege führen. Sie spüren vielleicht keine Schmerzen bei der Verdauung dieser Lebensmittel, weil es im Magen und Darm nur wenige Nerven gibt, doch wenn Sie regelmäßig unter Völlegefühl, Blähungen oder Verstopfung leiden oder nach dem Essen häufig müde und schläfrig sind, sagt Ihnen Ihr Körper, dass etwas mit Ihrem Verdauungstrakt nicht in Ordnung ist. Sie haben sich vielleicht auch schon mit anderen allergischen Reaktionen wie Niesen, schwerem Atmen, Nasenschleimfluss in den Rachenraum (Postnasal Drip) und Halsschmerzen abgefunden. Und hier kommen die Endorphine ins Spiel. Sie können uns sowohl von Verdauungs- als auch Atemwegsbeschwerden befreien. Wissen Sie noch, dass nach einer Verletzung Endorphine ausgeschüttet werden? Dies ist das gleiche Prinzip.

Allergien gegen bestimmte Getreidesorten und Milchprodukte setzen üblicherweise während der Kindheit ein, wenn wir für gewöhnlich sehr viel Milch, Frühstücksflocken aus Weizen, Nudeln und Brot zu essen bekommen. Allergiesymptome wie Ohrenschmerzen, Bauchschmerzen, Verstopfung, Asthma und andere Atemprobleme werden meist ignoriert oder falsch diagnostiziert, sodass der Körper die Endorphinaktivität erhöht, um uns über diese chronische allergische Irritation und Schädigung hinwegzuhelfen. Ironischerweise werden solche Lebensmittel dadurch erst so unwiderstehlich. Mehr zu diesen beiden Nahrungsmitteln und wie Sie herausfinden, ob sie dagegen allergisch sind, steht in Kapitel 7.

Die Sucht nach Seelenfutter, Drogen oder Alkohol bekämpfen

Wenn Sie bereits versucht haben, keine endorphinfördernden Nahrungsmittel mehr zu essen, haben Sie womöglich erhebliche Entzugserscheinungen erlebt, die den Verzicht schier unmöglich gemacht haben. War der Entzug so schlimm und waren Sie so schlecht gelaunt, dass Sie einfach ein paar Süßigkeiten, etwas Brot oder Käse essen *mussten*? Kommt Ihnen das bekannt vor? Aus diesem Grund können nur so wenige Menschen die Finger von ihrem Seelenfutter lassen. Wenn Ihr Gehirn wenige Endorphine produziert, kann es schnell anfangen, auf Stimulation von außen zurückzugreifen, denn ohne sie würde vielleicht wirklich nicht genug Endorphin auf natürliche Weise aktiviert werden, um Sie bei guter Laune zu halten. Leider birgt der übermäßige Konsum von Zucker, Weizen, und/oder Milchprodukten die Gefahr eines Diabetes sowie zahlreicher anderer Gesundheitsprobleme.

Die gute Nachricht ist, dass Sie sich durch den Gebrauch von DLPA oder DPA und den anderen in diesem Kapitel beschriebenen Nährstoffen zur Steigerung des Endorphinspiegels sehr viel weniger zu diesen Lebensmitteln hingezogen fühlen und ohne ihnen nachzutrauern auf sie verzichten können werden. Wenn Sie die am Ende des Kapitels aufgelisteten Handlungsschritte befolgen und Ihre Abhängigkeit von Seelenfutter immer noch ein Problem darstellt, lesen Sie das Heißhunger-Extra-Kapitel für nähere Informationen zum Verständnis und der Beseitigung biochemisch bedingten emotionalen Essens. Wenn Sie alkohol-, drogen oder vergnügungssüchtig sind, lesen Sie Kapitel 13.

Sagen Sie Ihrer Übersensibilität Lebewohl

Wenn Sie die besonderen Ergänzungsmittel, die ich in diesem Kapitel empfohlen habe, mit Ihren grundlegenden Nahrungsergänzungen und Ihrem
Gute-Laune-Essen kombinieren, sollten Sie unmittelbar eine Verbesserung
spüren. Sie werden sich nicht mehr so bemühen, Schmerzen zu vermeiden,
und Sie werden nicht mehr überreagieren, wenn Sie unausweichlich damit
konfrontiert werden. Um Ihre Endorphinbildungsausrüstung zusammenzustellen, gehen Sie zu den Handlungsschritten. Sie sind schon fast da.

Handlungsschritte

Ehe Sie Ihre Aufmerksamkeit auf die Details der gleich folgenden Strategie
zur Endorphinbildung lenken, denken Sie daran, dass Sie die individuellen
Korrektur-Ergänzungsmittel, die ich in diesem Kapitel beschrieben habe, *in
Verbindung* mit den grundlegenden Nahrungsergänzungsmitteln und dem
Gute-Laune-Essen aus dem Kapitel über das Erstellen Ihres Ergänzungsmit-
tel-Masterplans nehmen müssen. Anderenfalls werden Sie vom Resultat enttäuscht sein.

Lesen Sie in Kapitel 10 »Ihr Ergänzungsmittel-Masterplan« über die genauen Anweisungen zur Einnahme Ihrer Ergänzungsmittel. Die grundlegenden Nahrungsergänzungen sind dort beschrieben und in einem täglichen
Ergänzungsmittel-Masterplan aufgelistet. Darauf folgt eine Liste aller individuellen Korrektur-Ergänzungsmittel, die in jedem Kapitel dieses Buches
empfohlen werden, einschließlich dieses. Gehen Sie die unten aufgeführten Handlungsschritte durch, um zu entscheiden, welche speziellen Ergänzungen Sie benötigen, welche Dosierung am besten ist und wann Sie sie am
besten einnehmen sollten. Fügen Sie diese Informationen in Ihren Ergänzungsmittel-Masterplan ein, und schon kann es losgehen. Lesen Sie in
jedem Fall die »Warnhinweise« zu eventuellen Gegenanzeigen, bevor Sie
zu Ihrem Ergänzungsmittel-Masterplan irgendeine Aminosäure oder andere
spezielle Nahrungsergänzungen hinzufügen.

	AM	F	VM	M	NM	A	ZN
DLPA 500 mg	1–2	–	1–2	–	1–2	–	–
(250 mg D-, 250 mg L-)	1–3	–	1–3	–	1–2	–	–
Comfort Zone							

Wenn Sie zu Süßigkeiten oder Alkohol als Trost neigen, sollten Sie eventuell das Comfort-Zone-Präparat ausprobieren, das DLPA mit L-Glutamin vereint, einer Aminosäure, die hilft, das Verlangen nach Süßem, Kohlenhydraten und Alkohol zu lindern, indem es den Blutzuckerspiegel normalisiert, gut für die Verdauung ist und außerdem in beruhigendes GABA umgewandelt werden kann.

	AM	F	VM	M	NM	A	ZN
Oder DPA 500 mg (wenn Sie das anregendere DLPA vermeiden wollen)**	1	–	1	–	1	–	–

	AM	F	VM	M	NM	A	ZN
Kombination freier Aminosäuren 700–800 mg	1–2	–	1–2	–	–	–	–

Sie werden wahrscheinlich nach dem ersten Monat nicht mehr die komplette Aminosäurenkombination benötigen, wenn Sie dreimal täglich reichlich Proteine zu sich nehmen.

Um DPA oder Comfort Zone zu bestellen, die schwer erhältlich sind, rufen Sie die Bestellhotline unserer Klinik an (+1-303-703-3772) oder bestellen Sie über unsere Internetseite: www.moodcure.com. Benötigen Sie nur DPA, kontaktieren Sie Montiff (+1-310-820-4883) oder Bios Biochemicals: www.biochemicals.com Lesen Sie in Kapitel 10 über sämtliche Details zur Einnahme Ihrer Ergänzungsmittel und wann Sie sie nicht länger einnehmen sollten.

** Gründe für DPA anstelle von DLPA: Sie sind hibbelig, hypernervös; bekommen schnell Kopfschmerzen; haben einen hohen Blutdruck; leiden unter Schlaflosigkeit; oder es gab in der Familie Melanome bzw. Sie hatten selber welche.

Empfohlene Literatur

Braverman, Eric R., *The Healing Nutrients Within* (North Bergen, N.J.: Basic Health Publications, 2002).

Ehrenpreis, Seymour, *Degradation of Endogenous Opioids: Its Relevance in Human Pathology and Therapy* (New York: Raven, 1983).

Fox, Arnold, *DLPA to End Chronic Pain and Depression* (New York: Pocket Books, 1985). Zurzeit vergriffen, aber gebraucht erhältlich.

Erstellen Ihres Nährstoff-Therapie-Masterplans

KAPITEL 7

Fort mit der Schlechte-Laune-Nahrung

Befreien Sie Ihre Ernährung von emotional
gefährlichen Nahrungsmitteln

Jetzt, da Sie in Schritt 1 Ihren eigenen Stimmungstyp (oder Ihre eigenen Stimmungstypen) bestimmt haben und lernen konnten, wie man die individuellen ernährungstherapeutischen Korrekturstrategien nutzt, um sein wahres emotionales Ich wiederherzustellen, ist es Zeit für die Grundlagen. In Schritt 3 werden Sie entdecken, welche Nahrungsmittel zu vermeiden sind und welche Nahrungs- und Nahrungsergänzungsmittel Sie zu sich nehmen sollten, um eine Ernährungsgrundlage aufzubauen und zu erhalten, die die unechten Emotionen dauerhaft fernhält.

Ich habe durch das Buch hinweg bereits zahlreiche beunruhigende Anspielungen auf Schlechte-Laune-Nahrung gemacht, und jetzt werde ich zu den womöglich unerwünschten, jedoch definitiv faszinierenden Details kommen. Die meisten von uns in der westlichen Welt essen in der Regel nährstoffarme Nahrung und lassen häufig Mahlzeiten aus, insbesondere das Frühstück. Dies hat zur Folge, dass die Spiegel vieler unserer Nährstoffe, die für die gute Stimmung zuständig sind, seit Jahren unter dem Normalwert liegen. Die Menge unserer wichtigsten Vitamine und Mineralien ist zu niedrig, und viele von uns essen zu wenig Eiweiß. Sie werden vielleicht überrascht sein, dass viele von uns auch nicht ausreichend gesunde Fette zu sich nehmen. Andererseits essen wir zu viel nährstoffarme Süßigkeiten, Stärke und fetthaltiges Junkfood. Zwischen der Gute-Laune-Nahrung, die wir *nicht* essen, und der Schlechte-Laune-Nahrung, die wir essen, müssen wir mit dem perfekten Rezept für emotionales Ragout aufwarten.

Ist Ihr täglicher Speiseplan ein Minenfeld? Bestimmte Lebensmittel – machen Sie sich darauf gefasst, dass sie vielleicht zu Ihren Favoriten gehören – können richtige Monster sein. Vier der am häufigsten in den Vereinigten Staaten gegessenen Nahrungsmittel sind so giftig für die Gemütslage, dass ich sie niemandem empfehlen kann. Zusätzlich zu diesen führenden Schlechte-Laune-Nahrungsmitteln vertrauen Sie wahrscheinlich auf Kaffee oder Light-Getränke, Süßigkeiten und Snacks, um den Tag zu überstehen. Fastfood und Diätkost liefern nur dürftigen, minderwertigen »Kraftstoff« und sorgen für schnellen Verlust der Stimmungsqualität. Die momentan grassierende schlechte Laune steht definitiv mit einer sich immer weiter verbreitenden Abnahme der Nahrungsqualität und -quantität im Zusammenhang: Ungesundes Essen verursacht ungesunde Stimmung. Junkfood macht süchtig und führt zu übermäßigem Essen. Übermäßiges Essen führt zu Übergewicht. Übergewicht führt zu einer Diät. Das einzige, was noch härter für Ihre Gemütslage ist als Junkfood, ist Diätkost – also *überhaupt kein* Essen.

Dies ist das Gesetz der Fehlernährung: Wenn die Qualität und die Quantität Ihrer Nahrung nachlässt, ist Ihre Stimmung das erste Opfer, sogar noch bevor sich Ihre körperliche Gesundheit verschlechtert.

Und nun zu den Auszeichnungen für die Top 4 der Schlechte-Laune-Nahrungsmittel

Schlechte-Laune-Nahrung Nummer 1 und 2: Ein Band zwischen Süßem und weißer Stärke

Die zwei Hauptursachen für zu viel Stress, Übermüdung, Aufmerksamkeitsdefizit, Depressionen, Hyperaktivität und Gewalt? Ich nenne sie die »grausamen Zwei«: erstens raffiniertes Granulat, Pulver und Sirupe, die wir Zucker nennen, und zweitens die raffinierten, weißen, mehligen, teigigen Stärken. Da diese Lebensmittel so oft zusammen vorkommen und beinahe eine identische Wirkung haben, belegen sie gemeinsam den ersten Platz in der Schlechte-Laune-Kategorie. Viele Patienten unserer Klinik wurden von der Launenhaftigkeit, die sie schon seit Jahren ertragen mussten, befreit, indem sie diese beiden Elemente einfach von ihrem Speiseplan strichen. Keine Nahrungsergänzungsmittel, keine sonstigen Veränderungen, weder in der Ernährung noch anderweitig, waren erforderlich.

Lassen Sie uns mit Zucker beginnen, einer der am suchterzeugendsten Substanzen auf diesem Planeten. Im 12. Jahrhundert aus dem Osten als ein kostbares Medikament nach Europa eingeführt, zusammen mit anderen seltenen Substanzen wie Weihrauch, Myrrhe und Opium, wurde Zucker von Apothekern hinter Schloss und Riegel aufbewahrt und war sein Gewicht in Silber wert. In Frankreich als »Crack« bezeichnet, war es dazu bestimmt, im 16. Jahrhundert eine wertvolle und beliebte Delikatesse zu werden, bekannt für sein unglaublich suchterzeugendes Potential. Für einen schnelleren und günstigeren Zugang zu dieser potentiellen Goldgrube haben europäische Kaufleute den Sklavenhandel in Nordamerika eingeführt, mit all der Grausamkeit und den Vertreibungen, die noch immer so viel Leid hervorrufen.

Abhängigkeit, Gier, Sklaverei – das ist der Ursprung und das Vermächtnis der »Süße« des Zuckers. Als Zutat zu den meisten industriell hergestellten Lebensmitteln, von Cornflakes über Ketchup bis hin zu Tiefkühlgerichten, garantiert Zucker durch seine hohe suchterzeugende Wirkung den Umsatz.

Wie bei allen Suchtmitteln variiert unsere Anfälligkeit dafür. Manche von uns entwickeln unter Umständen nur eine leichte Abhängigkeit mit wenigen negativen Folgen. Wenn es hart auf hart käme, könnten wir sogar ohne Süßigkeiten leben. Sollten Sie zu dieser Kategorie gehören, sind Sie ein freier Vogel und können gerne diesen ersten Abschnitt komplett überspringen. Die meisten von uns sind eher ernsthaft süchtig, entweder gefangen im andauernden Jo-Jo-Effekt oder in den ständig zunehmenden schweren Essstörungen. Mein erstes Buch, *The Diet Cure*, befasst sich ausgiebig mit Zuckerabhängigkeit, ihren verheerenden Folgen sowohl für die Stimmung als auch die Gesundheit und wie sie überwunden werden kann.

Zucker ist schon für sich alleine schlecht genug, tritt jedoch häufig mit dem anderen führenden Schlechte-Laune-Nahrungsmittel auf – der raffinierten weißen Stärke. Tatsächlich sind äußerst stärkehaltige Lebensmittel wie Brot und Cornflakes für manche Menschen ein noch größeres Problem als Süßes. Sie können sogar fast genauso ein Schock für unseren Zuckerstoffwechsel sein, da sie, wie Süßes, sehr massiv und sehr schnell in Glucose – Blutzucker – umgewandelt werden.[1] Aus Gründen, die ich im folgenden Abschnitt aufzeigen werde, werden manche Menschen eher zu mehlhaltigen als zu süßen Produkten hingezogen, doch in der Regel sind diese für die Stimmung giftigen Zwillinge unzertrennlich. Sie finden sie zusammen in Keksen, Kräckern, Brot, Kuchen und Cornflakes. Warum? Weil die Kombination aus Zucker und Stärke Lebensmittel doppelt so suchterzeugend machen kann.

In gewisser Weise ist es ungerecht, Süßes und Weißmehlprodukte als Lebensmittel zu bezeichnen. Sie sind eher wie Drogen. Das Zuckerrohr und die Zuckerrübe, woraus Zucker gewonnen wird, und das Getreide, woraus Mehl gemacht wird, enthalten Ballaststoffe, Vitamine und Mineralien. Nach dem Extraktionsverfahren sind die meisten dieser nützlichen Nährstoffe jedoch verschwunden. Was übrig bleibt ist ein starkes kristallisiertes Konzentrat, nicht anders als andere Pflanzenkonzentrate, die wir kennen, wie beispielsweise Kokain oder Opium, ebenfalls aus herrlichen Pflanzen voller Vitamine, Mineralien und Ballaststoffe gewonnen. Diese beiden raffinierten weißen Kohlenhydrate können eine Ausschüttung der natürlichen Wohlfühl-Neurotransmitter in Ihrem Gehirn, Serotonin und Endorphin, erzwingen. Diese Unterbrechung und Erschöpfung des Gehirnstoffwechsels führt zu dem Verlangen nach einem weiteren Keks für einen zusätzlichen schnellen Stimmungsaufschwung ... dann noch einen ... und noch einen.

In den USA ist der Verzehr von gesüßten Lebensmitteln laut der USDA (Landeswirtschaftsministerium der Vereinigten Staaten) in den letzten 100 Jahren von etwa 11 Kilogramm auf ungefähr 55 Kilogramm im Jahr angestiegen, davon 30 Prozent erst in den letzten 20 Jahren. Dieser Anstieg von Süßem zusammen mit der Menge an raffinierten stärkehaltigen Kohlenhydraten, die wir zu uns nehmen (beides, sowohl Süßes als auch Stärke, sind Kohlenhydrate), ist tatsächlich die Hauptursache für Diabetes, die Krankheit, die sich weltweit am schnellsten ausbreitet, zusammen mit dem doppelt so häufigen Auftreten von Depressionen.[2]

Das erste Kapitel dieses Buches beginnt damit, dass die heutige Anzahl von Menschen mit Depressionen (hoch) mit der von vor 100 Jahren (niedrig) verglichen wird. Was ich nicht erwähnt habe, war, dass im gleichen Zeitraum sowohl der Verzehr von Zucker als auch Diabetes ähnlich stark zunahmen. Die Pima, ein Stamm der Ureinwohner Nordamerikas, die genau südlich der amerikanisch-mexikanischen Grenze leben, haben heute noch ein ähnliches Essverhalten wie vor 100 Jahren und weisen keinen Diabetes auf. Bei ihren Stammesangehörigen, die nördlich der Grenze leben, tritt Diabetes weltweit mit am häufigsten auf, verursacht durch die Schlechte-Laune-Zwillinge.

Die Zwillinge tragen insbesondere zu zwei weiteren emotionalen und körperlichen Plagen bei: den Ungleichgewichten der Stress- und Sexualhormone. Die Nebennieren werden mit der Verarbeitung von Süßem und raffinierter Stärke so enorm überlastet, dass sie, wenn zu einem stressreichen Leben eine stressreiche Ernährung hinzukommt, mit dem Bedarf nicht mithalten können. Da die Nebennieren auch dafür verantwortlich sind, vor der »Pause« die Hälfte unserer Sexualhormone zu produzieren und danach *alle*, kann die Ernährung sowohl für Männer als auch für Frauen den Unterschied machen. Sobald sie diese Kohlenhydrate weglassen, verschwinden bei unseren Patienten üblicherweise ihr PMS und die durch Menopause bzw. Andropause verursachten Depressionen.

Die Zucker-Stärke-Kombination, zusammen mit den Schlechte-Laune-Fetten, produziert auch eine Art blutverdickendes Fett namens »Triglycerid«, welches das Risiko einer Herzkrankheit bedeutend erhöht (eine weitere Krankheit, die mit sehr hohen Depressionsraten in Verbindung gebracht wird). Darüber hinaus sabotieren sie Ihre Stimmung und Gesundheit in noch einer anderen Weise. Sie nehmen Ihnen Ihren Appetit auf Gute-Laune-Speisen. Ihnen ist einfach nicht nach einem Shrimpssalat, wenn es Limonade, Nudeln oder Eiscreme gibt. Das Resultat laut der USDA: erheblich weniger Protein und andere wesentliche stimmungsfördernde Nährstoffe wie Calcium, Magnesium, Zink, Vitamin C und B-Vitamine, insbesondere in der Ernährung Ihrer Kinder.[3]

Was ist das Problem mit kohlenhydratreichen »Mahlzeiten«? Wenn Sie diese Lebensmittelbomben *zusammen* mit viel gutem Essen, wie z. B. Eiern,

---

✘ **Was ein typisches kohlenhydratreiches Frühstück anrichten kann:**

Orangensaft – selbst ohne zusätzlichen Zucker ist die Fruchtzuckerkonzentration im Saft, wie bei den meisten Fruchtsäften, so hoch und der Saft frei von Vitaminen, Mineralstoffen und Ballaststoffen, die den Zuckergehalt abschwächen sollten, dass die Kohlenhydrate als schlecht bezeichnet werden können. (Die meisten Vitamine können *keinerlei* industrielle Verarbeitung überleben, und die meisten Fruchtsäfte sind in hohem Maße industriell verarbeitet.)

Cornflakes – Die Milch hilft nur dann, wenn es Vollmilch ist. Meistens aber handelt es sich um fettarme Milch, was einen hohen Anteil an (Milch-) Zucker bedeutet. Wenn der Milch Fett entzogen wird, bleiben Zucker, Wasser und Proteine übrig, die wir über das Zucker-Mehl-Gemisch schütten, welche bis zur Unkenntlichkeit raffiniert wurden.

Toast oder Bagel – enthält immer oder meistens raffinierte Stärke (Weißmehl) und üblicherweise viel Süßungsmittel. Selbst Vollweizenbrot hat als Zutat Nummer eins normalerweise »angereichertes« Weißmehl und auch eine Art von Süßungsmittel hinzugefügt.

---

zu sich nehmen, landen sie etwas sanfter. Falls nicht, steht Ihr Körper nach wenigen Sekunden ernorm unter Stress, da er versucht, deren zerstörerische Wirkung zu neutralisieren. Zuerst wird kostbares Adrenalin ausgeschüttet, um den wirklichen Stress, wie einen Raubüberfall oder eine Scheidung, zu bewältigen. Dies lässt Ihren Endorphinspiegel ansteigen (was Sie sich gut fühlen lässt). Danach steigt Ihr Insulinspiegel (was Ihr Risiko erhöht, an Diabetes zu erkranken). Das meiste des Zuckers und der Stärke, nach einer fast sofortigen Umwandlung in eine den Körper belastende Menge Glucose, wird vom Insulin schleunigst aus Ihrem Blutkreislauf in Ihre Muskeln transportiert, wo es in Fett umgewandelt und gespeichert wird (weshalb Sie unnötig an Gewicht zulegen). Daraufhin sinkt Ihr Blutzucker auf einen alarmierend *niedrigen* Spiegel (damit haben Sie eine Hypoglykämie und werden mürrisch, weinerlich und bekommen Kopfschmerzen). Zu guter Letzt wird Cortisol ausgeschüttet, Ihre wichtigste stressbewältigende Substanz, um Blutzuckerreserven freizusetzen, die verhindern sollen, dass Sie ins Koma fallen. Dieses blutzuckerregulierende Manöver ist extrem verlustreich und sollte nur selten, d.h. im Notfall durchgeführt werden. Es ist wie mit einer Feueralarmübung, drei oder viermal am Tag. Ihre Stressbewältigungsausrüstung wird durch den Kampf mit den kohlenhydratreichen Zwillingen aufgebraucht und kann Ihnen mit Ihren anderen Stressoren nicht weiterhelfen (das ist der Fall, wenn Sie immer weniger mit bestimmten Situationen zurechtkommen).

Haben Sie nun genug davon? Wie wäre es hiermit: Zucker ist die bevorzugte Nahrung von Krebszellen! Ich habe noch vier Wörter über zucker- und stärkehaltige, sogenannte Nahrung zu sagen – *Essen Sie sie nicht.* Wenn Sie sich jedoch nach wie vor kein Leben ohne dieses Junkfood vorstellen können, lesen Sie im Heißhunger-Extra-Kapitel« die acht Geheimnisse, wie man von der Kohlenhydrat-Sucht loskommt.

Schlechte-Laune-Nahrung Nummer 3: Weizen (und seine Verwandten Roggen, Hafer und Gerste)

Die meisten Menschen vermuten nicht, dass hinter den gewöhnlichsten Lebensmitteln, die sie täglich essen, ein mögliches Stimmungsdesaster lauert. Die Produkte, die dazu neigen, diese Wirkung zu haben, sind (es tut mir leid) Brot, Nudeln, Bagels und Kekse aus Mehl, gemahlen aus Weizen und seinen Verwandten Roggen, Hafer und Gerste. Vielleicht sind Sie immun. Nicht jeder wird von diesen Getreidearten beeinträchtigt, eine überraschende

Anzahl von Menschen wird es jedoch. Ich habe es bei über 1000 Patienten beobachtet und es selbst erlebt.

Diese freudlosen Getreidearten, ob »voll« oder ausgemahlen, enthalten alle ein besonderes Protein namens »Gluten« (Klebereiweiß), das die Innenwand des Verdauungstraktes so sehr reizen, entzünden und verletzen kann, dass Nährstoffe aus den Lebensmitteln irgendwann nicht mehr gut (manchmal überhaupt nicht mehr) aufgenommen werden können. Die Nahrung kann nicht mehr richtig zersetzt und verdaut werden, sodass es zu einer Mangelernährung kommt. Neben Verdauungsstress, Darmbeschwerden, Kopfschmerzen sowie hohen Raten von Dickdarmkrebs und Diabetes können Depressionen und manisch-depressive Erkrankungen daraus entstehen, da die unsere Stimmung regulierenden Nährstoffe nicht aufgenommen werden können. Dutzende Studien belegen, dass Depressionen ein verbreitetes Symptom von Glutenintoleranz (auch »Zöliakie« genannt) sind, die normalerweise verschwindet, wenn Weizen und ähnliches Getreide weggelassen wird.[4] Menschen mit Glutenintoleranz haben einen niedrigen Spiegel des stimmungsaufhellend und beruhigend wirkenden Serotonins.[5] Seit mindestens 1979 wird Gluten mit psychischen Erkrankungen in Verbindung gebracht, die Zeit, in der ich zum ersten Mal auf psychiatrische Fachzeitschriften aufmerksam wurde, die von unglaublichen Verbesserungen bezüglich der Symptome von Menschen mit Depressionen und manisch-depressiven Erkrankungen in psychiatrischen Kliniken berichteten, die versuchsweise ausschließlich glutenfreie Nahrung zu sich nahmen. In jüngerer Zeit wurden auch Angst, Hyperaktivität, das Tourette-Syndrom, ADS, Epilepsie und andere neurologische Probleme mit diesen Getreidearten in Verbindung gebracht.[6]

Weizen, der in den Vereinigten Staaten angebaut wird, wurde mittels Hybridzüchtung speziell dafür entwickelt, den Glutengehalt zu erhöhen, sodass Backwaren luftiger sind. Die Kreuzung hat es jedoch zum unverdaulichsten Mehl der Welt gemacht. Luftiges Gebäck und Brot werden im Dünndarm zu einer klebrigen, reizenden Masse. Teigrezepte aus anderen Ländern funktionieren nicht gut in den Vereinigten Staaten, da unser Weizen so stark verändert wurde (und umgekehrt). Roggen, Gerste und Hafer enthalten weniger Gluten als Weizen, deshalb stellen wir daraus kein Wonder Bread her *(Anm. d. Übers: Eine Weißbrotmarke, sehr bekannt und beliebt in Nordamerika)*. Alle vier Getreidearten waren ursprünglich Gräser. (Falls Sie eine Gräserallergie haben, sollten Sie in Erwägung ziehen, all diese Getreidearten von Ihrer Einkaufsliste zu streichen.) Das Gluten, das sie enthalten, ist eines der wenigen Lebensmittel, das eine drogenähnliche Wirkung auf das Gehirn haben könnte. Von Experten in den Bereichen Ernährung und Psyche wie beispielsweise von der Autorin Doris Rapp,[7] einer Kinderallergologin, und dem Psychiater und Autor Dwight Kalita, wird es als ein »Gehirnallergen« bezeichnet.[8] Das Gluten in diesen Getreidearten wirkt auf das Gehirn wie ein Opiat, es stimuliert die Produktion von Exorphinen. Deshalb »lieben« Sie unter Umständen Ihr Brot oder die Nudeln und lassen sich von ihnen trösten – Ihr Gehirn bekommt jedes Mal, wenn Sie diese Speisen essen, einen drogenähnlichen Rausch. Demzufolge ist Gluten eine der wenigen Substanzen in der Nahrung, die eine richtige Abhängigkeit hervorrufen können. Allergiepatienten, die auf Gluten verzichten, können in den ersten Tagen Entzugserscheinungen wie Müdigkeit und Kopfschmerzen bekommen. Falls Ihr Verlangen nach Backwaren, Nudeln und ähnlichen Nahrungsmitteln zu stark ist und Sie nicht ohne sie auskommen, lesen Sie im Heißhunger-Extra-Kapitel Informationen darüber, wie man dieses Verlangen abstellt.

Was die Gluten enthaltenden Getreidearten, insbesondere Weizen, Ihnen nehmen können, sind vor allem Ihr Schwung und Elan. Wenn Sie damit anfangen würden, Tagebuch über Ihr Essen und Ihre Stimmung zu führen, würde daraus hervorgehen, dass Sie nach einer Mahlzeit, die diese Getreidesorten enthält, üblicherweise lethargisch und unkonzentriert werden.[9] (Reis und Mais sind normalerweise in Ordnung. Sie enthalten kein Gluten.) Wie fühlen Sie sich nach einem Teller Nudeln? Einer Schüssel Frühstücksflocken? Einem Sandwich? Einem Burrito? … Müde? Fühlen Sie sich, als hätten Sie einen Ziegelstein verschluckt? Eine unserer Patientinnen hat zehn Tage auf Mehl aus glutenhaltigem Getreide verzichtet, brachte dann ein Stück Brot mit zur Arbeit, um es in der Pause zu essen. Nach einer halben Stunde kamen ihre Kollegen, um nach ihr zu sehen und mussten sie regelrecht wachrütteln. Durch Glutenintoleranz verursachte chronische Erschöpfung war das Geheimnis hinter dem Rätsel, warum manche unserer Patienten von Stimulanzien wie Diätpillen, Kokain und »Speed« abhängig wurden. Wenn sie aufhören, Weizen zu essen, und dadurch erleben, wie ihre Energie zurückkommt, haben diese Menschen nicht länger das Bedürfnis, diese Drogen einzunehmen.

Glutenintoleranz wird auch mit Schilddrüsenerkrankungen in Verbindung gebracht.[10] Eine italienische Studie brachte hervor, dass Menschen mit einer signifikanten Glutenunverträglichkeit auch eine erhebliche Schilddrüsenentzündung (Thyreoiditis) entwickelten, die jedoch wieder verschwand, wenn für einen Zeitraum von drei bis sechs Monaten auf Gluten verzichtet wurde.[11] Thyreoiditis ist ziemlich verbreitet und hat viele negative Symptome, einschließlich Depressionen, Ängsten und Energielosigkeit. Wir haben diese Symptome schon viele Male beobachtet, und Sie können mehr darüber im Schilddrüsen-Extra-Kapitel erfahren.

Gluten kann uns nicht nur ruhigstellen, bei manchen Menschen kann es u. a. auch aufgewühlte Emotionen, Depressionen und Hyperaktivität hervorrufen. Eine unsere Patientinnen, eine 45-jährige Sozialarbeiterin, litt seit Jahren unter extremer Angst. Sie konnte jedoch aufgrund eines Leberproblems keine Nahrungsergänzungsmittel in Form von beruhigenden Aminosäuren einnehmen. Nachdem sie Weizen, Roggen, Hafer und Gerste von Ihrem Speiseplan gestrichen hatte, waren ihre Angst und Panik innerhalb einer Woche verschwunden, kamen jedoch direkt zurück, als sie es noch einmal damit probierte. Eine andere Patientin, eine Psychiaterin, beobachtete, dass häufige Gefühle von Angst, Schmerz und Wut nicht mehr auftraten, seit sie diese Getreidearten nicht mehr aß. Die meisten autistischen Kinder leiden ebenfalls an einer Casein- (Milcheiweiß) und Glutenintoleranz.

Ein weiterer Punkt: Darmbeschwerden (einschließlich des erhöhten Auftretens von Dickdarmkrebs) sind verbreitete Symptome der Glutenintoleranz. Denken Sie einmal daran, was chronische Verstopfung Ihrem Gemüt antun kann.

Wenn Sie die Vermutung haben, glutenintolerant zu sein, machen Sie den zweiwöchigen Heimtest, der am Ende dieses Kapitels beschrieben ist, um sicherzugehen. Falls der Test positiv ausfällt, schlage ich vor, dass Sie die glutenfreien Lebensmittel im Anhang durchgehen und das Buch *The Diet Cure* erwerben, das wesentlich mehr Informationen über einen glutenfreien Alltag enthält, als ich hier mit einbeziehen kann. *(Anmerkung: Das Buch The Diet Cure ist bisher nicht in deutscher Sprache erhältlich.)* Ich weiß, dass dies eine große Unannehmlichkeit für Sie bedeutet, aber bitte nehmen Sie es ernst. Falls Gluten der Grund für Ihre schlechte Laune und die Energielosigkeit ist, werden Sie sich innerhalb von zwei Wochen besser fühlen, nachdem Sie es einmal aus Ihrer Ernährung gestrichen haben. Letztendlich wird jedoch alles zurückkommen, sobald Sie wieder anfangen, diese Getreidearten zu essen.

Schlechte-Laune-Nahrung Nummer 4: Schlechte-Laune-Fett

Der Preis für das Schlechte-Laune-Nahrungsmittel Nummer vier geht an pflanzliches Öl sowie die Margarine und das Backfett, die daraus herge- stellt werden. Ich spreche nicht von extra nativem Olivenöl, was ein Gute- Laune-Fett ist. Ich spreche von – Überraschung! – Maiskeimöl, Sojaöl, Rapsöl, Distelöl, Sonnenblumenöl, Erdnussöl, Sesamöl, Weizenkeimöl, Baumwoll- samenöl, Walnussöl und ähnlichen. Der Grund, warum wir diese Öle vor den 30er Jahren nicht häufig benutzten, war, dass wir traditionelle Fette wie Butter und Sahne bevorzugten. Es ist auch kein Zufall, dass Depressionen, Herzerkrankungen und Krebs damals viel *seltener* auftraten.

All das veränderte sich dann in den 50er Jahren, als die Schulmedizin uns erzählte, dass gesättigte Fettsäuren in Butter und anderen Milchpro- dukten Herzinfarkte verursachen können und dass die mehrfach ungesät- tigten Fettsäuren in pflanzlichem Öl und in Margarine zum Grundnah- rungsmittel in amerikanischen Küchen wurden – wie es heute scheint in beträchtlichem Maße zum Leidwesen von sowohl unserer Gesundheit als auch Zufriedenheit.

Warum ich diese Fette fürchte. Erstens sind Sie sehr instabil – sic können sehr schnell gefährlich ranzig werden. Ranzig bedeutet oxidiert, und in Ihrem Körper bedeutet oxidiert, dass Ihre Zellen und das Gewebe beschä- digt werden, insbesondere die Bereiche, die reich an Fett sind, wie Ihr Gehirn. Sie wissen, was passiert, wenn ein Apfel der Luft ausgesetzt ist? Oxidation wird der Vorgang genannt, der ihn braun und später schlecht werden lässt. Wenn Sie pflanzliche Öle zu sich nehmen, die schon von der Hitze und dem Licht während der industriellen Verarbeitung oxidiert sind, setzen Sie Ihr eigenes gesundes Gewebe einer flüchtigen Substanz aus, die es beschädigen wird. Daher ist hier Butter wirklich besser. Sie können sie tagelang auf dem Tisch stehen lassen, ohne dass sie verdirbt. Warum? Sie wird nicht durch Licht oder Hitze beschädigt und ist voll von natürlichen Substanzen namens »Antioxidantien«, die die Oxidation verhindern. Im Gegensatz dazu wurden die Antioxidantien in pflanzlichen Ölen durch die industrielle Verarbeitung entfernt und zerstört. Der Grund dafür, dass sie nicht ranzig *riechen* ist, dass sie *desodoriert* wurden, indem man sie starker Hitze ausgesetzt hat. Leider sind diese Öle durch die industrielle Verarbei- tung sehr stark beschädigt, wenn wir sie über unseren Salat und in die Pfanne schütten oder sie zu unseren Rezepten hinzufügen. Oxidation, oder Ranzigkeit, trägt enorm zu den meisten degenerativen Erkrankungen bei, und wir konsumieren jährlich durchschnittlich etwa 23 Liter[12] ranziger Pflanzenöle, 400 Prozent mehr als im Jahr 1920.

Pflanzenöle werden aus Samen, Nüssen und Bohnen gepresst, die einen hohen Anteil an einem Fett haben, das einen bestimmten Namen und sehr spezielle Qualitäten hat. Sein Name ist »Omega-6«. Wir benötigen regelmäßig eine kleine Menge davon. Tatsächlich wird es als essentiell bezeichnet. Wir brauchen es für die Blutgerinnung, um die Schleimhaut des Uterus zu lösen, wenn wir menstruieren, und um beispielsweise unsere Blutgefäße zu stabilisieren. Entzündungen hervorzurufen ist jedoch eine Eigenschaft, für die die Omega-6-Fettsäuren besonders bekannt sind, wobei Entzündungen bis zu einem gewissen Grad nützlich sein können. Sie können Viren und Bakterien töten. Eine übermäßige Aufnahme von Omega-6-Fettsäuren kann auch das gesunde Gewebe im ganzen Körper angreifen, einschließlich des Gehirns. Chronische Entzündungen im Gehirn können die Funktionen der Neurotransmitter in einer beliebigen Anzahl von Gehirnzellen beeinträchtigen. Eine Beeinträchtigung von beispielsweise Omega-6 mit dem Neurotransmitter Dopamin kann zu Parkinson, bipolaren Störungen (manisch-depressiven Erkrankungen),[13] Schizophrenie und Zwangsstörungen führen.[14]

Es ist die Kombination aus Ranzigkeit, übermäßigem Verzehr und Entzündungen, die die Omega-6-Fettsäuren heutzutage zu einer derart ernsten Gefahr für die Gesundheit macht. Die geringen Mengen von Omega-6, die wir benötigen, bekamen wir früher von Samen und Nüssen, die wir in ihren frischhaltenden Schalen ließen, bis wir sie tatsächlich essen wollten. Heutzutage sind das die einzigen Öle, die die Menschen überhaupt essen oder mit denen sie kochen. Es sind auch die Öle, die in fast allen zubereiteten Speisen vorkommen, wie Backwaren, Salatdressings und Mayonnaise.

Diese Fette befinden sich mittlerweile sogar in wichtiger Nahrung, die früher völlig frei von Omega-6-Fettsäuren war. Fisch, Geflügel und Fleisch von Tieren, die früher mit Omega-6-armen Algen, Gras und Insekten gefüttert wurden, bekommen heute Omega-6-reiches Getreide zu fressen. Es steht außer Frage, dass die immer weiter steigende Anzahl von Menschen mit Depressionen, Herzerkrankungen und Krebs daraus resultiert. Die japanische sowie die israelische Wissenschaftsgemeinde sind nach jahrzehntelangem Konsum dieser »westlichen« Öle und einem daraus folgenden Anstieg der »westlichen« Krankheiten zu dem Schluss gekommen, dass die Omega-6-reichen Öle ein Desaster für die dortigen Menschen waren und noch immer sind. In einem harten Bericht von führenden japanischen Experten an die wichtigste amerikanische Behörde für biomedizinische

Forschung, die National Institutes of Health, ziehen sie die Schlussfolgerung, dass Omega-6-Pflanzenöl »für den Menschen als Nahrung ungeeignet ist«[15].

In Ordnung, Pflanzenöle bringen uns also um, aber haben sie wirklich so viel mit unserer Stimmungslage zu tun? Ja! Zum ersten Mal in der Geschichte benutzen wir diese ranzigen Öle in riesigen Mengen. Selbst wenn die Omega-6-Pflanzenöle nicht ranzig wären, sollten sie nur in sehr geringen Mengen konsumiert werden. Wenn wir zuviel Omega-6 zu uns nehmen, ergreift es die Macht. Insbesondere in Bezug auf unsere Emotionen, erobert es unser Gehirn. Es ruft nicht nur die gefährliche Gehirnentzündung, die ich gerade erwähnte, hervor, sondern es setzt eine weitere Art von Fehlfunktion des Gehirns in Gang. Omega-6-Moleküle sind in ihrer Form (lang und geschmeidig) einem anderen Fett ähnlich – dem Omega-3, das eigentlich für den Aufbau der Zellwände in unserem Gehirn wichtig ist. Wenn wir nicht genug vom richtigen Stoff bekommen und zur Rettung das Omega-6 eingreift, senden und empfangen unsere Gehirnzellen die Signale nicht mehr ordnungsgemäß. Das ist ein Desaster für unser Gemüt. Es ist ohne Frage ein Problem bei Depressionen, mit Depressionsraten, die in den letzten 100 Jahren proportional zu unserem Konsum von Omega-6-Fettsäuren anstiegen.[16]

Lassen Sie uns für den Augenblick seine Ranzigkeit vergessen und weitermachen mit dem letzten Nagel im Omega-6-Sarg (und in unseren Särgen, wenn wir es zu uns nehmen). Werfen wir einen Blick darauf, was diesen ranzigen, von Natur aus so flüssigen Ölen angetan wurde, damit sie als Margarine und Backfett gehärtet sind, die wir in den meisten zubereiteten Speisen finden und zu Hause nutzen, um unser Herz zu »schützen«.

Die anfälligen, bereits beschädigten Pflanzenöle, die so extrem hitzeempfindlich sind, werden für viele Stunden mit Wasserstoff und Nickelteilchen gekocht, bis ihre grundlegende Molekularstruktur völlig in ein »gehärtetes« oder »Trans«-Fett (denken Sie an *trans*formiert) verändert wurde. Die Giftigkeit dieser *trans*-Fettsäuren übertrifft *bei weitem* jegliche Gefahren, die mit den gesättigten Fettsäuren in Verbindung gebracht werden (außer bei gesättigten Fettsäuren, die gehärtet sind). Das Hydrieren (*Trans*formieren) verändert jedes Fett in etwas, das Freunde der Biochemie als »nur einen Schritt von Kunststoff entfernt« beschreiben. Durch den Vorgang werden die flüssigen Fette nicht nur gehärtet, sondern bleiben dadurch auch für immer gehärtet. Ihre Lebenszeit wird der Haltbarkeitsdauer geopfert.

Die Beweise, die sich seit Jahrzehnten anhäuften, wurden in den 90er Jahren durch Dutzende Studien, die die fatalen Auswirkungen des Hydrierens (oder Härtens) auf unsere Arterien und das Herz beschrieben, zur erdrückenden Last. Eine von vielen ähnlichen Studien stellte »… eine signifikante Verbindung zwischen der Einnahme von trans-Fettsäuren und dem Risiko eine Herztodes«[17] fest.

Welche Wirkung haben diese »teilweise gehärteten« Fette, die noch immer in beinahe jedem abgepackten Lebensmittel im Ladenregal enthalten sind, *obwohl viele Hersteller sie nicht als Zutat aufführen*, auf das Gehirn und das Gemüt? Trans-Fettsäuren hindern Ihr Gehirn daran, die Omega-3-Fettsäuren, die es schützen, zu nutzen und dadurch zu der Übernahme durch die Omega-6-Fettsäuren beitragen, was zu Depressionen und anderen Stimmungsproblemen führt.

Vermeiden Sie die Schlechte-Laune-Fette. Einer der Gründe, warum Lithium und ähnliche Medikamente bei bipolaren bzw. manisch-depressiven Stimmungsschwankungen helfen, ist, dass sie das Gehirn vor der Wirkung der Omega-6-Fettsäuren schützen.[18] Doch die meisten von uns benötigen keine Medikamente, um unsere Gehirnwindungen freizumachen. Wir müssen aufhören, die Schlechte-Laune-Omega-6-Pflanzenöle zu nutzen, gehärtet oder nicht, und anfangen, viel mehr von den Gute-Laune-Fetten zu verwenden. (Mehr darüber im nächsten Kapitel.)

Dies ist eine schwierige Anweisung, da sie bedeutet, industriell verarbeitete Lebensmittel wie Mayonnaise und fertige Salatdressings zu vermeiden, ebenso wie Backwaren, Kräcker, Cornflakes, Chips und Kekse. Es wird eine Weile dauern, bis Sie die Übeltäter im Supermarkt identifizieren und möglichst vermeiden können, auch wenn Sie einmal auswärts essen. Aber es wird Ihnen sowohl Ihr Leben als auch Ihre Stimmung wert sein.

Schlechte-Laune-Nahrung Nummer 5: Soja

Sehr zum Entsetzen all derjenigen von uns, die Soja mittlerweile als ein Wundernahrungsmittel betrachten, stellt sich heraus, dass es einige negative Effekte auf unsere Stimmung und unsere Gesundheit hat. Mein Hauptanliegen besteht darin, Ihnen von einigen Erkenntnissen zu erzählen, über die Sie meiner Meinung nach mehr wissen sollten: Es geht darum, wie Soja sowohl die stimmungsregulierenden Sexual- und Schilddrüsenhormone als auch das Gehirn und die Verdauung nachteilig beeinflussen kann.

Soja und Babys. Auf Sojamilch basierende Säuglingsanfangsnahrung stellt solch ein Risiko dar, dass die Gesundheitsminister in Großbritannien und Neuseeland den Eltern ausdrücklich geraten haben, diese nicht zu benutzen.[19] Es besteht kein Zweifel, dass mit Soja gefütterte Säuglinge einen Östrogenspiegel haben, der 17 000-mal höher ist als der von Säuglingen, die mit Muttermilch oder Kuhmilch ernährt wurden. Das entspricht dem Östrogen von täglich fünf Antibabypillen! Der sich ausbreitende Anstieg von frühzeitiger Pubertät bei 15 Prozent der weißen Mädchen und 50 Prozent der schwarzen Mädchen, wie in der Titelstory der Ausgabe des *Time Magazines* vom 30. Oktober 2000 berichtet, kann direkt auf die Wirkung von Sojaanfangsnahrung zurückgeführt werden. Dies entspricht einer Studie über Mädchen mit frühzeitiger Brustentwicklung und Schambehaarung in Puerto Rico, die ebenfalls zu genau diesem Schluss gelangte.[20]

Unter Säuglingen, die mit Sojamilch gefüttert werden, ist die Diabetesrate doppelt so hoch wie bei den mit Muttermilch ernährten Kindern,[21] außerdem bezweifelt niemand die Tatsache, dass Sojamilch hemmend auf die Schilddrüsenfunktion der Säuglinge wirkt.[22] Der Anteil des in Sojamilch vorhandenen Tryptophans ist niedriger als in der Muttermilch, wodurch Säuglinge dem Risiko ausgesetzt werden, später an Serotoninmangel-Stimmungen und Schlaflosigkeit zu leiden,[23] zusammen mit Diabetes und einer Schilddrüsenerkrankung, die beide stark mit Depressionen in Verbindung stehen.

Soja und die Verdauung. Soja enthält eine ungewöhnliche Art von Protein, welches, obwohl reich an den meisten Aminosäuren, so schwer zu verdauen ist (außer vielleicht im Fall von gegorenem Tempeh oder Miso), dass seine einzelnen gemütsschützenden Aminosäuren nicht leicht aufgenommen werden. Dieses Protein kann auch den Verdauungstrakt schädigen, was zu einer generell gestörten Verdauung und einer dadurch noch stärker verminderten Proteinaufnahme führen kann.

Die Sojaindustrie hat eine sehr hilfreiche Website an Schweinezüchter gerichtet. Dort findet man eine Warnung bezüglich der Menge an Sojafutter, das für Ferkel als ungefährlich eingestuft wird: *1 Prozent.* Neben dieser Warnung ist ein grausames Bild von einem beschädigten Darm eines Ferkels zu sehen, um das Leid zu verdeutlichen, das ein übermäßig mit Soja gefüttertes Schwein ereilen kann.[24] Leider war die Sojaindustrie, was ihre menschlichen Konsumenten betrifft, bisher noch nicht so mitteilsam in Bezug auf die negative Wirkung von Soja auf den Verdauungsapparat des *Homo sapiens.*

Der Schilddrüsenfaktor. Eine Ärztin animierte ihre Patientinnen dazu, während der Menopause Sojaflavone einzunehmen, bis sie eine seltsame Feststellung machte: Viele von ihnen entwickelten Symptome einer Schilddrüsenunterfunktion. Tatsächlich wird schon seit 40 Jahren die mindernde Wirkung von Soja auf die Schilddrüsenfunktion genau dokumentiert.[25] Soja enthält Phytate, deren beeinträchtigende Wirkung auf die Aufnahme von stimmungsaufhellenden Schilddrüsenhormonen sogar von der Sojaindustrie anerkannt wird, genauso wie auf die Aufnahme der für die Schilddrüse und das Gehirn wichtigen Mineralien Jod, Eisen und Zink. Wir wissen, dass bei Soja-Essern die Autoimmunthyreoiditis häufig auftritt,[26] worüber Sie auch etwas im Schilddrüsen-Extra-Kapitel lesen können.

Der Hormonfaktor. In letzter Zeit wurde Soja als »Anti-Krebs-Lebensmittel« angepriesen, das vor Brust- und Prostatakrebs schützen kann. Befürworter des Sojas verweisen häufig auf die auffallend niedrige Anzahl dieser Krebsarten in asiatischen Ländern, wo der Konsum von Soja weit verbreitet ist, als Beweis seiner krebsbekämpfenden Fähigkeit. Was sie jedoch nicht erwähnen, ist, dass die Durchschnittsmenge, die in Japan täglich konsumiert wird, *weniger als 2 Teelöffel* beträgt. In China wird davon sogar noch weniger gegessen. In Japan und auch andernorts in Asien ist die Verwendung von Sojamilch nahezu unbekannt. In den Vereinigten Staaten nehmen die Menschen viel mehr Soja zu sich als irgendwo sonst: große Tofu-Burger und hochwirksame Soja-Protein-Shakes, große Gläser Sojamilch und hochkonzentrierte, auf Soja basierende Nahrungsergänzungsmittel. Wenn Sie Soja in solch großen Mengen essen, ist es genauso, als würden Sie eine unbeaufsichtigte Hormonersatztherapie machen.

Frauen in den Wechseljahren mit niedrigem Östrogenspiegel erzählten mir, dass schon ein halbes Glas Sojamilch innerhalb von Minuten ihre Hitzewallungen stoppte. Die Forschung bestätigt, dass Soja den Östrogenspiegel ansteigen lässt, aber ist das auch immer gut? Gesteigerte Östrogenspiegel können für diejenigen Frauen gut sein, die definitiv einen niedrigen Spiegel haben (obwohl die anderen nachteiligen Effekte von Soja immer noch Auswirkungen darauf haben können). Doch nur bei wenigen Frauen wurde während der Menopause der Östrogenspiegel tatsächlich gemessen, der häufig völlig normal oder sogar erhöht ist, was man nicht zu beeinflussen versuchen sollte. Männer und Frauen, die bereits einen normalen oder erhöhten Östrogenspiegel haben (das sind die meisten Männer und Frauen unter 40), sollten diesen weder erhöhen noch senken, erst recht nicht ohne einen vorherigen Test. (Lesen Sie im Sexualhormon-Extra-Kapitel, wie Sie Ihren eigenen Sexualhormonspiegel messen.)

Über 80 Prozent der Fälle von Brustkrebs in den Vereinigten Staaten hängen mit ergänzend eingenommenem Östrogen zusammen. Daher überrascht es nicht, dass in vielen Studien Soja mit einem erhöhten Brustkrebsrisiko in Verbindung gebracht wird.[27] Im Rahmen einer Studie wurde Frauen, die bereits einen Tumor in der Brust hatten, über einen Zeitraum von 14 Tagen ein Sojagetränk gegeben. Das Wachstum ihrer Tumoren steigerte sich erheblich. Das Zellwachstum im Brustgewebe wurde in einer anderen Studie stimuliert, indem den Probanden 45 Milligramm Isoflavon verabreicht wurde. (Dies ist das Doppelte der Menge, die die Japaner durch Soja-Nahrung täglich an leistungsfähigem Phyto-Östrogen zu sich nehmen.)[28] Dennoch liegt die empfohlene Tagesdosis von Soja-Isoflavon in den amerikanischen Nahrungsergänzungsmitteln bei 40 bis 80 Milligramm.

Menstruationsstörungen, sehr verbreitet unter jungen Vegetarierinnen, werden ebenfalls zu den mit Soja verwandten Phänomenen gezählt.[29] Wie vorherzusehen war, verursacht Soja bei Männern einen Abfall des Testosteronspiegels, wobei ihre Östrogenspiegel unnormal hoch ansteigen oder zu tief sinken können.[30]

Soja und das frühzeitige Altern des Gehirns. Im Rahmen einer hawaiianischen Studie über 35 Jahre wurden 8900 japanische Männer und 500 ihrer Frauen, alle japanischer Herkunft, untersucht. Es stellte sich heraus, dass das Verspeisen von Tofu der einzige Faktor war, der mit dem Altern und Schrumpfen des Gehirns sowie der Alzheimer-Krankheit in Beziehung gesetzt werden konnte.[31] Je mehr Tofu konsumiert wurde, desto geschädigter war das Gehirn. Mein Vater, stets geistig fit, war im Alter von 75 Jahren zum ersten Mal auf sich alleine gestellt und begann damit, zweimal täglich Tofu zu essen, und das fast jeden Tag. Er entwickelte eine ungewöhnlich spät auftretende Form der Alzheimer-Krankheit, die seine Ärzte nicht erklären konnten. Wie viele von uns versuchte er nur, gesund zu leben, sein Gemüt und seine Gesundheit waren jedoch nie wieder die gleichen, selbst als er aufhörte, Tofu zu essen.

Die Soja-Geschichte, anfänglich so vielversprechend, scheint einem unglücklichen Ende entgegenzusteuern. Wenn Sie es bisher schon nicht besonders mochten, wird Sie diese Entwicklung nicht weiter stören, aber ich weiß, dass diese Neuigkeiten ein wirklicher Schlag für Vegetarier und andere gesundheitsbewusste Menschen sein wird. Ich war selbst schockiert und skeptisch, bis ich bei der zunehmenden Forschung genauer hinschaute.

Der Non-Food-Sonderpreis für Diätkost

Nicht *ausreichend* Nahrung zu sich zu nehmen trifft Ihre Gemütslage noch viel mehr, als zu viel Schlechte-Laune-Nahrung zu essen. In einer großen John-Hopkins-Studie wurde festgestellt, dass Diät halten unter Übergewichtigen der Hauptgrund für Depressionen ist. Folglich ist Nahrungseinschränkung ein gefährliches Mittel zur Gewichtsabnahme. Kalorienarme Ernährung ist auch als Hauptursache aller Essstörungen bekannt sowie für die damit verbundenen schrecklichen Emotionen. Die kurzzeitigen Nährstoffverluste, die der Körper während einer Diät erträgt, können leicht auf langfristige Stimmungsdefizite hinauslaufen.[32] Diät halten, Hungern, Einschränkungen – alle haben dauerhafte Auswirkungen auf Ihr Gehirn. So etwas wie eine »erfolgreiche« kalorienarme Ernährung gibt es nicht: Diäten lassen das Gehirn hungern und buchstäblich schrumpfen. Mahlzeiten auszulassen gilt ebenfalls als Verhungern. Ihr Körper bewahrt Ihre stimmungserhaltenden Nährstoffe nicht irgendwo ordentlich in einem Schrank auf. Wenn Sie sie nicht schlucken, werden auch keine ankommen. Wir wissen aus den Konzentrationslagern, von der Hungersnot und von Magersucht, dass Menschen auch ohne ausreichende Nährstoffe weiterleben können, aber sind sie dabei *glücklich? Nein!* Hier ist ein Überblick darüber, was wirklich passiert, wenn Sie nicht essen:

■ Mahlzeiten auszulassen wirft automatisch Ihren Blutzuckerspiegel für den ganzen Tag aus der Bahn. Wir haben dem Genussmittel *Kaffee* hier viel zu verdanken, da er insbesondere Ihren Appetit am Morgen verderben kann, was zu dem am weitesten verbreiteten Schlechte-Laune-Essverhalten führt: dem Ohne-Frühstück-Syndrom (OFS). OFS ist bekannt dafür, Energielosigkeit und viel Stress zu fördern und dafür zu sorgen, dass Sie schon um 10 Uhr morgens reif für Schokolode sind. Koffein wird im nächsten Abschnitt als Lebensmittelzusatzstoff eingeordnet.

■ Wenn Sie sich kalorienarm ernähren, kann es den gleichen Effekt haben, wie den ganzen Tag Mahlzeiten auszulassen. Zusätzlich hemmt es die Spiegel zweier Ihrer wichtigsten Stimmungsaufheller – des Serotonins und des Schilddrüsenhormons.

■ Fett macht wirklich fröhlich. Fettreduzierte Ernährung hängt stark mit Depression und Reizbarkeit zusammen. Wenig Fett bedeutet normalerweise viele Kohlenhydrate und demnach niedrigen Blutzucker, was zu Stimmungsschwankungen, Hypoglykämie und Diabetes führt. Ein niedriger Blutzuckerspiegel kann sogar ohne Fett als alternativen »Kraftstoff«, welcher noch gleichmäßiger brennt als ein Kohlenhydrat-»Kraftstoff«, noch weiter abfallen. Ohne bestimmte Fette funktioniert Ihr Gehirn schlecht, und Ihre Sexualhormone sowie die stressbewältigenden Hormone können nicht richtig produziert werden.

■ Eine eiweißarme Ernährung (z. B. die typische Ernährung eines Vegetariers) bedeutet normalerweise Energielosigkeit und eine schlechte Gemütslage, weil es Ihrem Gehirn und Ihrem Körper an Aminosäuren fehlt, die für die Produktion ihrer natürlichen Antidepressiva und der Stimulanzien Serotonin und Noradrenalin sowie des natürlich entspannenden GABA benötigt werden (ganz zu schweigen vom Muskelaufbau und den Tausenden anderen Körperfunktionen, die Protein erfordern). Das bedeutet mindestens *drei*mal täglich Eiweiß zu essen. Sie werden den Unterschied bereits am ersten Tag spüren.

■ Abgepackter Diätkost mangelt es nicht nur an Kalorien, sondern durch die industrielle Verarbeitung und die vielen Chemikalien auch an Nährstoffen.

Bezüglich Aspartam (z. B. NutraSweet): Diese Königin der Diätwelt ist stark umstritten. Die amerikanische Lebens und Arzneimittelbehörde FDA erhielt allein 4800 Beschwerden innerhalb eines Jahres. Von einer einzigen Peron können riesige Mengen aufgenommen werden, da Aspartam in so vielen verschiedenen Diät-Produkten enthalten ist. Doch kann dieser synthetische Zucker, genau wie richtiger Zucker, den Insulinspiegel erhöhen und wird tatsächlich mit Diabetes in Verbindung gebracht.[33] Unsere Patienten beklagen sich häufig über negative körperliche Symptome wie Kopfschmerzen und Völlegefühl. Die *häufigsten Klagen bezüglich der Gemütslage* umfassen jedoch Depressionen, Reizbarkeit, Verwirrtheit, Angstattacken, Schlaflosigkeit sowie Phobien.[34] Klingt wie die Liste der Symptome bei niedrigem Serotonin? Das sollte es auch, weil Aspartam definitiv Serotonin hemmen kann. Es kann außerdem stark abhängig machen, da es einen Anstieg unserer natürlichen Stimulanzien und Schmerzmittel Noradrenalin und Endorphin forciert. Eine psychiatrische Studie, die die Wirkung von Aspartam auf Menschen untersuchte, die bereits unter Depressionen litten, musste abgebrochen werden, weil die Auswirkungen so schwerwiegend waren: 63 Prozent erlitten Gedächtnisverlust, 25 Prozent wurden reizbar, 37 Prozent wurden noch depressiver und 40 Prozent erlebten Albträume![35] In den allgegenwärtigen Light-Getränken mit Koffein (s. nächste Seite) kombiniert, kann Aspartam besonders giftig für Ihr Gemüt sein.

Negativ-Auszeichnung für
Schlechte-Laune-Lebensmittelzusätze

Koffein. Der Durchschnittsmensch konsumiert so viel Koffein wie noch nie zuvor, in Kaffee, Light-Getränken, Schokolade und dem immer beliebter werdenden Eistee. Neben den vorhersehbaren negativen Auswirkungen auf die Qualität und Quantität Ihres Schlafes, indem es Sie müde und nervös macht, können Sie darauf zählen, dass Koffein zu Angstgefühlen beiträgt. Studien belegen, dass die Personen, die den meisten Kaffee trinken, häufig auch unter chronischen Depressionen leiden.[36] Die Stimmungswippe, die das Koffein auslöst, ist Teil von dem, was Sie süchtig macht. Wenn Sie abstürzen, nehmen Sie noch mehr Koffein zu sich. In diesem Prozess werden Ihre eigenen, natürlichen Aufputschmittel aufgebraucht, was immer dann passiert, wenn Sie synthetische Aufputschmittel nehmen. Dies wiederum macht Sie nur noch abhängiger von Koffein.

Unter den schlimmsten Angriffen dieser »Droge« auf die Gemütslage ist die hemmende Wirkung auf das stimmungsaufhellende Serotonin und das schlaffördernde Melatonin. Koffein erschöpft auch manche unserer für die Stimmung wichtigsten Nährstoffe: die B-Vitamine, Vitamin C, Kalium, Calcium und Zink. Ebenso überreizt und schwächt es Nieren, Bauchspeicheldrüse, Leber, Magen, Darm, Herz, Nervensystem sowie die Nebennieren, und es übersäuert den Körper (was frühzeitiges Altern verursacht). Kaffee ist Kohlenwasserstoff, der freie Radikale produziert und mit Pestiziden durchsetzt ist, was die Zellmembranen schwächt. Außerdem reicht schon eine kleine Menge Kaffee aus, um diese negativen Effekte in Gang zu setzen – nur zwei kleine Tassen oder ein Becher voll am Tag. (Koffeinfreier Kaffee, außer er ist aus biologischem Anbau, enthält immer noch sowohl etwas Koffein als auch all die Pestizide und Kohlenwasserstoffe.)

Farbstoffe, Konservierungsstoffe und andere chemische Zusätze. Es ist bekannt, dass die Chemikalien, die zum Färben und Konservieren der Nahrungsmittel benutzt werden, negative Auswirkungen auf die Stimmung haben. Diese Effekte, insbesondere bei Kindern, wurden seit den 70er Jahren umfangreich untersucht.[37] Es geht dabei um Reizbarkeit, Konzentrationsprobleme und Hyperaktivität. Manche künstliche Farbstoffe neigen eher dazu, aufzuregen als andere, wobei Gelb der Farbstoff mit den unangenehmsten Auswirkungen ist. (Ironischerweise sind Antidepressiva häufig mit gelblichem Farbstoff überzogen, was erhebliche Probleme verursacht hat.[38]) Ursprünglich machte uns Dr. Benjamin Feingold auf dieses Problem aufmerksam, und seine Arbeit wurde international bestätigt. Mehr wichtige Details darüber finden sie auf www.feingold.org und in dem Buch *Helping Your ADD Child* von Dr. John Taylor.[39]

Seit künstliche Aromastoffe, Farbstoffe und andere chemische Zusätze in jedem industriell verarbeiteten Produkt, von Käse bis hin zu Medikamenten, zu finden sind, waren Sie vielleicht betroffen, wussten jedoch nicht, dass diese Gehirn-Reizstoffe die Übeltäter waren. Es gibt jedoch einen, der heraussticht: der »Geschmacksverstärker« Natriumglutamat, berüchtigt für seine negativen Auswirkungen auf das Gehirn und seine Fähigkeit, insbesondere Depressionen auszulösen.[40] Als Zusatz in vielen bekannten Nahrungsmitteln wie in gewürzten Chips oder Kräckern ist es auch Bestandteil von »aufgeschlossenem Pflanzeneiweiß«, einem der am häufigsten verwendeten Zusätze in den gesamten industriell hergestellten Nahrungsmitteln.

Zur Vermeidung von Zusätzen versuchen Sie es mit Lebensmitteln aus dem Reformhaus, die sind meistens frei davon – und achten Sie auf die Angaben auf der Verpackung.

Pestizide. Eine weitere rätselhafte Zutat, enthalten in sowohl frischen als auch industriell hergestellten Nahrungsmitteln. Pestizide können definitiv Auswirkungen auf Ihre Gemütslage und Ihre Gesundheit haben.[41] Entscheiden Sie sich für biologisch angebaute Produkte, Milchprodukte, Eier aus Bio- oder Freilandhaltung, Geflügel und Fleisch, wann immer sie können.

Die Platzierungen für allergieauslösende Nahrungsmittel

Erlauben Sie mir, die Lebensmittel aufzulisten, von denen festgestellt wurde, dass sie den Körper am meisten reizen, sortiert nach dem Grad der Belastung. Sie hatten unter Umständen bereits negative Reaktionen auf dieses (oder andere) Nahrungsmittel und haben diese daraufhin vermieden. Verursacht irgendeine Nahrung bei Ihnen Durchfall, Ausschlag oder Atembeschwerden? Überraschenderweise sind die meisten allergischen Symptome subtiler, anhaltend und gewohnter – zum Beispiel ständige Müdigkeit oder Verdauungsstörung. Natürlich hat nicht jeder mit Nahrungsmittelallergien zu kämpfen, aber es gibt einen einfachen Weg, herauszufinden, ob *Sie* dazugehören. Es ist ein Test für zu Hause, den ich am Ende dieses Kapitels beschreibe.

✗ Beeinträchtigt bestimmte »Allergie-Nahrung« Ihre Stimmungslage, Aufmerksamkeit oder körperliche Gesundheit?

Die weitestverbreiteten allergischen Stimmungsreaktionen: Reizbarkeit, Wutausbrüche, bedrückende Lethargie, Trauer, Hyperaktivität, Stress, Angst, Depressionen, Konzentrationsschwäche und Autismus. Allergische Stimmungsreaktionen können innerhalb von Minuten oder irgendwann in den 24 bis 48 Stunden nach Nahrungsaufnahme eintreten.

Die weitestverbreiteten körperlichen Reaktionen: 1) Verdauungsprobleme: Verstopfung, Durchfall, Magenschmerzen, Völlegefühl, Blähungen, Reflux und Sodbrennen. 2) Atemprobleme, einschließlich Asthma, Halsschmerzen, Ohrenschmerzen, verstopfte Nase und Nasenschleimfluss in den Rachenraum (Postnasal Drip). Wir haben festgestellt, dass Lebensmittelallergien häufig andere allergische Reaktionen, d. h. auf das Einatmen von z. B. Pollen oder Gräsern verschlimmern, was auch die Forschung bestätigt. In einer Studie, in der Allergiker alles essen durften, was sie wollten, reagierten 25 Prozent auf Pollen und Gräser, während diejenigen, die keine allergieauslösende Nahrung zu sich nahmen, nur halb so viele allergische Reaktionen zeigten.[42]

Weitere verbreitete allergische Reaktionen: Energielosigkeit und Schläfrigkeit (besonders nach dem Essen), Gelenkschmerzen, Schmerzen, Suchtverlangen nach der allergieauslösenden Nahrung oder nach Süßigkeiten.

Erster Platz: Weizen (und seine Verwandten Roggen, Hafer und Gerste). Ich habe diese glutenreichen Getreidearten bereits zur Schlechte-Laune-Nahrung Nummer drei erklärt, aber ich wollte sie hier noch einmal erwähnen.
Zweiter Platz: Milchprodukte.
Dritter Platz: Soja und die Nachtschattengewächse (Tomaten, Paprika, Kartoffeln, Auberginen und Tabak).
Vierter Platz, besonders für Kinder: Schokolade, Erdnüsse, Eier und Nahrung, die reich an Salicylsäure ist, wie Äpfel und Orangen, gemäß Dr. Feingold.

Zweiter Platz: Milchprodukte

Milch, Käse und alle anderen Produkte, die von der Kuh stammen, oder sogar manchmal vom Schaf oder der Ziege: Ob es nun die Antibiotika sind, das Futter für die Kühe oder die industrielle Verarbeitung, so viele Menschen wie noch nie zuvor haben Probleme mit Milchprodukten. In unserer Klinik hören wir beinahe so häufig Klagen über Kuhmilchprodukte wie über den erstplatzierten Weizen und die anderen glutenhaltigen Getreidearten. Es gibt viele Belege, dass diese Produkte negative Effekte auf den Gemütszustand von sowohl Kindern als auch Erwachsenen haben können. Insbesondere Wut und sogar Gewalt werden mit allergischen Reaktionen auf Milchprodukte in Verbindung gebracht.[43] Ich hörte zum ersten Mal etwas über die negativen Auswirkungen von Nahrung auf die Stimmung und das Verhalten, als ich einen Bericht las, geschrieben von einem Jugend-Bewährungshelfer. Es ging um einen »hoffnungslosen« straffälligen Wiederholungstäter, dessen Charakter sich komplett veränderte, nachdem bei ihm eine Allergie auf Milch diagnostiziert wurde und er daraufhin auf Käse und Milch verzichtete.

Es ist bekannt, dass auch viele autistische Kinder an einer Milcheiweiß (Casein)-Intoleranz leiden.

Wenn Sie irgendwelche der emotionalen oder körperlichen Merkmale/Eigenschaften haben, die oben im Kasten aufgelistet sind, testen Sie dieses Essen, um herauszufinden, ob es für Sie ein Problem darstellt oder nicht. Selbst wenn sich Ihre Stimmung nicht verbessert, wenn Sie die entsprechende Nahrung meiden, werden Sie vielleicht ein unbezahlbares Geheimnis über Ihre Gesundheit erfahren, das hinter Ihrem chronischen Asthma, den Ohrenschmerzen, Halzschmerzen oder Durchfall steckt. Seien Sie sich dessen bewusst, dass das Milcheiweiß, »Casein« genannt, so suchterzeugend sein kann wie Gluten, das Getreideeiweiß. Das ist einer der Gründe für die enorme Beliebtheit von auf Milch basierender Nahrung. Lesen Sie das Heißhunger-Extra-Kapitel, wenn es Ihnen schwerfällt, sich vom Verlangen nach diesen Nahrungsmitteln zu befreien. Versuchen Sie es als Erstes mit lactosefreier Milch, um zu sehen, ob es Ihre Symptome abschwächt. Falls nicht, ist es wahrscheinlich das Casein oder die Molke, die Ihr Körper nicht verträgt. In diesem Fall werden auch lactosefreie Milch und lactosearmer Joghurt oder Butter nicht helfen, sondern Sie müssen komplett auf Milchprodukte verzichten. Wenn Sie das tun, versuchen Sie es mit Butterschmalz, das keine Lactose und Proteine mehr enthält und sich hervorragend zum Kochen eignet. Die meisten Menschen, die keine Milch vertragen, haben dagegen keine Probleme mit Produkten aus Schafs- oder Ziegenmilch. Probieren Sie auch Rohmilchprodukte (aus Kuhmilch), die weder homogenisiert noch pasteurisiert wurden. Bei manchen Menschen haben sie andere Auswirkungen als industriell verarbeitete Milch. Wenn nichts davon funktioniert, können Sie immer noch Kokosmilch und -öl genießen (später mehr über diese Leckerei). Vermeiden Sie Reismilch, Sojamilch und Mandelmilch, die alle übersüßt oder anderweitig zu beanstanden sind.

Dritter Platz: Soja, Schokolade, Erdnüsse, Eier und die Nachtschattengewächse

Nach unserer Erfahrung verursachen diese Nahrungsmittel weit weniger häufig Stimmungssymptome bei Erwachsenen als die glutenhaltigen Getreidearten oder die Milchprodukte. Unter ihnen sind Soja und die Nachtschattengewächse die meistverbreiteten Allergieauslöser. Bei Kindern sind Schokolade, Erdnüsse und Eier die Lebensmittel in dieser Kategorie, die am wahrscheinlichsten Reaktionen wie Wutanfälle, Hyperaktivität, Tränen und/ oder Apathie bewirken. Erwachsene mit Allergiesymptomen, insbesondere wenn sie extreme Konzentrationsschwierigkeiten haben (oder ADHS), sollten auch in Betracht ziehen, all diese Nahrungsmittel aus ihrem Speiseplan zu streichen oder zumindest in Frage zu stellen, wenn sie keinen entscheidenden Vorteil davon haben, wenn sie nur Weizen, Roggen, Hafer, Gerste und Milchprodukte weglassen.

Süchtig nach Schlechte-Laune-Nahrung?

Wissen Sie schon seit einer Weile, dass sich Ihre Gemütslage erheblich verbessert, wenn Sie mehr Protein, Gemüse oder frisches Obst und weniger Brot, Cornflakes, Nudeln und Süßes essen? Viele unserer Patienten erzählen uns, dass sie sich nie so beständig gut fühlten, wie wenn sie sich nach der Atkins- oder der Steinzeitdiät ernährten. Das Problem war, dass sie nie bei der Gute-Laune-Nahrung dieser Diäten *blieben*. Sie *konnten* es nicht. Warum? Weil sie süchtig nach Süßem, stärkehaltigen Kohlenhydraten, Milchprodukten und fetthaltigem Junkfood waren. Sind Sie süchtig nach Essen? Die meisten Amerikaner sind es, in gewissem Maße. Wie Sie sich von dieser Abhängigkeit befreien, damit Sie sich problemlos für die Lebensmittel entscheiden können, von denen Sie wissen, dass es Ihnen mit ihnen besser geht, davon handelt das Heißhunger-Extra-Kapitel. Bitte lesen Sie es.

Woher wissen Sie, dass Sie süchtig nach Junkfood sind? Das ist einfach. Trotz all der guten Gründe, aus denen Sie es nicht essen sollten, tun Sie es dennoch. »Anhaltender Konsum trotz eindeutig schädlicher Folgen« ist eine offizielle Definition von Sucht. Ihre Stimmung ist schlecht, aber Sie essen weiterhin Schlechte-Laune-Nahrung. Wenn Sie von Junkfood nicht loskommen, wie so viele von uns, kann es helfen, die Aminosäuren und Nahrungsergänzungsmittel einzunehmen, die bei Ihren speziellen Gemütsproblemen empfohlen werden, da sie die Emotionen ausschalten, die dieses Verlangen nach Junkfood auslösen.

Testen Sie zu Hause, auf welche Nahrungsmittel Sie eventuell allergisch sind

Ein verdächtiges Nahrungsmittel sollte in folgendem einfachen und effektiven Versuch getestet werden. Kein anderer Test ist nach unserer Erfahrung und der der Allergieexperten so genau.[44] Lebensmittelallergien sind weiter verbreitet als andere Allergien, jedoch schwieriger zu diagnostizieren. Der herkömmliche Pricktest funktioniert für Nahrungsmittel nicht annähernd so gut wie beispielsweise für Pollen, Gräser oder Tierhaare, und auch die Resultate beim Bluttest waren eher enttäuschend. Wir führen diese Art von Test kaum noch durch, da der Heimtest so wirkungsvoll und überzeugend ist. (Es gibt ein paar Methoden, die wir von Fall zu Fall zum Testen einsetzen, wenn immer noch Allergiesymptome auftreten, selbst wenn die geläufigsten Allergene getestet oder bereits vermieden wurden. Im Anhang finden Sie eine Liste.)

Führen Sie ein Tagebuch über Ihre Stimmung und die entsprechenden Lebensmittel, um den Testverlauf zu beobachten. Schreiben Sie auf die linke Seite, was Sie essen und zu welcher Zeit. Auf der rechten Seite notieren Sie ganz genau, wie Sie sich fühlen (Stimmung, Energie, Schlaf, Verdauung, Stuhlgang usw.).

- Verzichten Sie für 14 Tage völlig auf die möglicherweise allergieauslösende Nahrung.
- Führen Sie jeweils nur eines der Nahrungsmittel oder der Nahrungsmittelgruppe wieder ein.
- Warten Sie zwei ganze Tage, bevor Sie ein weiteres Nahrungsmittel wie-

der einführen oder »testen«. Wenn Sie es nicht vertragen, wird Ihr Körper negativ reagieren. Wenn Sie beispielsweise auf die Wiedereinführung von Weizen reagieren, hören Sie auf, es zu essen, und warten Sie zwei Tage, bis Sie es mit Roggen versuchen. Der Grund hierfür ist, dass allergische Reaktionen manchmal erst Stunden oder Tage nach Ihrem Test auftreten. Wenn diese verspätete Reaktion auftritt, wenn Sie gerade ein neues Nahrungsmittel testen, wissen Sie nicht, auf welches davon Sie tatsächlich reagieren. Manche Menschen haben nur Probleme mit Weizen, nicht mit allen glutenhaltigen Getreidearten. Wenn Weizen kein Problem darstellt, sind die anderen drei glutenhaltigen Getreidesorten – Roggen, Hafer und Gerste – wahrscheinlich auch keine Unruhestifter und Sie werden Sie vermutlich nicht testen müssen.

■ Frauen sollten den Test sowohl *nach* ihrer Menstruation als auch *vor* dem Einsetzen der PMS-Symptome durchführen.

Hier ist die Anleitung für den eigentlichen Test:

Tag 1 bis 14: Die Pause. Essen Sie keines der Nahrungsmittel, die Sie testen wollen. Achten Sie sehr genau auf die Inhaltsstoffe bei abgepackten Produkten, und fragen Sie den Kellner nach dem möglichen Vorhandensein der getesteten Nahrungsmittel in Ihrem Essen. Weizen, Milchprodukte, Soja und Mais sind überall. Wenn Sie sich nicht sicher sind, essen Sie es nicht während der Testphase! (Aufgeschlossenes Pflanzeneiweiß kann beispielsweise Weizen oder Soja sein, bei modifizierter Speisestärke kann es sich um Weizen oder Mais handeln.) Die Nahrungsergänzungsmittel, die Sie einnehmen, sorgen dafür, dass Ihre eventuell auftretenden Entzugserscheinungen ziemlich kurz und schwach sein werden, also fürchten Sie sich nicht vor dieser Testphase. Sie werden das Essen, auf das Sie verzichten, nicht vermissen, und am fünften Tag (wenn nicht schon früher) sollten Sie sich so gut fühlen wie lange nicht mehr. Sie könnten auch einen schnellen Gewichtsverlust in der ersten Woche bemerken.

Tag 15: Die Herausforderung. Notieren Sie an diesem »Testtag«, ob und wenn ja welche der ursprünglichen unangenehmen Symptome verschwunden sind. Essen Sie dann eine gute Portion des getesteten Nahrungsmittels zum Frühstück und das gleiche Nahrungsmittel auch zum Mittagessen. Wenn Sie sich auf eine Milchallergie testen, trinken Sie zum Frühstück und zum Mittagessen jeweils ein Glas Milch. Notieren Sie, wie Sie sich fühlen.

Notieren Sie auch jegliches Verlangen nach bestimmten Lebensmitteln, Ihre Stimmung, Energie, Verdauung, Atembeschwerden, Stuhlgang, Appetit, Hautveränderungen, Kopfschmerzen und Schlafverhalten – jegliche Information, die Ihr Körper vermittelt. Sie können unter Umständen sehr starke Reaktionen zeigen, wie beispielsweise Migräne, falls Sie dazu neigen. Selbst wenn Sie nur ein bisschen müder oder aufgeblähter werden oder nach Ihrer Testmahlzeit Kopfschmerzen bekommen, ignorieren Sie es nicht. Seien Sie nicht überrascht, wenn Sie an Gewicht zulegen und wieder ein Verlangen nach dem getesteten Essen verspüren. Es ist kein Zufall.

Wenn Sie die glutenhaltigen Getreidearten testen, fangen Sie mit Weizen an (Brot, Nudeln oder eine andere einfache Form von Weizen), weil es das Getreide mit dem höchsten Glutenanteil ist und Ihnen daher die deutlichsten Resultate liefert. Essen Sie die nächsten zwei Tage nichts mehr von dem getesteten Nahrungsmittel oder der Nahrungsmittelgruppe (nach den zwei Tagen können Sie ein anderes glutenhaltiges Getreide testen, z. B. Roggen).

Allergische Reaktionen auf Milchprodukte und glutenhaltige Nahrung können sehr ähnlich aussehen, daher werden Sie ein deutlicheres Ergebnis bekommen, wenn Sie auf beides verzichten und dann jeweils eines davon wieder einführen, um zu sehen, welches bzw. ob beide ein Problem darstellen. Wenn es für Sie zu viel auf einmal ist, sowohl auf Milchprodukte als auch die glutenhaltigen Getreidesorten gleichzeitig zu verzichten, dann testen Sie erst das Getreide.

Haben Sie eine Allergie feststellen können, so essen Sie das entsprechende Nahrungsmittel nicht mehr, während Sie andere Lebensmittel testen (oder überhaupt nicht mehr).

Wenn Sie noch nicht abgeklungene negative Symptome von Ihrem ersten Test haben, können Sie das nächste Nahrungsmittel auch ein paar Tage später wieder testen. Wenn Sie nach der Einführung von Weizen, Milchprodukten oder jeglichem Essen festgestellt haben, dass Sie es dauerhaft vermeiden sollten, können Sie davon ausgehen, dass Sie sich besser fühlen werden, so lange Sie es aus Ihrem Speiseplan streichen. Wenn Sie sich plötzlich nervös, niedergeschlagen, verängstigt, aufgebläht oder müde fühlen, wieder unkonzentriert sind oder Schmerzen haben, werden Sie wissen, dass Sie aus Versehen (oder absichtlich!) Ihr Allergen zu sich genommen haben.

Vielleicht essen Sie auch nur wenig davon, aus Bequemlichkeit oder unter Druck, weil es auf der Speisekarte nichts anderes gibt oder sich jeder ein traditionelles Festtagsessen gönnt – dann werden Sie für eine Weile einige Ihrer alten Symptome ertragen müssen. Sie werden aber auch wieder verschwinden, und Sie können zwei Tabletten Alka-Seltzer Gold oder 1000 mg Vitamin-C-Pulver, in Wasser aufgelöst, einnehmen um sie schneller loszuwerden. Machen Sie es nur nicht zu häufig, sonst stehen Sie mit Ihrer Allergie wieder ganz am Anfang.

Empfohlene Literatur

ADD, ADHD and other conditions, sowie Zusatzstoffe und Salicylate: www.feingold.org

Carper, Jean, *Your Miracle Brain: Maximize Your Brainpower, Boost Your Memory, Lift Your Mood, Improve Your IQ and Creativity, Prevent and Reverse Mental Aging* (New York: Quill, 2002).

DesMaisons, Kathleen, *Potatoes, Not Prozac* (New York: Simon & Schuster, 1999).

Hagman, Bette, *The Gluten-Free Gourmet: Living Well Without Wheat* (New York: Henry Holt/Owl, rev. ed. 2000). Rezepte, die sich auf Brot und andere normalerweise glutenfreie Nahrung konzentrieren. Eine gute Allgemeininfo über Zöliakie und andere Probleme der Gluten-Intoleranz.

Philpott, William H., M.D., Dwight Kalita, Ph. D. and Linus Pauling, *Brain Allergies: The Psychonutrient and Magnetic Connections* (New York: McGraw-Hill, 2000).

Rapp, Doris, *Ist das Ihr Kind?: Versteckte Allergien aufdecken und behandeln* (Pro Medico, 2000).

Schlosser, Eric, *Fast Food Gesellschaft* (Riemann, 2003).

Simontacchi, Carol, *The Crazy Makers: How the Food Industry Is Destroying Our Brains and Harming Our Children* (New York: J. P. Tarcher, 2001).

Soy Alert! (www.westonaprice.org/soy/soy_alert.html) für Informationen über negative Effekte von Soja.

Sully's Living Without (magazine). Ein Lebensstil-Leitfaden für Menschen mit Empfindlichkeiten gegenüber Nahrung und chemischen Zusätzen (www.livingwithout.com).

Taylor, John, Ph. D., *Helping Your ADD Child* (Roseville, Calif.: Prima Publishing, 2001).

KAPITEL 8

Ihr Masterplan zum Gute-Laune-Essen
Welche Nahrungsmittel für Sie am besten sind

Und nun die guten Nachrichten über Nahrungsmittel, die *sowohl* Ihren Gaumen *als auch* Ihr Gemüt erfreuen werden. Beginnen wir mit den einzelnen Lebensmitteln, die Ihre Stimmung garantiert verbessern werden: Proteine, Gemüse, gesunde Fette und Obst. Dann werden wir zu einigen allgemeinen Richtlinien übergehen, wie Sie genug von den richtigen Nahrungsmitteln für Ihre persönlichen Bedürfnisse bekommen.

Die Top 4 der Gute-Laune-Nahrungsmittel

Gute-Laune-Nahrungsmittel Nummer 1: Proteine

Hier gibt es überhaupt keinen Zweifel. Ich habe Hunderte Menschen kennengelernt, die durch eine vermehrte Aufnahme von Proteinen innerhalb weniger Tage starke Veränderungen in ihrer Gemütslage erlebten. Das Wort *Protein* bedeutet im Griechischen eigentlich »von größter Wichtigkeit«. Wie ich in jedem Kapitel dieses Buches betont habe, kann man ohne Proteine nicht optimistisch, enthusiastisch, ruhig oder gelassen sein. Die Neurotransmitter, die für alle diese positiven Gefühle verantwortlich sind, können nur mit Hilfe einiger der 22 Arten von Eiweißen gebildet werden, die als »Aminosäuren« bezeichnet werden. Je mehr Eiweiß Sie zu sich nehmen, umso besser können Sie sich fühlen. Die meisten Menschen scheinen 20 bis 30 Gramm Eiweiß pro Mahlzeit zu benötigen. Das bedeutet *dreimal* täglich mindestens eine handtellergroße Menge Proteine!

Vor Kurzem kam ein großer, gutaussehender 43-jähriger Vegetarier zu uns ins Büro, der die meiste Zeit seines Lebens so ängstlich und depressiv war, dass er sich jeden Morgen übergeben musste, weil ihn die Aussicht auf den vor ihm liegenden Tag so nervös machte. Einen Monat vor seinem Termin bei uns hatte er sich in einem Fitnessstudio angemeldet, wo man ihm riet, weniger Kohlenhydrate und mehr Eiweiß und Gemüse zu sich zu nehmen, was er auch tat. Als er dann zu uns kam, war er beinahe vollständig von seiner Panik befreit. Wir empfahlen lediglich einen Versuch mit Tryptophan und GABA, um ihm die letzte Nervosität zu nehmen, und baten ihn, uns über seine Fortschritte zu informieren. Viermal rief er mit guten Nachrichten an, bis wir ihm sagten, er solle sich doch erst wieder melden, wenn er irgendwelche Probleme hätte. Wir haben nie wieder von ihm gehört.

Fisch Bitte versuchen Sie, *mindestens* zweimal die Woche Fisch zu essen. Warum Fisch ganz oben auf meiner Liste eiweißreicher Nahrungsmittel steht? Weil er so schnell zuzubereiten ist, so leicht bekömmlich und nicht nur *jede Menge* von allen 22 Aminosäuren enthält, sondern auch die einzigartigen Omega-3-Fettsäuren, die Ihr Gehirn unter anderem zur korrekten Bildung der Zellen im Gehirn, den Augen und den Innenwänden Ihrer Arterien benötigt. Mehr über diese Wunderfette verrate ich Ihnen später. Fisch enthält sogar Vitamine sowie Mineralstoffe wie Calcium, Magnesium und Kalium und laut der amerikanischen Lebensmittelbehörde FDA können wir ruhigen Gewissens bis zu einem Kilo pro Woche essen, trotz Quecksilber-Warnungen. (Servieren Sie Ihren Fisch mit einer leckeren Koriander-Garnierung – einem wirksamen Quecksilber-Gegengift.) Fisch und Meeresfrüchte sind definitiv Fastfood, im besten Sinne des Wortes. Die meisten Fischstücke sind in weniger als zehn Minuten gar. Das Gleiche gilt für Meeresfrüchte wie Garnelen und Muscheln. Sardinen und Hering aus der Dose gehen am schnellsten. Haben Sie für den Notfall immer eine oder

---

✗ Diese Nahrungsmittel haben den höchsten Proteingehalt:

Fisch
Geflügel – Hühnchen, Pute und vor allem kornische Wildhühner
Eier
Lamm, Rind, Schwein und Kalb (auch Leber!)
Milchprodukte von Kuh, Ziege und Schaf (je nachdem, wie sie vertragen werden)
Meeresfrüchte

---

zwei Dosen auf Vorrat. Zur Ermutigung: Die Häufigkeit von Depressionen entspricht weltweit dem Fischverbrauch. Die Japaner essen zehnmal *mehr* Fisch als die Amerikaner und leiden zehnmal seltener unter Depressionen![1] Zur Warnung: Zuchtfisch enthält wenig Omega-3 und viel Omega-6.

Geflügel In Bezug auf Ihren Eiweißgehalt sind alle Vögel gleich, doch von all den Geflügelsorten enthalten saftige kornische Wildhühner, die so schnell im Ofen gebraten werden, mehr der unschätzbar wertvollen Omega-3-Fettsäuren. Jedes Geflügel liefert alle 22 Aminosäuren, doch da es mit Getreide gefüttert wird, enthält das Fett tendenziell mehr von den Schlechte-Laune-Omega-6-Fettsäuren.

Eine Ode an die Eier Im Jahr 2001 entlastete die American Heart Association Eier, als sie bekannt gab, dass diese eiweißreichen Nahrungsmittel nicht viel gesättigtes Fett enthalten und das (schlechte) LDL-Cholesterin nicht wesentlich erhöhen.[2] Eier gelten also wieder als das perfekte Lebensmittel. Zunächst einmal sind sie sehr nahrhaft: voller Proteine, Vitamine, Mineralstoffe und Lecithin, das uns bei der Fettverdauung hilft. Das Eigelb enthält genauso viele Proteine wie das Eiweiß und *viel* mehr zusätzliche Nährstoffe. Ich habe selbst beobachtet, was der Kardiologe Robert Atkins jahrelang behauptet hat: dass die meisten Menschen durch den häufigen Verzehr von Eiern ihren Cholesterinspiegel und ihr Gewicht senken, *wenn* sie auf Süßigkeiten und sehr stärkehaltige Lebensmittel verzichten.

Eier gehen außerdem *wunderbar schnell*: Rührei, Omelette, gekochtes oder pochiertes Ei sind in wenigen Minuten zubereitet. In Form von Crêpes kann man sie mit allem füllen – Ricotta und frischen Früchten oder gebratenem Gemüse. Man kann sie auch *ganz leicht mitnehmen*: Haben Sie für einen schnellen Proteinschub im Notfall immer ein paar hartgekochte Eier im Kühlschrank, lecker gefüllt, in Scheiben im Salat oder mit Olivenöl, Essig und Gewürzen vermischt als Salatdressing. Das einzig Schlechte an Eiern ist, dass wir nicht genug von ihnen essen. Zwei liefern lediglich 13 Gramm Proteine und wir brauchen pro Mahlzeit mehr als 20 Gramm – also essen Sie gleich drei! Im Reformhaus erhalten Sie Eier mit erhöhtem Omega-3-Gehalt. Sofern Sie kein genetisch bedingtes Cholesterinproblem haben, brauchen Sie Ihren Eierverbrauch nicht einzuschränken.

Rind, Lamm, Schwein und Kalb Alle diese Nahrungsmittel stecken voller Eiweiß, darunter auch die seltenen Aminosäuren Carnitin und Taurin und die am besten resorbierbaren Formen von Zink und Eisen. Wie wichtig rotes Fleisch sein kann, habe ich bei der Arbeit mit jungen, vegetarisch lebenden Sportlerinnen gesehen. Verletzungen heilten bei ihnen langsamer, sie verloren ihre Ausdauer, ihre Periode setzte aus und sie neigten in extrem hohem Maße zu Essstörungen. Es zeigte sich, dass sich all diese Probleme unmittelbar auf einen Eisen-, Zink- und Eiweißmangel zurückführen ließen. Bei den Mädchen, die bereit waren, wieder rotes Fleisch zu essen, verschwanden die Symptome rasch wieder.

Beachten Sie: Für eine bessere Eiweißverdauung sollten Menschen mit Blutgruppe A, wenn sie tierisches Protein zu sich nehmen, am besten Nahrungsergänzungen mit Salzsäure (ggf. Schwedisch Bitter) einnehmen, da es ihnen bekanntermaßen an dieser Säure zur Eiweiß- (und Mineralstoff-) Verdauung mangelt. Mehr dazu in Kapitel 10.

Milcheiweiß Mit rund 25 Gramm pro Becher ist Hüttenkäse ein großartiger Eiweißlieferant. Auch Hartkäse ist reich an Proteinen, jedoch oft so fetthaltig und geschmacksintensiv, dass es schwer ist, eine ganze Handvoll davon zu essen (obwohl italienische Mütter ihren Kindern, wenn sie kein Fleisch mögen, große Stücke Parmesan geben, eine der eiweiß- und calciumreichsten Käsesorten).

Viele Leute haben Schwierigkeiten, Kuhmilch und -käse zu verdauen, wobei es manchen bei laktosefreier Milch oder Rohmilch und -käse leichter fällt. In Käse sind die Proteine stärker konzentriert als in Milch, da der größte Teil der Flüssigkeit (und des Milchzuckers, der Laktose) entfernt wurde. Auch Joghurt lässt sich leichter verdauen, enthält jedoch, wie Milch, mehr Wasser und weniger Eiweiß – acht bis zehn Gramm pro Becher.

Produkte aus Ziegen- oder Schafsmilch werden von vielen Menschen, die Probleme mit Milchprodukten haben, besser vertragen und sind darüber hinaus sehr lecker. Man bekommt heute nicht nur traditionellen Feta aus Schafs- oder Ziegenmilch, sondern fast jede Käsesorte, von Cheddar über Ricotta bis hin zu parmesan- und brieähnlichem Käse. Ziegenmilchjoghurt ist in Reformhäusern und Ziegenmilch selbst sogar im Supermarkt erhältlich.

Vegetarisches Eiweiß Wo wir nun Soja so nachdrücklich in die Schlechte-Laune-Kategorie gesteckt haben, was bleibt einem Vegetarier da noch an eiweißreicher Kost? Viele Vegetarier essen Milchprodukte, Eier und Fisch. Manche essen auch Huhn. Wenn Sie dazu gehören, brauchen Sie sich keine

Gedanken zu machen. Sind Sie Veganer (keine Eier oder Milchprodukte), werden Sie *sehr viel* sorgfältig ausgewählte Nahrung zu sich nehmen müssen, um genug Eiweiß zu bekommen. Bohnen bestehen nur zu fünf bis zehn Prozent aus Proteinen. Vergleichen Sie das mit Ölsardinen mit 20 und Roastbeef mit 28 Prozent! Darüber hinaus enthalten vegetarische Eiweißlieferanten nicht alle 22 Aminosäuren. Besonders wenig kommt in ihnen von dem Antidepressivum Tryptophan, der Serotoninvorstufe, vor.

Die Moral der Vegetarier hat uns, trotz ihrer überzeugenden Aussagekraft, tendenziell in den gleichen kohlenhydratreichen, eiweiß-, tryptophan- und serotoninarmen Morast geführt wie die fettarme, kohlenhydratreiche Ernährung. Woher bekommen wir nun unser L-Tryptophan? Da es eine Aminosäure ist – also ein Proteinbaustein – kommt es nur in Nahrungsmitteln vor, die Eiweiß enthalten. Manche eiweißhaltigen Lebensmittel haben mehr Tryptophan als andere; allgemein gilt, je höher der Proteingehalt, umso höher der Tryptophananteil. Nehmen wir zum Beispiel Putenfleisch. Es ist reich an Eiweiß mit etwa siebenmal mehr Proteinen als Reis (der wie die meisten Getreidesorten nur einen Eiweißanteil von sechs Prozent hat). Das Gleiche gilt für die meisten anderen proteinreichen Nahrungsmittel wie Eier, Fisch, Schwein, Rind und Hüttenkäse. Vegetarier müssen ihre Nahrung unbedingt durch Tryptophan oder 5-HTP ergänzen. Schlagen Sie für eine komplette Aminosäuren-Kombinationsergänzung, die auf Vegetarier abgestimmtes 5-HTP enthält, in den Zusatzkapiteln am Ende des Buches nach.

Durch eine Mischung verschiedener vegetarischer Eiweißlieferanten können Sie alle 22 Aminosäuren aufnehmen. Hummus zum Beispiel, eine Art Aufstrich aus Kichererbsen und Sesampaste, der in vielen Geschäften erhältlich ist, vereint alle Aminosäuren. Ein 200-Gramm-Glas enthält jedoch nur rund 14 Gramm Eiweiß. Wenn Sie das ganze Glas zusammen mit Getreide essen, können Sie den Eiweißanteil auf 20 Gramm bringen. Das Problem ist, dass dann das Verhältnis von Eiweiß zu Kohlenhydraten doppelt so hoch ist als gut wäre, es sei denn Sie, haben einen schnellen Stoffwechsel oder sind Leistungssportler. Zu viele Kohlenhydrate können das Insulin und die Stresshormone überlasten und als überflüssiges Fett gespeichert werden. Stammen sie jedoch aus Vollwertkost, ist es nicht so schlimm.

Alle Bohnensorten außer Stangenbohnen liefern gekocht ca. sieben Gramm Eiweiß pro 100 Gramm. Die zweite am stärksten konzentrierte vegetarische Proteinquelle sind Nüsse und Samen, wobei schwarze Walnüsse (die fast zweimal so viel Eiweiß enthalten wie normale Walnüsse und nur zweidrittel der Kohlenhydrate), Erdnüsse sowie Sonnenblumen- und Kürbiskerne den höchsten Anteil haben (alle etwa 24 Gramm Eiweiß pro 100 Gramm). Doch dann kann es passieren, dass Sie zu viele Omega-6-Fettsäuren aufnehmen, die auch schon in den Bohnen und im Getreide enthalten sind, da Nüsse und Körner reich an Omega-6 sind. Es gibt jedoch einige Ausnahmen. Leinsamen enthalten weniger Omega-6- und dafür mehr Omega-3-Fettsäuren. Andere Nüsse, die sowohl wenig Omega-3- als auch Omega-6-Fettsäuren enthalten, gelten als neutral und haben allesamt, wie Olivenöl, einen hohen Anteil an sicheren Omega-9-Fettsäuren; dies sind Cashew-, Macadamia-, Hickory-, Hasel- und Pekannüsse sowie Mandeln und Pistazien.

Proteingehalt einiger Nahrungsmittel

Nahrungsmittel	Menge	Protein in g
Bohnen	100 g	7
Brot	1 Scheibe	2–3
Buttermilch	1 Glas	8
Hartkäse	100 g	20–30
Weichkäse	100 g	18–22
Mais	100 g	4
Hüttenkäse	1 Becher	25
Eier	1	6
Obst	1 (Apfel, Banane, Orange etc.)	1
Fleisch, geflügel, Fisch	85–100 g (ohne Fett, Haut oder Knochen)	17–27
Milch	1 Glas	8–10
Nährhefe	1 Esslöffel	8
Nüsse	100 g	17–25
Haferflocken, gekocht	100 g	12
Reis, gekocht	100 g	3
Samen	100 g	21
Joghurt	1 Becher	8–10

Sie können Ihre Nahrung auch durch Eiweißpulver aus Reis oder Molke (z.B. mit frischen Früchten in einem Smoothie) ergänzen, 20 bis 30 Gramm in zwei bis drei Teelöffeln. Rühren Sie es in einen morgendlichen Smoothie oder ein warmes Müsli; geben Sie es in eine pürierte Bohnensuppe (es gibt das Pulver sowohl neutral als auch mit Vanillegeschmack) oder einen vegetarischen Bratling. Doch achten Sie auf Ihren Gemütszustand. Sie werden trotzdem noch Aminosäure-Ergänzungen nehmen müssen, um Ihren Serotonin- und Melatoninhaushalt zu schützen, besonders wenn Sie Veganer sind. Wenn Sie Blutgruppe A haben, sollten Sie pflanzliche Eiweißlieferanten besser vertragen als Menschen mit Blutgruppe 0, denen es ohne reichlich tierisches Eiweiß nicht gut zu gehen scheint.

Gute-Laune-Nahrungsmittel Nummer 2: Fette

Ihr Körper muss voller Fett sein, zu etwa 18 Prozent, wenn Sie ein Mann sind, und 28 Prozent, wenn Sie eine Frau sind. Gerade Ihr Gehirn muss besonders fetthaltig sein. Es sollte zu bis zu 60 Prozent aus speziellen fettigen Substanzen bestehen, die ständig erneuert werden müssen, und sehr komplexe Aufgaben im Zusammenhang mit der Stimmung haben, die nicht von Pommes oder Chips übernommen werden können. Um sich so gut wie möglich zu fühlen, sollten Sie Ihr Gehirn regelmäßig nur mit den besten fetthaltigen Nahrungsmitteln füttern. Wenn Sie sich wundern, dass überhaupt *irgendein* fetthaltiges Nahrungsmittel zu *irgendwas* gut sein soll, wird dieser Bösewicht gleich wieder ins rechte Licht gerückt, also halten Sie sich fest.

Denken Sie an die schönen Wörter, die man mit Fett verbindet: reichhaltig, weich, feucht, glänzend, verträglich … Im Altertum verband man Fett mit Freude, Wohlstand und sogar Heiligkeit. Wir *brauchen* Fette! 2001 war selbst die American Heart Association mit ihrer Fett-Phobie so überzeugt, dass wir mehr Fett brauchen, dass sie den Fettbedarf von 30 auf 40 Prozent anhob![3] Sie empfahl ebenfalls mehr Eier und Meeresfrüchte und ermahnte uns, mehr fettigen Fisch zu essen. Warum? Sie brach unter der erdrückenden Last der Beweise zusammen. Sie erkannte an, dass glücklichere und gesündere Kulturen auf der ganzen Welt mehr von bestimmten Fetten zu sich nehmen als wir in der westlichen Welt und dass wenig Fett nicht zu weniger Herzerkrankungen geführt hat. Darüber hinaus erkannte sie an, dass die »fettarmen« süßen und stärkehaltigen Kohlenhydrate, die wir gegessen haben, um Fett einzusparen, zu Rekordraten eines neuen Gesundheits- und

Stimmungsproblems geführt haben – Diabetes. Tatsächlich hat sich die Häufigkeit von Diabetes in den letzten 30 Jahren *verdoppelt*.

Omega-3-Fettsäuren Beginnen wir mit dem spektakulärsten Gute-Laune-Fett. Es nennt sich »Omega-3«, und es gelangt zuerst ins Gehirn. Jedes Mal wenn, Sie dieses außergewöhnliche Öl zu sich nehmen, bekommt Ihr Gehirn die erste Portion, da kein anderes Fett so viel leisten kann. Die »anderen« Omega-6-Fettsäuren sind vielleicht sogar das größte Problem für das Gehirn und die Ursache einiger Ihrer schlimmsten Launen. Die Wahrscheinlichkeit von Depressionen geht exakt mit dem Verhältnis von Omega-3- zu Omega-6-Fettsäuren im Gehirn einher. Je mehr Omega-3, umso besser Ihre Laune; je mehr Omega-6, umso schlechter Ihre Laune. In der westlichen Welt haben wir sehr wenig Omega-3. Wenn wir mehr davon zu uns nehmen, können wir rasch die Bildung eines wirksamen natürlichen Antidepressivums im Gehirn namens »Dopamin« um 40 Prozent steigern![4] Das führt zu geistiger und körperlicher Wachheit, Konzentration und Achtsamkeit.

Eine niedergeschlagene, geistig verwirrte 80-jährige Frau, die nicht mehr gehen konnte und unter Schmerzen litt, wurde von ihren Töchtern zu uns gebracht. Wir beschlossen, ihr hochdosiertes Omega-3 zu geben, als ihre grundlegenden Nahrungsergänzungen und eine bessere Ernährung nicht viel brachten. Sie begann nicht nur nach zwei Tagen mit Freude täglich Turnübungen zu machen, auch ihre Schmerzen verschwanden, ihr Kopf wurde klarer und sie blickte optimistischer in die Zukunft. Zum ersten Mal seit Jahren machte sie wieder Blumengestecke. Sie hörte auch auf, ihren abendlichen Martini zu »brauchen« und zu reichhaltige Speisen zu essen.

Unsere Patienten sind im Allgemeinen sehr begeistert davon, wie sie durch Omega-3-reiche Ernährung und Nahrungsergänzungsmittel wieder aufblühen. Es hat sich gezeigt, dass Omega-3 unter anderem ein MAO-Hemmer ist, d. h. es verlangsamt die MAO-Enzyme, die stimmungsfördernde Neurotransmitter im Gehirn wie Dopamin und Serotonin zerstören.[5] Ob Sie es glauben oder nicht, diese Fette können auf manche Menschen sogar *zu* stimulierend wirken. Wenn Sie nach zu viel Omega-3-haltigem Fisch oder Fischölergänzungen plötzlich um vier Uhr früh hellwach und munter sind, sollten Sie die Aufnahme wieder ein wenig einschränken.

Schwere Depressionen und manische Depression werden mittlerweile erfolgreich mit diesem Fett behandelt,[6] und auch ADS und Alkoholismus zeigen vorläufig ein Ansprechen auf Omega-3.[7,8] (Wir behandeln ebenfalls erfolgreich die Abhängigkeit von fetthaltigem Essen damit.) Alzheimer und Schizophrenie werden zweifellos durch eine gestörte Funktion der Fettsäuren beeinflusst,[9,10] und Omega-3 kann da helfen.[11] Und als wäre all das nicht schon genug, werden die Omega-3-Fettsäuren, nachdem Sie für einige Monate mehr von ihnen aufgenommen haben und die Bedürfnisse Ihres Gehirns gedeckt sind, zu den Innenwänden Ihrer Arterien wandern und die Ablagerungen entfernen, die sich dort durch den pfuscherhaften Versuch Ihres Körpers, die Innenwände *ohne* genug von seinem bevorzugten Omega-3 zu reparieren, gebildet haben! (Die Studien zu den positiven Auswirkungen von Omega-3 auf die Gesundheit der Arterien und Herzerkrankungen sind vielversprechend!)[12,13,14]

Wo bekommen Sie diese Wunder-Nahrung? Omega-3-Fettsäuren gibt es in zwei Formen: als für das Gehirn sofort einsatzbereite Form, die nur in Fisch vorkommt, und eine einfachere Form, die in Leinsamen und einigen anderen Körnern und Nüssen vorkommt. Letztere ist eine kürzere Variante von Omega-3, Alpha-Linolensäure (ALA), die von bestimmten Enzymen verarbeitet werden muss, die zwei Drittel von uns nicht besitzen und die mit dem Alter immer weniger werden. ALA hilft jedem von uns, überschüssige Omega-6-Fettsäuren aus dem Körper zu vertreiben, kann jedoch nicht zuverlässig genutzt werden, um die langen Ketten zu bilden, die unser Gehirn braucht. Diese Ketten im Gehirn sollten sich in unseren Hirnzellen aufwickeln und dort ganz besondere Membranen bilden, die Milliarden von molekularen Nachrichten unmittelbar und präzise übermitteln können. Diese Fettsäuren heißen »DHA« und »EPA«.

Fischfett ist voller EPA und DHA. Fisch wie z. B. Seezunge enthält eine gewisse Menge davon, und ein wenig der kürzeren (leinartigen) ALA-Form findet sich in fast allen fetthaltigen Nahrungsmitteln, egal ob tierisch oder pflanzlich. Doch die mit Abstand besten Lieferanten von Omega-3-Fettsäuren sind Wildlachs, Sardinen, Hering, Anchovis und Makrele. Sie enthalten etwa *dreimal mehr Omega-3* als andere Fische und fünfmal mehr als Leinöl. Ihr Gute-Laune-Fett findet sich vor allem in und unter der Haut.

Um genug von den lebenswichtigen Omega-3-Fettsäuren zu bekommen, müssen Sie öfter Fisch essen, so wie Ihre Vorfahren es taten. Die Japaner zum Beispiel essen immer noch zweieinhalb Pfund Fisch pro Woche, und die Häufigkeit von Depressionen war bei ihnen in der Vergangenheit gleich null, genau wie die von Herzerkrankungen. Doch wann haben *Sie* das letzte Mal in einer Woche fünfmal Fisch gegessen? So viel essen die Japaner, und so viel müssen Sie vielleicht auch essen, um ausreichend Omega-3 zu bekommen, damit sich Ihre Stimmung und Ihre Energie wieder bessern und Sie das Omega-6 ausgleichen können.

Empfehlungen zu dem idealen Verhältnis zwischen den beiden Fettsäuren reichen von 1:1 (Omega-6 zu Omega-3) bis 7:1, in den USA beträgt das tatsächliche Verhältnis derzeit mehr als 25:1.[15] Auch in Japan verändert sich das grundlegende Verhältnis langsam. Wie ich in Kapitel 7 schon erwähnt habe, essen die Japaner zu viel von den Omega-6-haltigen Pflanzenölen und trans-Fettsäuren, sodass die Häufigkeit von Depressionen, Herzerkrankungen und Krebs in alarmierender Weise zunimmt.

In den USA nahmen die Menschen früher ziemlich viel Omega-3 über Fleisch und Hühnchen sowie Fisch auf, doch heutzutage werden die meisten dieser Tiere mit Omega-6-reichen Körnern anstatt mit Omega-3-reichem Gras, Heu oder Insekten gefüttert. Fleisch von mit Gras gefütterten Rindern, das *14-mal* weniger Omega-6-Fettsäuren enthält, kommt jedoch wieder zurück. Hinweise zu Bezugsquellen finden Sie im Anhang.

Laut FDA können wir ohne Probleme ein Kilo Fisch pro Woche essen (vorzugsweise keinen Zuchtfisch mit höherem Omega-6-Anteil). Das entspricht etwa fünf bis sechs Mahlzeiten pro Woche (andernfalls können uns das Quecksilber und die anderen Schadstoffe belasten). *Beachten Sie:* Braten Sie den Fisch nicht in Omega-6-reichem Öl und bereiten Sie ihn nicht mit Mayonnaise oder Remouladensauce zu, wenn Sie sie nicht selbst aus Olivenöl hergestellt haben. (Siehe Rezepte in Kapitel 9.)

Keine Sorge, wenn es Ihnen schwerfällt, so viel Fisch zu essen. Sie können Fischölergänzungen einnehmen, um auf Ihren Omega-3-Anteil zu kommen. Ihr Basis-Ergänzungsmittelplan beinhaltet etwa zwei Gramm Fischöl am Tag (in Verbindung mit DHA und EPA). Das entspricht etwa einem viertel Pfund Lachs oder Sardinen am Tag (ohne das im Muskelfleisch der Fische angereicherte Quecksilber). Wenn Sie dann noch mindestens zweimal die Woche Fisch essen, kommen Sie locker auf Ihren Omega-3-Anteil. Essen Sie also so viel Fisch, wie Sie können, nehmen Sie Ihre Ergänzungsmittel und freuen Sie sich an Ihrer gesteigerten Energie, Konzentration und Ihren gesünderen Arterien!

Beachten Sie: Leinöl hilft nur höchstens einem Drittel von uns *im Gehirn.* Die übrigen können ihr ALA-Omega-3 nicht in DHA und EPA umwandeln. Wir bräuchten fünfmal mehr davon als vom Fischöl, um einen entsprechenden Effekt zu erzielen. Es enthält jedoch auch eine bedeutende Menge Omega-6-Fettsäuren.

Die Ges- (für gesunde) Fettsäuren Jetzt geht der Spaß erst richtig los. Denken Sie an all die fettigen Speisen, die Sie gerne essen würden, wenn Sie nicht glauben würden, dass sie Sie umbringen oder fett machen. Wenn ich meinen Patienten sage, dass Butter und saure Sahne ungefährlich und gesund sind, strahlen Sie ungläubig, als wäre ein verstorbener Freund von den Toten auferstanden. Dabei ahnen sie nicht, dass sie womöglich selbst dieser Freund sind. Sechzig Jahre lang sind wir »brav« gewesen. Wir haben rigoros auf angeblich »schlechte« Fette verzichtet und uns gleichzeitig mit »sicheren« Pflanzenölen und gehärteten Fetten eingedeckt, doch das Ergebnis ist furchtbar. Herzerkrankungen sind sprunghaft angestiegen, und Krebs und Diabetes haben sich zur Epidemie ausgeweitet.

Sind Sie nun also bereit für ein paar gute Neuigkeiten über Rahmkäse, Vollfettjoghurt, Hühnerhaut und Kokosnussmilch? Ich weiß, das wird jetzt für sie schwer zu schlucken sein. Zum Teil geht es dabei um den Begriff *gesättigte Fettsäuren*. Lassen Sie mich ihm einen neuen Anstrich verpassen. Nennen wir sie *Ges*, kurz für *gesund*. Alle gesättigten Fettsäuren sind in ihrer Molekülstruktur vollständig, anders als die Moleküle der Omega-6- oder sogar der Omega-3-Fettsäuren, die wie Kämme mit herausgebrochenen Zinken aussehen. Diese Dichte verleiht den Ges ihre unbestreitbare Stabilität und Stärke. Das ist auch der Grund, warum sie nicht so schnell ranzig werden, eine Tatsache, die niemand bestreitet.

Die Studie, die ich in Kapitel 7 erwähnt habe, die die trans-Fettsäuren in Margarine und Backfett des Mordes durch Herzkrankheit schuldig sprach, sprach darüber hinaus die gesättigten Fette frei. »Es gab keinen Zusammenhang zwischen der Aufnahme gesättigter Fettsäuren und dem Risiko, an einer koronaren Herzkrankheit zu sterben.«[16] Die Fachliteratur ist voll mit solchem Entlastungsmaterial. Ges sind eigentlich sogar die *bevorzugte* Energiequelle Ihres Herzens, da sie mit einer so zuverlässigen Geschwindigkeit verbrennen, viel gleichmäßiger und langsamer als Kohlenhydrate. Viele Studien belegen darüber hinaus, dass gesättigte Fettsäuren auch vor einem Schlaganfall schützen können.[17]

Ein positiver Effekt dieser weichen Fette, um die wir so viele Jahre einen Bogen gemacht haben, auf unsere Stimmung ist, dass sie die Funktion der Omega-3-Fettsäuren im Gehirn unterstützen und die negativen Auswirkungen der überflüssigen Omega-6-Fettsäuren vermindern. Genauer gesagt senken sie den Spiegel der potenziell gefährlichsten Omega-6-Fettsäure Arachidonsäure.[18,19]

In vier jüngeren Studien, drei mit Typ-2-Diabetikern (mit ihrer doppelt so hohen Depressionsrate) und einer mit leicht übergewichtigen Männern und Frauen, wurde eine Diät mit viel gesättigten Fettsäuren und wenig Kohlenhydraten angewandt. Die Ergebnisse: Bei allen verbesserte sich der Cholesterinspiegel, das Gewicht und der Insulinspiegel.[20,21] Doch diese Studien bestätigen eigentlich nur den gesunden Menschenverstand. Viele Völker auf der ganzen Welt haben jede Menge dieser vollfetten Nahrungsmittel zu sich genommen, und es ging ihnen dabei sowohl physisch als auch emotional sehr gut. Bei uns war es genauso, bis 1910. Im Jahr 1909 aßen die Amerikaner rund zwölf Kilogramm gesättigte Fette pro Jahr und vier Kilo Omega-6-Fettsäuren (zusätzlich zu dem, was in Eiern, Fleisch usw. enthalten war). 1998 aßen wir weniger als *vier* Kilo gesättigte Fette und 30 Kilo Omega-6-Fettsäuren![22] Ges sind nicht unser Problem. Die vielen Omega-6-Fettsäuren – Margarine und Pflanzenöle – sind es (was ich hoffentlich schon in Kapitel 7 deutlich gemacht habe).[23]

Sie können ruhig mit Ges kochen, da sie selbst bei einer Hitze, bei der jedes Pflanzenöl giftig werden würde, noch standhaft bleiben und durchhalten. In Ihrem Gehirn und Ihrem Körper bauen die Ges schützende Zellwände auf. In Ihrer Haut verhindern sie das Eindringen schädlicher UV-Strahlen und bewahren die Feuchtigkeit. Viele Ges sind außerdem großartige Energielieferanten. Sie verlangsamen die Aufnahme von raffinierten Kohlenhydraten und schützen Sie so vor Diabetes. Durch sie wird Ihr Blutzuckerspiegel unerschütterlich und damit auch Ihre Stimmung. Die mittelkettigen gesättigten Fettsäuren sind wunderbare, beständige, stresslindernde Energielieferanten, die Sportler benutzen, um ihre Leistung zu steigern.

Die entscheidenden fettlöslichen Vitamine A, D und E können ohne ihren Träger, die gesättigten Fette, in unserem Körper nicht resorbiert werden. Das Gleiche gilt für Calcium! Spinat zum Beispiel hat sehr viel Calcium, das nicht gut resorbiert wird, wenn es nicht zusammen mit Butter gegessen wird (oder Olivenöl, das auch ein paar Ges enthält). Kohl und Speck funktionieren nach dem gleichen Prinzip.

Apropos Butter, sprechen wir doch mal über meine Lieblings-Ges. *Butter* ist mit ihren zehn Vitaminen, zehn Mineralstoffen, 18 Aminosäuren und elf verschiedenen Fettarten so reich an Nährstoffen, dass man gar nicht weiß, wo man anfangen soll. Sie enthält wahnsinnig viel Vitamin A, und hilft dabei, es zu Ihren Augen zu befördern (Nachtsehen hängt komplett von einer ausreichenden Vitamin-A-Zufuhr ab). Vitamin A reguliert außerdem das weibliche Sexualhormon Progesteron und hat so viele positive Auswirkungen auf die Stimmung, die Fruchtbarkeit und einiges mehr. (Während gesättigte Fette wie Butter die Resorption und Aufnahme des lebenswichtigen Vitamin A unterstützen, können zu viele Omega-6-Fettsäuren sie behindern.[24] Dann gibt es da noch das in Butter enthaltene Butyrat, das am schnellsten verbrennende Fett. Diese ganz besondere Fettsäure wird in hohem Maße in Ihrem Gehirn genutzt. Zum einen dient es als Grundlage zur Bildung von GABA, ihrem natürlichen Valium (GABA steht für Gamma-Amino*butter*säure, englisch gamma-amino*butyric* acid). Zum anderen kann es Sie vor Darmkrebs schützen und wird zu genau diesem Zweck als Medikament gegen Darmprobleme eingesetzt, aus denen sich Krebs entwickeln kann.

Wie ich meine eigene Angst vor den Ges-Fetten verloren habe? Durch 20 Jahre lange Arbeit mit essgestörten Menschen. Die Fresssüchtigen und Bulimiker in unserem Programm vermieden häufig sowohl Eiweiß als auch Fett, um sich die Kalorien für Kohlenhydrat-Fressattacken aufzusparen. Zunächst baten wir sie, mehr Proteine zu essen, was dabei half, ihre Stimmungsschwankungen, das übermäßige Essen und ihre Zwanghaftigkeit zu bekämpfen. Sie fügten jede Menge Gemüse als einzig erlaubte Kohlenhydrate hinzu und versuchten, auf Fett weitgehend zu verzichten. Gleichzeitig erwarteten wir von ihnen regelmäßige Bewegung, doch diese fett- und kohlenhydratarme Ernährung lieferte ihnen nicht genug Energie dafür. Es senkte auch nicht immer ihre hohen Cholesterinspiegel, und sie fühlten sich immer noch leer und wie auf Entzug. Sie hatten keinen Spaß am Essen. Da Nüsse und Körner häufig Heißhunger-Nahrungsmittel waren und zu viel Omega-6-Fettsäuren enthielten, konnten wir sie nicht empfehlen, weshalb wir einen neuen Ernährungsplan ausprobierten, der letztlich wie eine Zauberformel wirkte. Er war sehr simpel: viel Eiweiß, viel Gemüse und mehr, hauptsächlich gesättigte Fettsäuren. Keine Süßigkeiten (nicht mal Obst) oder kohlenhydratreichen Lebensmittel. Das Ergebnis: kein Heißhunger, viel Energie, *zufrieden* mit der Ernährung, gute Laune, normalisiertes Gewicht und *niedrigerer* Cholesterinspiegel!

Kommen wir nun zu meinem zweitliebsten Ges, dem köstlichen, das so vielen meiner Patienten ein Lächeln ins Gesicht zaubert, wenn ich es empfehle: *Kokosnussmilch.* Mögen Sie dieses Lebensmittel in thailändischen Gerichten? Ich wette, Sie finden keine schöneren und fröhlicheren Menschen als die Thailänder. Wie viele ähnlich gesunde und glückliche Völker in den südlichen Klimaregionen essen sie reichlich gesättigte Fettsäuren. Kokosnussfett enthält wirksames antivirales und antimykotisches Fett und ist vermutlich sogar etwas stabiler als Butter, da es ein wenig gesättigter ist

✗ Was ist mit Cholesterin?

Cholesterin ist kein Fett, doch ich könnte genauso lange über die positiven Effekte von Cholesterin auf die Gesundheit und die Stimmung sprechen wie eben über die von gesättigten Fettsäuren. Eine beeindruckende Auswertung von über 195 internationalen Studien hat gezeigt, dass ein Cholesterinspiegel zwischen 160 und 260 ideal zu sein scheint.[25] Ein Spiegel, der über oder unter diesem Bereich liegt, kann zu gesundheitlichen Problemen führen, doch mehr dieser Probleme, als sie denken, kommen von einem zu *niedrigen* Cholesterinspiegel und nicht von einem zu hohen. Eine Studie über 40 Jahre mit 4000 Menschen in Hawaii zeigte, dass »je früher die Patienten beginnen, niedrigere Cholesterinwerte zu haben, umso größer das Todesrisiko ist«.[26] Viele andere Studien kommen zu dem gleichen Ergebnis.

Überraschenderweise ist Cholesterin einer der wertvollsten Nährstoffe für das Gemüt, besonders für den Umgang mit Stress, da es die Substanz ist, die wir für die Bildung von Hormonen zur Stressbewältigung und von unseren stimmungsregulierenden Sexualhormonen brauchen. Wenn Sie es strikt gemieden haben, haben Sie womöglich in gutem Glauben ihre Stimmungsprobleme selbst ausgelöst.

Niedrige Cholesterinwerte werden ausdrücklich mit Depressionen, Ängsten, Reizbarkeit, Gewalttätigkeit, Suizid und Schlaflosigkeit in Verbindung gebracht. Cholesterin ist im Gehirn für die Produktion des natürlichen Antidepressivums Serotonin unerlässlich.[27] Das Gehirn besteht zu einem großen Teil, etwa 25 Prozent, aus Cholesterin. Cholesterin ist (Überraschung!) ein Antioxidans, das sogar unsere Gewebe schützt, inklusive des Gehirngewebes, und die Grundlage für die Bildung aller unserer Stress- und Sexualhormone ist, die in der Stimmungsabteilung unseres Gehirns das Sagen haben. Cholesterin ist kein Fett; es ist ein Alkohol, der aus vielen Nahrungsmitteln erzeugt werden kann. Kühe können es offensichtlich aus Gras herstellen. In den Handlungsschritten empfehle ich Ihnen einige Bücher, die Ihnen noch viel mehr über die faszinierende wahre Geschichte des Cholesterins erzählen werden.

(denken Sie gesund, sättigend und weniger schnell ranzig). Deshalb kann man mit der Milch und dem Öl der Kokosnüsse so sicher und lecker kochen.

Die Omega-9-Fettsäuren sind die letzten Gute-Laune-Fette. Das Öl, das am reichlichsten mit diesen Fettsäuren ausgestattet ist, ist *Olivenöl*. Allein die Tatsache, dass es das *einzige* Öl ist, das Sie noch gefahrlos zu Ihrem Salat essen können, jetzt wo ich den Großteil der Konkurrenz degradiert habe, sollte Olivenöl (natives Olivenöl extra, um genau zu sein) zum wichtigen Stimmungsaufheller befähigen. Olivenöl enthält kaum etwas anderes als Omega-9-Fettsäuren, die beinah genauso stabil sind wie gesättigte Fettsäuren. Es enthält ein wenig gesättigtes Fett und fast keine Omega-6-Fettsäuren, wird also nicht schnell ranzig. Es hält sich selbst nach dem Öffnen an einem kühlen, dunklen Ort gut. Auch wenn es wenig Omega-3 enthält, unterstützen die Omega-9-Fettsäuren im Olivenöl die Omega-3-Fettsäuren sehr gut und helfen insbesondere, die antidepressive Wirkung des Serotonins in Ihrem Gehirn zu fördern.[28,29]

Die Nüsse mit dem höchsten Omega-9-Gehalt (aber wenig Omega-6) sind Cashewkerne und Macadamianüsse. Erdnüsse, Mandeln, Haselnüsse, Hickory-Nüsse und Pistazien enthalten ebenfalls viel Omega-9 und weniger Omega-6 als alle anderen Nüsse und Samen außer Cashews und Macadamias. Essen Sie sie jedoch in Maßen, denn sie enthalten immer noch eine beträchtliche Menge Omega-6.

Glücklich machende Omega-3-Fettsäuren aus Fisch, gesättigte Fette aus Nahrungsmitteln wie Hühnerhaut, Butter und Olivenöl sind bei einigen der gesündesten Völker der Erde der wichtigste Fettlieferant. Am Mittelmeer zum Beispiel wird den Bewohnern Kretas und Italiens eine exzellente Gesundheit bescheinigt. Kürzlich hat mir eine 93-jährige Frau von der Mittelmeerküste Syriens mit bester Gesundheit und Stimmung gesagt, dass sie nach wie vor für Salate und gebratenes Gemüse ausschließlich Olivenöl verwendet und dass sie viermal die Woche Fisch isst, dazu reichlich Lamm, Geflügel und Butter.

Gute-Laune-Essen Nummer 3: Gemüse

Sie sind leuchtend, bunt, aktivierend und beruhigend. Es gibt sie in interessanten Formen, Größen und Konsistenzen. Manche von ihnen gehören zu dem einzigen gesunden Fastfood auf unserem Planeten. Sie sind voller Vitamine, Mineralstoffe und anderen Nährstoffe, die gute Laune ermöglichen. Sie sind die unverzichtbaren Partner der Gute-Laune-Proteine und -Fette bei der Lieferung der Nährstoffe, die Ihr Gehirn am nötigsten braucht. Sie sind die einzigen Kohlenhydrate, die garantiert keinen Zuckerschock auslösen. (Ja, Gemüse enthält sowohl Kohlenhydrate als auch Ballaststoffe und Wasser.) Manche von ihnen sind hervorragend für die Krebsvorsorge. Mehrere große Studien haben gezeigt, dass mehr frisches Gemüse das Schlaganfallrisiko um ganze 50 Prozent senken kann.[30] Ein paar konkrete Beispiele für die Kraft der Gemüse: Tomaten und Erbsen schützen vor Prostatakrebs, während Rosenkohl, Brokkoli und Kohl vor Darmkrebs schützen.

Die antidepressive Ernährung der traditionellen Japaner enthält nicht nur fast ein halbes Pfund Fisch pro Tag und Person, sondern auch eine großzügige Menge Gemüse vom Land und aus dem Meer.[31] »Wie viel Gemüse muss ich essen, um jeden Tag auf die Menge zu kommen, die meine Seele braucht?«, werden Sie fragen. Antwort: 500 bis 600 Gramm *am Tag*, so viel, dass es nicht mehr in eine 1-Liter-Packung Milch passen würde. Nehmen Sie eine gute Portion Salat plus 250 Gramm rohes oder gekochtes Gemüse. Oder einen großen Salat voller Gemüse. Einen großen Caesar-Salad zum Mittagessen und Wok-Gemüse mit Zuckerschoten, Kohl und Brokkoliröschen am Abend.

Jedes Mal, wenn Sie Gemüse essen, essen Sie die große wissenschaftliche Entdeckung für die Gesundheit des kommenden Jahres. Die Wissenschaft testet Lebensmittel nur nach und nach auf ihre zahllosen besonderen stimmungs- und gesundheitsfördernden Inhaltsstoffe. Jeden Monat werden neue

---

✗ Mögen Sie Ihr Gemüse nicht?

Manche Menschen essen nicht gerne Gemüse. Häufig haben solche Menschen einen Zinkmangel und mögen deshalb kaum etwas anderes als stark gewürzte oder sehr süße Speisen. Wenn Sie zu dieser Gruppe gehören, nehmen Sie einen Monat lang täglich eine 50-Miligramm-Kapsel Zink ein, und vielleicht schmecken Ihnen dann Ihre 500 Gramm Gemüse am Tag (na gut, fangen Sie mit 250 Gramm an). Sie werden dadurch auch Ihr Immunsystem, Ihre Schilddrüse, Ihre Fortpflanzungsorgane sowie Ihre Neurotransmitter ankurbeln, die alle auf Zink angewiesen sind. Sie können sich auch Zinklösung besorgen und ausprobieren, ob Sie sie schmecken können. Nach dem Monat mit den Zink-Kapseln sollte es schrecklich schmecken, was bedeutet, dass Ihr Zinkspiegel wieder in Ordnung ist.

spannende Studienergebnisse veröffentlicht, wobei dunkles grünes Blattgemüse am meisten gelobt wird. Mit frischem Knoblauch in Olivenöl gebraten oder in eine Suppe geschnippelt liefert es Ihnen jede Menge gut verwertbare stimmungsfördernde B-Vitamine wie z. B. Folsäure. Folsäuremangel wird immer wieder als wichtiger Faktor bei Depressionen und Schizophrenie ausgemacht. Meine Lieblings-Vitamin-B-Studie hat gezeigt, dass Folsäurepräparate sowohl bei depressiven als auch bei schizophrenen Patienten »die klinische und soziale Genesung signifikant verbesserten«![32] Unzählige solcher Forschungsarbeiten bestätigen die antidepressive Wirkung von Folsäure allein, doch in Wahrheit weiß man, dass alle B-Vitamine erfolgreich Stress vermindern und das Wohlbefinden steigern.

Dunkelgrünes Blattgemüse erhält seine Farbe durch das Mineral Magnesium. Spinat, Stiel- oder Blattmangold und Grünkohl sind reich an diesem entspannenden, beruhigenden Mineralstoff sowie jeder Menge B-Vitamine und Vitamin K, das die Knochendichte erhöht und gespeicherte Omega-3-Fettsäuren schützt. Ich könnte noch stundenlang so weitermachen. Popeye hatte schon Recht.

Beachten Sie: Spinat ist zwar reich an Magnesium und B-Vitaminen, doch er muss gekocht werden, um das Phytat abzutöten (eine Substanz, die verhindert, dass Ihr Körper Eisen, Calcium und andere Mineralstoffe verwerten kann). (Versuchen Sie Neuseelandspinat zu bekommen, der kein Phytat enthält.)

Was für reine Lebensfreude so wichtig ist, ist das in den meisten Gemüsesorten enthaltene Kalium. Kopfsalat steckt voller Kalium. Genauso wie Tomaten, selbst wenn sie als Soße gekocht werden. Alle rohen oder gekochten Gemüsesorten sowie Gemüsesäfte enthalten reichlich Kalium. Wenn Gemüse in einer Suppe gekocht oder mit einer schützenden Olivenölschicht sautiert oder gebraten wird, bleibt das Kalium erhalten. Da es in der Schale steckt, sollten Sie Ihr Gemüse nicht schälen, nur waschen. Wenn Sie Gemüse dünsten oder kochen geht ziemlich viel Kalium an das Wasser verloren (also trinken Sie es!). Wir brauchen täglich 4000 Milligramm Kalium, um uns vor Schlaganfällen zu schützen, und Gemüse ist der beste Lieferant, wobei auch Bohnen und Obst nicht wenig enthalten.

Das *einzige* Problem bei Gemüse ist, dass es Zeit in Anspruch nimmt, es zu putzen, zu hacken und zu kochen. Selbst Salate kommen nicht ohne die beiden ersten Schritte aus. Wenn das für Sie ein Problem darstellt, blättern Sie weiter zu den nützlichen Tipps bezüglich Zeitaufwand und Rezepten, die Ihrem Gemüt gut tun. Die kurze, schonungslose Variante ist »Finden Sie sich damit ab« – doch eigentlich sind auch rohe Möhren, Sellerie, Kirschtomaten und Zuckerschoten schnelle Gemüsesnacks, und Sie können rohe rote Paprikaschoten und Gurken wie Äpfel essen.

Je organischer und frischer das Gemüse ist, das Sie essen, umso mehr Vitamine und Mineralien bekommen Sie. Gehen Sie auf Wochenmärkte oder lassen Sie entsprechende Produkte nach Hause liefern. Diese Produkte halten sich normalerweise doppelt so lange wie die in den Supermärkten, da sie beim Kauf frischer sind. Da beim Kochen einige Vitamine und Mineralstoffe sowie die meisten Enzyme im Gemüse abgetötet werden, sollten Sie immer auch ein bisschen *rohes Gemüse* essen – entweder im Salat oder zum Knabbern. Wenn möglich sollten Sie es nur kurz anbraten oder simmern lassen (erhitzen Sie zum Beispiel Gemüse bis knapp *unter* dem Siedepunkt), um so viele Nährstoffe wie möglich in Ihrer Nahrung zu behalten.

Gute-Laune-Kohlenhydrate: Obst, Gemüse, Hülsenfrüchte und Getreide

Wir brauchen hochwertige Kohlenhydrate, besonders um unserem Gehirn Nahrung zu geben. Das Gehirn ist für einen schnellen Energieschub besonders auf eine stete Versorgung mit Glucose aus Kohlenhydraten angewiesen, die es verbrennt, damit alle seine Zellkraftwerke (von denen ein guter Teil für unsere Stimmungen verantwortlich ist) ständig in Betrieb bleiben. Kohlenhydratreiche Nahrungsmittel werden sofort *im Mund* und auf dem weiteren Weg durch den Körper aufgespalten.

In dem Abschnitt über Schlechte-Laune-Nahrung habe ich erklärt, dass weiterverarbeitete süße und stärkehaltige Weißmehlprodukte uns zu schnell zu viel Energie (Glucose) und keine Nährstoffe liefern. Unverarbeitete Kohlenhydrate versorgen uns gleichmäßiger und länger und darüber hinaus auch noch mit Nährstoffen. Grünes Gemüse enthält etwas Stärke, aber nicht viel. Wenn wir schnell mal zusätzliche Energie brauchen, können wir sie aus Obst, stärkehaltigerem Gemüse, Hülsenfrüchten und Vollkorn bekommen, die alle reich an Nährstoffen sind. Sie alle sind *vollwertige* Lebensmittel, die nach und nach aufgespalten werden. *Früchte* sind am leichtesten zu verdauen. Rohes Obst enthält alle Enzyme und Vitamine, die beim Kochen zerstört werden. Es enthält außerdem reichlich Ballaststoffe, die unseren Darm in Schuss halten (Verstopfung ist der guten Laune nicht gerade zuträglich!). Jeden Tag brauchen wir davon mehrere Portionen.

Bananen zum Beispiel enthalten nicht nur jede Menge energiespendendes Kalium, sondern auch ein bisschen antidepressives Serotonin und eine gute Portion schlafförderndes Melatonin. Obst ist gewöhnlich außerdem reich an Vitamin B_6, dem Vitamin, das Ihr Gehirn zur Bildung von Serotonin braucht. (Den meisten von uns mangelt es an B_6.)[33] Darüber hinaus steckt es voller Antioxidantien, die alle Zellmembranen unseres Gehirns schützen und so die Aktivität *aller* Neurotransmitter unterstützen.

Viele der Langzeitstudien, die die krebsvorbeugende Wirkung von Gemüse belegen, loben auch Obst. Die Probanden, die sowohl das meiste Gemüse *als auch* Obst aßen, zeigten die besten Ergebnisse. Fructose, der Hauptzucker in Obst, wird langsamer in Glucose umgewandelt als Kristallzucker oder weißes Mehl. Folglich führt sie bei den meisten Menschen nicht zu Blutzucker- und Stimmungsschwankungen, besonders wenn sie dann gegessen wird, wenn sie am besten verdaut werden kann: *vor* den Mahlzeiten oder als Zwischenmahlzeit. Wenn Diabetes für Sie kein Problem darstellt, essen Sie zwei bis vier Stück oder eine entsprechende Menge Obst am Tag (ein Apfel entspricht ca. 150 Gramm Beeren). Die meisten Früchte enthalten sehr viel Vitamin C, und 90 Prozent des Vitamin C, das wir aufnehmen, wird von den Nebennieren zur Stressbewältigung verbraucht. Da Vitamin C nicht sehr hitzebeständig ist, sind rohes Obst (und Gemüse) mit Abstand die besten Lieferanten.

Alle Nahrungsmittel *außer* Obst und Gemüse säuern Ihren Körpern. Diese beiden haben den gegenteiligen Effekt, sie machen ihn wieder basisch. Selbst Zitrusfrüchte werden während des Verdauungsprozesses basisch. Der Körper funktioniert am besten mit einem ausgeglichenen pH-Wert (sauer/basisch). Dieses Gleichgewicht kann nur mit Obst und Gemüse aufrechterhalten werden.

Wie steht es mit stärkehaltigem Gemüse? Zählen gebackene Kartoffeln? Sie sind auf jeden Fall nahrhaft und energiereich, besonders wenn man die kaliumhaltige Schale mitisst. Sie benötigen die Energie von stärkehaltigerem Gemüse wie Kartoffeln, Mais, Winterkürbis und Yamswurzeln *zusätzlich* zu den weniger kohlenhydrathaltigen Gemüsesorten. Verglichen mit anderen Nahrungsmitteln, die viel Stärke enthalten, wie Getreide oder Bohnen, enthält kohlenhydratreiches Gemüse weniger Proteine, ist jedoch leichter zu verdauen und enthält weder Omega-6-Fettsäuren noch die verstopfenden Lektine, die immer in Getreide und Bohnen stecken. Bereiten Sie sie als Beilage zu Ihrem gemischten Salat und gedünstetem Spargel, wenn sich das für Sie gut anhört.

Gemüse mit einem höheren Kohlenhydratanteil ist basisch und enthält reichlich Kalium und Vitamin A (Beta-Carotin). Auch Bohnen enthalten viel Kalium, sind aber für manche Menschen nicht so gut verträglich und sind, genauso wie Getreide, säurehaltiger als kohlenhydratreiches Gemüse. Bohnen und Getreidesorten wie Mais enthalten wertvolle Ballast- und andere Nährstoffe, lösen jedoch schneller Allergien aus als die meisten Gemüse- oder Obstsorten und müssen, um genießbar zu sein, lange eingeweicht und gekocht werden, was viele Nährstoffe abtötet. Achten Sie auf Allergiesymptome, vor allem bei den Getreidesorten Weizen, Roggen, Hafer und Gerste. Besonders wenn Sie Blutgruppe 0 haben, werden Sie mit diesen Sorten höchstwahrscheinlich nicht gut zurechtkommen.

Allgemeine Richtlinien zu Gute-Laune-Nahrungsmitteln

Legen Sie bei allen drei Mahlzeiten den größten Wert auf *Eiweiß, Fett* und *Gemüse*. Essen Sie *20 bis 30 Gramm Eiweiß* zu jeder Mahlzeit, *etwa eine handtellergroße Menge*. Essen Sie jeden Tag reichlich grüne und einige rote, orangefarbene, violette und gelbe Gemüsesorten. Ihr Ziel sind *mindestens 500 bis 600 Gramm Gemüse* am Tag.

Die Speisepläne, Rezepte und Vorschläge im nächsten Kapitel werden Ihnen im Detail vermitteln, wie Ihre Mahlzeiten aussehen sollen: viel buntes gekochtes Gemüse auf Ihrem Teller oder eine große Schale Salat daneben (kein klitzekleines Tellerchen voll); eine gute (mindestens handtellergroße) Portion Proteine; und überall das Glänzen von Butter oder Olivenöl. Dazu nahrhafte Kohlenhydrate wie Obst, Kartoffeln, Yamswurzeln, Kürbis oder Getreide und Bohnen, je nach Bedarf.

Nun, da Sie eine Vorstellung davon haben, *was* Sie essen sollen, hier ein paar Richtlinien dazu, *wie* Sie essen sollten:

Essen Sie regelmäßig

Lassen Sie nicht mehr als fünf Stunden vergehen, ohne Gute-Laune-Nahrungsmittel zu essen.

1. Essen Sie drei ordentliche Mahlzeiten plus Snacks, um ein *felsenfestes* Fundament für Ihre Stimmungen zu schaffen, unter das Sie gar nicht mehr sinken *können*.
2. Mahlzeiten auszulassen zerstört Ihr Stimmungsfundament.

3. Frühstück: Auslassen auf eigene Gefahr. Ohne Frühstück wird Ihre Laune den ganzen Tag über schwanken.
4. Nahrungsergänzungsmittel sind toll, doch nur richtiges Essen kann Sie jeden Tag rund um die Uhr im Gleichgewicht halten.

Essen Sie ausreichend

Besonders Frauen und Männer, die sehr auf ihr Gewicht achten, neigen dazu, regelmäßig zu wenig zu essen, und zu wenig zu essen heißt, Ihre Seele verhungern zu lassen.

Colleen war schnell gestresst und angespannt und aß zu viel Süßes und Stärke. Sie war eine aufgeweckte, talentierte Frau und immer auf der Suche nach Antworten. Nachdem Sie *The Diet Cure* gelesen hatte, begann sie, Aminosäuren und die grundlegenden Nahrungsergänzungen zu nehmen. Sie aß mehr Proteine und verzichtete auf raffinierte Kohlenhydrate. Sie nahm 15 Kilo ab und war voller Energie, dabei ruhig und konzentriert. Jeden Tag machte sie mit Freude Sport. So weit, so gut. Von manchen wesentlichen Nahrungsmitteln aß sie jedoch nicht genug. Letztlich führte es zu Problemen: Sie wurde ein wenig zu dünn, fast dürr, und wieder schneller gestresst. Sie aß mehr als 500 Gramm Gemüse mit wenig Kohlenhydraten und 90 Gramm Eiweiß pro Tag (einschließlich reichlich Fisch). Doch sie aß nicht genug Fett oder kohlenhydrathaltigere Nahrung, um die Bedürfnisse *ihres Körpers* zu stillen, besonders in Anbetracht ihrer Trainingsmenge (fast jeden Tag eineinhalb Stunden Walking). Wir empfahlen ihr, mehr Butter, Avocados, Kokosnussmilch und Olivenöl sowie kohlenhydratreiche Kartoffeln, Taro (sie lebte auf Hawaii) und Obst zu sich zu nehmen. Sie befolgte unseren Rat und durch die daraus resultierende Zunahme an Körperfett sah sie wieder hübsch aus und war wieder besser gegen Stress gewappnet.

Ich erzähle Ihnen diese Geschichte, um Sie daran zu erinnern, dass es keine »Diät« gibt, die für immer für jeden das Richtige ist. Obwohl Colleen vom Kopf her bewusst war, dass sie Fett brauchte, brachten sie all die Jahre, die sie nach der Wenig-Fett/wenig-Kalorien-Religion gelebt hatte, immer noch unbewusst in Schwierigkeiten, und durch ihren neuen Eifer nach wenig Kohlenhydraten aß sie zu wenig von den gesunden stärkehaltigeren Nahrungsmitteln, die sie ebenso brauchte.

Essen Sie Ihren Genen entsprechend

Zu wissen, was Ihre Vorfahren traditionell gegessen haben, könnte sowohl Ihr Leben als auch Ihr Gemüt retten. Immigranten, die noch nicht lange in den USA leben, sind körperlich gesünder und haben fünfmal weniger psychische Störungen als die in den USA geborenen Menschen; doch nach 10 Jahren verlieren sie langsam diesen Vorteil. Warum? Größtenteils, weil ihre »arme Dritte-Welt-Ernährung« so viel gesünder war als die amerikanische »Wohlstandsernährung«.[34]

Eine Frau aus Nicaragua, die unter erheblichen Gewichtsproblemen, Antriebslosigkeit und Stimmungsschwankungen litt und an der Schwelle zu Diabetes stand, erzählte mir in unserem Einführungsgespräch, dass sie immer abnahm und sich großartig fühlte, wenn sie nach Nicaragua fuhr. Die amerikanischen Speisen hatten sie launisch, krank und übergewichtig gemacht. Als sie aufhörte, Fastfood zu essen, und mehr frisches Gemüse und Obst, Bohnen, Mais, Hühnchen und Fisch aß – wie in Nicaragua –, ging es ihr gut.

Die Japaner, die in den USA Herzerkrankungen und Stimmungsprobleme entwickeln, sind in Japan durch ihre protein-, gemüse- und Omega-3-reiche Ernährung gut geschützt. Ein typisches Frühstück besteht dort aus Eiern, Fisch, Spinat, Reis und Seegrassuppe. (Auch in Thailand isst man zum Frühstück Gemüse!)

Die Blutgruppe kann bei der Wahl der wohltuendsten Lebensmittel hilfreich sein. Wir haben festgestellt, dass Menschen mit der Blutgruppe 0 tendenziell am besten mit einer hauptsächlich auf tierischem Eiweiß (allerdings keine Milchprodukte) sowie den meisten Obst- und Gemüsesorten basierenden Ernährung zurechtkommen. Menschen mit Blutgruppe A vertragen üblicherweise zusätzlich zu Eiweiß (wobei auch für sie Milchprodukte problematisch sein können) und Gemüse Bohnen, Reis und Mais gut. (Sie sollten zusätzlich Salzsäure (ggf. Schwedisch Bitter) einnehmen, um tierisches Eiweiß gut zu verdauen.) Für die Blutgruppen B und AB konnten wir keine klar abgegrenzten, für sie spezifischen Nährstoffbedürfnisse ausmachen, vielleicht weil sie so selten vorkommen. Die Bücher von Peter D'Adamo (*4 Blutgruppen – Vier Strategien für ein gesundes Leben*) können Ihnen einige Anregungen geben, doch nehmen Sie sie nicht zu wörtlich. Finden Sie selbst heraus, was für Sie das Richtige ist.

✗ Wie viel konzentriertes Protein in einer Mahlzeit ist *genug*?

- 3 Eier (24 Gramm Protein)
- eine halbe Dose Thunfisch (22 Gramm Protein)
- mindestens 150 Gramm Hüttenkäse (20 Gramm Protein)
- 250–300 Gramm Bohnen (20 Gramm Protein)
- rund 100 Gramm Fleisch, Fisch oder Geflügel, ungefähr eine handtellergroße Menge
- (20 Gramm Protein)

Essen Sie so oft wie möglich Lebensmittel aus biologischem Anbau oder Freilandhaltung

Idealerweise sollten Eier, Fisch, Geflügel, Fleisch und Milchprodukte, die Sie zu Hause essen, von frei lebenden, mit Gras gefütterten oder organisch aufgezogenen Tieren stammen. Anderenfalls wird sich Ihr Organismus gegen Hormone, Antibiotika, Pestizide, genetisch verändertes Tierfutter und andere unnatürliche »Zusätze« behaupten müssen, und nichts davon ist der Gesundheit oder dem Gemüt zuträglich – wobei es immer noch besser ist als *gar keine* Proteine! Das Gleiche gilt natürlich für Gemüse, Obst, Öle, Getreide, Bohnen, Nüsse und Samen. Gehen Sie auf Wochenmärkte, in Reformhäuser und die Bio-Abteilungen in manchen Supermärkten, um organische Lebensmittel zu finden. Wenn Sie irgendwie die Möglichkeit dazu haben, pflanzen Sie selber an!

Ihr Wegweiser zum Gute-Laune-Essen

1. Eiweiß

20–30 Gramm Fisch, Fleisch, Huhn, Pute, Eier, Hüttenkäse, Bohnen, Getreide, Nüsse oder Samen *pro Mahlzeit*.

2. Kohlenhydratarmes Gemüse

500–600 Gramm (gekocht oder entsprechende Menge) Zucchini, Spargel, Brokkoli, grüne Bohnen, Kohl und ähnliches am Tag (100 g = 3 Selleriestangen, 2 mittelgroße Tomaten oder gut 500 g rohes Blattgemüse wie Spinat oder Kopfsalat).

3. Fett

Es gibt keine Sollvorgabe für *zusätzliches* Fett. Wenn Sie vollfette Eiweißquellen in der erforderlichen Menge essen, werden Sie reichlich essentielle und gesättigte Fettsäuren zu sich nehmen. Benutzen Sie jedoch für Salate bitte nur natives Olivenöl extra, zum Kochen Kokosnussöl, Butter, Ghee (geklärte Butter) oder natives Olivenöl extra, dazu Avocados, Kokosnussmilch usw. nach Bedarf.

4. Getränke

Acht oder mehr Gläser gefiltertes Wasser, Kräutertee oder Gemüsesaft (jedoch nicht nur aus Möhren).

5. Kohlenhydratreiche Nahrungsmittel

Die folgenden Kohlenhydrate können je nach Bedarf von Stoffwechsel, Gewicht und Energie in der vorgegebenen Reihenfolge hinzugefügt werden (es sei denn, Sie sind Vegetarier und brauchen für Ihre Proteine mehr Hülsenfrüchte und Getreide). Wenn Sie sich bei kohlenhydratreichen Nahrungsmitteln einschränken, müssen Sie das durch zusätzliche Proteine, Fette und kohlenhydratarmes Gemüse ausgleichen.

- *Obst:* 2–4 Portionen am Tag (1 Portion = ½ Banane, 1 Apfel oder Pfirsich, 150 g Beeren usw.)
- *Kohlenhydratreiches Gemüse:* Möhren, Winterkürbis, Kartoffeln, Yamswurzeln, Süßkartoffeln und ähnliches.
- *Hülsenfrüchte (²/₃ Kohlenhydrate, ¹/₃ Eiweiß):* Bohnen, Linsen, Zuckerschoten usw.
- *Vollkorn:* Reis, Mais oder andere Getreidesorten (einschließlich Produkten wie Tortillas oder Brot). Testen Sie auf jeden Fall mit Hilfe des Abschnitts über allergieauslösende Nahrungsmittel in Kapitel 7, ob Sie Weizen, Roggen, Hafer und Gerste gut vertragen oder nicht.

Empfohlene Literatur

Byrnes, Stephen, Ph. D., *Diet & Heart Disease* (Warsaw, Ind.: Whitman Publishing, 2001).

Cordain, Loren, Ph. D., *The Paleo Diet* (New York: John Wiley & Sons, 2001). Ignorieren Sie seine Vorurteile bezüglich fettarmer Ernährung.

Eades, Michael R. und Mary Dan Eades, *Protein Power* (New York: Bantam Books, 1997).

Enig, Mary, *Know Your Fats: The Complete Primer for Understanding the Nutrition of Fats, Oils, and Cholesterol* (Silver Spring, Md.: Bethesda Press, 2000).

Fallon, Sally, *Nourishing Traditions,* Second Edition. (Washington, D.C.: New Trends Publishing, 1999).

Geary, Amanda, *The Food and Mood Handbook: Find Relief at Last from Depression, Anxiety, PMS, Cravings and Mood Swings* (London: Thorsons, 2001).

Gittleman, Ann Louise, *Ernährung nach dem Stoffwechseltyp: Die innere Weisheit des Körpers nutzen* (Oberstdorf: Windpferd, 2003).

Ravnskov, Uffe, *Mythos Cholesterin: Die zehn größten Irrtümer* (Stuttgart: Hirzel, 2008).

Schmidt, Michael A., *Brain-Building Nutrition: How Dietary Fats and Oils Affect Mental, Physical, and Emotional Intelligence* (Berkeley, Calif.: Frog Ltd., 2007).

Stoll, Andrew L., M.D., *The Omega-3 Connection: The Groundbreaking Antidepressant Diet and Brain Program* (New York: Simon & Schuster, 2001).

KAPITEL 9

Gute-Laune-Rezepte

Rezepte und Ideen für jeden Tag – An die Töpfe.
Fertig. Los!

Zu Hause essen

Die besten Mahlzeiten und Snacks für Ihr Gemüt sind meist die, die Sie selber zu Hause zubereiten, wo Sie die meiste Kontrolle über Zutaten und Garmethoden haben. Meine Kochberater und ich haben uns Gute-Laune-Speisepläne und Rezepte für Sie ausgedacht, bei denen wir drei Dinge im Hinterkopf hatten:

- Das Essen sollte gut schmecken.
- Die Mahlzeiten sollten leicht zuzubereiten sein.
- Von dem Essen sollten Sie größere Mengen zubereiten können, damit Sie mehr davon haben und in anderen Gerichten verwenden können, um den für eine gute Ernährung nötigen Aufwand und die Zeit so gering wie möglich zu halten.

Zu Hause essen, ohne zu kochen Fühlen Sie sich zu schlapp, um zu kochen? Oder brauchen Sie zusätzliche Hilfe beim Kochen, um Ihr Leben zu »entstressen«? Vielleicht möchten Sie vorübergehend oder auf Dauer die Dienste eines *Koch-Coaches* in Anspruch nehmen. Ein solcher Koch kommt üblicherweise einmal die Woche zu Ihnen nach Hause und bereitet mehrere Mahlzeiten zu, die Sie im Laufe der Woche aufwärmen können. Andere sogenannte Personal Cooks kochen in ihrer eigenen Küche und liefern die Speisen dann zu Ihnen nach Hause. Schauen Sie im Internet nach Unternehmen und selbständigen Köchen, die diesen Service anbieten. Achten

Sie aber unbedingt darauf, dass sie *Gute-Laune-Gerichte* für Sie kochen können und es auch tun.

Eine andere Möglichkeit ist Essen zum Mitnehmen von Restaurants oder Feinkostläden. Manche Geschäfte haben Theken mit fertig zubereiteten Gerichten, und an vielen Fleisch- und Fischtheken bekommt man auch fertig gewürzte oder marinierte Waren, die Sie zu Hause nur noch braten oder aufwärmen müssen (wie zum Beispiel Garnelen). Lesen Sie die folgenden Tipps zum Essen in Restaurants, da sie auf Gerichte zum Mitnehmen genauso zutreffen. Worauf Sie hierbei am meisten achten müssen, ist, welches Öl verwendet wurde.

Auswärts essen, aber gut

Sie essen vermutlich einmal am Tag auswärts. Heutzutage essen wir die Hälfte unserer Mahlzeiten nicht zu Hause, noch vor zehn Jahren war es nur ein Drittel. Wenn Sie jeden Tag am selben Ort arbeiten, werden Sie schnell herausfinden, welche Restaurants in der Gegend Gute-Laune-Gerichte servieren und welche nicht. Wenn keines in Frage kommt oder Sie nicht jeden Tag in demselben Restaurant essen wollen, nehmen Sie eine kleine Kühltasche mit Ihren eigenen köstlichen Resten vom Vortag oder anderen Kreationen mit. Wenn Sie reisen und dreimal am Tag im Restaurant essen müssen, habe ich hier ein paar Auswärts-Tipps, die Ihnen helfen werden, die schlimmsten Fastfood-Läden der Stadt zu überstehen. (Wenn Sie noch zögern, Ihre Essgewohnheiten zu ändern, lesen Sie mal *Fast Food Gesellschaft* von Eric Schlosser.)

■ Bestellen Sie ein Sandwich ohne Brot (oder als nicht zusammengeklapptes Vollkornbrot, wenn Sie Weizen vertragen). Nehmen Sie dazu eine Suppe, einen Salat und Gemüse, um Ihre Gute-Laune-Mahlzeit zu vervollständigen.

■ Nehmen Sie eine gebackene Kartoffel und dazu das Eiweiß und Gemüse, das gerade erhältlich ist. Bestellen Sie einen Salat, um noch mehr Gemüse zu bekommen.

■ Bestellen Sie mehrere Beilagensalate, wenn es keinen großen gemischten Salat gibt. Beilagen aus Salat oder Gemüse mit Hüttenkäse, ein Hamburger oder Hühnchensandwich (ohne das Brötchen oder Brot) ergeben ein schönes Salatgericht. In den meisten Restaurants kann man Essig und Öl extra bekommen. Vermeiden Sie die fertigen Dressings, es sei denn, sie sind aus Olivenöl selbstgemacht (außer in etwas besseren italienischen Restaurants ist das eher unwahrscheinlich).

■ Sie können fast überall eine Hamburgerfrikadelle oder eine Hühnerbrust oder zwei bekommen, und selbst Fastfood-Ketten bieten heutzutage oft Salate oder Salat-Bars an. Schneiden Sie die Frikadelle oder die Hühnerbrust klein und essen Sie sie mit so viel Salat, wie Sie kriegen können.

■ Eier – bestellen Sie gleich drei – gibt es zum Frühstück überall. Manche Restaurants bieten frischen Frucht- oder Tomatensaft an (bestellen Sie wenn möglich eine Zitrone dazu und drücken Sie den Saft mit ins Glas). Sie werden zum Sättigen wahrscheinlich Kartoffeln oder Vollkorntoast brauchen (wenn Sie Weizen vertragen). Reichlich Butter ist gut. Essen Sie so wenig Gebratenes wie möglich, wegen der großen Hitze und den schlechten Pflanzenölen, mit denen es zubereitet wird.

■ Chinesisches Essen ist gut, bis auf das Öl (bitten Sie um glutamatfreie Speisen). Vermeiden Sie frittiertes und in Teig gebackenes Essen wie Frühlingsrollen, Shrimps und knusprige Nudelgerichte. Japanisches Essen ist okay, besonders wenn Sie nach einfachem Reis, keinem (mit Zucker gesüßtem) Sushi-Reis fragen und kein frittiertes Tempura essen. Thailändische Gerichte, vor allem Currys und Kokossuppe, sind eine gute Wahl. Versuchen Sie, die gesüßten Speisen in diesen Restaurants – süßsaure Sauce und ähnliches – zu vermeiden.

■ Mexikanisches Essen – essen Sie alles außer frittierte Tacos. Bestellen Sie weiche Mais-Tortillas zu Ihrem grünen Salat, Fleisch oder Hühnchen, Bohnen und Salsa (sowie Guacamole, wenn erhältlich) oder bestellen Sie eine extra große Portion und essen Sie nur die Füllung. Manchen Menschen ist der Weißmehlteig zu schwer, so als würden sie zähen Kleister verdauen, doch die Burrito-Füllungen sind in Ordnung. Bestellen Sie zwei, wenn sie nicht gerade riesig sind, und essen Sie nur die Füllung mit einer Gabel; oder fragen Sie, ob Sie die Füllung einzeln auf einem Teller mit weichen Mais-Tortillas als Beilage bekommen können.

Gute-Laune-Speisepläne für zwei Wochen

Wenn ein Gericht mit einem Sternchen versehen ist (*), heißt das, dass das Rezept dazu im Rezeptteil hinter dem Speiseplan zu finden ist. (M) steht für »machen Sie davon mehr«, denn es kommt im Laufe der Woche noch einmal in einem anderen Gericht vor. Steht hinter einem Gericht ein (R), heißt das, dass darin Reste von einer früheren Mahlzeit verwertet werden.

1. Woche		
Sa.	F	* Hüttenkäse-Pfannkuchen mit frischen Früchten (M).
	M	* Großer Salat (ohne Käse, da Sie schon zum Frühstück Käse hatten). * Gebratene kornische Wildhühner (M).
	A	* Gegrilltes Gemüse (einschließlich Kartoffeln und/oder Yams) (M) und Kirschtomaten.
So.	F	Eine halbe oder ganze Grapefruit (Früchte isst man am besten vor einer Mahlzeit); Geflügelwurst (ohne Nitrate); gebratenes Gemüse mit 2–3 Rühreiern pro Person; warme Mais-Tortilla mit Butter (oder Weizentoast, wenn Sie Gluten vertragen).
	M	Ein Becher Hüttenkäse oder mehr mit einer großen Schüssel Obstsalat, garniert mit ein paar Mandelsplittern.
	A	* Fisch-Spinat-Röllchen; * gedämpfter Basmati- und/oder Wildreis (M); Rohkost-Gemüse (Möhren, Staudensellerie, Kirschtomaten).
Mo.	F	* Frischer Orangen-Kokosmilch-Protein-Smoothie.
	M	* Großer Salat mit den restlichen kornischen Wildhühnern (R).
	A	* Lammkoteletts (M), gegrilltes Gemüse (R) und Gurkenscheiben mit fein gehackter Minze, Joghurt und Zitronensaft.
Di.	F	* Aufgewärmte Hüttenkäse-Pfannkuchen (R) mit frischen Früchten.
	M	Avocado gefüllt mit Thunfisch (Thunfisch mit * perfekter Mixer-Mayonnaise oder * Olivenölvinaigrette zubereiten) auf einem großen Salatbett. Fügen Sie für eine sättigendere Mahlzeit übriggebliebenen Reis hinzu.
	A	* Thailändische Kokosmilchsuppe, als Ein-Portionen-Mahlzeit mit Gemüse und Kartoffeln (M).
Mi.	F	* Protein-Smoothie mit frischem Erdbeerjoghurt oder Joghurteis.
	M	* Großer Salat mit Käse, Bohnen und pfannengerösteten Kernen.
	A	Fleisch (R) klein schneiden und mit Tomatensauce aus dem Glas erhitzen. Auf frischer Polenta mit zerbröseltem Ziegen- oder Schafsmilch-Feta servieren. Rot- und/oder Weißkohl dünn als Salat aufschneiden (200 g pro Person), gut mit Olivenöl vermischen, dann mit Balsamico- oder Apfelessig, Salz und Pfeffer abschmecken.

Do. F * Ofenpfannkuchen mit frischen Früchten sowie Geflügel- oder Schweinswurst oder Frühstücksspeck ohne Nitrate.

    M Thailändische Kokosmilchsuppe (R) – aufgewärmt in einer Thermoskanne mit weiter Öffnung zum Mitnehmen.

    A In der Pfanne zubereitete Bratwurst (ohne Nitrate), * Ratatouille in einem Schritt.

Fr. F * Blaubeer-Bananen-Protein-Smoothie.

    M * Großer Salat.

    A * Im Ofen gegrillter Fisch (M); Weizenvollkorn- oder Reisnudeln mit Butter und geriebenem Pecorino oder Parmesan sowie * in Olivenöl gebratenes grünes Gemüse mit Essig.

2. Woche

Sa. F * Schnelle Reispfannkuchen (R)(M) mit frischen Früchten.

    M Wok-Gemüse (R).

    A * Rinder- oder Lammbraten mit im Bratenfett geschwenkten Möhren und Kartoffeln. Großer grüner Salat mit * Balsamico-Salatdressing.

So. F Orangenscheiben (im Sommer alternativ Pfirsiche oder Beeren). Angebratener Spinat, Zwiebeln und anderes Gemüse mit drei Rühreiern.

    M Übriggebliebene gebackene Kartoffeln oder Yams, in Scheiben geschnitten und in Butter oder Ghee gebraten.
       * Fisch- (R) Tostada (den Fisch im Ofen auf einer Mais-Tortilla aufwärmen) mit Avocadoscheiben, geraspeltem Kohl, Käse, Frühlingszwiebeln und Tomate.

    A * Zartes Knusperhühnchen, gedünsteter Brokkoli mit Butter und Zitrone, gebackene Kartoffeln.

Mo. F *Tropischer Protein-Smoothie (frische oder Dosenananas und Banane mit Kokosmilch).

    M *Thunfisch-Kichererbsen-Salat.

    A * Hühnerbrüste und/oder -schenkel (M), dazu * gebratenes grünes Gemüse, gebackener Moschus-Kürbis (M) mit Butter und Kirschtomaten.

Di.	F	Aufgewärmte schnelle Reispfannkuchen (R) mit Butter oder Joghurt und Bananenscheiben.
	M	* Feta-Shrimps-Salat (M) mit cremigem Zitronen-Salatdressing.
	A	* Steak (M), gebackene Kartoffeln mit Butter und/oder Sour Cream, gebratener Sommerkürbis, rohe Zuckerschoten und Babymöhren.
Mi.	F	* Pfirsich- oder Aprikosen-Protein-Smoothie mit Sonnenblumen- oder Mandelmilch.
	M	* Großer Salat.
	A	Grillspieße: Garnelen und/oder Jakobsmuscheln mit Zitronenscheiben, Zucchini, Paprika und Kirschtomaten aufgespießt, in nativem Olivenöl mariniert, auf dem Grill zubereitet. Mit gebutterten Maiskolben oder Polenta (M) servieren.
Do.	F	Tomaten- und Gurkenstücke mit Zitrone oder Joghurt. 3 Eier mit Polenta-Scheiben (R), zusammen in einer Pfanne in Butter gebraten.
	M	Tostada: im Ofen knusprig gebackene Mais-Tortilla mit Steak-(R) Streifen, Käse, grünem Salat, Zwiebel, Avocado und Salsa.
	A	Hühnerbrüste/-schenkel (M), mit Butter gestampfter Moschus-Kürbis (R), * angebratener Mangold und Kirschtomaten.
Fr.	F	Ein Becher Hüttenkäse oder mehr mit 2–3 frischen Früchten.
	M	* Großer Salat.
	A	* In Mehl gewendeter, in der Pfanne gebratener Fisch mit frischem Zitronensaft. Zu grünen Bohnen mit Butter und gemischtem Salat mit * cremigem Zitronen-Salatdressing servieren.
Snacks		Soleier, gefüllte oder einfache gekochte Eier und rohes Gemüse. Rohes Gemüse oder Chips (gebacken, nicht frittiert – mit oder ohne Dip. *Empfohlene Dips:* Salsa; Salatdressings (siehe Rezepte); Hüttenkäse (oder ein hartgekochtes Ei) im Mixer mit Avocado, Knoblauch (frisch oder Pulver), Salz und Zitronensaft vermischt; Bohnendip; mexikanisches Bohnenmus (ohne Öl) mit Salsa gemischt; Hummus; Hüttenkäse pur. Apfel oder Birne mit einem Stück Cheddar oder ohne. Obst mit Hüttenkäse.

Obst mit einer Handvoll Nüsse mit niedrigem Omega-6-Gehalt (Cashewkerne, Macadamia-, Hickory-, Hasel-, Pekannüsse, Mandeln oder Pistazien).

Gebuttertes Popcorn mit Käse oder Nüssen mit niedrigem Omega-6-Gehalt.

Gerollter Fleisch- oder Geflügelaufschnitt (kaufen Sie beim Metzger oder im Delikatessengeschäft ein paar Scheiben als Nachmittags-Snack) und Möhrenstifte.

Eine Mischung aus gehackten schwarzen Oliven und Frischkäse auf eine Scheibe Schinken gestrichen und aufgerollt.

Reste wie proteinreiche Pfannkuchen oder Smoothies.

Ein kleiner frischer Smoothie.

Nützliche Küchenhelfer

- Große Bratpfanne oder Sauteuse (etwa 30 cm Durchmesser) mit Metallgriff, damit sie in den Ofen gestellt werden kann.
- Standmixer oder Küchenmaschine.
- Dampfkorb, der in einen großen Kochtopf passt, um Reste aufzuwärmen oder Gemüse zu dämpfen.
- Große Schüssel.
- Großer Ofenbräter/tiefes Backblech.
- 2–4-Liter-Topf (für Gemüse und Getreide).
- Großer 6–8-Liter-Topf (für Suppen).
- Küchenschere und Kochmesser.
- Holzlöffel.
- Elektrischer oder mechanischer Zerkleinerer (um Zwiebeln, Paprika, Sellerie, Knoblauch, Tomaten usw. schnell zu hacken).
- Eine Auflaufform, ca. 25 × 25 cm, aus Glas oder Metall.

Rezepte

Frühstück

Protein-Smoothie

Geben Sie als Grundlage eine der folgenden Zutaten in einen Standmixer: 2 Esslöffel bis 80 ml vollfette Kokosmilch (geben Sie bei diesem Smoothie eventuell noch Wasser hinzu) oder 250 ml Ziegenmilch, reiner Kefir,

Vollmilch-Naturjoghurt, Buttermilch oder Bio-Kuhmilch (wenn Sie Kuhmilchprodukte vertragen)

Dazu:
eine Banane und/oder anderes frisches Obst – 60 g Beeren, 1 Pfirsich, 1 Ananasspalte (mischen Sie nach Lust und Laune); oder zur Abwechslung 60 g Kürbis oder Süßkartoffeln (mit einer Prise Zimt)
2 Esslöffel Proteinpulver aus Reis, Eiern oder Molke (es soll mehr als 20 g Eiweiß ergeben)

Zusätzlich eine, mehrere oder alle der folgenden Zutaten:
1 Esslöffel (oder nach Geschmack) Pulver aus Gräsern
1 Teelöffel bis 1 Esslöffel Nährhefe
2 Esslöffel Leinsamen oder -schrot
Frischer Ingwer oder Minze nach Geschmack

Alles mixen. Wasser (oder an heißen Tagen Eiswürfel) hinzugeben, wenn Sie es verdünnen möchten.
Ergibt eine Portion.

Kokosmilch

Lecker in Smoothies oder Suppen auf Hühner- oder Gemüsebrühen- oder Wasserbasis. Toll in heißen, würzigen Kräutertees, zu Früchten anstelle von Schlagsahne (sie wird im Kühlschrank fest) oder in jedem Gericht, das mit Milch oder Sahne zubereitet werden soll. Versuchen Sie, Milch aus erster Pressung (vollfett) in Dosen ohne Konservierungsmittel zu bekommen.

Selbstgemacht:
(Methode 1) Öffnen Sie eine frische Kokosnuss und geben Sie die Milch in einen Standmixer. Lösen Sie das Kokosfleisch aus der Schale, hacken Sie es und geben Sie es ebenfalls in den Mixer. Füllen Sie mit heißem Wasser bis auf einen Liter auf. Auf höchster Stufe 3 Minuten mixen. Passieren Sie die Masse (am besten durch ein Tuch) und drücken Sie das Fleisch gut aus. Geben Sie es dann wieder in den Mixer, geben Sie nur soviel heißes Wasser hinzu, dass es gerade bedeckt ist, und mixen Sie 2 Minuten auf höchster Stufe. Passieren Sie die Masse wieder und drücken Sie das Fleisch erneut gut aus. Werfen Sie das Fleisch weg. Kühlen Sie die gewonnene Milch oder frieren Sie sie ein.

(Methode 2) Weichen Sie über Nacht (ungesüßte) getrocknete Kokosnuss ein. Passieren und drücken Sie sie wie oben beschrieben aus.

Ofenpfannkuchen

60 g Butter
50 g Vollkornmehl
120 ml Milch oder Milchersatz
½ Teelöffel Salz
4 Eier

Die Butter in eine große (25 – 30 cm) ofenfeste Pfanne und bei 200 °C in den vorgeheizten Ofen geben. Vermischen Sie Mehl, Milch und Salz gründlich und geben Sie nach und nach unter Rühren die Eier hinzu. Geben Sie die Eiermischung in die heiße Pfanne und stellen Sie sie wieder in den Ofen. Backen, bis der Teig aufgegangen und goldbraun ist, etwa 10 – 12 Minuten. *Ergibt 2 Portionen.*

Schnelle Reiscrêpes oder -Pfannkuchen

Pro Person in einen Mixer geben:
80 g gekochten Reis oder 120 g für gehaltvollere Pfannkuchen
    (nehmen Sie übriggebliebenen Basmati- und/oder Wildreis;
    haben Sie immer welchen da)
3 Eier
Salz zum Abschmecken

Mixen, bis ein glatter Teig entsteht. Zerlassen Sie in einer Brat- oder Crêpepfanne 1 Esslöffel Butter, Ghee oder Kokosöl.

Die Pfanne so heiß werden lassen, dass es zischt, wenn man einen Tropfen Wasser hineingibt. Nehmen Sie pro Pfannkuchen etwa 60 ml Teig, braten Sie ihn, bis er fest wird und auf beiden Seiten leicht braun ist. (Ob Sie's glauben oder nicht, dieses Gericht schmeckt auch mit einfachen weißen Bohnen aus der Dose, wenn Sie keinen Reis im Haus haben.)

Hüttenkäse-Pfannkuchen mit frischen Früchten

3 Eier
1 Becher Hüttenkäse
2 Esslöffel zerlassene Butter oder Kokosöl
25 g Vollkornmehl
¼ Teelöffel Salz
200 g frisches Obst
gemahlener Zimt

Mixen Sie die Eier und den Hüttenkäse im Mixer oder in der Küchenmaschine, bis sie gut vermengt sind. Geben Sie die geschmolzene Butter oder das Kokosöl, das Mehl und das Salz hinzu. Zu einer glatten Masse verrühren.

Fetten Sie eine Crêpe- oder große Bratpfanne leicht ein und erwärmen Sie sie bei mäßiger Hitze. Wenn die Pfanne heiß ist, geben Sie für jeden Pfannkuchen 60 ml Teig hinein. Braten, bis die Oberseite Blasen wirft, wenden und braten, bis beide Seiten leicht braun sind.

Zum Servieren 2 Esslöffel frische Früchte auf jeden Pfannkuchen geben und mit etwas Zimt bestreuen.

Ergibt 8 Pfannkuchen.

Mittag- und Abendessen:
Hauptspeisen aus Fisch, Geflügel und Fleisch

▶ Zubereitung von Fisch und Meeresfrüchten

Fisch und andere Meeresfrüchte sind schnell zubereitet; Fisch ist mehr als doppelt so schnell gar wie die meisten Fleisch- und Geflügelsorten. Diese Fische sind herzhaft, lecker und fallen nicht auseinander oder werden zu schnell trocken:

- Lachs (bevorzugt wilder, kein Zuchtlachs)
- Blaubarsch
- Thunfisch
- Seebarsch
- Heilbutt
- Red Snapper
- Goldmakrele

- Schwertfisch
- Blauer Marlin
- Calamari-Steak
- oder jeder andere nahrhafte weiße Fisch wie Flunder oder Schellfisch

Diese Fische zerfallen etwas leichter und sind sehr viel schneller gar:
- Seezungenfilet
- Forellenfilet

Zubereitungsarten für Fisch:
- Mit Kräutern in der Pfanne anbraten.
- Mariniert im Ofen backen.
- In Mehl wenden und in der Pfanne knusprig braten.
- Mit Spinat füllen und im Ofen backen (nur bei zartem, dünnem Fisch wie Forelle und Seezunge).

Fisch mit Kräutern in der Pfanne braten

Das ist eine tolle Zubereitungsart, da der Geschmack eingeschlossen wird und der Fisch sehr saftig bleibt.

Sie brauchen:
auf 190 °C vorgeheizten Ofen
2 Esslöffel Gewürzmischung Ihrer Wahl. Gewürzmischungen sind in den meisten Geschäften erhältlich. In Reformhäusern gibt es sie oft lose, in Supermärkten gibt es verschiedene Marken. Vermeiden Sie Glutamat und aufgeschlossenes Pflanzeneiweiß.

Ein paar Empfehlungen:
Italienische Würzmischung
Currypulver
Mexikanische Würzmischung
Zitronenpfeffer
Mediterrane Gewürze
Thai-Würzmischung
200–300 g Fisch (ausreichend für 2 Personen oder für eine, wenn ein Rest für eine zweite Mahlzeit eingeplant wird)
ca. 2 Esslöffel Olivenöl

Zubereitung:

Nehmen Sie einfach die trockenen Zutaten und reiben Sie den Fisch damit ein. Für einen intensiveren Geschmack lassen Sie die Gewürze etwa 10 Minuten lang einziehen.

Danach erhitzen Sie das Öl in einer Bratpfanne oder Sauteuse bei mittlerer Hitze, bis das Öl anfängt, leicht zu brutzeln. Geben Sie den Fisch in die Pfanne und braten Sie ihn 2 Minuten scharf an, bis er braun ist, dann wenden und von der anderen Seite 2 Minuten braten, bis er braun ist.

Wenn der Fisch gut gebräunt ist, die Pfanne mit dem Fisch in den vorgeheizten Ofen (190 °C) stellen, bis er gar ist (etwa 5–10 Minuten). Prüfen Sie mit einer Gabel, ob er richtig durch ist.

Marinierten Fisch im Ofen backen

Sie können fertiges Salatdressing aus der Flasche als Marinade verwenden (nehmen Sie fettfreies – ohne Öl – damit Sie Ihr eigenes natives Olivenöl hinzugeben können). Aus der Marinade ergibt sich eine Sauce, die Sie zu dem Fisch essen können. Sie können auch aus den folgenden Kombinationen eine eigene Marinade herstellen:

- 4 Esslöffel Olivenöl und 2 Esslöffel Balsamico-Essig mit einem Esslöffel frischem Basilikum und 2 Esslöffeln gehackter Zwiebel
- 4 Esslöffel Olivenöl, ein Spritzer Zitronensaft und 3 Esslöffel gehackte Tomaten aus der Dose oder eine kleine, gehackte frische Tomate mit einem Esslöffel Basilikum oder Thymian und einem Esslöffel Kapern
- 2–3 Knoblauchzehen (fein gehackt oder gepresst), ein Esslöffel gehacktes Zitronengras und 120 bis 240 ml Kokosmilch
- 2 Esslöffel Tamari (weizenfreie japanische Sojasauce), 5 Esslöffel Sesamöl und 2 Esslöffel Ingwer (fein gehackt oder durch die Knoblauchpresse gedrückt)

Sie brauchen:

auf 190 °C vorgeheizten Ofen

200–300 g Fisch (für 2 Personen oder für eine Person mit Rest für zweite Mahlzeit)

eine der oben genannten Marinaden; oder 120 ml fettfreies Salatdressing aus der Flasche mit 2 Esslöffeln nativem Olivenöl

Zubereitung:
Legen Sie den Fisch flach in eine 25 × 25 cm große Auflaufform. Wenn Sie mehrere Stücke zubereiten, achten Sie darauf, dass sie nicht übereinander liegen. Wenn Sie mehr machen, für eine spätere Mahlzeit, müssen Sie vielleicht einen großen Bräter oder ein tiefes Backblech nehmen.

Gießen Sie die Marinade über den Fisch und lassen Sie sie 10 Minuten einziehen.

In den vorgeheizten Ofen geben (190 °C) und backen, bis der Fisch gar ist (er sollte saftig sein, sich aber leicht mit einer Gabel zerteilen lassen), etwa 15 Minuten für festen, dicken Fisch und 10 für zarteres Filet, wie Seezunge oder Forelle.

Fisch in Mehl wenden und in der Pfanne knusprig braten

Sie brauchen:
auf 190 °C vorgeheizten Ofen
60 g Reismehl (oder Weizenmehl, wenn Sie es vertragen)
2 Esslöffel Würzmischung (nach Wahl):
Italienische Würzmischung
Currypulver
Mexikanische Würzmischung
Zitronenpfeffer
Mediterrane Gewürze
Thai-Würzmischung
Salz und Pfeffer
200 – 300 g Fisch (für 2 Personen oder für eine Person mit Rest für eine
    zweite Mahlzeit)
2 verquirlte Eier (oder etwas Milch oder Wasser) auf einem flachen Teller
2 Esslöffel Olivenöl, Ghee oder Kokosöl

Zubereitung:
Vermischen Sie das Mehl in einer flachen Schale, die groß genug ist, um den Fisch hineinzulegen, mit der Würzmischung und geben Sie ein wenig Salz und Pfeffer hinzu.

Legen Sie den Fisch zum Anfeuchten in die Eier. (Sie können auch etwas Wasser oder Milch nehmen, um den Fisch anzufeuchten, damit das Mehl haften bleibt, wenn Sie lieber keine Eier verwenden möchten.) Wenden Sie ihn dann in Mais- oder Reismehl und stellen Sie ihn auf einem Teller beiseite.

Erhitzen Sie in einer Bratpfanne oder Sauteuse das Öl etwa eine Minute lang, legen Sie dann den Fisch hinein. Lassen Sie ihn auf beiden Seiten knusprig werden (etwa 2 – 4 Minuten pro Seite).

Wenn Sie festen, dicken Fisch braten, stellen Sie die Pfanne (mit dem Fisch darin) in den vorgeheizten Ofen (190 °C) und backen Sie ihn, bis er gar ist (etwa 10 – 15 Minuten).

Forellen- oder Seezungenfilets mit Spinat füllen und im Ofen backen

Sie brauchen:
auf 190 °C vorgeheizten Ofen
1 Esslöffel Olivenöl
150 g geputzten und gehackten frischen Spinat
1 fein gehackte Knoblauchzehe (auf Wunsch)
2 Seezungen- oder Forellenfilets à 100 g
Salz und Pfeffer zum Würzen
1 – 2 Esslöffel Butter
4 lange Zahnstocher (2 für jedes Filet)
Zitronenspalten oder -saft

Zubereitung:
Erhitzen Sie das Olivenöl in einer Bratpfanne oder Sauteuse. Geben Sie den Spinat hinein und schwenken Sie ihn, bis er zusammengefallen ist. (Wenn Sie Knoblauch verwenden, braten Sie ihn in der Pfanne an, bis er leicht goldbraun ist.) Mit Salz und Pfeffer würzen und vom Herd nehmen. Lassen Sie den Spinat ein paar Minuten abkühlen, bis Sie ihn ohne Probleme mit den Fingern anfassen können.

Legen Sie die Filets nebeneinander aus und würzen Sie sie mit Salz und Pfeffer. Verteilen Sie den Spinat auf die beiden Filets. Rollen Sie die Filets einzeln auf und geben Sie auf jedes zwei Kleckse Butter. Fixieren Sie sie mit den Zahnstochern, indem Sie sie durch die Butterkleckse stechen.

Geben Sie die Röllchen in die Pfanne und stellen Sie sie für etwa 8 Minuten in den Ofen, bis sie gar sind (der Fisch sollte saftig sein, sich aber leicht mit einer Gabel zerteilen lassen).

Servieren Sie den Fisch mit einem Spritzer Zitronensaft.

▶ *Zubereitung von Geflügel*

Geflügel braten

Sie brauchen:
auf 180 °C vorgeheizten Ofen
1 ganzes Hühnchen, 2 kornische Wildhühner, 4 Hühnerbrüste,
   6 Hühnerschenkel oder 1 Putenbrust für 2 – 3 Personen
Salz und Pfeffer
Würzmischung (nach Wahl):
jeweils 1 Esslöffel frischen oder 1 Teelöffel getrockneten Rosmarin oder
   Salbei
jeweils 1 Esslöffel Thymian und Zitronenzesten
125 g Joghurt mit einem Esslöffel Zitronenzesten oder einem Esslöffel
   Currypulver oder irgendeine andere bisher in den Rezepten genannte
   Würzmischung
selbstgemachtes oder fertiges Pesto, entweder mit Milchprodukten oder
   ohne
frische Zitronen zum Füllen ganzer Vögel mit einem Esslöffel frischen oder
   einem Teelöffel getrockneten Kräutern

Zubereitung:
Nehmen Sie das Geflügel Ihrer Wahl, salzen und pfeffern Sie es nach
Geschmack, reiben Sie es mit den trockenen Kräutern oder der flüssigen
Mischung ein und geben Sie es in einen Bräter. Wenn Sie einen ganzen
Vogel genommen haben, reiben Sie ihn auch von innen mit der Würzmi-
schung ein und geben Sie die halbierten Zitronen hinein, wenn Sie mögen.
Stellen Sie das Geflügel mindestens eine Stunde, maximal über Nacht in
den Kühlschrank.
   Nehmen Sie das marinierte Geflügel aus dem Kühlschrank und braten Sie
es im Ofen, bis es goldbraun ist und klarer Saft hinausläuft. Bei ganzen
Vögeln sollte sich ein Bein leicht lösen lassen und klarer Fleischsaft austre-
ten. Etwa 35 – 45 Minuten für Geflügelteile und kornische Wildhühner. Größere ganze Vögel sollten nach Gewicht gegart werden – 20 Minuten pro
Pfund oder bis 75 °C auf dem Fleischthermometer.

Zartes Knusperhühnchen

Sie brauchen:
80 g Vollkorn- oder glutenfreies Paniermehl (Hinweise zu Bezugsquellen finden Sie im Anhang)
½ Teelöffel Knoblauchgranulat oder -pulver
¼ Teelöffel Selleriesalz
Pfeffer nach Geschmack
500 g Hühnerbrust in Streifen
zerlassene Butter

Zubereitung:
Mischen Sie das Paniermehl mit dem Knoblauch, Selleriesalz und Pfeffer.

Wenden Sie jeden Streifen in der Butter, dann in dem gewürzten Paniermehl.

Legen Sie sie auf ein leicht eingefettetes Backblech oder in einen großen Bräter und backen Sie sie bei 160 °C 10−12 Minuten oder bis sie leicht gebräunt und durch sind.

Ergibt 2 Portionen: 125 g pro Person, plus eingeplante Reste.

▶ Zubereitung von Schwein, Rind und Lamm

Schweinelende, Lammkarree oder Lammkeule mit Knochen

Sie brauchen:
auf 190 °C vorgeheizten Ofen
20 g Basilikumblätter
1 Esslöffel Rosmarin
3 Knoblauchzehen
ca. 60 ml Olivenöl (einträufeln, bis eine Paste entsteht)
Schweinelende, Lammkarree oder Lammkeule mit Knochen

Zubereitung:
Pürieren Sie Basilikum, Rosmarin, und Knoblauch mit dem Olivenöl, bis eine lockere Paste entsteht.

Streichen Sie das Fleisch damit ein und braten Sie es in einem Ofenbräter für 15−20 Minuten pro Pfund, bis es durch ist.

Schweine- oder Lammkoteletts oder Rindersteak

Sie brauchen:
auf 190 °C vorgeheizten Ofen
2 Schweinekoteletts oder 2–4 Lammkoteletts oder 1–2 Rindersteaks
  (für 2 Personen oder für eine Person mit Rest für zweite Mahlzeit)
Salz und Pfeffer
1 Esslöffel Olivenöl

Zubereitung:
Würzen Sie die Koteletts oder Steaks mit Salz und Pfeffer. Erhitzen Sie einen Esslöffel Olivenöl in einer großen Bratpfanne oder Sauteuse. Geben Sie das Fleisch in das heiße Öl und braten Sie es an, bis es auf einer Seite leicht braun ist. Wenden Sie es und braten Sie die andere Seite an. Geben Sie es zum Fertiggaren in den Ofen, bis Ihre gewünschte Garstufe erreicht ist. Dabei gilt:

Schweinekotelett – mindestens 10 Minuten für 2–3 cm dicke Scheiben.

Lammkotelett – 5 Minuten für blutig, 8 Minuten für medium rare, 10 Minuten für medium und 15–20 Minuten für durchgebraten.

Rindersteak (2,5 cm dick) – nicht in den Ofen für blutig, 5–7 Minuten für medium, 7–10 für rosa, 10–15 Minuten für durchgebraten. Pro zusätzlichem Zentimeter Dicke erhöht sich die Garzeit um eine Minute.

Thailändische Kokosmilchsuppe

Kokosmilch ist lecker und gesund. Der Curry in dieser Suppe macht sie noch schmackhafter, und sie ist leichter zuzubereiten, als Sie denken. Ein Teller ist als ganze Mahlzeit ausreichend, sodass die knapp 3 Liter, die dieses Rezept ergibt, für 6 Portionen reichen. Sie hält sich gut im Kühlschrank, kann aber auch eingefroren und später für ein köstliches Resteessen wieder aufgetaut werden.

Sie brauchen:
3 Esslöffel Ghee oder Oliven- oder Kokosnussöl
1 Esslöffel gehackten Knoblauch
3–4 Esslöffel Currypulver (nach Ihrem Geschmack, da es dies in
  verschiedenen Schärfegraden gibt)
1 große gehackte Zwiebel
2 Esslöffel gehackten frischen Ingwer

ca. 750 g gemischtes Gemüse:

Brokkoliröschen

Möhren in 1 cm dicken Scheiben

Staudensellerie in 2 cm dicken Scheiben

Weißkohl in ca. 5 cm großen Stücken

Grüne Bohnen in 5 cm langen Stücken

Kartoffeln, mit Schale in Würfel geschnitten (bis zu 250 g, aber nur, wenn diese Suppe als komplette Mahlzeit ohne weitere kohlenhydratreiche Lebensmittel gedacht ist)

Blattgemüse, gehackt oder mit der Schere geschnitten, wenn sie sehr groß sind (in den letzten 10 Minuten hinzugeben)

Zuckerschoten (in den letzten 10 Minuten hinzugeben)

Frühlingszwiebeln in 2 cm großen Stücken (in den letzten 10 Minuten hinzugeben)

ca. 700 g Proteine, wie z. B.:

Fisch, gewürfelt

Shrimps (gefroren, funktioniert bestens)

Jakobsmuscheln, in mundgerechte Stücke geschnitten (gefroren, funktioniert bestens)

Putenfleisch, gewürfelt

Hühnchen, gewürfelt

Schweinelende, gewürfelt

5 Dosen Kokosmilch, vollfett, ohne Konservierungsstoffe (ersetzen Sie einen Teil der Kokosmilch durch Hühner- oder Gemüsebrühe, wenn Sie möchten)

eine Handvoll frisches oder einen Esslöffel getrocknetes Basilikum

Zubereitung:

Erhitzen Sie das Ghee oder Öl in einem großen Topf. Geben Sie den Knoblauch, das Currypulver, die Zwiebel und den Ingwer hinein. Etwa 5 Minuten anbraten, dann das Gemüse (außer die Kräuter, die Zuckerschoten und die Frühlingszwiebeln) und die Proteine Ihrer Wahl hinzugeben. Rühren Sie, bis alles gut mit den Gewürzen bedeckt ist.

Einige weitere Minuten braten, dann die Kokosmilch hinzugeben. Verrühren Sie alles gründlich und lassen Sie es dann köcheln, bis die Proteine gar sind (ca. 20 Minuten bei aufgetauten Meeresfrüchten, 30 Minuten bei Fleisch, Geflügel und gefrorenen Meeresfrüchten). Gelegentlich umrühren. Geben Sie während der letzten 10 Minuten die Kräuter, Zuckerschoten und Frühlingszwiebeln hinzu, wenn Sie welche verwenden.

Wenn alles gar ist, geben Sie das Basilikum hinzu und lassen Sie es vor dem Servieren noch ein paar Minuten einziehen.

▶ *Salate und Dressings*

Stellen Sie sich einen Salat zusammen Salate sind eine tolle Möglichkeit, alle Nahrungsmittelgruppen zu genießen und dabei alle Nährstoffe zu bekommen, die Sie brauchen. Außerdem sind sie leicht zuzubereiten, sehen schön aus und sind köstlich, wenn sie frisch sind. Stellen Sie sich aus der folgenden Übersicht, die für *The Diet Cure* erstellt wurde, Hunderte verschiedene Salatvariationen zusammen.

Für einen großen Salat: Wählen Sie Zutaten aus allen 5 Spalten aus und kombinieren Sie sie zu einem Salat, der eine sättigende Mahlzeit ergibt.

Als Beilage: Für einen Salat zu einem Protein-Hauptgericht wählen Sie aus den Listen 1, 2 und 5 und, wenn keine anderen stärkehaltigen Kohlenhydrate in dem Gericht enthalten sind, auch aus Liste 3.

1	50 g oder mehr aus dieser Liste	■ grünen oder roten Salat
		■ Spinatblätter
		■ Römersalat
		■ Rucola
		■ Mesclun
		■ andere Salatmischungen
		■ Weißkohl
		oder lassen Sie diese Liste aus und nehmen Sie dafür die doppelte Menge aus Liste 2
2	150 g oder mehr aus dieser Liste	■ rohen Brokkoli oder Blumenkohl
		■ gedünsteten Brokkoli, Spargel, Blumenkohl oder grüne Bohnen
		■ Tomaten
		■ Paprika
		■ Avocado
		■ Möhren, in Scheiben oder geraspelt
3	nicht mehr als 100 g aus dieser Liste	■ grüne Erbsen
		■ Augen-, Lima-, Kidneybohnen, Kichererbsen, Cannellini-, Pinto- oder schwarze Bohnen
		■ Reis oder anderes gekochtes Getreide
		■ gekochte Kartoffeln oder Süßkartoffeln

4	150 g oder mehr aus dieser Liste	■ Roastbeef, Hühnchen oder Pute ■ 50 g Nüsse oder Samen ■ Hüttenkäse ■ 50 g Feta ■ 100 g Bohnen oder Erbsen
5	2 Esslöffel aus dieser Liste	■ Vinaigrette ■ cremiges Zitronen-Salatdressing (siehe Rezept) ■ anderes Salatdressing mit gutem Öl und ohne Zucker

Feta-Shrimps-Salat

2 Tomaten
4 Stangen Staudensellerie
½ rote Zwiebel
1 Gurke
2 Möhren
100 g Feta (zerbröselt)
350 g gekochte Shrimps

Schneiden Sie das Gemüse in große Stücke (1,5–2 cm). Vermischen Sie es mit dem Feta und den Shrimps. Geben Sie Ihr Lieblingsdressing hinzu.
Ergibt 4 Portionen.

Thunfisch-Kichererbsen-Salat

1 Dose Kichererbsen, abgetropft und abgespült
½ mittelgroße rote Zwiebel, in dünne Scheiben geschnitten
Salz nach Geschmack
170 g Thunfisch
4 Esslöffel natives Olivenöl extra
2 Esslöffel Rotwein- oder Balsamico-Essig
grob gemahlener schwarzer Pfeffer nach Geschmack
eine Handvoll gehackte frische Petersilie

Geben Sie die Kichererbsen und die Zwiebel in eine Schüssel, streuen Sie Salz darüber und verrühren Sie alles. Gießen Sie den Thunfisch ab, brechen Sie ihn in große Stücke und geben Sie ihn in die Schüssel. Gut mit Öl begie-

ßen. Geben Sie den Essig, Pfeffer und die gehackte Petersilie hinzu. Gut vermischen und abschmecken. Servieren Sie den Salat auf einem Bett aus grünen Salatblättern, Avocado- und Tomatenscheiben.
Ergibt 2–3 Portionen.

Perfekte Mixer-Mayonnaise

1 großes Ei
1 Esslöffel Essig
½ Teelöffel Salz
¼ Teelöffel Senfpulver
insgesamt 250 ml Olivenöl
1 Esslöffel Zitronensaft

Geben Sie das Ei, den Essig, das Salz und das Senfpulver in einen Standmixer; zudecken und ca. 5 Sekunden mixen. Während der Mixer *auf der niedrigsten Stufe* läuft, 125 ml Olivenöl so langsam wie möglich hinzugeben, jedoch ohne abzusetzen. Für ein bestmögliches Ergebnis sollten Sie das Öl nicht genau in die Mitte, aber auch nicht zu dicht am Rand zugießen.

Geben Sie den Zitronensaft hinzu und dann, bei niedrigster Stufe, langsam die restlichen 125 ml Olivenöl. Wenn sich das Öl absetzt und nicht direkt in der Masse verschwindet, schalten Sie den Mixer aus und lösen Sie die Oberflächenspannung der Mayonnaise mit einem Spatel (manchmal reicht es schon, den Mixer nur kurz aus- und wieder einzuschalten). Bewahren Sie die Mayonnaise in einem gut verschlossenen Gefäß bis zu 4 Wochen im Kühlschrank auf.
Ergibt etwa ein mittelgroßes Glas.

Cremiges Zitronen-Salatdressing

120 ml Olivenöl
60 ml Zitronensaft
3 Esslöffel Nährhefe
1 Teelöffel Salz
1 Teelöffel Senf

Schütteln Sie die Zutaten in einem Marmeladenglas oder schlagen Sie sie in einer Schüssel, bis sie gut vermengt sind.
Ergibt etwa 230 ml.

Balsamico-Salatdressing

60 ml Balsamico-Essig
180 ml natives Olivenöl extra
1 Teelöffel Salz
1 Esslöffel Senf
1 Teelöffel gehackter Knoblauch

Schütteln Sie die Zutaten in einem Marmeladenglas oder schlagen Sie sie in einer Schüssel.
Ergibt etwa 230 ml.

Ranch- oder Blauschimmelkäse-Salatdressing

100 g perfekte Mixer-Mayonnaise
60 ml Zitronensaft
60 ml Buttermilch
2 Teelöffel Salz
1 Teelöffel Pfeffer
1 Teelöffel gehackter Knoblauch
1 Esslöffel fein gehackte Frühlingszwiebel
60 ml Wasser zum Verdünnen
1 Teelöffel Knoblauchsalz
1 Teelöffel Zwiebelpulver

Alle Zutaten gut mit dem Mixer vermengen.
Ergibt etwa 230 ml Dressing oder Dip.
Alternativ: Geben Sie 30 g zerbröselten Blauschimmelkäse hinzu, um ein Blauschimmelkäse-Salatdressing zu erhalten.

Dill-Tahina-Salatdressing

50 g Tahina-Paste
60 ml Zitronensaft
250 g Joghurt
1 Teelöffel Knoblauch (gepresst oder gehackt)
1 Teelöffel Dill
2 Teelöffel Salz
1 Teelöffel Pfeffer
120 ml Wasser

Alle Zutaten gut mit dem Mixer vermengen.
Ergibt etwa 450 ml Dressing oder Dip.

▶ **Gemüse**

Ofengemüse

Gemüse und Kartoffeln im Backofen zuzubereiten ist so leicht. Es bedarf nur ein wenig Vorbereitung und etwas Zeit.
Gemüsesorten, die Sie im Ofen zubereiten können, sind:

- Rüben
- Möhren
- Spargel (braucht nur 15 Minuten)
- Grüne Bohnen (brauchen nur 15 Minuten)
- Zucchini oder Sommerkürbis (brauchen nur 15 Minuten)
- Süßkartoffeln
- Kartoffeln – alle Sorten
- Kohlrabi
- Zwiebeln
- Steckrüben
- Rosenkohl
- Weißkohl (in 5 cm große Stücke geschnitten)
- Brokkoli
- Fenchel (besonders lecker mit Balsamico-Essig und Olivenöl)
- Auberginen (dünne, asiatische Sorten halbiert oder geviertelt, größere Sorten in Würfeln)
- Paprikastreifen

Dies sind lediglich Beispiele – die meisten Gemüsesorten eignen sich für die Zubereitung im Ofen, außer Blattgemüse, das man besser in der Pfanne zubereitet.

Sie brauchen:
auf 180 °C vorgeheizten Ofen
2 Esslöffel Olivenöl je 250 g Gemüse
1–2 gehackte Knoblauchzehen
1 Esslöffel gehackte aromatische Kräuter wie Rosmarin oder Thymian

Zubereitung:

Schneiden Sie das Gemüse in 2,5–5 cm große Stücke oder teilen Sie Brokkoli und Blumenkohl in Röschen. Geben Sie es in eine große Schüssel und vermengen Sie es gründlich mit Olivenöl.

Legen Sie eine Schicht auf ein Backblech aus und garen Sie es im Ofen, bis es fast durch ist (15–30 Minuten).

Nehmen Sie das Gemüse heraus und geben Sie es zurück in die Schüssel. Fügen Sie den Knoblauch und die Kräuter hinzu, rühren Sie es mit einem Holzlöffel um und geben Sie das Gemüse dann wieder auf das Backblech und für 3–5 Minuten zurück in den Ofen, bis der Knoblauch und die Kräuter ihr Aroma entfaltet haben. Der Grund, weshalb Sie mit den Kräutern bis zum Schluss warten sollten, ist, dass dann der Geschmack an das Gemüse abgegeben werden kann, ohne dass der Knoblauch und die Kräuter verbrennen. (Sie können diesen letzten Schritt weglassen, wenn Sie Ihr Gemüse lieber ohne Knoblauch und Kräuter mögen. Salzen Sie es in diesem Fall lediglich vor oder nach dem Garen.)

Gebratenes Gemüse

Dies sind einige der zahlreichen Blattgemüsesorten – sie sind einfach und schnell zuzubereiten:

- Grünkohl
- Mangold
- Spinat
- Rauke
- Frisée
- Rübstiel
- Ackersenf

Sie brauchen:

1 Esslöffel Olivenöl oder Ghee für je 150 g gehacktes Blattgemüse
Würzmischung Ihrer Wahl, je 150 g rohes, gehacktes Blattgemüse:
1–2 gehackte Knoblauchzehen und eine Prise gemahlenen Chili
(erst kurz vor Schluss hinzugeben)
½ gehackte kleine Zwiebel und Paprikastückchen
Saft von einer halben Zitrone und Salz (erst kurz vor Schluss hinzugeben)
Salz und Pfeffer (erst kurz vor Schluss hinzugeben)

1 Esslöffel gehackten Ingwer und einen Spritzer Limonensaft
(erst kurz vor Schluss hinzugeben)
1 Prise Kreuzkümmel und eine kleine Prise Cayenne-Pfeffer,
nach Geschmack auch mehr

Zubereitung:
Hacken Sie das Blattgemüse Ihrer Wahl mit einem Messer oder schneiden
Sie es mit einer Küchenschere. Erhitzen Sie das Olivenöl oder Ghee in einer
großen Pfanne (geben Sie Zwiebeln und Pfeffer hinein, wenn Sie sie benutzen), braten Sie die Blätter dann rasch an und geben Sie in dem Moment, in
dem sie zusammenfallen, die Gewürze hinzu. Lassen Sie sie über der Hitze
ein wenig ihr Aroma entfalten (1 – 2 Minuten), stellen Sie den Herd dann
aus. Dickere Blattsorten, wie einige Kohlarten, Rübstiel und Ackersenf, können durch Zugabe von ein wenig Flüssigkeit (2 Esslöffel Wasser oder Brühe)
zugedeckt gedünstet werden, bis sie weich sind.

Ratatouille in einem Schritt

Dieses Gericht schmeckt sogar noch besser, wenn es wieder aufgewärmt
wird, und kann auch lauwarm gegessen werden. Variieren Sie die Zutaten
nach Ihrem Geschmack und je nachdem, was gerade erhältlich ist.

1 gewürfelte mittelgroße Aubergine
6 kleine Zucchini und/oder Sommerkürbis in 1 cm dicke Scheiben
geschnitten
1 große rote Zwiebel oder Gemüsezwiebel in Scheiben geschnitten
4 fein gehackte Knoblauchzehen
6 geviertelte Eiertomaten
1 mittelgroße rote Paprikaschote, entkernt und in 2 cm große Stücke
geschnitten
½ Teelöffel Oregano oder Majoran und ¼ Teelöffel Thymian (auf Wunsch)
oder 1 Teelöffel gemischte italienische Kräuter
1 – 1½ Teelöffel Salz, nach Geschmack
120 ml natives Olivenöl extra

Geben Sie alle Zutaten, außer dem Olivenöl, in einen ofenfesten 3-Liter-
Topf. Träufeln Sie das Öl darüber und vermischen Sie alles gründlich.

Garen Sie alles für 1½ Stunden ohne Deckel im 160 °C heißen Ofen. Das Gemüse wird dabei deutlich weniger.
Ergibt 6–8 Portionen.

Getreide einfach kochen

Es gibt viele interessante Getreidesorten. Sie zu kochen ist sehr leicht; wenn Sie sie im Supermarkt kaufen, steht die Anleitung auf der Packung. Wenn Sie sie jedoch lose kaufen, gebe ich Ihnen hier ein paar grundlegende Anweisungen:

Getreidesorte	Benötigte Flüssigkeit auf eine Tasse Getreide	Ungefähre Garzeit
Basmatireis	2¼ Tassen Wasser oder Brühe	30 Minuten
Brauner Basmati	2¼ Tassen Wasser oder Brühe	40 Minuten
Wildreis	2 Tassen Wasser oder Brühe	60 Minuten
Schwarzer Reis	2 Tassen Wasser oder Brühe	45 Minuten
Buchweizengrütze	2 Tassen Wasser oder Brühe	45 Minuten
Amaranth	3 Tassen Wasser oder Brühe	25 Minuten

Sie brauchen:
Wasser oder Gemüse- oder Hühnerbrühe
Tasse zum Abmessen
eine Prise Salz oder wenn Sie mehr Geschmack möchten:
Geben Sie pro Tasse ungekochtes Getreide 2 Esslöffel einer der folgenden
  Würzmischungen ins Wasser:
Italienische Würzmischung
Currypulver
Mexikanische Würzmischung
Zitronenpfeffer
Thai-Würzmischung
Oder:
2 gehackte Knoblauchzehen und gemahlenen Chili nach Geschmack
eine gehackte Zwiebel und 2 Esslöffel Paprika
1 Esslöffel Zitronenzesten

Zubereitung:
Bringen Sie das abgemessene Wasser mit den Gewürzen zum Kochen. Geben Sie das Getreide hinzu, decken Sie den Topf zu und lassen Sie es köcheln, bis es gar ist.

Empfohlene Kochbücher

Audette, Ray, Troy Gilchrist und Raymond V. Audette, *Neanderthin: Eat Like a Caveman to Achieve a Lean, Strong, Healthy Body* (New York: St. Martin's, 2000).

Cramm, Dagmar von u. a.: *Vegetarisch genießen*. Gräfe & Unzer, 2007.

Dickhaut, Sebastian; Schinharl, Cornelia: *Vegetarian Basics: Alles, was man braucht zum Glück – außer Fisch und Fleisch*. Gräfe & Unzer, 2005.

Doyen, Barbara, *Back to Protein* (New York: M. Evans, 2000).

Gruber, Tanja: *Lecker! 100 Rezepte: glutenfrei, laktosefrei, fruktosearm – mit Stevia*. Verlag im Kilian, 2010.

Hagman, Bette, *More from the Gluten-Free Gourmet: Delicious Dining Without Wheat* (New York: Henry Holt/Owl, rev. ed. 2000). Dieses Kochbuch ist vollständiger als *The Gluten-Free Gourmet*, da es auch Gemüse- und Fleischrezepte enthält.

Hiller, Andrea: *Köstlich essen bei Zöliakie: Gluten zuverlässig meiden; Vom Snack bis zum Fertigmenue; Mit 130 abwechslungsreichen Rezepten*. Trias, 2005.

Hof, Christiane: *Köstlich essen bei Laktose-Intoleranz*. Trias, 2008.

Katzen, Mollie, *New Moosewood Cookbook* (Berkeley, Calif.: Ten Speed Press, 2000).

Katzen, Mollie, *Vegetable Heaven* (New York: Hyperion, 2000).

Kircher, Nora: *Milchfrei leben – glutenfrei leben: Ratgeber bei Laktoseintoleranz und Zöliakie – mit über 125 Rezepten*. Edition GesundheitsSchmiede, Hädecke, 2009.

Müller-Nothmann, Sven-David; Weißenberger, Christiane: *Ernährungsratgeber Schilddrüse: Genießen erlaubt*. Schlütersche, 2007.

Okamoto, Sam, *Incredible Vegetables* (Gretna, La.: Pelican, 1994).

Reich, Günter; Kröger, Silke: *Essstörung – gesunde Ernährung wieder entdecken: Praktische Informationen und 56 leckere Rezepte. So macht's wieder Spaß: Einkaufen, Kochen und Essen ... bewährte Ernährungsbausteine und Wochenpläne*. Trias, 2007.

Ross, Julia, *The Diet Cure* (New York: Penguin, 2000).

Weber, Anne-Katrin: *Vegetarisch durchs ganze Jahr: Fleischlos glücklich mit Genussrezepten von einfach bis ganz besonders*. Gräfe & Unzer, 2009.

Siehe auch die in Kapitel 8 empfohlene Literatur.

KAPITEL 10

Ihr Ergänzungsmittel-Masterplan

Zusammenstellen Ihres Stimmungskorrektur-Programms

Ihr Masterplan ist fast komplett. Jetzt, da Sie einen Leitfaden für Gute-Laune-Nahrung und entsprechende Rezepte zur Hand haben, ist es Zeit, die letzte Komponente zusammenzustellen: Ihren Ergänzungsmittel-Masterplan. Dies wird in zwei Schritten geschehen. *Zuerst* werde ich die Basis-Ergänzungsmittel beschreiben und auflisten, die ich jedem langfristig empfehle, ungeachtet der einzelnen Stimmungsprobleme und der benötigten Korrektur. *Danach* werde ich *alle* individuellen Korrektur-Ergänzungsmittel zusammenfassen, die in diesem Buch empfohlen werden, sodass Sie, sobald Sie die »Warnhinweise« auf Gegenanzeigen überprüft haben, die Ergänzungsmittel ankreuzen können, die sich am besten für Ihren speziellen Bedarf an Stimmungskorrektur eignen.

Ihre Liste der Basis-Ergänzungsmittel wird die vorgeschlagene Menge und den besten Einnahmezeitpunkt beinhalten. Die individuellen Korrektur-Ergänzungsmittel werden nach ihrem Namen aufgelistet sein, so wie sie im Buch pro Kapitel vorkommen, die Dosis und der Zeitplan werden jedoch freigelassen. Auf diese Weise können Sie die bestimmten Mengenangaben und Zeitpunkte selbst eintragen, die speziell *für Sie* angemessen scheinen. Bevor Sie sie ausfüllen, kopieren Sie die Liste aller Ergänzungsmittel mehrfach, damit Sie mit der Zeit Änderungen vornehmen können.

Auf die zusammengestellte Liste aller Ergänzungsmittel folgen einige wichtige generelle Informationen und Richtlinien bezüglich der Einnahme und des schrittweisen Weglassens Ihrer individuellen Korrektur-Ergänzungsmittel.

Die von mir empfohlenen Nahrungsergänzungsmittel sind üblicherweise natürliche Bestandteile der Nahrung und werden allgemein als sicher angesehen. Es handelt sich um Präparate, die problemlos in Reformhäusern, per Bestellung oder in manchen Drogerien erhältlich sind. Ich habe Ergänzungsmittel, die weniger leicht zu finden sind, nur dann vorgeschlagen, wenn ich kein anderes Präparat kannte, das genauso gut für den speziellen Zweck funktionierte. Das bedeutet nicht, dass keine guten Alternativen bestehen, lediglich, dass wir sie an unserer Klinik noch nicht entdeckt haben. Jedes der Nahrungsergänzungsmittel, das wir für unsere Patienten verwenden, kann bei unserer Klinik-Bestellhotline oder über andere Bezugsquellen (Hinweise dazu finden Sie im Anhang) bestellt werden.

Ihre Basis-Ergänzungsmittel

Ich habe das ganze Buch hindurch immer wieder auf den Basis-Ergänzungsmittel-Plan hingewiesen, da er tatsächlich zusammen mit der Gute-Laune-nahrung die Basis für Ihre Stimmungskorrektur darstellt. Die Nährstoffe, die in diesem Basis-Ergänzungsmittel-Plan aufgeführt sind, sind dafür vorgesehen, jegliche Auszehrung auszugleichen, die Ihre Stimmung erschöpft hat, sowie Ihre Nährstoffspiegel und Ihre Gemütslage dauerhaft stabil zu halten.

Eine unserer Ernährungsberaterinnen hat über Jahre hinweg eine sehr detaillierte Ernährungsanalyse durchgeführt. Sie hat niemals eine Ernährung beobachten können, einschließlich der *besten* Ernährungen von Spitzensportlern, die 100 Prozent der wichtigsten Nährstoffe enthielt, nicht einmal das absolute Minimum der bereits veralteten empfohlenen Tagesdosis. Es gibt einfach zu viele Hindernisse – darunter Hitze, Licht, Alter, industrielle Verarbeitung und schlechter Boden –, die es Ihnen verwehren, ausreichend Nährstoffe aus der Nahrung selbst zu beziehen.

Seit vielen Jahren war in den Vereinigten Staaten die RDA (Recommended Daily Allowance) der Standard dafür, wie viele Nährstoffe wir benötigten, um ernste Mangelerscheinungen wie Skorbut zu verhindern. *(Anm. d. Übers.: In Deutschland entspricht RDA dem ehemals »Empfohlenen Tagesbedarf« der Deutschen Gesellschaft für Ernährung, inzwischen den entsprechenden Richtwerten der EU, den EU-RDA).* Kürzlich hat die amerikanische Regierung das DRI (Dietary Reference Intake) entwickelt, um uns dabei zu helfen, die optimale Ernährung noch besser zu unterstützen und nicht nur Mängel zu vermeiden. Die höheren DRI-Werte sind jedoch immer noch für viele zu niedrig, vielleicht für die meisten von uns. Das ist zum Teil so, weil Sie auf der Annahme basieren, dass wir uns ziemlich gut ernähren, was wir aber nicht tun; und selbst wenn wir es täten, kann der Bedarf an

Nährstoffen von Person zu Person enorm variieren. Genetik, Stress, Krankheit und Sport sind nur einige Faktoren, die unseren Nährstoffbedarf erhöhen können, selbst wenn wir gut und häufig essen.[1]

Die folgende Basis-Zusammenstellung der lebenswichtigen Nährstoffe ist sicher genug, um dauerhaft eingenommen zu werden, und doch stark genug, um in Verbindung mit der Gute-Laune-Nahrung zu verhindern, dass Sie in Ihre unechten Emotionen zurückfallen, nachdem Sie mit der Einnahme Ihrer Aminosäuren und anderen individuellen Korrektur-Ergänzungsmitteln aufgehört haben.

✗ Sind Nahrungsergänzungsmittel sicher?

Die Todesfälle in den Vereinigten Staaten, die sowohl auf verschreibungspflichtige als auch auf rezeptfreie Medikamente zurückzuführen sind, liegen laut einer Studie, die im April 1998 im *Journal of the American Medical Association* veröffentlicht wurde, bei 106 000 im Jahr (290 Todesfälle pro Tag).[2]

1995−1996 gab es laut dem neuesten Bericht der American Association of Poison Control Centers einen einzigen Sterbefall infolge von nichtpflanzlichen Ergänzungsmitteln (und dieser eine Fall ist noch heftig umstritten).

Die Vergiftungszentrale (Poison Control) und die amerikanische Arzneimittelzulassungsbehörde FDA fassen Aminosäuren, Vitamine, Mineralien und Kräuter in einem Begriff zusammen: *Nahrungsergänzungsmittel.* Tatsächlich hat die Pflanze Ephedra (Meerträubel), die zur Gewichtsabnahme verwendet und sehr häufig in den Nachrichten erwähnt wurde, viele Todesfälle verursacht und wird mit Sicherheit nicht Teil unseres Programms sein!

In den »Warnhinweisen« werden Sie Informationen finden, die Ihnen helfen, die negativen Reaktionen auf Nahrungsergänzungsmittel zu vermeiden. Lesen Sie auf jeden Fall die Aufschrift auf jedem Präparat, das Sie kaufen, um ähnliche Warnhinweise zu beachten.

Bei kleinen Kindern sollte man mit einer sehr geringen Dosis beginnen, wobei Jungendliche in der Regel die Dosis für Erwachsene vertragen können. Je jünger das Kind, desto kürzer ist die benötigte Zeit, bis eine Behandlung mit Aminosäuren abgeschlossen ist und diese nicht mehr benötigt werden.

Ihr Basis-Multivitamin

Ein qualitativ hochwertiges Multivitamin ist das Kronjuwel Ihres Basis-Ergänzungsmittel-Programms. In zahlreichen Studien wurden Vitamin- und Mineralmängel mit Depressionen und Störungen der Gemütslage in Verbindung gebracht,[3] und es hat sich bestätigt, dass die Einnahme von Vitaminen und Mineralien auch genau diese Störungen korrigiert.[4] Menschen, die Multivitamine zu sich nehmen, neigen nicht nur dazu gesünder, sondern auch glücklicher zu sein. Werfen Sie einen Blick auf die Ergebnisse aus nur zwei von vielen Studien über Multivitamine, genau wie solche, die Sie einnehmen werden (für den Rest Ihres Lebens, wie ich hoffe).

- In der ersten Studie wurden über 100 gesunde junge Männer auf Vitaminmangel getestet. Sogar nur schwache Vitaminmängel hingen deutlich mit einem verminderten Wohlbefinden und gesteigerter Reizbarkeit, Angst, Nervosität und Depression zusammen. Diejenigen aus der Gruppe, denen acht Wochen lang ein mittelstarkes Multivitamin-Präparat verabreicht wurde, wurden weniger nervös und depressiv, hatten größeres Selbstvertrauen und eine gesteigerte Konzentration, waren aktiver und sozialer und hatten eine »deutlich verbesserte Stimmung«.[5]
- In einer zweiten Studie mit 900 Menschen über einen Zeitraum von zehn Jahren halbierte sich das Risiko von Dickdarmkrebs bei denjenigen, die täglich Multivitamin zu sich nahmen, um die Hälfte.[6]

True Balance Multiple von Now Foods ist das Lieblings-Multi-Präparat unserer Klinik, da es sowohl ungewöhnlich reich an B-Vitaminen als auch am Mineral Chrom ist. Dies sind die entscheidenden Nährstoffe für einen stabilen Blutzuckerspiegel, Stressbewältigung und Gehirnfunktionen. Wenn wir dieses Multi-Präparat nicht besorgen konnten und unsere Patienten stattdessen andere Multi-Präparate kaufen mussten, haben sie tatsächlich einen Unterschied gespürt. Reformhäuser und Ergänzungsmittel-Versandhäuser können es für Sie besorgen, wenn sie es nicht auf Lager haben. Falls Sie eine Alternative für *True Balance* benötigen, empfehle ich Ihnen zwei andere, problemlos erhältliche Multi-Präparate, die unsere Ernährungsspezialisten als qualitativ hochwertig bewerten – *My Favorite Multiple Original Formula* von Natrol und *Allergy Multi* von TwinLabs. Diese beiden Multi-Präparate enthalten mehr Calcium und weniger Magnesium. Sollten Sie zu Verstopfung neigen, nehmen Sie zusätzlich Magnesium ein.

Leider ist es unmöglich, ausreichend der benötigten Nährstoffe aufzunehmen, ohne täglich vier bis sechs Multi-Präparate einzunehmen; und selbst den besten Multivitaminen wird es an manchen wichtigen Inhaltsstoffen fehlen. Deshalb empfehle ich, die folgenden Nahrungsergänzungsmittel *zusätzlich* zu Ihrem Multivitamin einzunehmen.

Ihr Basis-Magnesium, Calcium und Vitamin D

Die Mineralien Calcium und Magnesium zusammen mit dem Vitamin D sind unzertrennliche Partner (das sollten sie zumindest sein). Ihre Spiegel sind jedoch in keiner Geschlechts- und Altersgruppe optimal, außer bei jugendlichen Männern,[7] und sie können nicht nur Osteoporose umkehren, sondern manchmal auch den Schlaf verbessern und die Gemütslage stabilisieren.[8,9,10,11] Leider enthalten selbst sehr gute Multi-Präparate, wie die drei von mir empfohlenen, niemals genug dieser drei Nährstoffe. Empfehlungen für die Einnahme von Calcium – am besten für seine Bedeutung beim Knochenaufbau bekannt, doch auch eng in viele wichtige Funktionen eingebunden, einschließlich die der Neurotransmitter – sind von täglich 800 Milligramm auf 1300 Milligramm gestiegen (und auf bis zu 1500 Milligramm, wenn Osteoporose vorliegt).

Viele Menschen benötigen genauso viel *Magnesium* wie Calcium, wenn nicht sogar noch mehr, obwohl die meisten Nahrungsergänzungsmittel nur halb so viel enthalten. Magnesium schützt uns vor vielen Leiden, die mit Schlaflosigkeit, Depressionen, Stress, Angst und Wut sowie Herzinfarkt, Alzheimer-Krankheit, Verstopfung, niedrigem Blutzucker, Diabetes, chronischer Erschöpfung, Schilddrüsenunterfunktion, PMS und Osteoporose in Verbindung gebracht werden.[12,13]

Vitamin D ist genau genommen ein Hormon, das unter anderem die Nebennieren, die Schilddrüse und das Calcium reguliert. Wir haben kürzlich gelernt, dass unser Bedarf an Vitamin D *viel* höher ist als bisher angenommen, mit Empfehlungen von 400 IE (Internationale Einheit) bis mindestens 2000 IE.[14] (Die erfolgreiche Gefängnisstudie in Großbritannien beinhaltete 800 IE Vitamin D pro Tag.) Steigende Spiegel können zu einem »sonnigen« Gemüt, erhöhter Energie und gesunden Knochen führen und weniger Stress zur Folge haben, besonders bei den Menschen, die unter Depressionen, SAD und PMS leiden. Das Problem ist, dass ein überhöhter Vitamin-D-Spiegel giftig sein kann, also sollten Sie eine tägliche Menge von 400 IE nicht überschreiten, *ohne zunächst Ihren Spiegel testen zu lassen.*

Informationen dazu finden Sie im Anhang. Insbesondere wenn Ihre Vitamin-D-Spiegel unter 35 liegen, sollten Sie 2000 bis 4000 IE zusätzlich einnehmen. (Testen Sie auf jeden Fall nach drei bis sechs Monaten erneut.)

Calcium, Magnesium und Vitamin D sind auf Ihrem Basis-Ergänzungsmittel-Plan direkt unter Ihren Multi-Präparaten aufgeführt. Nehmen Sie sie zum Abendessen ein. Ändern Sie Ihren Spiegel je nach Ihren persönlichen biochemischen Bedürfnissen – zu viel Magnesium kann zum Beispiel Durchfall verursachen, während zu viel Calcium zu Verstopfung führen kann (oder in seltenen Fällen zu Depressionen).

Basis-Vitamin-B-Komplex

B-Vitamine gehören zu den wichtigsten Faktoren mentaler Gesundheit. Niedrige Spiegel von Folsäure, B_{12}, Thiamin, Riboflavin und B_6 werden alle mit Gemütsstörungen in Verbindung gebracht, und Präparate mit diesen Nährstoffen wurden erfolgreich eingesetzt, um diese zu korrigieren.[15,16,17,18,19] Das Gehirn benötigt viele B-Vitamine für Korrektur und Erhaltung passender Neurotransmitter im Gehirn sowie der Nebennierenfunktion. Stress verursacht eine schnelle Erschöpfung der B-Vitamine. Der Anteil an Vitamin B in Ihrem Multi-Präparat wird wahrscheinlich nicht hoch genug sein, um ohne zusätzlichen B-Komplex den Bedarf zu decken, zumindest in den ersten Monaten, falls Stress ein entscheidender Faktor in Ihrem Leben ist.

Wir mögen die Coenzym-Form des Vitamin-B-Komplexes, die schnell und effizient von Ihrem Körper verwertet wird und Ihren Magen nicht reizt. Wenn diese Form nicht erhältlich ist, verwenden Sie einfach einen schwachen B-Komplex mit nicht mehr als 10 bis 25 Milligramm von jedem B-Vitamin. (Ein stärkerer B-Komplex kann Nebenwirkungen wie Übelkeit und Schlaflosigkeit haben, *insbesondere wenn er nicht zusammen mit Essen eingenommen wird.*) Nehmen Sie diesen zusätzlichen B-Komplex nach den ersten drei Monaten nur noch ein, wenn es erforderlich ist, z.B. in Stress-Phasen.

Basis-Vitamin C und Bioflavonoide

In der Natur treten Vitamin C, Mineralien und Bioflavonoide immer kombiniert auf. Als Antioxidantien arbeiten sie am besten zusammen, um unter anderem einer Nebennierenschwäche, Krebs, Herzerkrankungen und Asthma vorzubeugen. Unsere Ernährungsexperten empfehlen generell 2000 bis

4000 Milligramm am Tag – was Sie bekommen würden, wenn Sie zwei zusätzliche Dosen mit je 1000 Milligramm zu dem Vitamin C in Ihrem Multi-Präparat einnehmen. Stellen Sie sicher, dass die Bioflavonoide mindestens 300 Milligramm pro 1000 Milligramm Vitamin C ausmachen.[20,21] *Ascorbate Mineral C* von Now Foods ist ein gutes Beispiel für einen kompletten »C-Komplex«.

Basis-Vitamin E

Dieses außergewöhnliche Antioxidans kann Ihr Risiko, einen Schlaganfall oder grauen Star zu erleiden um 40 Prozent senken! Wir alle brauchen Vitamin E, das dabei hilft, unser gesamtes Gehirn und unseren Körper vor den ernsthaften Gefahren freier Radikale, verursacht durch ranzige (oxidierte) Fette, zu schützen. Pflanzenöle (außer Olivenöl) und trans-Fette in Margarine und Backfett stellen besondere Probleme dar. Ihr natürlich enthaltenes Vitamin E wurde durch die industrielle Verarbeitung zerstört oder entfernt. Stress vermindert unsere Vitamin-E-Reserven, wodurch die Einnahme von ergänzenden Präparaten für die meisten von uns unerlässlich ist.[22]

Basis-Fischöl

Dies sind die Super-Omega-3-Fettsäuren, die Ihr Gehirn, Ihre Arterien und Ihre Magen-Darmschleimhaut stärken und schützen. Nehmen Sie eine 300- bis 600-Milligramm-DHA/EPA-Kombination in einer einzigen Gel-Kapsel ein. (Rechnen Sie nur die Mengen von DHA und EPA *pro Kapsel* zusammen, die auf der Rückseite der Packung notiert sind; gehen Sie nicht von der generellen Menge Fischöl aus, die außen angegeben ist.) Vermeiden Sie Präparate, in denen Fischöl mit anderen Ölen kombiniert wird. Diese Kombinationen reduzieren sogar die Wirksamkeit des Omega-3. Eine Studie mit manisch-depressiven Menschen ergab, dass 9600 Milligramm DHA/EPA am Tag besonders effektiv waren, jedoch haben wir festgestellt, dass täglich 1800 bis 3600 Milligramm für die meisten unserer Patienten ausreichen. (Wenn Sie Ihre Idealdosis überschreiten, könnten Sie zu energiegeladen sein und sogar Schlafprobleme bekommen.)

Sicherheit und Wirkung von Leinöl und Algenöl

Bis zu 80 Prozent der Amerikaner können Leinöl nicht in DHA/EPA umwandeln,[23] und es gibt guten Grund, seinen durch mehrere Studien bestätigten Zusammenhang mit Prostatakrebs zu fürchten (während Fischöl mit wenigeren dieser Krebsfälle in Verbindung gebracht wird).[24] Lein (Flachs) ist bei jedem sehr gut für Haut und Haare, und bis zu ein Drittel von uns kann es wirkungsvoll in DHA/EPA umwandeln. Algenöl (z. B. von Nature's Way) enthält DHA und kann mit oder ohne Leinöl verwendet werden.

Fischöl, Blutgerinnung und Vitamin K

Fischöl-Präparate, wie alle zusätzlichen Fette, erhöhen Ihren Bedarf an Vitamin K, das Ihr Blut davor bewahrt, zu dünn zu werden. Fragen Sie Ihren Arzt, ob Sie Fischöl nehmen sollen, falls Sie regelmäßig Blutverdünner, selbst Aspirin oder Ibuprofen, einnehmen (beachten Sie, dass Vitamin E auch das Blut verdünnt). Wenn Sie täglich mehr als 1800 Milligramm DHA/EPA einnehmen, werden Sie 1 Milligramm (1000 Mikrogramm) Vitamin K zu sich nehmen müssen, um dem blutverdünnenden Effekt entgegenzuwirken. Vitamin K findet man in seiner am stärksten konzentrierten Form nur in Blattgemüse und Meeresalgen. Die Astronauten verwenden es im Weltraum, wo ihre Knochen sonst ohne Schwerkraft zu dünn werden würden. Es hilft auch, Ablagerungen in den Arterien vorzubeugen. Nehmen Sie täglich zehn Tabletten (je 100 Mikrogramm) ein. (Und essen Sie Ihre Blattgemüse!)

Hinweis für Menschen mit Blutgruppe A

Sie haben typischerweise einen Mangel an Salzsäure (ggf. Schwedisch Bitter), was Ihre Fähigkeit mindert, Mineralien und Proteine aufzunehmen (und feindliche Eindringlinge wie Keime und Parasiten zu verbrennen). Es kann hilfreich sein, zu Ihren Mahlzeiten zusammen mit den Multi-Präparaten eine bis acht Kapseln HCl (600−700 Milligramm) einzunehmen. Fangen Sie mit einer Kapsel an und erhöhen Sie die Anzahl, bis Sie ein leicht saures Brennen verspüren, und verringern Sie Ihre Dosis daraufhin wieder um eine Kapsel.

Empfehlungen für Vegetarier und Veganer

Wenn Sie keine tierischen Produkte essen können, weder Fisch, Hühnchen, Milchprodukte noch Eier, werden Ihre Multi-Präparate Ihnen nicht alle zusätzlichen Nährstoffe bieten, die Sie benötigen. Überprüfen Sie den Inhalt dieser Präparate noch einmal auf folgende empfohlene Mengen der wichtigsten Nährstoffe und besorgen Sie sich jedes zusätzliche Nahrungsergänzungsmittel, das Sie brauchen, um die nachstehenden Werte zu erreichen:

Vitamin B_{12}	100–400 µg täglich
Vitamin D	800 IE täglich (mehr sollte vermieden werden, es sei denn, Sie testen vorher Ihren Spiegel)
L-Carnitin	500 mg täglich
Zink	25–50 mg täglich (obere Sicherheitsgrenze liegt bei 100 mg, außer im Krankheitsfall).
Selen	100–200 µg täglich (obere Sicherheitsgrenze liegt bei 400 µg)
Eisen	27 mg täglich; *Iron Complex* von Now (mit Ferrochel) ist die einzige gelatinefreie, vegane, nicht gesüßte Tablette, die ich kenne.
Omega-3-Fettsäuren	*Algae Oil* (Algenöl) von Nature's Way oder Martek Biosciences (1-410-740-0081). Beachten Sie jedoch, dass Sie Gelatinekapseln verwenden; Sie können sie kaufen und dann das Öl herausdrücken, falls Sie diese Kapseln nicht schlucken wollen.
HCl	Diese sind in Form von Tabletten oder Kapseln für Menschen mit Blutgruppe A erhältlich (und für alle, die sich auf exotischen Reisen vor Parasiten schützen wollen).

Der Kauf Ihrer Nahrungsergänzungsmittel

Die meisten Ihrer Nahrungsergänzungsmittel können in gängigen Reformhäusern, Drogerien oder Apotheken erworben werden. Zeigen Sie einem Mitarbeiter Ihren Masterplan. Es gibt einige wenige Präparate, die Sie per Telefon oder im Internet bestellen müssen. Hinweise zu Bezugsquellen finden Sie im Anhang.

Auswahl der Aminosäure-Präparate

Sie können in zwei Formen hergestellt werden. Die meisten Aminosäuren sind in der L-Form erhältlich, identisch mit den Aminosäuren, die in der Nahrung enthalten sind und tatsächlich aus Hefe gewonnen werden. Es gibt auch die D-Form, die das Spiegelbild der L-Form ist. Man findet sie normalerweise nicht in der Nahrung, sie wird jedoch im Labor hergestellt und

---

✗ Warnhinweise: Wann Aminosäuren und andere Nährstoffe nicht eingenommen werden sollten

Wichtig: Lesen Sie diese Information bezüglich der Gegenanzeigen zu Aminosäuren und anderen Nahrungsergänzungsmitteln, bevor Sie sich entscheiden, welche Nährstoffe Sie ausprobieren werden.

- Sie sollten einen Arzt zu Rate ziehen, bevor Sie jegliche Aminosäuren einnehmen, falls Sie eine ernste physische Erkrankung haben, einschließlich hohem oder niedrigem Blutdruck, Lupus, Migräne, Leberschaden, ernstem Nierenschaden, angeborenem Aminosäuren-Stoffwechselfehler, Geschwüren oder Schilddrüsenüberfunktion; wenn Sie schwanger sind, stillen, Methadon oder jegliche Medikamente einnehmen, insbesondere Antidepressiva oder MAO-Hemmer; oder wenn Sie ernste mentale oder emotionale Probleme haben, wie beispielsweise Schizophrenie oder eine bipolare Störung.
- Wenn Sie einen Serotonin-Wiederaufnahmehemmer (SSRI), wie beispielsweise Fluoxetin (oder jedes andere stimmungsverändernde Medikament), einnehmen, sollten Sie sich von einem Arzt beraten lassen, bevor Sie 5-HTP, L-Tryptophan, Johanniskraut oder SAM-e nehmen.
- Wenn Sie gegen Ihre Depressionen einen MAO-Hemmer (inklusive Phentermin [in Deutschland nicht zugelassen]) einnehmen, sollten Sie Ihren Arzt fragen, ob es für Sie angemessen ist, 5-HTP, L-Tryptophan, L-Tyrosin, D-Phenylalanin oder L-Phenylalanin einzunehmen *(eventuell nur, nachdem Sie die MAO-Hemmer abgesetzt haben)*.
- Falls Sie manisch-depressiv sind (bipolare Störung), nehmen Sie kein L-Glutamin, L-Tyrosin, SAM-e, Johanniskraut, große Mengen Fisch- oder Leinöl oder Chrom ein, ohne vorher einen Psychiater oder Psychopharmakologen zu Rate gezogen zu haben. Bei manchen Menschen können all diese Substanzen Manien auslösen. Sogar mit der Zustimmung eines Experten sollten Sie Ihre Reaktionen gewissenhaft beobachten. Selbst 5-HTP und Tryptophan können in höheren Dosen Probleme verursachen.
- Sollten Sie an Hashimoto-Thyreoiditis leiden, könnten Sie negativ (Nervosität, Kopfschmerzen) auf L-Tyrosin, L-Phenylalanin oder DL-Phenylalanin reagieren. Ist dies der Fall, stoppen Sie die Einnahme dieser Aminosäuren.

> - Leiden Sie an *Hyper*thyreose (Schilddrüsenüberfunktion), sollten Sie L-Tyrosin, L-Phenylalanin und DL-Phenylalanin *nicht* ohne ärztlichen Rat einnehmen.
> - Wenn Sie an PKU (Phenylketonurie) leiden, nehmen Sie kein DL-Phenylalanin oder L-Phenylalanin.
> - Sollten Sie Migränekopfschmerzen bekommen, könnten diese von L-Tyrosin, DL-Phenylalanin oder L-Phenylalanin ausgelöst worden sein.
> - Falls Sie ein Melanom haben, verwenden Sie kein L-Tyrosin oder D- bzw. L-Phenylalanin.
> - Haben Sie einen niedrigen Blutdruck, so vermeiden Sie GABA, Taurin oder Nicotinsäure (Vitamin B_3) oder nehmen Sie mit Vorsicht nur geringe Dosen zu sich.
> - Leiden Sie an Bluthochdruck, fragen Sie Ihren Arzt bezüglich der Einnahme von niedrigem bis mittelstarkem (500–1000 Milligramm) L-Tyrosin, DL-Phenylalanin oder L-Phenylalanin. (Diese Aminosäuren können in hoher Dosis bei manchen Menschen den Blutdruck ansteigen lassen, bei anderen hingegen senken.) Vermeiden Sie auch Lakritz, wenn Sie hohen Blutdruck haben.

findet nur sehr begrenzt Verwendung. Auf der Verpackung Ihrer Ergänzungsmittel ist die Form, in der die Aminosäuren vorhanden sind, genau angegeben. Tyrosin wird zum Beispiel L-Tyrosin genannt, bei Glutamin ist es dann L-Glutamin. Die einzige in diesem Buch empfohlene D-Form ist das D-Phenylalanin (welches auch die Hälfte des DLPA-Präparats ausmacht). Alle Hersteller dieser freien Form sofort aufgenommener Aminosäuren aus fermentierter Hefe bieten gleich hochwertige Produkte an. Carlson stellt die einzelnen Aminosäuren als Pulver her, ohne Kapseln, für Veganer und diejenigen, die ein Produkt mit hoher Wirksamkeit brauchen oder eines, das leicht zu schlucken ist.

Ihr Masterplan aller Ergänzungsmittel

Bitte machen Sie einige Kopien von Ihrem Masterplan aller Ergänzungsmittel oder schreiben Sie mit Bleistift, damit Sie Ihren Plan mit der Zeit noch einmal überarbeiten können, wenn Sie Ihre Dosen ändern, bestimmte Nahrungsergänzungsmittel weglassen, die Sie nicht länger benötigen, oder neue

Präparate ausprobieren. In dem Plan werden Ergänzungsmittel kapitelweise in der Reihenfolge aufgelistet, in der sie im Buch erwähnt werden. Übertragen Sie die individuellen Korrektur-Ergänzungsmittel, die Sie betreffen, und die Empfehlungen für die jeweilige Dosis von den Handlungsschritten am Ende jedes Kapitels auf den Masterplan: Sie finden die Informationen zu »Wie Sie die dunklen Wolken vertreiben« auf Seite 37 bis 73, zu »Schluss mit der Antriebslosigkeit« auf Seite 74 bis 105, zu »Nichts als Stress?« auf Seite 106 bis 133 und für »Zu sensibel für die Widrigkeiten des Lebens?« auf Seite 134 bis 154. Außerdem die Informationen zu den individuellen Schlaf- und Sucht-Korrekturprojekten auf Seite 282 bis 341. (Übertragen Sie

Die Basis-Nahrungergänzungsmittel

Nahrungs-ergänzungsmittel	AM	F	VM	M	NM	A	ZN
Multi-Vitamin/ Mineralstoff-Präparat	–	2	–	–	–	2	–
Calcium 250–500 mg	–	–	–	–	–	1–2	–
Magnesium 200–400 mg	–	1	–	–	–	1	–
Vitamin D 400 IE* (mehr, falls der Test einen Bedarf ergibt)	–	1	–	–	–	–	–
B-Komplex 10–25 mg**	–	1	–	–	–	1	–
Vitamin C mit Bioflavonoiden (1000 mg Vit. C und 300–500 mg Bioflavonoide)	–	1	–	–	–	1	–
Fischöl (300 mg kombiniertes DHA/EPA, 1200–2400/Tag)	–	2–3	–	2–3	–	–	–

* Wenn Sie einmal Ihren Vitamin-D-Spiegel getestet haben und eine Dosis von bis zu 4000 IE benötigen (ziemlich verbreitet), dann nehmen Sie 1000 IE Vitamin D in Form eines *Fischöl*-Präparates ein. Mehr Informationen bezüglich der Tests und der Nahrungsergänzungsmittel finden Sie im Anhang.

** Die Coenzym-Marken ›Source Naturals‹ oder ›Country Life‹ werden empfohlen.

auch die Empfehlungen aus den Nebennieren-, Thyroid- und Sexualhormon-Extra-Kapiteln, von denen Sie und Ihr Arzt denken, dass sie für Sie gelten.)

Nahrungsergänzungsmittel, die für mehr als ein Gemütsproblem empfohlen werden, sind nicht noch ein zweites Mal auf der Liste eingetragen. Tragen Sie einfach Ihre Empfehlungen für die jeweilige Dosis an der Stelle ein, an der das Präparat zum ersten Mal aufgeführt ist.

Die individuellen Korrektur-Ergänzungsmittel

Nahrungs-ergänzungsmittel	AM	F	VM	M	NM	A	ZN
Wie Sie die dunklen Wolken vertreiben							
5-HTP 50 mg (nicht 100 mg)	–	–	–	–	–	–	–
L-Tryptophan 500 mg	–	–	–	–	–	–	–
Johanniskraut 300 mg	–	–	–	–	–	–	–
andere	–	–	–	–	–	–	–
Schluss mit den »Bla«-Gefühlen							
L-Tyrosin 500 mg	–	–	–	–	–	–	–
L-Phenylalanin 500 mg	–	–	–	–	–	–	–
Eine Kombination aus L-Tyrosin und L-Phenyl-alanin*	–	–	–	–	–	–	–
Extra** Omega-3-Fischöl (300 mg kombiniertes DHA/EPA)	–	–	–	–	–	–	–
Vitamin K 100 µg	–	–	–	–	–	–	–
Pycnogenol 60 mg	–	–	–	–	–	–	–
Schilddrüsenpräparate	–	–	–	–	–	–	–
Homöopathisches Schilddrüsenpräparat							
andere	–	–	–	–	–	–	–

Nichts als Stress

GABA*** 100–500 mg	–	–	–	–	–	–	–
GABA 500 mg	–	–	–	–	–	–	–
Calmes Forte	–	–	–	–	–	–	–
Inositol (Vitamin B$_2$)-Pulver	–	–	–	–	–	–	–
L-Glutamin 500 mg	–	–	–	–	–	–	–
Chrom 200 µg	–	–	–	–	–	–	–

Zu sensibel für die Widrigkeiten des Lebens

DPLA 500 mg (250 mg D-, 250 mg L-) oder DPA 500 mg				
Kombination freier Amino-säuren 700–800 mg				
Comfort Zone				

Schlaf-Korrektur

Melatonin				
Extra** Calcium				
Extra** Magnesium				
Extra** Zink, 50 mg				
Extra** Vitamin C				
Extra** Vitamin E 400 IE				
Extra** Eisen 15–20 mg (schauen Sie nach der auf-nahmefähigen, ungiftigen Form – Ferrochel)****				
Glycin 500–2000 mg				
Folsäure 1000–5000 µg				

Suchtbekämpfung

Alka-Seltzer Gold				
Noni-Saft				
Mariendistel				
Vitamin-C-Pulver				

Nebennieren-Korrektur

Süßholz						
DHEA						
Pregnenolon						
Seriphos						
Nebennierenrinden-präparat						
Homöopathisches Nebennierenpräparat						
Cortisol (verschreibungspflichtig)						

Ausbalancierung der Sexualhormone

Progesteron						
Traubensilberkerze						
Östrogen (verschreibungspflichtig)						
Female Plus						
Testosteron (verschreibungspflichtig)						
Sägepalme (Saw Palmetto)						

Andere Nahrungsergänzungsmittel

---

* *True Focus* von NOW Foods
** »Extra« bedeutet zusätzlich zu der Menge dieser Nährstoffe, die Sie durch Ihre Basis-Nahrungsergänzungsmittel bekommen
*** *GABAcalm* von Source Naturals, *TrueCalm* von NOW
**** z.B. *Iron Complex* von NOW oder *Chelated Iron* von Carlson

---

✗ Haben Sie Probleme damit, Tabletten zu schlucken?

Diejenigen von Ihnen, die es hassen, Tabletten zu schlucken, können mit Hilfe von Ärzten und Mitarbeitern von Reformhäusern Alternativen finden, wie zum Beispiel sublingual verabreichte oder kaubare Präparate, Pulver, Sprays oder Flüssigkeiten. Die Probleme, die Sie mit dem Schlucken haben, sind wahrscheinlich auf eine vergrößerte Schilddrüse zurückzuführen (die Schilddrüse sitzt in Ihrem Hals). Das war bei einigen unserer Patienten der Fall, deren Probleme verschwanden, als sich ihre Schilddrüsenfunktion verbesserte. Lesen Sie dazu auch das Schilddrüsen-Extra-Kapitel.

Anweisungen zur Einnahme der Nahrungsergänzungsmittel

Wenn Sie wissen, welche Ergänzungsmittel Sie nehmen möchten, und die Vorschläge hier genutzt haben, um diese einzukaufen, sind Sie bereit, mit der Einnahme zu beginnen. Hier sind einige Vorschläge:

■ Ob Sie nun einem oder mehreren Stimmungstypen entsprechen oder eine andere Korrektur in Angriff nehmen wollen, können und sollten Sie mit allen Ihren Nahrungsergänzungsmitteln gleichzeitig anfangen, es sei denn, Sie reagieren sehr empfindlich auf solche Präparate. In diesem Fall sollten Sie nach und nach die Menge erhöhen.

■ Wenn bezüglich der Dosis in einem Handlungsschritt eine Spanne statt eines genauen Wertes empfohlen wird, fangen Sie bitte bei all Ihren Ergänzungsmitteln mit der niedrigsten Dosis an. Machen Sie dies, um sicherzugehen, dass Sie keine negativen Reaktionen auf eine zu große Menge bekommen.

■ Wenn Sie Ihre gesamten Präparate mit der geringsten Dosis probiert und gut vertragen haben, jedoch keine Besserung verspüren, erhöhen Sie die Menge und beobachten Sie wieder Ihre Reaktionen. Überschreiten Sie die höchste empfohlene Dosis nicht, ohne einen Experten zu Rate zu ziehen.

■ Beobachten Sie Ihre Reaktionen auf die Nahrungsergänzungsmittel sehr genau.

■ Führen Sie zumindest in den ersten Wochen ein Ergänzungsmittel-/Nahrungs-/Stimmungs-Tagebuch, in das Sie die Reaktionen Ihres Körpers eintragen, was Ihnen dabei hilft, sich darauf einzustellen und Fortschritte oder Probleme nachvollziehen zu können.

Umgang mit negativen Effekten der Nahrungsergänzungsmittel

Bei jedem Ergänzungsmittel, das eine negative Reaktion auslöst, geschieht dies normalerweise unmittelbar nach der Einnahme. Seltener passiert es, dass ein Präparat solche Effekte hat, nachdem Sie es schon eine Weile verwenden. Sie könnten Kopfschmerzen bekommen, Übelkeit, Durchfall oder eine Verschlimmerung von negativen Symptomen, die Sie vorher schon hatten, wie Schlaflosigkeit oder Unruhe. Ignorieren Sie *keine* der negativen Reaktionen, die mit der Einnahme der Ergänzungsmittel einhergehen, sondern setzen Sie diese umgehend ab (siehe Tabelle S. 253).

Zu den Aminosäuren: Wenn Sie von irgendeiner Aminosäure zu viel einnehmen, könnten Sie genau die Symptome bekommen, die Sie versuchen zu minimieren. Deshalb schlage ich vor, dass Sie mit der kleinsten erhältlichen Dosis beginnen und dann je nach Bedarf mehr nehmen. Eine gestresste Krankenschwester nahm beispielsweise 500 Milligramm GABA, anstatt mit 100 Milligramm zu starten. Für einige Stunden hatte sie noch viel mehr Stress als zuvor. Mit 100 Milligramm fühlte sie sich entspannt.

- Sollten Sie jegliche negativen Reaktionen bekommen (wie beispielsweise Kopfschmerzen direkt nach der Einnahme bestimmter Ergänzungsmittel), schauen Sie oben in der Liste der »Tipps zur Ergänzungsmittel-Problemlösung« und nehmen Sie eine geringere Dosis bzw. stoppen Sie mit der Einnahme des Präparats, das am wahrscheinlichsten der Übeltäter sein könnte. Wenn die Symptome nicht schnell (innerhalb von 24 Stunden) abklingen, brechen Sie die Einnahme aller Ergänzungsmittel ab. Sobald alle Symptome verschwunden sind, können Sie Schritt für Schritt ein Präparat nach dem anderen (eins pro Tag) wieder einführen, bis Sie den Schuldigen gefunden haben. (Unsere Patienten müssen dies nur selten tun.) Versuchen Sie es zweimal täglich mit einer 300-Milligramm-Kapsel Mariendistel, um die Leber bei Problemen mit der Verarbeitung der Ergänzungsmittel zu unterstützen. Dies hilft oft über Nacht.
- Wenn Sie aus Versehen Ihre Zusätze zum Frühstück, Mittagessen oder Abendessen ohne Nahrung einnehmen, könnte Ihnen durch die B-Vitamine in Ihrem Multi-Präparat ein wenig übel werden.
- Um den Überblick darüber zu behalten, was Sie einnehmen, kann es sehr hilfreich sein, Ihre Präparate entweder in kleinen beschrifteten Plastiktütchen oder in einer unterteilten Tablettendose aufzubewahren.

Tipps zur Ergänzungsmittel-Problemlösung

Störendes Symptom	Nahrungsergänzungsmittel, das die Ursache sein könnte
Magenschmerzen	Salzsäure (HCl, ggf. Schwedisch Bitter), B-Komplex
Kopfschmerzen	L-Tyrosin, DLPA, L-Phenylalanin, DHEA, L-Tryptophan oder 5-HTP (selten)
Durchfall	Magnesium, Vitamin C
Übelkeit	B-Komplex, 5-HTP, L-Tryptophan
Aufstoßen	Fischöl (nehmen Sie das Enzym Lipase, um Ihre Fettaufnahme bei der Verdauung zu unterstützen)
Überempfindlichkeit	Johanniskraut
Sonnenbrand	Johanniskraut
Bluthochdruck	Süßholz, L-Tyrosin, L-Phenylalanin
Unruhe, Schlaflosigkeit	L-Phenylalanin, L-Tyrosin, Süßholz, Fischöl, B-Vitamine, Schilddrüsen- oder Nebennieren-Präparate, Chrom (selten)
Akne, fettige Haut	DHEA
Niedriger Blutdruck	GABA
Energielosigkeit, Schläfrigkeit	5-HTP, Tryptophan, GABA, Inositol (Vitamin B_2)

■ Es kann schwierig sein, an die Einnahme der Ergänzungsmittel zwischen den Mahlzeiten zu denken. Benutzen Sie einen Wecker, Ihr Handy oder eine Erinnerungsfunktion im Computer zur Unterstützung. Wenn Sie diese Präparate zwischen den Mahlzeiten vergessen, nehmen Sie sie einfach zur nächsten Mahlzeit zusammen mit den anderen Ergänzungsmitteln ein. Lassen Sie sie nicht aus. Wenn Sie es einfach nicht hinbekommen, nehmen Sie Ihre gesamten Zusätze mit den Mahlzeiten und vor dem Schlafengehen ein. Sie werden immer noch ihre Wirkung haben, nur vielleicht nicht mehr so stark. Sie müssen unter Umständen die Dosis Ihrer Aminosäuren erhöhen, falls Sie merken, dass die Wirkung zu schwach ist, wenn Sie sie zu den Mahlzeiten einnehmen.

Anweisungen für das Absetzen Ihrer Nahrungsergänzungsmittel

An einem gewissen Punkt, wenn Sie Ihre Ungleichgewichte korrigiert haben und Ihre Symptome verschwunden sind, können Sie vorsichtig ausprobieren, ein Ergänzungsmittel nach dem anderen wegzulassen. Wenn Ihre ursprüngliche Stimmung oder andere negative Symptome wiederkommen (innerhalb eines Tages, einer Woche oder länger), werden Sie wissen, dass Sie dieses bestimmte Präparat noch eine Zeit lang brauchen werden. Versuchen Sie nach einem Monat noch einmal es abzusetzen und schauen Sie, was passiert. Machen Sie damit weiter, bis Sie keine Ihrer individuellen Korrektur-Ergänzungsmittel mehr benötigen, aber seien Sie dazu bereit, sie während stressreicher Zeiten wieder einzunehmen, falls in der Zukunft noch einmal der Bedarf besteht. Setzen Sie die Einnahme Ihrer Basis-Ergänzungsmittel fort. Nach sechs Monaten können Sie damit anfangen, ein oder zweimal im Jahr Ihr Multi-Präparat gegen ein neues auszutauschen, wenn Ihr bisheriges aufgebraucht ist, um einmal ein anderes Nährstoffverhältnis zu bekommen.

Empfohlene Literatur

Atkins, Robert, M. D., *Dr. Atkins' Vita-Nutrient Solution* (New York: Simon & Schuster, 1998). Eine lesenswerte, faszinierende Tour d'Horizon durch die Basis-Nahrungsergänzungsmittel.

Braverman, Eric, M. D., *The Healing Nutrients Within* (North Bergen, N. J.: Basic Health Publications, 2003). Dies ist das umfangreichste und vollständigste Buch über die Therapie mit Aminosäuren, das ich kenne.

Crayhon, Robert, *The Carnitine Miracle* (New York: M. Evans, 1998). Dies ist insbesondere für Vegetarier ein großartiges Buch.

Grunert, Peter: *Nahrungsergänzungsmittel – Eine Orientierungshilfe*. Lüchow, 2005

Hausman, Patricia, *The Right Dose* (New York: Ballantine, 1989)

Holford, Patrick und Cass, Hyla, M.D., *Natural Highs: Supplements, Nutrition, and Mind-Body Techniques to Help You Feel Good All the Time* (New York: Avery, 2002).

Lieberman, Shari, Ph. D., *The Real Vitamin and Mineral Book: Using Supplements for Optimum Health* (Garden City, N.Y.: Avery, 1997).

Murray, Michael T., N.D., *The Encyclopedia of Nutritional Supplements: The Essential Guide for Improving Your Health Naturally* (Rocklin, Calif.: Prima, 1996).

Sullivan, Krispin, *Naked at Noon: Understanding the Importance of Sunlight and Vitamin D* (North Bergen, N.J.: Basic Health Publications, 2003). Besuchen Sie ihre Website für aktuelle Informationen und andere Nahrungsergänzungsmittel: www.krispin.com

Vonwald, Gabriela: *Gesundheit aus Dosen: Nahrungsergänzungsmittel in der modernen Ernährung*. Lebensbaum, 2004

SCHRITT 4

Spezielle Maßnahmen zur Mood Cure

KAPITEL 11

Natürliche Alternativen zu Antidepressiva

Wann antidepressive Nährstoffe besser wirken

Wenn Sie dieses Kapitel lesen, gehören Sie wahrscheinlich entweder zu den Leuten, die Antidepressiva wie Fluoxetin, Sertralin oder Paroxetin nehmen, oder zu den vielen, die es ernsthaft in Erwägung ziehen. Diese serotoninfördernden Antidepressiva sind mit Abstand die am weitesten verbreiteten Psychopharmaka, die es je gab. In den vergangenen zehn Jahren hat sich der Einsatz dieser als »selektive Serotonin-Wiederaufnahme-hemmer« (kurz SSRI) bezeichneten Medikamente zur Behandlung von Depressionen, Angstzuständen und damit einhergehenden Stimmungsproblemen verdoppelt, und man erwartet, dass er in Zukunft noch weiter ansteigt. In Großbritannien werden jede Woche bis zu 20 Millionen Beruhigungstabletten eingeworfen, und eine aktuelle Umfrage des Marktforschungsinstituts MORI ergab, dass 23 Prozent der Erwachsenen irgendwann in ihrem Leben gegen Angst- und Schlafstörungen leichtere Beruhigungsmittel wie z. B. Benzodiazepine einnehmen.

Wenn Sie bisher noch keine dieser Antidepressiva einnehmen, überlegen Sie vielleicht, ob Sie nicht vorher eine Nährstofftherapie ausprobieren sollten. Nehmen Sie bereits eines dieser Medikamente, fragen Sie sich womöglich, ob es nicht natürliche Heilmittel gibt, die bei Ihnen besser wirken oder die Ihnen zusätzlich zu Ihren Medikamenten von Nutzen sein könnten. Wir haben mit Hunderten Patienten gearbeitet, die entweder Antidepressiva einnehmen oder darüber nachdachten, und wir haben festgestellt, dass bei den meisten von ihnen bestimmte Nährstoff-Alternativen besser anschlugen als ihre Tabletten. Doch sie wirken nicht bei jedem. Die Frage ist: Wirken sie bei *Ihnen*?

In diesem Kapitel werde ich Ihnen berichten, welche Anstrengungen unsere Patienten unternommen haben, um ihre Stimmungsprobleme mit SSRIs in den Griff zu bekommen, was passierte, als sie die Ernährungstherapie ausprobierten und wie die alternativen Methoden aus wissenschaftlicher Sicht bewertet werden. Ich zeige Ihnen außerdem ein paar Möglichkeiten auf, wie Sie, wenn Sie sich dazu entscheiden, mit der Hilfe Ihres Hausarztes rezeptpflichtige Medikamente nach und nach sicher absetzen können.

Ehe ich damit beginne, möchte ich Sie warnen. Wenn Sie ein Antidepressivum nehmen, sollten Sie es auf keinen Fall absetzen, ohne vorher mit Ihrem Arzt darüber zu sprechen. Einige dieser Medikamente können schwere Entzugserscheinungen hervorrufen, auf die ich später noch im Detail eingehen werde. Was noch wichtiger ist, wenn Ihre ursprüngliche Depression sehr schwer war, aber gut auf die Medikamente angesprochen hat, riskieren Sie unter Umständen einen Rückfall. Ich weiß, viele von Ihnen werden sagen: »Aber mein Arzt hat keine Ahnung von Naturheilmethoden, warum sollte ich also mit ihm oder ihr darüber sprechen?« Auch wenn es stimmt, dass in der medizinischen Ausbildung Nahrungsergänzungsmittel oder natürliche Therapien keinen großen Stellenwert haben, sind doch immer mehr Ärzte offen für alternative Behandlungsansätze. Darüber hinaus kennen sie die Nebenwirkungen von Antidepressiva nur allzu gut und haben Erfahrung mit dem Absetzen erfolgloser Medikamente. Sie wollen jedoch, verständlicherweise, auch sichergehen, dass alternative Therapien sicher, wirksam und ausführlich überprüft sind. Ich gebe Ihnen einen Überblick über die Ansätze unserer Klinik, und die wissenschaftlichen Aspekte dahinter, damit sowohl Sie als auch Ihr Arzt verstehen, wie Sie von der Ernährungstherapie profitieren können, wie es schon so viele unserer Patienten getan haben. Lassen Sie uns jedoch zunächst darüber sprechen, warum Sie die Antidepressiva vermeiden oder absetzen wollen.

Welchen Standpunkt vertreten Sie in der Debatte über Antidepressiva?

Der explosionsartige Einsatz von SSRIs hat in den letzten 20 Jahren zahlreiche Diskussionen ausgelöst. Manche halten diese Medikamente für großartig und konnten mit ihrer Hilfe von ernsten Stimmungsproblemen befreit werden oder kennen Leute, denen sie geholfen haben. Andere haben Bedenken wegen der Nebenwirkungen und möglichen Langzeitgefahren und finden, dass wir sie nur nehmen, um unsere Gefühle »wegzudoktern«, dabei eigentlich nur einen guten Therapeuten bräuchten oder die Ohren einfach ein wenig steifer halten müssten. Als Spezialistin für Suchtbehandlung stehe ich Medikamenten automatisch skeptisch gegenüber, und das ist auch der Grund, warum ich so lange und intensiv nach einer medikamentenfreien Lösung für Stimmungsprobleme gesucht habe. Doch mit den Jahren musste ich viele meiner Ansichten zu Antidepressiva überdenken, da ich begriffen habe, warum manche Menschen sie unbedingt wollen und brauchen.

Meine Patienten, die Ihnen vielleicht gar nicht so unähnlich sind, haben mich diese Lektion gelehrt, Patienten mit hartnäckigen Depressionen, die nur sehr widerwillig und aus schierer Verzweiflung angefangen haben, SSRIs zu nehmen, weil nichts anderes geholfen hat. Patienten, denen es oft peinlich war, dass sie Medikamente nahmen, die aber keinen anderen Ausweg sahen und mutig nach diesem Rettungsanker griffen, der sie wahrscheinlich vor dem sicheren Ertrinken bewahrt hat.

Ich bin froh, Ihnen mitteilen zu können, dass es mittlerweile mehr als einen Ausweg gibt. Die Nährstofftherapie ist, wenn sie anschlägt, sehr viel sicherer und wirksamer als die Medikamente, die Sie einnehmen oder in Erwägung gezogen haben. Da es nur wenige Tage dauert, um herauszufinden, ob Sie ein geeigneter Kandidat für natürliche Antidepressiva sind, werden Sie für Ihre Entscheidung nicht lange brauchen.

Wie Sie die richtige Waffe gegen die Depressionen finden

Es steht außer Frage, dass wir in der westlichen Welt derzeit einen nie dagewesenen Bedarf an Lösungen für Probleme wie Depressionen, Angst, Stress und emotionalen Schmerz haben. Fast jeder Haushalt in den USA ist davon betroffen. Die Frage ist, was können wir dagegen tun? Wie erkennen wir die Linie zwischen den seelischen Leiden, die biochemische Heilmittel wie Nahrungsergänzungsmittel oder Medikamente erfordern, und den seelischen Leiden, bei denen es mit einer Therapie, einem neuen Job oder etwas Zeit, um sich mit seinen Problemen auseinanderzusetzen, getan ist? Viele Leute haben den Eindruck, dass die SSRIs eigentlich wichtige Gefühle unterdrücken, die man besser in einer Psychotherapie verarbeiten sollte; und das habe ich bei einigen unserer Patienten verfolgen können. Andere finden, dass Menschen, die SSRIs nehmen, ihre negativen Gefühle aufbauschen, anstatt sie einfach »durchzustehen«. So etwas habe ich selber *nicht* beobachtet (ich habe aber von Allgemeinmedizinern gehört, die diese Medikamente unpassenderweise bei geringen oder vorübergehenden Beschwerden eingesetzt haben).

Die überwiegende Mehrheit der mir bekannten Menschen, die Antidepressiva ausprobiert haben, *brauchte* diese biochemische Unterstützung *wirklich*. Sie nahmen die Medikamente nicht leichtfertig oder zum Spaß ein. Ich glaube, dass die zunehmende Anwendung von Antidepressiva ein Symptom einer Epidemie ernster und beeinträchtigender biochemischer Defizite im Gehirn ist, die hauptsächlich durch unseren immer stressigeren Alltag und eine schlechte Ernährung ausgelöst wird. Ich bin außerdem überzeugt, dass wir jede erdenkliche Waffe einsetzen müssen, um diese Epidemie zu bekämpfen. Sämtliche psychologischen, spirituellen, pharmazeutischen und natürlich auch nahrungsbezogenen Hilfsmittel müssen in Betracht gezogen werden.

Wenn Sie derzeit keine Medikamente einnehmen, jedoch ernsthaft darüber nachdenken

Da es sehr gut sein kann, dass Ihr Dilemma zumindest teilweise psychologischer Natur ist, was halten Sie davon, eine Psychotherapie zu beginnen? Vielleicht haben Sie das ja auch schon getan. Der Nachteil von Psychotherapie (und/oder spiritueller Beratung) alleine ist, dass es Jahre dauern kann, bis sich herausstellt, dass Sie auch Hilfe bei einem biochemischen Problem brauchen. Und bei einer rein medikamentösen Behandlung? Diese hat den Nachteil, dass sie Nebenwirkungen mit sich bringt, nur teilweise hilft und dass dabei die Beratung fehlt, die Sie vielleicht bräuchten.

Ich schlage folgende Vorgehensweise vor:

■ Überprüfen Sie eingehend Ihre biochemischen Symptome unechter Emotionen im Stimmungstyp-Fragebogen in Kapitel 2.

■ Probieren Sie die Ernährungsempfehlungen aus dem jeweiligen Kapitel zu Ihren individuellen unechten Emotionen, die Sie durch Ihre Antworten in dem Fragebogen ermitteln.

■ Wenn Sie sich nach zwei Wochen Ernährungstherapie nicht deutlich besser fühlen, suchen Sie einen Psychologen oder Berater auf. Achten Sie darauf, dass diesem bewusst ist, dass Ihr Stimmungsproblem möglicherweise auch eine biochemische Komponente aufweist, dass er sowohl einem ernährungstherapeutischen als auch einem pharmazeutischen Ansatz gegenüber aufgeschlossen ist und dass er Sie, wenn nötig, zur medikamentösen Behandlung an einen Arzt überweisen kann. Wenn Ihnen die Nahrungsergänzungen nicht helfen und Sie schon bei einem Psychologen waren, gehen Sie direkt zu einem Psychiater oder Psychopharmakologen, der Ihnen durch die Gabe von Medikamenten helfen kann.

Achtung: Wenn Sie Selbstmordgedanken haben oder völlig verzweifelt sind, warten Sie keine zwei Wochen, ehe Sie einen Psychologen oder Psychiater aufsuchen. Gehen Sie unverzüglich.

Wenn Sie derzeit ein SSRI einnehmen

Wenn Sie bereits ein Medikament wie Fluoxetin einnehmen und es Ihnen hilft, wissen Sie, dass ein zu niedriger Serotoninspiegel das Problem Ihres Gehirns ist, und einige oder alle Symptome im ersten Teil des Stimmungstyp-Fragebogens treffen auf Sie zu (oder das war zumindest der Fall, bevor Sie angefangen haben, Ihr Medikament zu nehmen): Sie haben vielleicht schon Kapitel 3 gelesen, in dem es um natürliche Wege zum Ankurbeln des Serotoninspiegels geht. (Wenn Sie das noch nicht getan haben, lesen Sie es bitte.) Wenn Sie es gelesen haben, fragen Sie sich vielleicht, wo Sie stehen und warum Sie teure und bedenkliche Medikamente einnehmen, wenn es doch hervorragende natürliche Alternativen gibt.

So sehe ich das: Auch wenn SSRIs helfen können, erlebe ich es nur selten, dass sie eine Depression und andere durch einen Serotoninmangel hervorgerufenen Stimmungsprobleme vollständig beheben. Sie können viele beunruhigende oder gefährliche Nebenwirkungen haben, und es ist schwer, wieder von ihnen loszukommen. Trotzdem sind die SSRIs Teil des Rüstzeugs zur Behandlung von Depressionen. Sie sind ein Teil, sollten jedoch nicht die erste Wahl sein. Man setzt sie am besten als »Plan B« ein, wenn sicherere und natürlichere Methoden versagen. Wenn Sie jedoch Medikamente nehmen, die gut wirken, nur leichte oder gar keine Nebenwirkungen auslösen und besonders wenn sie Sie von sehr ernsten Stimmungsproblemen befreit haben, würde es mir sehr widerstreben, Ihnen zum Absetzen zu raten. Verschaffen sie Ihnen allerdings nicht die nötige Linderung, bin ich der Ansicht, dass Sie die Möglichkeiten der Ernährungstherapie ausprobieren sollten.

Wie wirken die SSRIs bei Ihnen? *Sind Sie enttäuscht?* Vielleicht mussten Sie, wie einige unserer Patienten, feststellen, dass die Medikamente Ihnen

anfangs geholfen haben, nach einigen Monaten oder Jahren aber nicht mehr. Diese Erfahrung macht etwa ein Drittel der Menschen, die SSRIs ausprobieren. Oder geht es Ihnen wie den meisten unserer Patienten, deren Medikamente immer noch ein wenig helfen, aber nicht genug und die *gänzlich* von ihren Stimmungsproblemen befreit werden möchten? (Das ist *nicht* zu viel erwartet!)

Leiden Sie unter Nebenwirkungen? Unsere Patienten beklagen sich häufiger über eine *ausbleibende* Wirkung als über Nebenwirkungen. Doch *alle* von ihnen kennen Nebenwirkungen. Die häufigsten sind:

- Übelkeit
- Orgasmusprobleme
- Zittern
- Müdigkeit
- Schlafstörungen
- Gefühlsarmut
- Gewichtszunahme
- Libidoverlust
- negative Gedanken, Suizidgedanken

Einige unserer Patienten, die SSRIs ausprobiert haben, hatten daraufhin so schwere Nebenwirkungen, dass sie sie innerhalb eines Monats schon wieder absetzen mussten. Bei anderen setzten sie erst nach und nach ein. Viele wollten die SSRIs wieder absetzen, weil sie nicht mit der Gewichtszunahme, Antriebslosigkeit oder sexuellen Funktionsstörung leben wollten. Wieder andere kannten die Studien, die darauf hindeuten, dass mit der Einnahme von SSRIs ein gesteigertes Risiko, an Brustkrebs oder anderen Krebsarten zu erkranken, einhergeht.[1,2,3]

Es ist fast unmöglich, sicher zu wissen, welche Nachteile die SSRIs wirklich haben. Die amerikanische Arzneimittelbehörde FDA verlangt von den Pharmakonzernen lediglich eine sechswöchige Testphase zum Nachweis der Sicherheit und Wirksamkeit eines Medikaments. Die Arzneimittelfirmen haben angegeben, dass bei ihren Kurzzeitstudien mit SSRIs Dutzende Nebenwirkungen auftraten, doch diese Angaben beinhalteten natürlich nicht die Nebenwirkungen, die *nach* sechs Wochen einsetzten. Laut einem Artikel von drei Ärzten im *New England Journal of Medicine* haben »51 Prozent der zugelassenen Medikamente ernste Nebenwirkungen, die vor der Zulassung nicht entdeckt wurden«.[4,5] Die FDA räumt ein, dass sie nicht die Möglichkeiten hat, Medikamentenwirkungen auf lange Sicht zu überprüfen und dass es nur wenig unabhängige Forschung zu den langfristigen Auswirkungen von SSRIs gibt.

Einige der beängstigendsten Nebenwirkungen von SSRIs, Mord- und Suizidgedanken sowie -versuche werden mittlerweile eindeutig mit Fluoxetin, Paroxetin und Sertralin in Verbindung gebracht.[6] Viele Fälle wurden außergerichtlich beigelegt, und Geschworene in den USA, Australien und Großbritannien haben gegen die SSRI-Hersteller entschieden und dabei die Medikamente eindeutig mit brutalen Morden und auch Suiziden in Verbindung gebracht[7] und bestätigt, dass zuvor keine gewalttätigen Tendenzen vorhanden gewesen waren.

1992 hatten wir unsere erste Patientin, die Fluoxetin einnahm. Nach einem Suizidversuch war sie kurz zuvor in die Notaufnahme eines örtlichen Krankenhauses eingeliefert worden. Die erste Frage, die ihr der behandelnde Arzt stellte, war: »Nehmen Sie Fluoxetin?« Offensichtlich war dem Personal in der Notaufnahme die Verbindung zwischen dem Medikament und Selbstmord aufgefallen, der Patientin jedoch nicht.

Alles in allem wurden der FDA und den entsprechenden Behörden in anderen Ländern Hunderte verschiedene Nebenwirkungen durch SSRIs gemeldet. Allein von 1987 bis 1996 gingen bei der FDA über 31 000 Beschwerden über Prozac, das in den USA bekannteste Medikament mit dem Wirkstoff Fluoxetin, ein (darunter auch 121 medikamentenbedingte Todesfälle), und sie räumt ein, dass dies wahrscheinlich nur ein Zehntel der tatsächlichen Fälle darstellt.[8] Die Liste dieser Reaktionen ist so lang, dass ich sie hier nicht alle aufzählen kann, doch Sie finden sie, von der FDA bereitgestellt, unter www.fda.gov.[9] Viele dieser Nebenwirkungen sind auch in der Packungsbeilage Ihres SSRI aufgelistet. Fragen Sie auch Ihren Apotheker oder Arzt. (Lesen Sie unbedingt auch den Abschnitt über Wechselwirkungen mit anderen Medikamenten.)

Wenn ich die düsteren Fakten zu den SSRI-Nebenwirkungen darlege, will ich damit nicht den Nutzen dieser Medikamente für so viele Menschen leugnen. Ich habe diese positiven Effekte mit eigenen Augen gesehen und bin dafür sehr dankbar gewesen. Ich möchte nur Ihre Aufmerksamkeit für eventuelle psychische oder physische Veränderungen wecken, die womöglich auf SSRIs zurückzuführen sind.

Die gefährlichste Nebenwirkung: das Serotonin-Syndrom

Manche unserer Patienten stellten fest, dass ihre Medikamente die gleichen Probleme verursachten, die sie ursprünglich behoben hatten. Es war sogar so, dass ein paar völlig von ihren Depressionen und Angstzuständen geheilt waren, nachdem Sie Fluoxetin und Paroxetin abgesetzt hatten. Auch wenn sie anfangs eine positive Wirkung hatten, trieben die Medikamente ihren Serotoninspiegel später offensichtlich *zu sehr* in die Höhe.[10]

Die Symptome eines zu stark erhöhten Serotoninspiegels können häufig denen eines zu niedrigen Spiegels sehr ähnlich sein (also wie die im ersten Teil des Stimmungstyp-Fragebogens). Dieses »Serotonin-Syndrom« kann eine der potenziell gefährlichsten Nebenwirkungen von SSRIs sein, besonders wenn sie in Kombination mit anderen serotoninfördernden Medikamenten eingenommen werden (etwa wenn man zwei verschiedene SSRIs einnimmt). Wir haben nur sehr selten erlebt, dass es auftritt, wenn SSRIs mit Nahrungsergänzungsmitteln kombiniert werden, wir haben jedoch auch nur selten erlebt, dass sie über einen längeren Zeitraum zusammen eingenommen wurden. Üblicherweise haben unsere Patienten sie nur für eine kurze Weile gleichzeitig eingenommen, während sie ihr SSRI nach und nach absetzten. In einer Studie mit fünf Patienten mit Zwangsstörungen (nicht Depressionen) verursachte die Kombination von SSRIs mit der Aminosäure Tryptophan Nebenwirkungen.[11] In einer anderen, größeren Studie mit depressiven Patienten kam es nicht dazu.[12]

Die Symptome des Serotonin-Syndroms können leicht, mäßig und/oder schwer sein,[13] wobei die schweren Formen für die meisten Todesfälle im Zusammenhang mit SSRIs verantwortlich sind. Dies sind die schwersten Symptome des Serotonin-Syndroms: »starkes Schwitzen, Fieber, Herzrasen, sehr niedriger Blutdruck und extreme Müdigkeit ...«[14] Des Weiteren »... Euphorie, Benommenheit, Augenzittern, gesteigerte Reflexe, schnelle Muskelan- und -entspannung in den Knöcheln, die zu Zuckungen der Füße führen, Koordinationsstörungen, Unruhe, Trunkenheits- und Schwindelgefühl, Muskelan- und -entspannung im Kiefer ..., Berauschtheit, Muskelzucken, Muskelstarre, hohe Körpertemperatur, Veränderung des Geisteszustands ...[einschließlich Verwirrtheit und Hypomanie], Zittern, Durchfall, Bewusstseinsverlusst«.[15]

Wenn Sie eines oder mehrere dieser Symptome bei sich bemerken, während Sie ein SSRI einnehmen, rufen Sie sofort einen Arzt oder Krankenwagen.

Entzugserscheinungen

Haben Sie ein SSRI abgesetzt und sich gefragt, ob die plötzlich auftretenden, besorgniserregenden Symptome vorübergehende Entzugserscheinungen sind, eine schlimmere Langzeitreaktion auf das Absetzen des Medikaments, das Sie genommen haben, oder die Rückkehr Ihrer ursprünglichen Symptome unechter Stimmungen? Symptome, die sehr schnell auftreten, sind üblicherweise Entzugserscheinungen – keine Anzeichen der Rückkehr Ihrer alten Depressionen oder Angstzustände, denn bis dahin würde es gewöhnlich Wochen oder Monate dauern.

Was bedeutet es, wenn ein Medikament nicht ohne Entzugserscheinungen abgesetzt werden kann? Es heißt, dass das Medikament abhängig macht. Auch wenn die SSRI-Hersteller dies jahrelang abgestritten haben, schrieben sowohl die FDA in Amerika als auch ihr britisches Pendant dem Medikament Paxil mit dem Wirkstoff Paroxetin ein signifikantes Suchtpotenzial zu. Insbesondere bestanden sie darauf, dass es mit einem Warnhinweis zu den ernsten Entzugserscheinungen, die im Falle eines Absetzens eintreten könnten, versehen wird. Sie räumten ebenfalls ein, dass andere SSRIs, einschließlich Prozac (Fluoxetin), das gleiche Suchpotenzial bergen.[16]

Aufgrund von Nebenwirkungen oder »keiner Wirkung« haben viele unserer Patienten versucht, ihr SSRI abzusetzen, bevor sie zu uns kamen. Doch gelegentlich hatten sie große Probleme damit, von den Medikamenten loszukommen. Die meisten SSRIs (wie auch die meisten anderen stimmungsverändernden Medikamente) haben biochemische Widerhaken, die es manchen Menschen sehr schwer machen, sie abzusetzen. Auch wenn Fluoxetin, das den Körper langsam und allmählich verlässt, nicht so häufig Entzugsprobleme mit sich bringt, können die anderen SSRIs bei 50 bis 86 Prozent der Verwender sehr schnell Entzugserscheinungen hervorrufen. Dazu gehören Schwindel, Verwirrtheit, grippeähnliche Symptome, Magen-Darm-Probleme, Beklemmungen, Depressionen, Schlafstörungen und sogar neurologische Symptome wie Kribbeln oder ein »elektrisierendes« Gefühl.[17]

Nährstofftherapie: Der Einsatz natürlicher Antidepressiva

Natürliche Hilfe beim Medikamentenentzug

Obwohl mir Patienten von ihren schwierigen Entzugserfahrungen *in der Vergangenheit* berichtet haben und ich die Forschungsarbeiten zu den Entzugserscheinungen kenne, habe ich dieses Problem doch nur selten mit eigenen Augen gesehen. Warum? Weil wir in unserer Klinik die Patienten durch einen allmählichen, sanften Entzug begleiten können, indem wir die natürlichen serotoninbildenden Präparate 5-HTP oder Tryptophan einsetzen. Üblicherweise fühlen sich unsere Patienten mit fortschreitender Reduzierung ihrer Medikamentendosis immer *besser*, nicht schlechter.

Unsere Patientin Lisa, 33, zum Beispiel hatte in den vergangenen 15 Jahren insgesamt 26 verschiedene Medikamente genommen und dabei auch häufig zwei oder drei gleichzeitig. Sie hatte sehr depressive Phasen, dann schwankte ihre Stimmung zwischen himmelhoch jauchzend und zu Tode betrübt, manchmal mehrmals am Tag. Zu ihrer Medikation gehörte immer auch mindestens ein SSRI, dass üblicherweise sechs Monate wirkte und dann plötzlich nicht mehr. Ziemlich häufig musste sie erst einen ziemlich schwierigen Entzug durchmachen, ehe sie vom einen zum anderen Medikament wechseln konnte.

Als sie schließlich bei uns nach Hilfe suchte, hatte Lisa acht Monate lang Wellbutrin (Bupropion) (ein leicht stimulierendes Antidepressivum), Klonopin (Clonazapam) (ein Beruhigungsmittel) und Paxil (ein SSRI) eingenommen und war damit leistungsfähiger, als sie es eine lange Zeit gewesen war. Auch wenn ihre Depressionen nach wie vor kamen und gingen, waren sie nicht mehr so lähmend. Nachdem sie in *The Diet Cure* von den Aminosäuren gelesen hatte, wollte sie jedoch die Ernährungs- anstelle der medikamentösen Therapie ausprobieren. Wir ermutigten sie, das Experiment unter Einbeziehung ihres Psychiaters zu starten. Lisa nahm 5-HTP und die stimulierende Aminosäure Tyrosin, während sie ihre Paxil- und Wellbutrin-Dosis senkte, und hatte praktisch keine Entzugserscheinungen. (In der Vergangenheit hatte sie sehr große Probleme damit gehabt, Wellbutrin abzusetzen.) Doch der schwierige Teil stand ihr noch bevor – das Absetzen von Klonopin kann furchtbar sein. Um die schlimmen Entzugserscheinungen, die beim Entwöhnen von diesem Beruhigungsmittel auftreten, zu mildern, empfahlen wir Lisa als zusätzliche Hilfe die Einnahme bestimmter Nährstoffe: GABA, Taurin, Inositol (Vitamin B$_2$) und Glycin. Erstaunlicherweise war Lisa in der Lage, das Klonopin relativ frei von Entzugserscheinungen langsam abzusetzen. Ich möchte betonen, dass sie auch deshalb erfolgreich davon loskommen konnte, weil sie von ihrem Arzt sehr genau überwacht wurde. Ich empfehle, keinesfalls auch nur ein einziges Medikament alleine, ohne ärztliche Betreuung, abzusetzen.

Wie gut wirken natürliche Serotoninförderer im Vergleich zu SSRIs?

Millionen Anwender von 5-HTP, Tryptophan und Johanniskraut können die außergewöhnliche stimmungsfördernde Wirkung dieser natürlichen Arzneien, die ich in Kapitel 3 ausführlich beschreibe, bezeugen. Ihre Erfahrungen werden durch wissenschaftliche Forschungen bestätigt, die die positive Wirkung dieser und anderer Naturheilmittel, einschließlich Bewegung und Lichttherapie, mit der von SSRIs vergleichen. Dies sind einige der wissenschaftlichen Erkenntnisse:

- *5-HTP* erhöhte den Serotoninspiegel um 540 Prozent, verglichen mit 450 Prozent bei Paxil und 150–250 Prozent bei Prozac (Fluoxetin).[18] Es übertraf auch die antidepressive Wirkung des SSRIs Luvox (Wirkstoff Fluvoxamin) mit 68 zu 62 Prozent.[19]
- *Tryptophan:* 50 bis 60 Prozent der SSRI-Anwender erleiden einen Rückfall in Depressionen, Zwangsstörungen, SAD, PMS, Schlaflosigkeit, Bulimie, Aggression, Abhängigkeit, Angst und Panikattacken, es sei denn, Tryptophan wird eingesetzt.[20,21]
- *Johanniskraut* war in Untersuchungen genauso wirksam bei Depressionen wie Prozac,[22] und *wirksamer* als Zoloft (Wirkstoff Sertralin).[23]
- *Bewegung* allein kann den Serotoninspiegel schon erhöhen. Ein 90-minütiger Spaziergang kann ihn um 100 Prozent steigern. Ein täglicher 40-Minuten-Spaziergang beugt einem Rückfall in Depressionen (nach einer erfolgreichen SSRI-Behandlung) zweimal so effektiv vor wie die Einnahme von Zoloft.[24]
- *Lichttherapie* kann bei Winterdepressionen etwas wirksamer sein als Prozac (70 zu 65 Prozent).[25]

Schnelligkeit, Sicherheit und Wirksamkeit In all diesen Studien setzte die Wirkung der natürlichen Behandlungen schneller ein als bei SSRIs und erwies sich als sehr viel sicherer. So wird zum Beispiel 5-HTP mit 0 Prozent sexuellen Funktionsstörungen in Verbindung gebracht,[26,27] während es bei den SSRIs 50 bis 70 Prozent sind. In einigen Studien hatten sowohl Johanniskraut als auch 5-HTP weniger Nebenwirkungen als die Placebos!

Derartige Forschungsergebnisse bestätigen die mehr als 15-jährige Erfahrung unserer Klinik, dass Naturheilmethoden leicht mit den positiven Wirkungen von SSRIs auf viele, oder sogar die meisten Menschen, mithalten oder sie sogar übertreffen können. Vielleicht geht es unseren Patienten normalerweise ohne die SSRIs so viel besser als mit ihnen, weil sie 5-HTP, Tryptophan oder Johanniskraut mit so vielen anderen serotoninfördernden Ergänzungspräparaten und Nahrungsmitteln, dazu Licht und Bewegung sowie jegliche erforderliche Beratung oder medizinische Behandlung, kombinieren. Und das sollten Sie auch tun. Doch hauptsächlich da patentierte Arzneimittel so viel lukrativere Investitionen sind, gibt es wenig Interesse daran, nicht patentierbare Nährstoffe zu fördern, trotz ihrer Sicherheit und Wirksamkeit.

SSRIs und Nährstoffe: Die Sage von der Serotonintherapie

Wenn natürliche, antidepressiv wirkende Nahrung fürs Gehirn so wunderbar funktioniert, warum nehmen wir sie dann nicht gleich anstatt der Medikamente? Das ist eine interessante Geschichte.

Obwohl Prozac (Fluoxetin) mit viel Trara auf den Markt gebracht worden war, konnten Pharmavertreter vor 1989 die Ärzte im Land nicht davon überzeugen, es einzusetzen. Warum? Weil sie bereits von einem anderen Mittel begeistert waren – der Aminosäure Tryptophan, aus der im Gehirn Serotonin gebildet wird. Psychiater und andere Ärzte widerstanden der Verlockung durch Prozac, da freiverkäufliche Tryptophan-Präparate zuverlässige Antidepressiva und Schlafmittel praktisch ohne Nebenwirkungen waren. Eine unserer beratenden Ärztinnen berichtete, dass sie letztlich zustimmte, eine winzigkleine 10-Milligramm-Dosis Prozac auszuprobieren. Der Vertreter hatte betont, dass ein wenig Prozac helfen könnte, »die Wirkung des Tryptophans noch zu verbessern«. Und das tat es auch.

Eines Tages im Jahr 1989 brach eine sehr stark verunreinigte Ladung Tryptophan in diese fröhliche Szenerie ein. Der verantwortliche japanische Aminosäuren-Hersteller gab später vor Gericht zu, die verseuchte Ladung wissentlich in die USA geschickt zu haben. Es richtete genug Schaden an (einschließlich mehr als 40 Todesfälle), um Verbraucher und Ärzte in ganz Amerika in Angst zu versetzen, die FDA dazu zu bewegen, zu einem freiwilligen Verkaufstopp aufzurufen und so einen komplett neuen Markt für

Prozac zu eröffnen, das in der darauffolgenden Woche auf dem Cover der Zeitschrift *Newsweek* erschien. Die schuldige japanische Firma, Showa Denko, stellte nie wieder Tryptophan her, doch aufgrund ihres »Fehlers« verloren auch alle anderen Tryptophan-Hersteller, die sich nie etwas hatten zu Schulden kommen lassen, ihre Absatzmärkte in den USA. Und was noch wichtiger ist, Millionen Amerikaner und ihre Ärzte verloren ein unersetzliches Mittel gegen Depressionen und Schlaflosigkeit.

1991 veröffentlichte der Hersteller von Prozac, Eli Lilly, eine Studie, die Tryptophan entlastete und seine positiven Effekte bestätigte.[28] Doch nur wenige Ärzte lasen sie, und ihre Angst blieb. In anderen Ländern wie Großbritannien, Kanada und Finnland hingegen, hörte man nie auf, Tryptophan zu verkaufen und es zu erforschen, und es gab nie Probleme. Vielmehr gab es in diesen Ländern viele erfolgreiche Untersuchungen zum Einsatz von Tryptophan zur Behandlung »resistenter« Depressionen, und in Europa werden regelmäßig Konferenzen zur Forschung mit Tryptophan abgehalten.

Es gibt noch mehr gute Nachrichten. Seit 1995 ist Tryptophan in den USA wieder auf Rezept in Apotheken erhältlich und seit 2000 auch wieder *ohne* Rezept.

Was ist mit 5-HTP und Johanniskraut? Obwohl es in Europa seit Jahrzehnten weit verbreitet ist und sehr geschätzt wird, ist 5-HTP in den USA erst seit 1997 in Reformhäusern und Apotheken erhältlich. Viele unserer Patienten können keinen Unterschied zwischen Tryptophan und 5-HTP feststellen. Was das Gemüt anbelangt, können beide sämtliche Symptome eines niedrigen Serotoninspiegels beseitigen, von Depressionen und Angstzuständen bis hin zu Schlaflosigkeit und Reizbarkeit. Der dritte wirksame natürliche Serotoninförderer, das Johanniskraut, wurde ebenfalls eingehend geprüft und wird in Europa seit mindestens 20 Jahren begeistert verwendet. Wie ich bereits erwähnt habe, wird es in Deutschland häufiger verkauft als Fluoxetin, und auch in den USA verkauft es sich seit vielen Jahren sehr gut.

Wieso sind die Nährstoffpräparate sicherer und wirksamer?

Um zu verstehen, warum 5-HTP und Tryptophan die SSRIs in ihrer Wirkung übertreffen können, müssen Sie wissen, wie ein Gehirn mit gesunder Serotoninausschüttung funktionieren sollte. Zunächst einmal sollte es mit Serotoninmolekülen vollgestopft sein und diese Moleküle sollten abwechselnd aktiv und inaktiv sein, also entweder glückliche Nervenimpulse übertragen oder ruhig in einer »Wiederaufnahme«-Haltung verharren. Letztendlich werden die Moleküle entweder in Melatonin, die Substanz, die uns schlafen lässt, oder in eine für das Gemüt unerlässliche Substanz namens 5-Hydroxyindolessigsäure (5-HIES) umgewandelt, die ich später noch in ihren faszinierenden Details erläutern werde.

Werfen wir nun einen Blick auf *Ihr* serotonin*armes* Gehirn: Dort befinden sich nur ein paar Serotoninmoleküle – manche aktive, manche in Ruhe –, die nie ausreichen, um genug Glücksbotschaften zu übermitteln oder oft auch um sie in genügend Melatonin oder 5-HIES umzuwandeln. Gibt man SSRIs hinzu, kann es das Serotonin künstlich davon abhalten, in den Ruhe- (oder Wiederaufnahme-) Zustand überzugehen. Wenn Sie das wenige Serotonin, das Sie noch haben, auf diese Weise aktiv halten, erweckt das den Eindruck, Sie hätten mehr Serotonin, als es eigentlich der Fall ist, doch es kann auch verhindern, dass das Serotonin in Melatonin oder 5-HIES umgewandelt wird.[29] Schlafstörungen sind eine häufige Nebenwirkung der SSRIs und die Bedenken wachsen, dass ein niedriger 5-HIES-Spiegel sich negativ auf die Stimmung auswirken kann.

Was ist falsch daran, wenn man das Serotonin durch eine Art Damm aufstaut und so die Produktion des stromabwärts gelegenen 5-HIES blockiert? Wenn es doch vielen Leuten durch diese Maßnahme so viel besser geht, was ist dann daran falsch? Die größte Sorge ist, dass 5-HIES eventuell genau so wichtig für das emotionale Wohlbefinden ist wie Serotonin. Tatsächlich kann 5-HIES uns vor einigen der destruktivsten negativen Stimmungen bewahren, denen, die zu Gewaltverbrechen, Suizid, schweren Schlafstörungen und Abhängigkeit führen.[30,31]

Die meisten Menschen mit Depressionen und Zwangsstörungen haben *sowohl* einen niedrigen Serotonin- *als auch* 5-HIES-Spiegel. Ihren ohnehin schon niedrigen oder grenzwertigen 5-HIES-Spiegel noch weiter zu senken, wie es bei SSRIs der Fall ist, kann *neue* und gefährliche Stimmungsprobleme auslösen. Wie schon erwähnt, wurden SSRIs in verschiedenen Gerichtsverfahren mit der Serie von bizarren Morden mit anschließender Selbsttötung in der jüngsten Vergangenheit in Verbindung gebracht, und viele Fachleute glauben, dass ein niedriger 5-HIES-Spiegel der entscheidende Faktor bei diesen Tragödien ist.

Genau hier haben die Nährstoffe einen möglicherweise lebensrettenden Vorteil gegenüber den Medikamenten: 5-HTP und Tryptophan haben sich in zahlreichen Untersuchungen als besonders 5-HIES-*fördernd* erwiesen.[32,33]

Wenn Sie Ihr SSRI durch 5-HTP oder Tryptophan ergänzen oder es gänzlich dadurch ersetzen, kann Ihr Gehirn wieder eine normalere Serotonin-Aktivität aufnehmen und Ihr 5-HIES-Spiegel kann wieder ansteigen. Darüber hinaus können das B-Vitamin Folsäure[34] und eine kohlenhydratreduzierte, proteinreiche Ernährung Ihren 5-HIES-Spiegel effektiv anheben.[35]

Schauen wir uns nun an, was passiert, wenn Ihr serotoninarmes Gehirn mit 5-HTP oder Tryptophan genährt wird: Plötzlich ist es wieder voller Moleküle, die je nach Bedarf fleißig Botschaften übertragen oder friedlich ruhen, und es sind noch genug übrig, um in Melatonin und 5-HIES umgewandelt zu werden. Letztendlich werden Sie so viel Serotonin in Ihrem Gehirn haben, dass Sie Ihre Nahrungsergänzungen gar nicht mehr brauchen. Wenn es soweit ist, wird Ihr aufgefülltes Gehirn sie nicht mal vermissen.

SSRIs und Aminos kombinieren

Die Wirksamkeit und Sicherheit von 5-HTP und Tryptophan sind den Psychiatern und Arzneimittelforschern nicht entgangen, und so haben sie begonnen, die Nährstoffe mit den SSRIs zu *kombinieren*. Es zeigte sich, dass diese Kombination sowohl die Wirkung des Antidepressivums verstärken als auch dessen Nebenwirkungen in den meisten Fällen reduzieren kann.

In einer britischen Studie mit schwer depressiven Patienten, die bisher auf mindestens vier Medikamente nicht angesprochen hatten, wurde Tryptophan in Kombination mit dem SSRI Serzone (Wirkstoff Nefazodon) verabreicht. Die depressiven Symptome gingen um mehr als 50 Prozent zurück, was man voller Begeisterung, wenn auch etwas eigentümlich, als »eine ungewöhnlich hohe, erfolgreiche Wirksamkeitsrate« bezeichnete.[36]

Eine kanadische Studie ergab, dass 20 Milligramm Prozac (Fluoxetin) in Verbindung mit zwei bis vier Gramm Tryptophan die antidepressive Wirkung beschleunigte und die Tiefschlafphase bewahrte, die durch Prozac alleine häufig unterbrochen wird[37] – und das ohne jegliche Anzeichen eines Serotonin-Syndroms![38] In Großbritannien gehört es zur psychiatrischen Routine, dass Tryptophan hinzugefügt wird, wenn SSRIs oder andere Antidepressiva nicht gut anschlagen.[39]

Unsere Patienten nehmen während des SSRI-Entzugs routinemäßig 5-HTP und Tryptophan zusammen mit ihren Antidepressiva (mit Zustimmung ihres Arztes), und sie fühlen sich normalerweise sehr viel besser, sobald sie anfangen, die Nährstoffe hinzuzufügen. Wenn Sie ein SSRI einnehmen, das

Ihre negativen Stimmungen nicht völlig beseitigt hat, sollten Sie vielleicht mit Ihrem Arzt über den zusätzlichen Einsatz dieser Nährstoffe sprechen, auch wenn Sie sich entschließen, das SSRI nicht komplett abzusetzen. Achten Sie jedoch auf eventuelle Anzeichen eines Serotonin-Syndroms.

Die Aminosäure Tyrosin hilft bei SSRI-bedingter Antriebslosigkeit

Zusätzlich zu 5-HTP und Tryptophan gibt es noch eine weitere Aminosäure, Tyrosin, von der unsere Patienten, die Medikamente wie Sertralin oder Paroxetin genommen haben, profitieren. Tyrosin kann eine der häufigsten Nebenwirkungen dieser Medikamente beheben: Antriebslosigkeit.

Serotonin ist das biochemische Gegengewicht zu den natürlichen Stimulanzien Ihres Gehirns, den Katecholaminen. Den Serotoninspiegel mittels SSRIs anzuheben kann den Spiegel dieser aufputschenden Neurotransmitter um ganze 60 Prozent senken.[40] Dies kann wiederum zu Antriebslosigkeit, Apathie, Zuckungen, Ticks und sexuellen Funktionsstörungen führen. Tyrosin-Präparate liefern die spezielle Nahrung, mit der Ihr Gehirn sich wieder ins Gleichgewicht bringen kann, indem es die Katecholamine innerhalb weniger Minuten wieder auffüllt. Das macht Sie nicht nur munter, es kann Ihnen auch helfen, Ihren 5-HIES-Spiegel wieder zu erhöhen.[41]

Gehen Sie die Symptome einer Katecholamin-Armut im zweiten Teil des Stimmungstyp-Fragebogens durch, wenn Sie antriebslos sind, besonders wenn es Ihnen so geht, wenn Sie SSRIs nehmen oder Sie nach der Einnahme von 5-HTP oder Tryptophan müde werden (alles was den Serotoninspiegel erhöht, kann den Katecholaminspiegel senken). Das wird Ihnen helfen herauszufinden, ob Sie eine Zeit lang Tyrosin nehmen sollten. Tyrosin wird gewöhnlich am frühen Morgen und Vormittag eingenommen. Wenn Sie Probleme mit dem Ein- oder Durchschlafen haben, sollten Sie das aufputschende Tyrosin nicht mehr nach 15 Uhr einnehmen. Haben Sie keine Schlafprobleme, können Sie 500 bis 100 Milligramm Tyrosin nehmen, um einem eventuellen Nachmittagstief entgegenzuwirken.

Umstellung von SSRIs auf natürliche Antidepressiva

Wenn Sie wissen möchten, ob Aminosäuren Ihnen anstelle von oder in Kombination mit dem SSRI oder einem ähnlichen Medikament, das Sie eventuell gerade einnehmen, helfen können, schlagen Sie Ihrem Arzt das vor, was wir Joys Psychiater vorgeschlagen haben.

Im Alter von 14 Jahren war Joy wütend, deprimiert und negativ geworden. Obwohl sie eine Musterschülerin war, begann sie, gegen ihre schlechte Stimmung Gras zu rauchen, und bekam deswegen Ärger in der Schule. An diesem Punkt baten ihre Eltern mich um Hilfe. Da Ernährungsvorschläge bei ihr nicht fruchteten, überwies ich sie an einen Psychiater, der ihr Sertralin verschrieb. Schnell stellte sich eine Verbesserung ein, allerdings nur teilweise. Sie hatte keine Hassgefühle mehr gegenüber ihren Eltern, war aber immer noch lustlos, negativ und verschlossen und hatte auch weiterhin ein Verlangen nach Drogen. Ich rief den Psychiater an und schlug einen Versuch mit 5-HTP vor, beginnend mit einer 50-Milligramm-Kapsel (der niedrigsten Dosis) für zwei Tage. Sollten bei dieser Dosis keine negativen Wirkungen auftreten, empfahl ich eine Steigerung auf 200 Milligramm am Tag – 100 Milligramm am Nachmittag und 100 Milligramm vor dem Zubettgehen – für eine Woche, zusammen mit ihrem Sertralin. Plötzlich war Joy wieder ganz die alte, plante mit ihrer Familie voller Freude einen Urlaub und es machte Spaß, Zeit mit ihr zu verbringen.

Der Psychiater war angenehm überrascht und ermunterte sie, weiterhin 5-HTP zu nehmen und etwas weniger Sertralin. Alles lief gut – so gut, dass ihre Mutter nach ein paar Monaten kein 5-HTP mehr kaufte. Als ich nicht lange danach anrief, um mich nach Joy zu erkundigen, war ihre Mutter voll der alten Klagen über sie. Ich erinnerte sie daran, wie gut es Joy gegangen war, und sie gab ihr sofort wieder 5-HTP, das ihre alte Tochter zurückbrachte. Ich empfahl, dass Joy während der nächsten Sommerferien 5-HTP nehmen und gleichzeitig allmählich das Sertralin reduzieren sollte. Meine Absicht war herauszufinden, wie viel ihr das 5-HTP alleine bringen würde. Ihr Arzt stimmte zu. Joy erging es während der langsamen Entwöhnung und auch ganz ohne ihr Sertralin gut. Im Winter jedoch (der serotoninarmen Jahreszeit) musste sie die Dosis auf 300 Milligramm 5-HTP erhöhen. Im folgenden Jahr blieb ihre Stimmung mit 200 Milligramm pro Tag stabil. Danach brauchte sie, über einen Zeitraum von sechs Monaten hinweg, immer weniger, bis sie es schließlich gar nicht mehr benötigte.

Seien Sie vorsichtig

Viele Leute kommen in unsere Klinik und wollen so schnell wie möglich von ihren SSRIs runter. Wenn Sie dazu gehören, setzen Sie Ihr SSRI bitte nicht einfach ab. Beachten Sie folgende Faktoren:

- Ist jetzt der richtige Zeitpunkt in Ihrem Leben, um etwas Neues auszuprobieren? Manchmal rate ich Patienten, die sich gerade in einer schwierigen Phase befinden, abzuwarten, bis sich ihr Leben wieder beruhigt hat, ehe sie einen Entzug beginnen, vorausgesetzt die Medikamente scheinen geholfen zu haben. Ich empfehle allerdings häufig, dass sie mit ihrem Arzt die Möglichkeit besprechen, 5-HTP zusammen mit ihrem SSRI zu nehmen, bis sie für den Entzug bereit sind.

- Sie müssen sich für den Entzug professionellen Rat einholen. Wenn der Arzt, der Ihnen das SSRI verschrieben hat, nicht recht zu wissen scheint, wie er es absetzen soll, suchen Sie einen auf, der es weiß, oder machen Sie einen Apotheker oder Pharmakologen ausfindig, der sich wirklich auskennt und Sie und Ihren Arzt beraten kann.

- Pharmazeuten, die mittlerweile auf die Probleme des SSRI-Entzugs aufmerksam geworden sind, haben oft besondere Empfehlungen. Die Internetseite www.pharmacyconnects.com bietet Unterstützung beim Absetzen von Medikamenten und Erkennen von SSRI-Nebenwirkungen.

- Die beste Jahreszeit für das Absetzen eines Antidepressivums ist weder der Herbst noch der Winter. Dies sind serotoninarme Zeiten, in denen Sie am stärksten zu Depressionen oder Ängsten neigen werden. Die *beste* Jahreszeit ist der Frühling oder Frühsommer, wenn Ihr Serotoninspiegel von Natur aus am höchsten ist. Sie müssen nicht unbedingt bis zum Frühjahr warten, doch zu dieser Zeit würde Ihnen der Entzug am leichtesten fallen. Während die Sonne scheint, können Sie mit 5-HTP einen Versuch wagen. Dann, wenn im folgenden Herbst Ihre Stimmung ohne die Medikamente absackt, können Sie eine höhere Dosis 5-HTP versuchen oder bis zum Frühjahr auf Ihr Antidepressivum zurückgreifen, mit oder ohne 5-HTP.

- Wenn Sie Medikamente *und* 5-HTP nehmen, sollten Sie eng mit einem Psychiater oder Psychotherapeuten zusammenarbeiten, der die Symptome eines Serotonin-Syndroms kennt, damit Sie nicht in einem Sumpf aus zu viel Serotonin steckenbleiben. Weder die wissenschaftlichen Studien noch die Erfahrung unserer Klinik weisen darauf hin, dass man sich deswegen große Sorgen machen müsste, doch keine der Nebenwirkungen sollte ignoriert werden.

- Wenn Sie Ihr SSRI *vollständig* absetzen, beobachten Sie sich, um sicherzugehen, dass Ihre Serotoninmangel-Symptome nicht wiederkehren. Bitte hängen Sie die Liste dieser Symptome aus dem ersten Teil des Stimmungstyp-Fragebogens an Ihren Kühlschrank und geben Sie Ihren Freunden und Verwandten Kopien davon. Wenn die Symptome wieder auftreten, erhöhen Sie die 5-HTP-Dosis oder probieren Sie die folgenden Empfehlungen.

Wenn das 5-HTP nicht wirkt

Wenn Ihre ursprünglichen Stimmungsprobleme nach ein paar Wochen oder Monaten ohne Ihr SSRI wiederkehren, sollten Sie als Erstes Ihre 5-HTP-Dosis erhöhen. Dieses Nahrungsergänzungsmittel versagt nur selten, doch es wirkt nicht bei jedem. Wenn es bei Ihnen, selbst in einer höheren Dosis, nicht anschlägt, stört irgendetwas das natürliche Bestreben Ihres Gehirns, das 5-HTP in reichlich Serotonin umzuwandeln. Seit etwa acht Jahren versuchen wir sehr aufmerksam, herauszufinden, wie es dazu kommt, und haben einige Faktoren ermittelt. Wenn das 5-HTP Ihre Stimmung nicht schnell bessert, liegt das vermutlich an einem der folgenden Gründe:

Sie gehören zu den Menschen, bei denen Tryptophan besser wirkt als 5-HTP. Das lässt sich leicht feststellen: Nehmen Sie statt des 5-HTP 500 Milligramm Tryptophan je 50 Milligramm 5-HTP, die Sie vorher genommen haben. Innerhalb von zwei Tagen werden Sie wissen, welches die richtige Nahrung für Ihr Gehirn ist. Tryptophan-Präparate können Sie über die Bestellhotline unserer Klinik (+1-303-703-3772), direkt bei Bios Biochemicals in den USA (+1-800-404-8185) oder in der Apotheke bekommen.

Wenn weder 5-HTP *noch* Tryptophan wirkt:

Ihre Schilddrüse produziert wahrscheinlich nicht genügend Hormone, damit Sie das 5-HTP oder Tryptophan richtig aufspalten oder verwerten können. Bis zu 86 Prozent der Menschen mit Depressionen haben eine Fehlfunktion der Schilddrüse.[42] Auch SSRIs können durch eine Schilddrüsenunterfunktion behindert werden – mehr als 50 Prozent derer, die nicht auf Antidepressiva ansprechen, haben eine Unterfunktion.[43] Psychiater kombinieren häufig Schilddrüsenmedikamente mit SSRIs, um bessere Ergebnisse zu erzielen. Hinweise: Sind Sie oft müde, frieren Sie schnell und nehmen Sie zu stark zu? Lesen Sie für Ratschläge zur Untersuchung und Behandlung Ihrer Schilddrüse die vollständige Liste der Schilddrüsenunterfunktion-Symptome auf Seite 94 in Kapitel 4 und das Schilddrüsen-Extra-Kapitel.

Manche unserer depressiven Patienten mit Schilddrüsenunterfunktion haben bei ihren Schilddrüsen-Blutuntersuchungen zu niedrige Werte. Andere haben relativ normale Blutwerte, aber vielleicht nur im Gehirn einen zu niedrigen Anteil des Schilddrüsenhormons T_3.[44] Wenn das der Fall ist,

ist eine medikamentöse Behandlung erforderlich. Sonst kann das Gehirn die Aminosäuren – oder manchmal sogar die SSRIs – nicht nutzen, um den Serotoninspiegel zu erhöhen.[45] In diesen Fällen ist die einzige Möglichkeit, um ganz sicher zu gehen, vielleicht ein Versuch mit synthetischem T_3.

Wir haben die Erfahrung gemacht, dass die Antwort bei Patienten, die von ihrem Arzt probehalber T_3 verschrieben bekommen hatten, nicht lange auf sich warten ließ. Es ging ihnen entweder blendend oder sie waren zittrig und litten unter Herzklopfen. Die Dosis muss langsam gesteigert werden, und wenn Ihnen Ihr SSRI gut geholfen hat, sollten Sie es vielleicht weiter einnehmen.

Möglicherweise kann Ihnen Johanniskraut helfen. Besonders bei einer Schilddrüsenunterfunktion können Heilkräuter und Medikamente oft besser helfen als Nahrungsergänzungen. (Heilpflanzen sind in ihrer geheimnisvollen Wirkungsweise auf das Gehirn und den Körper Medikamenten sehr ähnlich.) Doch Johanniskraut kann den Serotoninspiegel effektiv steigern, ohne den 5-HIES-Spiegel zu senken.[46,47] Wie schon gesagt ist Johanniskraut in Deutschland das beliebteste Antidepressivum, noch vor Fluoxetin.

Bitte lesen Sie Kapitel 3 zu genaueren Informationen und anderen Faktoren, die die natürliche Serotoninbildung hemmen können, und dazu, wie Sie die natürlichen Antidepressiva am besten einsetzen.

Handlungsschritte

1. Arbeiten Sie mit einem Psychotherapeuten zusammen, der sowohl dem ernährungstherapeutischen als auch dem psychopharmazeutischen Ansatz offen gegenübersteht.
2. Lesen Sie Kapitel 3, um sich mit den natürlichen Lösungen für Stimmungsprobleme, die auf einen niedrigen Serotoninspiegel zurückzuführen sind, vertraut zu machen. Wenn Sie derzeit keine auf Serotonin wirkenden Antidepressiva nehmen, probieren Sie die dort empfohlenen Nahrungsergänzungsmittel aus.
3. Unabhängig davon, ob Sie solche Antidepressiva nehmen, sollten Sie Ihre Basis-Nahrungsergänzungsmittel einnehmen, Gute-Laune-Nahrung essen und regelmäßig im Freien Sport treiben.
4. *Wenn Sie auf Serotonin wirkende Medikamente einnehmen,* sprechen Sie mit Ihrem Arzt über einen ein- bis zweiwöchigen Versuch mit 50– 100 mg 5-HTP oder 500–1000 mg L-Tryptophan, zweimal täglich – am Nachmittag (gegen 16 Uhr) und vor dem Schlafengehen (gegen 22 Uhr).

5. *Denken Sie daran, Ihre Aminosäuren in einem Abstand von etwa sechs Stunden von Ihrer Medizin einzunehmen.*

6. Wechseln Sie zu Tryptophan, wenn Sie mit 5-HTP nicht völlig zufrieden sind, und nehmen Sie anstelle jeder 50-mg-Kapsel 5-HTP eine 500-mg-Kapsel Tryptophan, oder umgekehrt. *(Beachten Sie: Bei Menschen mit starken Schlafstörungen scheint Tryptophan besser zu wirken als 5-HTP.)*

7. Ich empfehle, keine dieser Aminosäuren mit mehr als einem Antidepressivum einzunehmen, das auf Serotonin wirkt. Wir bitten unsere Patienten, alle bis auf ein solches Medikament abzusetzen, bevor sie es mit den Aminosäuren versuchen, um übermäßige Serotoninaktivität auszuschließen (Serotonin-Syndrom). Gelegentlich bemerkten wir ein paar der Symptome eines Serotonin-Syndrom, wenn mehr als eines dieser Medikamente zusammen mit den Aminos eingenommen wurde. Die Menge auf eines dieser Medikamente herabzusetzen ist normalerweise einfach. Wenn beispielsweise Trazodon abends zum Schlafen eingenommen wird, können L-Tryptophan und Melatonin in der Regel erfolgreich ersetzt werden, ohne langsame Entwöhnung. (Lesen Sie dazu Kapitel 12.) Das verbleibende Medikament, z.B. Prozac (Fluoxetin), morgens eingenommen, kann je nach Bedarf mit Hilfe von Tryptophan, sowohl nachmittags als auch abends eingenommen, abgesetzt werden. (Beachten Sie: Andere Aminos als 5-HTP und L-Tryptophan, z.B. GABA oder DLPA, können in der Regel gefahrlos mit diesen Antidepressiva eingenommen werden.)

8. Wenn Ihr Arzt zustimmt und Ihre Probewoche gut verläuft, arbeiten Sie mit ihm oder ihr daran, Ihre Medikamente abzusetzen. Ist Ihr Arzt bezüglich der richtigen Vorgehensweise zum Absetzen Ihres Antidepressivums unsicher, sollten Sie den Rat eines sachkundigen Pharmazeuten oder Psychopharmakologen einholen. Beim Absetzen müssen Sie Ihre Dosis 5-HTP eventuell auf ganze 300 Milligramm am Nachmittag gegen 16 Uhr und erneut um 22 Uhr erhöhen (oder erhöhen Sie das L-Tryptophan auf mindestens 1000–2000 mg). Unser extremster Patient musste seine Dosis über einen Zeitraum von zwei Monaten auf 900 mg 5-HTP erhöhen, um dem Unwohlsein beim allmählichen Absetzen von Celexa entgegenzuwirken. Nach seinem zweiten Schritt des Absetzens verringerte er die Dosis in den folgenden zwei Monaten auf 600 mg, dann auf 300 mg, bis er schließlich komplett ohne Celexa auskam.

9. Kommt es beim Absetzen Ihrer Medikamente zu unerwünschten Symptomen, erhöhen Sie die 5-HTP- oder L-Tryptophan Dosis je nach Bedarf.

10. Wenn Sie ohne Ihre Medikamente gut zurechtkommen, nehmen Sie weiterhin Ihre Aminos ein. Probieren Sie nach ein paar Monaten immer niedrigere Dosen Ihrer Aminos aus. Gehen Sie dabei zunächst in Schritten von 50 mg runter (zum Beispiel von 150 auf 100 mg 5-HTP). Versuchen Sie, Ihre Dosis noch weiter zu senken, jedes Mal 50 Milligramm weniger, setzen Sie sich jedoch nicht unter Druck. Stoppen Sie dieses Vorgehen umgehend, sobald Erschöpfung oder irgendwelche anderen, neuen nachteiligen Symptome auftreten, nachdem Sie schon einige Zeit die Aminosäuren einnehmen.

11. *Kehren Sie immer wieder zur vorherigen Dosis zurück, wenn bei einer niedrigeren Ihre alten Stimmungen wiederkehren. Versuchen Sie dann in ein paar Wochen oder Monaten erneut, die Dosis zu senken.*

12. Schleichen Sie Ihre Ergänzungsmittel nach und nach aus. Oder setzen Sie sie auf einmal komplett ab und schauen Sie, ob jegliche Ihrer früheren Symptome zurückkehren. Wenn das so ist, nehmen Sie sie wieder ein und versuchen Sie es in einem oder zwei Monaten erneut, bis Sie 5-HTP nicht mehr benötigen, außer vielleicht bei emotionalen Notfällen oder im Winter.

13. Sowohl helles Licht als auch Sport tat den Menschen gut, nachdem sie SSRIs abgesetzt hatten. Gehen Sie so häufig wie möglich nach draußen ans Tageslicht (und machen Sie Sport, falls dies möglich ist). Verwenden Sie drinnen mindestens 30 Minuten täglich eine therapeutische Lampe (200–300 Watt oder 3000–10000 Lux), falls Sie trotz der Nährstoffe Depressionen haben, z.B. im Winter.

14. Wenn Ihnen weder 5-HTP noch Tryptophan hilft, nehmen Sie Johanniskraut oder ein SSRI (vielleicht mit SAM-e oder Vitamin B$_6$), während Sie mögliche Probleme der Schilddrüsenfunktion und/oder dem Sexualhormon-Haushalt testen und eine Kryptopyrrolurie/Hämopyrrollaktamurie ausschließen.

15. Die Aminos sollten Ihre Symptome innerhalb von 48 Stunden lindern. Zögern Sie nicht, ein Antidepressivum zu nehmen, wenn diese nährstoffbezogenen Strategien nicht funktionieren, vor allem dann, wenn Ihre Symptome von Depressionen oder Panik heftig sind.

16. Wenn eine Kombination aus 5-HTP oder L-Tryptophan mit einem SSRI am besten wirkt, sollten Sie beides weiterhin einnehmen. Achten Sie dennoch genau auf Symptome des Serotonin-Syndroms und denken Sie daran, sie in einem Abstand von sechs Stunden einzunehmen.

Empfohlene Literatur

www.moodcure.com/adverse_effects_of_antidepressants.htm – Eine aktuelle Untersuchung der Nebenwirkungen von Antidepressiva.

Glenmullen, Joseph, M.D., *Prozac Backlash* (New York: Simon & Schuster, 2000). Sorgfältig und bedacht auf Nebenwirkungen, Entzugserscheinungen und Alternativen.

Glenmullen, Joseph, M.D., *The Antidepressant Solution* (New York: Free Press, 2006). Ein sehr konservativer Leitfaden zu allmählichem Absetzen von SSRIs.

Hedaya, Robert, M.D., *The Antidepressant Survival Guide* (New York: Three Rivers Press, 2000). Ein hilfreicher, ganzheitlicher Ansatz, jedoch ohne Alternative mit Aminosäuren.

Murray, Michael, N.D., *5-HTP* (New York: Bantam, 1998).

Tracy, Ann Blake, *Prozac: Panacea or Pandora?* (Salt Lake City: Cassia Publications, 1994, updated 2001).

KAPITEL 12

Besser schlafen

Wie Sie die Ruhe bekommen, die Sie wirklich brauchen

Sie können keinen Stimmungswettbewerb gewinnen, wenn es Ihnen regelmäßig an Schlaf mangelt. Schlaf ist ein entscheidender Prozess, der nicht nur Ihr Gehirn, sondern auch Ihren Körper wieder auflädt. Ein guter Schlaf sollte Sie ausgeruht und gut gelaunt aufwachen lassen. Wenn Sie nicht ausreichend schlafen – oder nicht gut –, werden Sie unterschiedliche körperliche Folgen haben, aber auch emotional leiden. Und damit sind Sie nicht alleine: 80 Prozent von uns leiden unter Schlafproblemen.[1]

Mehr als die Hälfte unserer Patienten kommen mit Stimmungs- *und* Schlafproblemen zu uns. Manche der gleichen biochemischen Ungleichgewichte, die ihre Stimmungsprobleme verursachen, unterbrechen gleichzeitig ihren Schlaf. Sind diese Ungleichgewichte einmal beseitigt, sind sowohl normaler Schlaf als auch eine normale Gemütslage wiederhergestellt. In diesem Kapitel werde ich bezüglich der biochemischen Verbindung von Schlaf und Gemüt ins Detail gehen und danach die praktischen Strategien beschreiben, die dem erfolgreich entgegenwirken können.

Natürlich gibt es auch äußere Faktoren, die Sie nachts wach halten können, wie beispielsweise unruhige Kinder, Eheprobleme oder ein überfordernder Job. Sind jedoch jegliche Probleme des Alltags beseitigt, die Ihren Schlaf sabotieren könnten, sollten Ihnen die in diesem Kapitel dargestellten Lösungen schnell den nötigen Rat liefern.

Was macht einen guten Schlaf aus?

Bevor wir fortfahren, lassen Sie uns das perfekte Nickerchen definieren. So wie viele Menschen, sind Sie wahrscheinlich derart an Ihre vielleicht auch unzureichenden Schlafeigenarten gewöhnt, dass Sie nicht wissen, was Ihnen entgeht.

Für die meisten Menschen dauert der beste Schlaf acht Stunden, von der Dunkelheit bis zum Morgengrauen – idealerweise von 22 Uhr oder früher bis etwa 6 Uhr morgens – und hinterlässt ein hervorragendes Gefühl. Drei Stunden nach Sonnenuntergang sollten Sie sich eigentlich anfangen müde zu fühlen, da das reduzierte Licht Ihre schlaffördernden Gehirnsubstanzen stimuliert. Wenn Sie sich tatsächlich ins Bett legen, dauert es bestenfalls nur noch ein paar Minuten, bis Sie einschlafen. Einmal eingeschlafen sollten Sie die Nacht durchschlafen (ohne Abstecher ins Bad!). Idealerweise werden Sie eine Serie von wichtigen Schlafphasen durchleben, die zu vollenden mindestens acht Stunden dauert (Kinder brauchen zwölf Stunden). Mindestens sechs dieser Stunden sollten *ununterbrochen* erfolgen.

Es gibt fünf Phasen, die einen Schlafzyklus bilden, wovon Sie in einer Nacht vier bis fünf durchlaufen. Die ersten zwei Phasen laufen normalerweise innerhalb der ersten halben Stunde Ihres Schlafes ab. Danach fallen Sie hoffentlich in zwei zunehmend tiefere Schlafphasen und bleiben dort die meiste Zeit der nächsten Stunden. Die erste Hälfte der Nacht, genau genommen zwischen 22 Uhr und 2 Uhr morgens, sorgt potentiell für den erholsamsten Schlaf, da nur, während Sie tief schlafen, Ihr Immunsystem, Ihre Hormone und andere Reparaturkolonnen ausschwärmen, um Ihren Körper von den verheerenden Auswirkungen des Tages zu heilen.

Zum Schluss träumen Sie in der REM-Phase (engl. Rapid Eye Movement), welche scheinbar insbesondere für die psychische Wiederherstellung zuständig ist. Diese fünf Phasen wiederholen sich mehrfach in der Nacht, wobei man in der zweiten Nachthälfte schnellere Phasenwechsel und Träume hat als in der ersten Hälfte.

Wenn Sie schlecht schlafen, werden Ihr Körper und Ihr Geist um wichtige Zellreparaturen gebracht, die nur durchgeführt werden können, wenn Sie lange und tief schlafen. Sie wissen was passiert, wenn Sie Ihr Auto für eine routinemäßige Wartung nicht regelmäßig in die Werkstatt bringen? Sie fahren es allmählich kaputt und verkürzen seine »Lebensdauer«. Das gleiche passiert im Körper. Lassen Sie uns also herausfinden, was Sie wirklich wach hält. Zunächst jedoch werden wir uns ansehen, wie sich Ihre persönliche Schlafstörung äußert.

Wie sieht es mit *Ihrer* Schlaflosigkeit aus?

Beeinhalten Ihre Schlafgewohnheiten irgendeine der folgenden grundlegenden Störungen?

Sind Sie eine Nachteule? Wenn ja, werden Sie, wie viele andere Menschen auch, denken, dass Sie überhaupt keine Schlafstörung haben. Sie könnten Ihre langen Nächte sogar als einen Segen betrachten. Es kann Spaß machen – Sie können Dinge erledigen und haben einmal etwas Zeit für sich, wenn andere schon schlafen (es sei denn, Sie haben Nachteulen-Nachwuchs ausgebrütet). Aber es ist kein Spaß mehr, wenn Sie morgens so früh aufstehen müssen, dass Sie keine vollen acht Stunden Schlaf bekommen. Es ist gut möglich, dass Sie an chronischem Schlafmangel leiden und sich mit Ihrem Partner nicht im Einklang fühlen – und auch nicht mit dem Rest der Welt. Eine Nachteule zu sein ist entweder ein entscheidendes Symptom für einen unnormal niedrigen Serotoninspiegel oder für einen Überschuss an Stressbewältigungshormonen.

Auf der anderen Seite könnten Sie in den meisten Nächten zu lange frustriert wach liegen. Denken Sie wieder und wieder über den vergangenen Tag nach oder machen sich Sorgen um den nächsten Tag, bevor Sie endlich einschlafen können? Oder liegen Sie einfach nur da? Werden Sie durch Ängste, Schmerzen, Panik oder beunruhigende Träume mitten in der Nacht oder zu früh morgens aufgeweckt? Oder wachen Sie nachts oder früh morgens auf, »um ins Bad zu gehen«? Dauert es zu lange, bis Sie wieder einschlafen, oder schlafen Sie überhaupt nicht mehr ein? Sind Sie ein unruhiger, sich herumwälzender oder ein leichter Schläfer? Wachen Sie bei den leisesten Geräuschen auf?

Sind Sie stolz darauf, sich einen »Morgenmenschen« zu nennen, der sehr früh aufwacht, egal zu welcher Zeit Sie eingeschlafen sind? Bekommen Sie nur selten mehr als sechs Stunden Schlaf in einer Nacht? Wachen Sie besorgt oder unruhig auf und müssen Sie aufstehen, um Sport zu treiben, zu arbeiten oder was auch immer Sie sonst beschäftigt? Oder gehören Sie letztendlich zu den unzähligen unausgeglichenen Schichtarbeitern, die versuchen, tagsüber zu schlafen? Welcher Teil Ihres Schlafes Ihnen auch immer fehlt, Sie werden es in diesem Kapitel herausfinden.

Warum bekommen Sie nicht ausreichend Schlaf?

Wenn Sie eine der oben genannten Fragen mit ja beantwortet haben, haben sie wahrscheinlich mindestens einen Mangel in Ihrem für den Schlaf zuständigen Stoffwechsel. Fangen wir mit der am weitesten verbreiteten Ursache für Schlafstörungen an. Es hat mit dem Serotonin zu tun. Serotonin ist doch ein Antidepressivum, werden Sie vielleicht denken, aber was hat es mit Schlaf zu tun? Was Sie möglicherweise nicht wissen, ist, dass dieses außergewöhnliche biochemische Stimmungswunder auch die einzige Substanz ist, aus der Ihr Gehirn seine wirksamsten K.-o.-Tropfen herstellen kann: Melatonin.

Ihr Schlaf sollte durch ein biochemisches Konzert eingeleitet werden, das sich durch einen allmählich ansteigenden Melatoninspiegel auszeichnet, beginnend am Nachmittag bis zum Höhepunkt etwa gegen 22 Uhr. Melatonin wird aus Serotonin in Ihrer Zirbeldrüse hergestellt, einem erbsengroßen Gebilde, tief in Ihrem Gehirn eingebettet. Die Zirbeldrüse, die aus Pigmentzellen, ähnlich denen in Ihrem Auge, besteht, ist lichtempfindlich. Nach und nach, den Nachmittag und Abend hindurch, wenn das Licht der Dunkelheit weicht, sollte die Umwandlung von Serotonin in Melatonin zunehmen, bis sie Sie in den Schlaf wiegt. Hier ist der Haken: Melatonin kann nur in angemessenen Mengen produziert werden, wenn ausreichend Serotonin für die Herstellung vorhanden ist.

Ihre vier Retter in der Nacht: 5-HTP, Tryptophan, Melatonin und Johanniskraut

5-HTP und Tryptophan

Was kann diesen wichtigen Biorhythmus stören? Nach meiner Erfahrung ist das am weitesten verbreitete Problem ein Mangel in der Versorgung des Gehirns. Wie Sie vielleicht wissen, wenn Sie Kapitel 3 gelesen haben, kann Ihr Gehirn ohne die zwei wichtigen Nährstoffe Tryptophan und 5-HTP kein Serotonin herstellen. Die Aminosäure Tryptophan, die man in proteinreicher Nahrung findet, verwandelt sich in 5-HTP. 5-HTP wird in Serotonin umgewandelt und Serotonin wiederum in Melatonin. Leider ist es heutzutage nicht so einfach, ausreichend Tryptophan aus der Nahrung zu bekommen, deshalb kann es enorm wichtig sein, Nahrungsergänzungsmittel einzunehmen, um letztendlich Melatonin zu produzieren.

Wenn Sie Symptome eines Serotoninmangels haben, die unter Typ 1 des Stimmungstyp-Fragebogens aufgelistet sind, reicht Ihr Serotonin wahrscheinlich nicht aus, um durch den Tag zu kommen, geschweige denn für die zusätzlichen Reserven, die Sie in der Nacht brauchen. Glücklicherweise können Sie 5-HTP-Ergänzungsmittel einnehmen, um genug Serotonin zu produzieren, das dann in eine angemessene Menge Melatonin umgewandelt wird. Durch die Einnahme von 5-HTP haben über 1000 unserer Patienten (wieder-)entdeckt, wie gut ein gesunder Schlaf sein kann. Ob es sich nun um Probleme beim Einschlafen, Durchschlafen oder bei beidem handelt, dieses Nahrungsergänzungsmittel scheint normalerweise schon von der ersten Nacht an die Lösung zu sein und dazu ist es noch frei von Nebenwirkungen.

Einer unserer Patienten, seit 30 Jahren eine Nachteule, hasste es, morgens erschöpft aufzustehen, um zur Arbeit zu gehen. Eine Woche, nachdem er angefangen hatte die Ergänzungsmittel einzunehmen, schickte er uns folgende Nachricht: »Ich fühle mich nachts nach nur 50 Milligramm 5-HTP sooooo gut. Ich schlafe ohne Probleme nach einer halben Stunde ein. Morgens wache ich frisch und *gut gelaunt* auf und habe noch viel Zeit, bis ich zur Arbeit muss. Nach drei Tagen habe ich aufgehört, meinen morgendlichen Kaffee zu trinken, den ich 30 Jahre lang brauchte.«

Die meisten unserer Patienten mit Schlafmangel kommen sehr gut mit 50 bis 150 Milligramm 5-HTP zur Nacht zurecht. In den seltenen Fällen, in denen 5-HTP nicht wirkt, empfehlen wir, dass sie es mit 500 bis 1500 Milligramm eines Tryptophan-Präparates versuchen, was ihnen dann normalerweise besser hilft. Bitte beachten Sie, dass die genaue Dosis dieser beiden Nährstoffe von Person zu Person variieren kann. Fangen Sie zur Nacht mit einer 50-Milligramm-Kapsel an, und wenn das innerhalb von 15 Minuten nicht hilft, nehmen Sie eine zweite und vielleicht auch dritte Kapsel ein. Manchmal werden Sie unter Umständen auch eine oder mehrere zusätzliche Kapseln benötigen, wenn Sie dazu neigen, mitten in der Nacht aufzuwachen. Und insbesondere, wenn sich bei Ihnen die Stimmungssymptome eines Serotoninmangels zeigen, sollten Sie am Nachmittag 1 bis 3 Kapseln zusätzlich einnehmen, um sowohl Ihren Serotoninspiegel zu steigern als auch eine allmähliche Melatoninbildung in Gang zu setzen.

Sie sind vielleicht bezüglich der Empfehlung von Tryptophan und 5-HTP überrascht. Da es erst seit wenigen Jahren erhältlich ist, nachdem es zehn Jahre aus den Regalen verschwunden war, ist Tryptophan nicht so leicht zu finden wie 5-HTP, das seit mehr als fünf Jahren in allen Reformhäusern und

Apotheken erhältlich ist. *(Anm. d. Übers.: Diese Information bezieht sich auf die Vereinigten Staaten. In Deutschland ist auch Tryptophan rezeptfrei in Apotheken erhältlich.)* Bitte lesen Sie mehr über sowohl 5-HTP als auch Tryptophan in den Kapiteln 3 und 7. Informationen über die Bestellung von Tryptophan finden Sie in den Handlungsschritten am Ende dieses Kapitels.

Viele Studien seit den späten 70er Jahren haben bestätigt, was unsere Klinik erfreulicherweise über diese zwei engverwandten, schlaffördernden Nährstoffe gelernt hat. Bei Einsteigern wurde gezeigt, dass sie den Melatoninspiegel innerhalb von zehn Minuten um 320 Prozent anheben können.[2] Hier sind ein paar repräsentative Kommentare in Bezug auf Tryptophan: »Eine wirksame Behandlung chronischer Schlaflosigkeit«[3] oder »76 Prozent erlebten einen bedeutend verbesserten Schlaf.«[4] Bezüglich 5-HTP: »Ein signifikanter Anstieg der Schlafdauer.«[5]

Johanniskraut

Dieses serotonin- und melatoninfördernde Kraut kann ein ziemlich guter Ersatz sein, falls Sie, normalerweise aufgrund einer Schilddrüsenfehlfunktion, nicht gut auf 5-HTP oder Tryptophan ansprechen. Wir müssen es nur selten empfehlen, sind aber froh, dass wir es haben, wenn wir es brauchen. Entweder in Form einer Kapsel oder einer noch wirksameren flüssigen Tinktur, sollten 300 bis 600 Milligramm (oder eine Pipette voll) zur Nacht reichen. Wir empfehlen auch häufig 300 Milligramm (oder eine weitere Pipette voll) am Nachmittag.

Was ist mit Melatonin?

Sie wundern sich vielleicht, warum ich nicht gleich Melatonin-Ergänzungsmittel empfehle. Immerhin sind sie in Reformhäusern und Apotheken rezeptfrei erhältlich. Manche von Ihnen benötigen vielleicht wirklich Melatonin, falls die Wirkung von 5-HTP oder Tryptophan nicht ausreicht, wenn Sie beispielsweise ein Schichtarbeiter mit unterbrochenen Schlafzyklen sind oder an einem Jetlag leiden. Wenn Sie jedoch Stimmungssymptome eines Serotoninmangels haben, wie in Kapitel 3 beschrieben, möchte ich nicht, dass Sie den grundlegenden Schritt auslassen, Ihr Gehirn mit ausreichend Serotonin zu versorgen, damit dieses seine wichtige Aufgabe bezüglich der Gemütslage erfüllen kann – zusätzlich zu seiner Umwandlung in

Melatonin. Indem Sie mit 5-HTP oder Tryptophan beginnen, überlassen Sie Ihrem Gehirn die Entscheidung über die Menge an Stimmungs- und Schlafsubstanzen, die es herstellen muss. Durch die Verwendung dieser Nährstoffkonzentrate können Sie den natürlichen Ablauf im Gehirn genau kopieren, der mit der ausreichenden Produktion von sowohl Serotonin als auch Melatonin seinen Höhepunkt hat.

Die meisten unserer Patienten berichten, dass diese Methode einfach wunderbar funktioniert, jedoch bekommen etwa 25 Prozent der Menschen, die mit Schlafproblemen zu uns kommen, weder durch 5-HTP noch durch Tryptophan ausreichend Hilfe. Manche von ihnen haben kein Problem mit ihrer Gemütslage, sondern nur mit dem Schlaf. Wenn eine dieser Kategorien auf Sie zutrifft, ist es Zeit, über Alternativen nachzudenken. Die erste wäre mit Sicherheit, Melatonin zu Ihrem Nährstoffplan hinzuzufügen. *Beachten Sie:* Verzichten Sie jedoch nicht auf Ihr 5-HTP oder Tryptophan, wenn Sie durch Serotoninmangel bedingte Stimmungsprobleme haben. Nehmen Sie Melatonin zusätzlich ein. Es könnte helfen, Ihr 5-HTP oder Tryptophan zusammen mit dem Melatonin zu nehmen, jedoch nur wochenweise abwechselnd.

Testen und Wiederherstellen Ihres Melatoninspiegels

Außer einem Schlafmittel ist Melatonin ein wirkungsvolles Antioxidans, das Ihr Immunsystem unterstützt. Dies erklärt auch, warum während des Schlafes so viel Heilung stattfindet (Menschen mit Brustkrebs haben zum Beispiel einen niedrigen Melatoninspiegel). Um festzustellen, ob ein niedriger Melatoninspiegel Ihren Schlaf beeinträchtigt, bestellen Sie sich einen Speicheltest für zu Hause (Informationen zu Bezugsquellen finden Sie im Anhang). Speicheltests sind sehr genau und praktisch. Einer der Vorteile davon, Ihren Melatoninspiegel zu testen, ist, dass Sie sowohl mehr über Ihr Immunsystem als auch über Ihren Schlaf erfahren.

Testen Sie Ihren Melatoninspiegel am besten zur Schlafenszeit, wenn Sie nicht einschlafen können oder wenn Sie nachts aufwachen und nicht schlafen können. Manche Menschen müssen Ihren Spiegel am Tag *und* in der Nacht testen, was wir Patienten empfehlen, deren Melatonin umgekehrt wirkt, also die tagsüber schläfrig sind und dafür nachts zu munter. (Sie könnten besonders zu diesem umgekehrten Effekt neigen, wenn Sie in dunklen Breitengraden leben, insbesondere wenn Sie zu Hause oder auf der Arbeit tagsüber kein helles Licht haben.)

Melatonin ist normalerweise in einer Dosis von 0,5 Milligramm bis 3 Milligramm erhältlich. Da zuviel davon dazu führt, dass man morgens etwas wackelig auf den Beinen ist, empfehle ich, mit der kleinstmöglichen Dosis anzufangen. Versuchen Sie es mit der Hälfte einer 1-Milligramm-Kapsel oder sublingual eingenommenen Tablette (unter die Zunge gelegt) zur Nacht gegen 21:30 Uhr und schauen Sie, ob Sie schnell einschlafen können.

Bezüglich der Dosierung von Melatonin gibt es kein Patentrezept. Forscher haben herausgefunden, dass Melatonin zu *jeder* Zeit zwischen 12 Uhr und 21 Uhr in Dosen von 0,3 bis 10 Milligramm wirkungsvoll sein kann. Ich habe selbst beobachtet, dass viele verschiedene Dosierungen und Arten von Melatonin-Präparaten sehr hilfreich sein können. Wenn Sie Melatonin direkt vor Ihrer Schlafenszeit einnehmen, hilft es Ihnen nicht beim Einschlafen. Versuchen Sie stattdessen, schon um 20 Uhr zusätzlich 1 Milligramm oder mehr Retard-Melatonin *(zeitverzögerte Abgabe)* einzunehmen.

Melatonin ist ein typisches Kurzzeit-Mittel. Stoppen Sie die Einnahme nach einer Woche, um sicherzugehen, dass Sie es noch benötigen, oder um zu sehen, ob Sie weniger nehmen können. Da Sie Ihr Gehirn nun mit mehr Serotonin versorgen (durch das 5-HTP oder Tryptophan, das Sie zusammen mit dem Melatonin einnehmen), sollten Sie schon bald selbst genug Melatonin produzieren, um den idealen Schlaf zu bekommen.

Achtung: Bei manchen depressiven Menschen verschlimmern sich die Depressionen durch das Melatonin.

Mehr Möglichkeiten, Ihr Melatonin zu steigern

Zusätzlich zu den Aminosäuren und/oder Melatonin-Präparaten gibt es noch andere Mittel und Wege, Ihren Melatoninspiegel zu erhöhen.

Vermeiden Sie die Feinde des Melatonins. Es ist wichtig, eine Unterdrückung der Melatoninproduktion zu umgehen, indem man die meistverbreiteten Feinde des Melatonins vermeidet.[6]

- Koffein
- Tabak
- Alkohol (hilft Ihnen vielleicht beim Einschlafen, weckt Sie aber nachts auch wieder auf)
- Schokolade (besonders dunkle Schokolade)
- Aspirin, Paracetamol

- Die meisten Antidepressiva wie Fluoxetin, Beruhigungs- und Schlafmittel (alle fördern leichten, keinen tiefen Schlaf)
- B-Komplex, zu kurz vor der Schlafenszeit eingenommen (besonders B_{12})
- Zu große Nähe (bis zu einem Abstand von einem Meter) zu elektrischen Geräten (z. B. elektrische Heizdecken!)

Nutzen Sie Dunkelheit und Licht, um Ihren Melatoninspiegel anzuheben. Wenn das natürliche Licht um Sie herum nachmittags schwächer wird, wird Ihr Körper versuchen, seine Melatoninproduktion zu erhöhen. Vermeiden Sie zu helles Licht in der Zeit, bevor Sie schlafen möchten, da es die Melatoninproduktion verzögern könnte. Im Laufe des Abends gilt: je dunkler, desto besser. Idealerweise sollte Ihr Zimmer höchstens durch eine Leselampe beleuchtet sein (auf die Seite gerichtet, nicht auf Ihre Augen!) oder durch das Licht eines Fernsehers (es sei denn, Sie sind wie ich und können nicht einschlafen, nachdem Sie ferngesehen haben). Wir müssen so gut es geht den natürlichen »Hell und wach/dunkel und schlafend«-Rhythmus imitieren, für den wir bestimmt sind. Denken Sie daran, Strom ist eine moderne Erfindung, der Mensch nicht.

Überraschend ist Folgendes: Obwohl helles Licht abends Ihre Melatoninproduktion abschwächen kann, wird Ihr Melatoninspiegel nachts höher ansteigen, wenn Sie früh am Tag von hellem Licht umgeben sind.[7] Wenn Sie es nicht schaffen, raus in das natürliche helle Tageslicht zu gehen (bei weitem die beste Art von Licht), können Sie 150- bis 200-Watt-Glühbirnen verwenden bzw. die entsprechenden Energiesparlampen – oder Vollspektrum-Leuchtstofflampen, die für 2500 Lux (entspricht etwa 150 bis 200 Watt) oder mehr sorgen. Sie müssen sich für die volle Wirkung höchstens einen Meter von diesem Licht entfernt aufhalten. (Das ist auch eine großartige Methode, die Winterdepressionen durchzustehen.) Mehr darüber finden Sie im letzten Abschnitt dieses Kapitels, in dem ich beschreibe, wie man sich an Schichtarbeit oder einen Wechsel der Zeitzone anpasst. Informationen zum Kauf von Lampen finden Sie im Anhang.

Die Stress-Schlaf-Verbindung und die beruhigende Aminosäure GABA

Falls die Testergebnisse und/oder Ihre Reaktion auf Melatonin-Ergänzungsmittel und die Lichttherapie ergeben, dass Melatonin *nicht* das Problem ist, was könnte es dann sein? Es könnte sich um ein Ungleichgewicht Ihrer

Stresshormone handeln, was Sie genau dann extrem munter macht, wenn Sie eigentlich ruhiger werden und einschlafen sollten.

Wenn Sie unter Stress stehen, produzieren Ihre Nebennieren Stresshormone, insbesondere Adrenalin, welches Sie in den »Fight or Flight«-Modus versetzt, und Cortisol, das Sie munter hält und Ihre Ausdauer erhöht. Wenn Ihre Nebennieren diese Hormone Tag und Nacht ausschütten, sind Sie unter Umständen zu aufgedreht, wenn es Zeit wird, ruhiger zu werden. Falls Sie ausreichend Melatonin haben, kann es dabei helfen, Ihren nächtlichen Stressstoffwechsel wieder ins Gleichgewicht zu bringen, jedoch nur bis zu einem gewissen Punkt.

Wenn übermäßiger Stress Ihr Problem ist, was den Ausstoß von zu viel Adrenalin und anderen überstimulierenden Substanzen anregt, sollten Sie die Aminosäure GABA ausprobieren. GABA kann eine entspannende Wirkung auf Ihren gesamten Körper haben, da es augenblicklich die Ausschüttung von Stresssubstanzen ausschaltet, was es Ihnen ermöglicht, einzudämmern und durch die Phasen eins bis fünf zu schlafen. Sie können es alleine einnehmen oder aber auch zusammen mit 5-HTP, Tryptophan oder Melatonin, da es auf völlig andere aber ergänzende Gehirn- und Körperfunktionen wirkt. (In Kapitel 5 erfahren Sie viel über GABA.)

GABA-Ergänzungsmittel sind in verschiedenen Stärken erhältlich: 100 bis 500 Milligramm GABA gibt es einzeln oder in Kombination mit zwei anderen beruhigenden Aminosäuren, L-Taurin und L-Glycin. GABA ist in Dosen bis zu 750 Milligramm erhältlich, jedoch empfehle ich, dass Sie mit 100 Milligramm beginnen und die Dosis nur erhöhen, wenn entsprechender Bedarf besteht. Zu viel GABA kann manchmal einen gegenteiligen Effekt haben und Sie aufregen. *Vorsicht:* GABA senkt den Blutdruck ein wenig, seien Sie also vorsichtig, wenn Sie bereits niedrigen Blutdruck haben.

Das in den Vereinigten Staaten bekannte und beliebte homöopathische Mittel Calmes Forte kann auch eine beruhigende Wirkung haben, und es ist einen Versuch wert, wenn Stress wirklich das Problem, aber GABA nicht die Lösung für Sie ist.

Testen und Korrigieren Ihres Cortisolspiegels

Eines der wichtigsten Stresshormone, das von Ihren Nebennieren produziert wird, ist Cortisol. In gewisser Hinsicht ist es sogar ein wirksameres Hormon als Adrenalin, doch bei normalem Spiegel ist es nicht anregend. Es stärkt, und zwar enorm. Es ist Ihr »Wach auf und bestreite die Herausforderungen des Lebens«-Hormon. Der Cortisolspiegel sollte morgens am höchsten und nachts zwischen Mitternacht und 3 Uhr morgens am niedrigsten sein. Unter starkem Stress bleibt Ihr Cortisol Tag und Nacht hoch und sinkt nur, wenn sich der Stress gelegt hat oder die Nebennieren die ständige Ausschüttung nicht mehr bewältigen können. Wenn der Spiegel nachts hoch ist, statt tief, wie er eigentlich sein sollte, bleiben Sie durch einen »zweiten Aufwind« zu lange wach.[8] Ihr Cortisolspiegel könnte aber auch zu früh am Morgen schon ansteigen, sodass Sie frühzeitig aufwachen. Ein Anstieg des Cortisolspiegels könnte Sie in der Nacht aufwecken und es schwierig machen, wieder einzuschlafen.

Ein einfacher Tagesspeicheltest (vier Proben) für zu Hause wird Ihren Cortisolspiegel am frühen Morgen sowie zur Nacht aufzeigen (genauso wie am Vormittag als auch am späten Nachmittag). Lesen Sie im Nebennieren-Extra-Kapitel mehr über die Details zum Testen der Spiegel dieses wichtigen Indikators. (Wenn Sie zwischen 1 Uhr und 5 Uhr morgens aufwachen, fragen Sie nach einer zusätzlichen [fünften] Testampulle. Der Referenzbereich sollte genau so oder niedriger sein als der zur Schlafenszeit.) Es ist wichtig festzustellen, ob irgendwelche der folgenden Cortisol-Ungleichgewichte Ihren Schlaf beeinträchtigen:

■ Die meisten unserer Patienten sind von zu viel Stress erschöpft. Ihr Cortisolspiegel ist morgens, mittags und abends zu niedrig (und dementsprechend fühlen sie sich auch). Doch zur Nacht, wenn sie schlafen gehen, kann ihr Spiegel noch immer enorm hoch sein. Selbst wenn sie sich zu dieser Uhrzeit im normalen Bereich befinden, ihre Spiegel jedoch höher sind als die Spiegel früher am Tag, können sie in der Nacht weiter steigen und sie irgendwann aufwecken. Wenn das auf Sie zutrifft und die Tests ergeben, dass Ihr Cortisolspiegel abends über dem Normalwert liegt (wenn er eigentlich auf sein niedrigstes Level sinken sollte, damit der Melatoninspiegel und der des Wachstumshormons steigen können), sollte Ihnen folgendes Präparat dabei helfen, einzuschlafen: ein Ergänzungsmittel, das einen cortisolregulierenden Nährstoff namens »phosphoryliertes Serin« beinhaltet (Produktname Seriphos, *nicht* das jederzeit erhältliche Phosphatidyl-Serin) und vor dem Abendessen eingenommen werden sollte. Nehmen Sie es vier bis sechs Stunden, bevor Sie typischerweise in der Nacht oder am frühen Morgen aufwachen, wieder ein, falls dies auch ein Problem für Sie ist. Seriphos resensibilisiert Ihr Gehirn, um das Senden der Information an Ihre Nebennieren zu stoppen, übermäßig viel Cortisol zu produzieren. Nach etwa einem Monat wird diese normalisierte Botschaft dauerhaft programmiert sein, und Sie sollten kein Seriphos mehr benötigen. *Vorsicht:* Nehmen Sie Seriphos insgesamt nicht länger als drei Monate ein. Machen Sie nach einem Monat mindestens 24 Stunden Pause mit der Einnahme (wie auf der Packung beschrieben).

■ Manchmal haben Stressoren so lange gewirkt, dass sich die Nebennieren an den neuen, erhöten Spiegel angepasst haben. Egal, ob es alte oder neue Stressfaktoren sind, die Ihren Cortisolspiegel erhöht bleiben lassen, es gibt eine weitere Lösung: ein schneller wirkendes Ergänzungsmittel, das zusammen mit Seriphos eingenommen werden kann. Es nennt sich hydrolisiertes Casein oder »Lactium« (z. B. De-Stress von Biotics) und wurde ursprünglich in Frankreich erforscht. Nehmen Sie immer dann eines davon, wenn Ihr Cortisolspiegel übermäßig erhöht ist.

■ Wenn Ihr Cortisolspiegel am frühen Morgen hoch ist (oder zumindest ziemlich hoch im Vergleich zu den Werten des restlichen Tages), kann dieser Sie zu früh aufwecken. Wenn Sie zu früh aufwachen, nehmen Sie Seriphos oder De-Stress, oder finden Sie heraus, *warum* Ihr Körper den nächtlichen Spiegel Ihres Top-Stressbekämpfers erhöht. Ihr Körper setzt sich zu dieser Tageszeit vielleicht aus gutem Grund zur Wehr, und dies könnte tatsächlich ein wichtiger Weckruf für Sie sein. Die typischen Gründe für das erhöhte Cortisol am frühen Morgen werden im Nebennieren-Extra-Kapitel erklärt. Nach der Erfahrung unserer Klinik handelt es sich normalerweise um Reaktionen auf eine Art chronischen Hefepilz- oder Parasitenbefalls oder an einer bakteriellen Infektion, da diese Organismen nachts aktiver sein könnten. Gelegentlich genügt auch schon ein Snack zur Schlafenszeit, um Ihren Blutzucker in der Nacht nicht absinken zu lassen, was eine unpassende Cortisolausschüttung verursacht.

■ Wenn Ihr Cortisolspiegel sowohl tagsüber *als auch* nachts erhöht ist, nehmen Sie mehr »Lactium«.

Testen Sie Ihren Cortisolspiegel mitten in der Nacht, am frühen Morgen und/oder zur Schlafenszeit (welcher auch immer unnormal erhöht war) erneut in drei Monaten, um zu sehen, ob Ihr Spiegel auf einen normalen Wert sinkt.

Der Sexualhormon-Faktor

Ihre Nebennieren produzieren nicht nur Stresshormone, sondern auch Sexualhormone, einschließlich des schlafregulierenden Östrogens und Progesterons. Nebennieren, die durch die Stressbewältigung erschöpft sind, produzieren häufig unzureichende Sexualhormone, was wiederum zu Schlafstörungen führen kann. Das ist ein typischer Faktor für Frauen mit durch die Menopause und Prämenopause bedingten Schlafproblemen. Männer können jedoch ebenso betroffen sein:

■ Insbesondere in der Prämenopause (auch »Perimenopause« genannt) und der Menopause ist *niedriges Östrogen* ein verbreitetes, mit Sexualhormonen verbundenes Schlafproblem. Östrogen wird in Ihrem Gehirn benötigt, um die Aktivität des Serotonins zu stimulieren. Ein niedriger Östrogenspiegel kann zu niedrigem Serotonin führen, was, wie Sie bereits wissen, häufig auch vermindertes Melatonin bedeutet. Wir haben beachtliche und schnelle Verbesserungen beim Schlaf von Frauen beobachtet, für die kein Nahrungsergänzungsmittel eine Hilfe war und die sich daraufhin für die Einnahme eines östrogenstimulierenden Krauts, wie beispielsweise Traubensilberkerze (Wanzenkraut), oder eines natürlichen mikronisierten Östrogens entschieden hatten. Die Steigerung von Östrogen kann auch dabei helfen, die Hitzewallungen zu unterdrücken, die so leicht den Schlaf beeinträchtigen können. Eine unserer meistgeplagten Patientinnen mit Schlafstörungen probierte jedes einzelne unserer natürlichen Mittel aus, jedoch ohne Erfolg. Letztendlich schlugen wir ihr vor, ihren Sexualhormonspiegel mit einem Speicheltest zu überprüfen. Sie war gerade in der Menopause, und es stellte sich heraus, dass ihr Östrogenspiegel extrem niedrig war. Ihr Körper reagierte sofort auf die Einnahme von 17β-Estradiol. (Östrogen ist, anders als Progesteron, verschreibungspflichtig.) *(Anm. d. Übers.: In Deutschland unterliegen alle Hormone der Verschreibungspflicht.)*

■ *Niedriges Progesteron* kann GABA daran hindern, sich im Gehirn in Gang zu setzen, demnach können Sie sich nicht ausreichend entspannen, um einzuschlafen. Dies kann Ihnen auch als Mann passieren, viel wahrscheinlicher betrifft es jedoch Frauen unter 35. Ein plötzlicher Abfall des Progesterons in der Woche vor Ihrer Menstruation (wenn Progesteron eigentlich auf seinem Höchststand sein sollte) kann beispielsweise zu PMS-Schlaflosigkeit beitragen. Nach länger anhaltendem Stress, insbesondere etwa zu Beginn der Menopause, sinken die Progesteronspiegel bisweilen immer wieder zu tief ab.

Sie benötigen vielleicht mehr Östrogen oder Progesteron, oder beides, aber Sie müssen nicht mutmaßen. Im Sexualhormon-Extra-Kapitel finden Sie Ratschläge zum Einschätzen und Korrigieren jeglicher Sexualhormon-Ungleichgewichte.

Beachten Sie: Erhöhtes Melatonin kann den Eisprung unterdrücken und umgekehrt![9]

Ergänzen Sie Ihre Schlaf-Strategie durch gute Nahrung und zusätzliche Nährstoffe

Schlechte Essgewohnheiten Wenn Sie sich nicht gut, regelmäßig und ausreichend ernähren, könnte Ihr Blutzucker irgendwann zwischen der Schlafenszeit und dem frühen Morgen abfallen. Dies kann im Körper einen Alarmzustand auslösen und damit einen begleitenden Anstieg der Cortisol- und Adrenalinstimulation, da diese versuchen, Ihren Blutzuckerspiegel wieder anzuheben. Dies könnte Sie aufwecken, wenn Sie eigentlich schlafen sollten. Versuchen Sie also, tagsüber mehr Eiweiß und Fett zu essen. Beide halten Ihren Blutzuckerspiegel stabil und Ihr Gehirn mit den schlaffördernden Nährstoffen versorgt. Lassen Sie keine Mahlzeiten ausfallen, und probieren Sie einen Snack zur Schlafenszeit, der aus einer Kombination aus Proteinen, Fett und Kohlenhydraten besteht (z. B. Vollfett-Joghurt und Früchte oder Reste von früheren Mahlzeiten).

Protein Sie können einen Mangel an den Aminosäuren Tryptophan und GABA bekommen, wenn Sie nicht genug Eiweiß essen. Also nehmen Sie mindestens dreimal täglich 20 Gramm zu sich.

Calcium- und Magnesiummangel Die beruhigenden und entspannenden Mineralien Calcium und Magnesium müssen regelmäßig als Teil Ihrer Basis-Ergänzungsmittel eingenommen werden. Beide fördern die Serotoninproduktion, jedoch könnten die Grundmengen, wie sie in Kapitel 10 aufgelistet stehen, für Sie nicht ausreichen. Versuchen Sie zum Abendessen oder zur Schlafenszeit noch etwas hinzuzufügen. Manche Menschen empfinden Magnesium im Vergleich zu Calcium als schlaffördernder, bei anderen ist es umgekehrt. *Beachten Sie:* Wenn Sie Durchfall bekommen, haben Sie zu viel

Magnesium eingenommen. Wenn die erhöhte Einnahme dieser zwei Mineralien nicht innerhalb weniger Tage hilft, gehen Sie wieder zurück zu Ihrer ursprünglichen Dosis. Wenn sie einen gegenteiligen, stimulierenden Effekt haben (selten, aber möglich), stoppen Sie die Einnahme zur Schlafenszeit umgehend.

Restless-Legs-Syndrom? Nicht ausreichend Folsäure, Vitamin E oder andere Nährstoffe?

Restless Legs (unruhige Beine) können Sie wach halten, genauso wie es vielen schwangeren Frauen, vielen Frauen über 65 und noch mehr Männern ergeht. Ist dies der Fall, sind Ihre Probleme hiermit vorüber; ein Folsäuremangel oder eine Eisenmangelanämie sind die typischen Ursachen, und beide sind einfach in den Griff zu bekommen.[10,11] Den meisten von uns mangelt es an Folsäure, welche neben der Fähigkeit, Restless Legs zu beruhigen, das wichtigste Vitamin sein könnte, das gute Laune fördert. Folsäure ist nur in kleinen Dosen erhältlich, demnach kann es sein, dass Sie viele Tabletten am Tag nehmen müssen, wenn Ihr Basis-Vitamin-B-Präparat Sie nicht ausreichend versorgt. Testen Sie währenddessen Ihren Eisenspiegel. Fragen Sie Ihren Arzt sowohl nach einem Eisen- als auch einem Ferritin-Test (Depot-Eisen). Wenn die Menge an Eisen in Ihren Basis-Mineralien nicht wirkungsvoll genug ist, können Sie mehr hinzufügen.

Vitamin E kann auch eine große Hilfe sein, wenn 400 IE zweimal täglich zusammen mit den Mahlzeiten eingenommen werden (maximal 1200 IE am Tag).[12] Für manche Menschen ist die zusätzliche Einnahme von Magnesium, 200 bis 600 Milligramm in jeder Form außer als Citrat (es sei denn, Sie leiden an Verstopfung), die Lösung. Für alle anderen ist es die Aminosäure Glycin. Beides sind natürliche Muskelrelaxanzien.

Lebensmittelallergien oder Schadstoffbelastung

Stören Sodbrennen, Asthma oder Verdauungsprobleme Ihren Schlaf? Bitte lesen Sie Kapitel 7 »Fort mit der Schlechte-Laune-Nahrung«. Diese Probleme werden fast immer durch allergische Reaktionen auf bestimmte Nahrungsmittel verursacht. Die bei weitem häufigsten Übeltäter sind aus Weißmehl (z.B. Brot, Nudeln und Kekse) oder Kuhmilchprodukten, wie Milch und Käse, hergestellt. Wir hatten auch ein paar Patienten mit Schlafstörungen, die von Belastungen durch übermäßige Mengen an Quecksilber oder anderen Schwermetallen verursacht wurden. Eine günstige Haaranalyse, abgesichert durch einen Bluttest, kann dies ausschließen. (Mehr Informationen dazu im Anhang.)

Der Schlaf und die Schilddrüse

Es gibt drei Arten von Schilddrüsenfehlfunktionen und alle drei könnten Ihren Schlaf beeinträchtigen.

1. *Hypo*thyreose kann dazu führen, dass Sie entweder zu viel oder zu wenig schlafen. Eine schwache Schilddrüse kann den Schlaf mancher Menschen beeinträchtigen, da sie nicht ausreichend T_3 ausschüttet, was dem Gehirn ermöglicht, Serotonin und Melatonin zu bilden. In Kapitel 4 erzähle ich viel über dieses meistverbreitete Problem der Schilddrüse.
2. *Hyper*thyreose, mit dem extrem hohen Spiegel an Schilddrüsenhormonen, kann Sie hellwach halten und auch zu Herzklopfen führen. Tatsächlich kann unser ganzer Körper auf Hochtouren laufen, wenn diese anregende Drüse zu weit »aufgedreht« ist. (Haben Sie eine Workaholic-Vergangenheit oder früher die Nächte durchgefeiert?) Diese Krankheit wird Morbus Basedow genannt. Wenn sich diese Symptome bei Ihnen zeigen, lassen Sie bitte Ihre Schilddrüse untersuchen. (Siehe Schilddrüsen-Extra-Kapitel.)
3. *Thyreoiditis*, ein Leiden, bei dem Ihr Immunsystem Ihre Schilddrüse angreift, kann ebenso Schlafstörungen verursachen, da die Schilddrüse damit kämpft, im Belagerugszustand ihre Aufgabe zu erledigen. Sie werden vielleicht noch nicht von diesem Problem gehört haben, aber es ist nicht ungewöhnlich. Ein gründlicher Bluttest, der zwei Messungen der Schilddrüsenantikörper des Immunsystems beinhaltet, ist unerlässlich. Mehr Details finden Sie im Schilddrüsen-Extra-Kapitel.

Empfehlungen für Menschen mit Schlafapnoe-Syndrom

Schlafen Sie tagsüber schnell ein, haben jedoch Probleme, eine Nacht gut zu schlafen? Schnarchen Sie oder hören Sie auf zu atmen, wenn Sie schlafen? Eine der Ursachen für Schlafapnoe ist Serotoninmangel. In Studien haben sich die Aminosäuren Tryptophan und 5-HTP als hilfreich erwiesen. Warum? Zunächst einmal hat Serotonin eine direkte Wirkung auf die Lunge.[13,14] Außerdem wird für die Serotoninproduktion sehr viel Sauerstoff benötigt. Wenn also körperliche Beeinträchtigungen den Sauerstofffluss blockieren, kann die Serotoninproduktion nachlassen. Hinzu kommt, falls ein bereits bestehender Serotoninmangel das für nachmittags typische Verlangen nach Kohlenhydraten verursacht, dass Übergewicht schnell eine

Folge sein kann, was wiederum zu erschwerter Atmung beiträgt. Andere Lösungen bezüglich der Schlafapnoe, die als sehr hilfreich beurteilt wurden:

- Lebensmittelallergien sind eine verbreitete Ursache einer verstopften Nase. Siehe Kapitel 7 »Fort mit der Schlechte-Laune-Nahrung«.
- Eine Schilddrüsenunterfunktion, die bekanntermaßen Schlafapnoe (und unnötige Gewichtszunahme) verursacht, kann bestimmt und angegangen werden, indem Sie die Informationen im Schilddrüsen-Extra-Kapitel nutzen.
- Bei Frauen tritt Apnoe meistens während der Menopause auf. Ein niedriger Progesteronspiegel spielt dabei auch häufig eine Rolle. Ein Speicheltest wird zeigen, ob eine Behandlung mit ergänzendem natürlichem Progesteron helfen kann.
- Erhöhte Spiegel von den mit Stress verbundenen Substanzen Cortisol und Noradrenalin liegen bei Apnoe, wie auch bei anderen Schlafstörungen, häufig vor.
- Übermäßige Gewichtszunahme könnte durch Überernährung verursacht worden sein, ausgelöst durch eine Anzahl von anderen Faktoren neben niedrigem Serotonin. Bitte lesen Sie das Heißhunger-Extra-Kapitel, um mehr Details zu erfahren.

Schichtarbeiter und Zeitzonen-Wechsler

Aufgrund Ihres Arbeits- oder Reiseplans müssen Sie vielleicht tagsüber schlafen und nachts wach sein und leiden folglich verständlicherweise an Schlafmangel. Hier sind einige Tipps, die helfen können. Bei den wenigen Schichtarbeitern, die in unsere Klinik kamen, haben wir auf die Fachkompetenz des Leiters des Labors vertraut, das wir zum Testen der Melatoninspiegel nutzen, William Timmons, Doktor der Naturheilkunde, von BioHealth Diagnostics. Er arbeitet seit Jahren erfolgreich mit Schichtarbeitern, und ich möchte seine Empfehlungen gerne an Sie weitergeben:

1. Verwenden Sie während der Stunde, bevor Sie zu Bett gehen, das melatoninproduzierende Präparat, das Ihnen am besten beim Einschlafen hilft: 5-HTP, Tryptophan, Johanniskraut und/oder Melatonin. Melatonin selbst wird normalerweise besonders dann gebraucht, wenn sich Ihr Schlafrhythmus erstmals ändert. Nehmen Sie 1 bis 10 Milligramm direkt

wirkende und/oder Retard-Varianten ein, je nach Bedarf. Wenn Sie nach dem Aufwachen schwach auf den Beinen sind, haben Sie zu viel eingenommen. Reduzieren Sie die Dosis in der nächsten »Nacht«.

2. Ganz gleich zu welcher Zeit Sie ins Bett gehen müssen, um acht Stunden Schlaf zu bekommen, müssen Sie in Ihrem Schlafzimmer das natürlich dunkler werdende Licht nachahmen. Sie werden lichtundurchlässige Jalousien und mindestens während der letzten Stunde, bevor Sie schlafen, nur eine gedämpfte Leselampe oder Licht vom Fernsehgerät brauchen. Es ist in Ordnung, wenn Sie während dieser letzten Stunde für einige Minuten in hellere Räume im Haus oder im Hotel gehen müssen. (Bei manchen Menschen dauert es bis zu 50 Minuten, bis das Melatonin durch helles Licht wieder ausgeschaltet wird, bei anderen ist dies schon nach fünf Minuten der Fall.)

3. Schichtarbeiter: Besorgen Sie sich eine Lampe, die den Sonnenaufgang imitiert, und stellen Sie sie auf eine halbe Stunde, bevor Sie aufwachen müssen, ein. Sie wird allmählich das Morgenlicht nachahmen und Sie ohne den Stress eines Weckers aufwecken (falls nötig, können Sie natürlich trotzdem einen Wecker benutzen).

4. Sobald Sie aufwachen, machen Sie in allen von Ihnen genutzten Räumen helles Licht, am besten Vollspektrum-Licht (erhältlich als 100-Watt-Birnen oder Leuchtstoffröhren), falls möglich. (Reisende einfach die Vorhänge öffnen.) Essen Sie innerhalb einer Stunde eine gute Mahlzeit.

5. Wenn Ihr Arbeitsplatz hell beleuchtet ist, wunderbar. Falls nicht, tragen Sie eine Kopflampe oder machen Sie an hell beleuchteten Plätzen oder unter oder vor Ihrer eigenen therapeutischen Lampe eine Pause, wann immer Sie können (bestenfalls mindestens alle 45 Minuten), um zu verhindern, dass der Melatoninspiegel wieder ansteigt.

6. Wenn Sie von Ihrer Schicht nach Hause kommen, machen Sie Sport und essen Sie eine gute Mahlzeit, drei Stunden, bevor Sie wieder schlafen müssen. Ein Snack zur Schlafenszeit ist in Ordnung.

7. Solange Sie schlafen gehen, nachdem es in Ihrem Zimmer mindestens eine Stunde lang dunkel war, macht es nichts aus, zu welcher Uhrzeit Sie ins Bett gehen. Daher sollten Sie an Ihren »Wochenenden« (oder Reisende zurück zu Hause) problemlos von der künstlichen Dunkelheit auf die natürliche Dunkelheit umsteigen können. Melatonin kann hier auch helfen.

Verzweifelte Maßnahmen: Schlaf und Drogen

Alkohol und Drogen können zeitweise die Serotoninausschüttung stimulieren und damit Ihre Stimmung verbessern und, indem die Umwandlung in Melatonin gefördert wird, Ihnen beim Einschlafen helfen. Eine Studie hat gezeigt, dass ein ganzer Joint Marihuana den Melatoninspiegel eines Mannes um 4000 Prozent anheben kann![15] (Kein Wunder, dass Marihuana einige Menschen so lethargisch macht.)

Künstliche Schübe schaffen es jedoch nicht, Melatonin oder GABA auf dem optimalen Wert zu *halten*, so wie Nährstoffe es können. Wenn Ihre Grundspiegel von Serotonin und Melatonin etwas zu niedrig sind, werden die Drogen sie mit der Zeit noch weiter senken, bis sie nicht mehr wirken oder Sie völlig drogenabhängig machen. Alkohol senkt beispielsweise den Melatoninspiegel immer weiter und weckt die meisten Trinker nachts auf. Drogen können nicht die erholsamen und stärkenden Schlafphasen oder gar die Traumphasen (REM) bieten, die so wichtig sind. Marihuana blockiert beispielsweise den REM-Schlaf völlig. Wenn natürliche Methoden bei Ihnen nicht wirken, insbesondere wenn Sie Faktoren wie Stress, Schilddrüsen- oder Sexualhormon-Ungleichgewichte erleben, deren Korrektur eine Zeit dauert, sollten Sie trotz alledem in Erwägung ziehen, Medikamente zu nehmen. Um Ihren Serotonin- und Melatoninspiegel zur Schlafenszeit zu erhöhen, können Sie, hoffentlich nur kurzzeitig, verschreibungspflichtige Arzneistoffe wie beispielsweise Trazodon einnehmen. Für den Ausgleich von niedrigem GABA werden üblicherweise traditionellere (und suchterzeugende) Sedativa verschrieben.

Wenn Sie von einem schlaffördernden Medikament abhängig sind, lesen Sie bitte in Kapitel 13 die Tipps, wie man es angenehm und sicher absetzt.

Handlungsschritte

Ihre Basis-Ergänzungsmittel sind in Kapitel 10 beschrieben und in einem Tagesplan aufgelistet. Anschließend folgt eine Liste aller individuellen Ergänzungsmittel, die in jedem Kapitel dieses Buches empfohlen werden. Markieren Sie die individuellen Ergänzungsmittel, die Sie von den hier folgenden Handlungsschritten benötigen. Übertragen Sie sie danach auf den Ergänzungsmittel-Masterplan. Überprüfen Sie die »Warnhinweise« auf jegliche Gegenanzeigen, bevor Sie Ihrem Masterplan Aminosäuren oder Johanniskraut hinzufügen.

- Versuchen Sie 50 bis 500 Milligramm 5-HTP oder 500 bis 1500 Milligramm Tryptophan zur Nacht. Wenn das eine nicht funktioniert, nehmen Sie das andere. (Tryptophan können Sie online bestellen [www.dietcure.com] oder indem Sie unsere Klinik-Bestellhotline unter 1-303-703-3772 anrufen.) *(Anm. d. Übers.: Tryptophan ist in Deutschland in Apotheken rezeptfrei erhältlich.)* Sie werden unter Umständen auch nachmittags 50 bis 100 Milligramm 5-HTP oder 500 bis 1000 Milligramm Tryptophan benötigen, um damit anzufangen, den Melatoninspiegel zu erhöhen. Falls keines von beiden wirkt, versuchen Sie es mit Johanniskraut: 300 Milligramm am Nachmittag und 300 bis 600 Milligramm zur Nacht. (Tinkturen wie Nature's Answer wirken am besten bei jeweils einer Pipette voll.)

- Falls nötig, versuchen Sie als nächstes Melatonin selbst *zusammen mit* Ihrem Tryptophan oder 5-HTP. (Manchmal hilft es auch, die Aminosäuren nur jede *zweite* Woche einzunehmen.) Fangen Sie mit 0,5 Milligramm an und steigern Sie die Dosis bis auf 10 Milligramm, falls der Bedarf besteht. Verwenden Sie Retard-Melatonin, wenn Ihre Dosis zur Schlafenszeit nicht verhindert, dass Sie nachts oder früh morgens aufwachen. Nehmen Sie es eine Woche lang, und stoppen Sie dann die Einnahme, um zu sehen, ob Sie es noch brauchen. Verringern Sie Ihre Melatonin-Dosis, wenn Sie sich morgens schwach auf den Beinen fühlen oder andere negative Reaktionen zeigen.

- Achten Sie darauf, dass Sie tagsüber ausreichend hellem Licht ausgesetzt sind. Gehen Sie im Frühling und Sommer nach draußen. Insbesondere im Winter, wenn Sie nicht nach draußen können, sollten Sie sich helles Licht für drinnen besorgen (150 bis 200 Watt Glühbirnen oder Leuchtstoffröhren mit 2500 Lux, vorzugsweise Vollspektrum) und bis zu einem Meter von dort entfernt anbringen, wo Sie sitzen. Für Lichttherapie-Quellen lesen Sie die Informationen im Anhang.

- Denken Sie daran, all Ihre Basis-Ergänzungsmittel einzunehmen, einschließlich des entspannenden Calciums (500 bis 1000 Milligramm am Tag) und Magnesiums (300 bis 1200 Milligramm am Tag). Um zu sehen, ob Sie zusätzliches Calcium oder Magnesium benötigen, versuchen Sie es separat mit jeweils 300 bis 500 Milligramm zusätzlich zur Nacht, um festzustellen, welches am besten hilft. (Die Präparate sind üblicherweise in einer Cal/Mag-Kombination erhältlich mit doppelt so viel Calcium wie Magnesium. Versuchen Sie es mit zusätzlichem Magnesium, sollten Sie diese Form verwenden.)

- Testen Sie 100 bis 500 Milligramm GABA alleine oder in einer Form, die

100 Milligramm GABA mit Taurin und Glycin kombiniert, wie *Amino Relaxers* von Country Life oder *True Calm* von NOW. Fangen Sie immer mit 100 Milligramm an und steigern Sie die Dosis allmählich, falls nötig.

- Probieren Sie das homöopathische Mittel *Calmes Forte* aus, um Stress zur Schlafenszeit zu beseitigen. (In Deutschland nicht erhältlich.)
- Sollten Sie unter dem Restless-Legs-Syndrom (RLS) leiden und die Mengen in Ihren Basis-Vitaminen/Mineralien nicht groß genug sein, um das Problem zu stoppen, lassen Sie Ihren Eisen-/Ferritin- und Folsäurespiegel testen. Falls sie niedrig sind, versuchen Sie es mit bis zu 30 Milligramm Eisen, z. B. *Iron Complex* von NOW, oder 5 Milligramm Folsäure. Oder nehmen Sie zusätzlich Vitamin E ein (bis zu insgesamt 1200 IE täglich). Denken Sie in jedem Fall daran, sowohl Magnesium (200 bis 600 Milligramm) als auch GABA (100 bis 500 Milligramm) und Glycin (500 bis 2000 Milligramm) zu versuchen, was in der Regel die Muskeln entspannt. *Beachten Sie:* Fing Ihr RLS an, nachdem Sie mit der Einnahme eines Medikaments begannen? Stellen Sie vor allem sicher, dass Ihr RLS keine Nebenwirkung eines Antidepressivums ist. Ist dies der Fall, wechseln Sie das Medikament oder setzen Sie mit Hilfe von Kapitel 11 Ihre Antidepressiva ab.

Problemlösung, wenn die oben genannten Schritte nicht funktionieren

- Testen Sie die Spiegel Ihrer Nebennieren-Stresshormone. Lesen Sie das Nebennieren-Extra-Kapitel. Sollten Ihre Spiegel zu jedem Zeitpunkt in der Nacht zu hoch sein, verwenden Sie Seriphos und De-Stress, um die Spiegel, wie in diesem Kapitel beschrieben, zu senken.
- Testen Sie Ihre Sexualhormon-Ausschüttung. Lesen Sie das Sexualhormon-Extra-Kapitel.
- Überprüfen Sie Ihre Schilddrüsenfunktion auf jegliche Ungleichgewichte und behandeln Sie diese gemäß dem Schilddrüsen-Extra-Kapitel.

Empfohlene Literatur

Murray, Michael, N. D., *5-HTP* (New York: Bantam, 1998).

Reiter, Russel, Ph. D., *Melatonin* (New York: Bantam, 1996).

Roggen, Beat Rene: *Melatonin: Ein Schlüsselhormon für gute Gesundheit, erholsamen Schlaf und ein langes Leben.* Prk Editionen, 2007.

KAPITEL 13

Ernährungstherapeutische Rehabilitation

Der Schlüssel zur erfolgreichen Suchtbekämpfung

Alkohol und Drogen sind die Zuflucht derer, die von unechten Stimmungen heimgesucht werden. Wenn Sie sich mit einigen der Symptome im Stimmungstyp-Fragebogen sehr stark identifizieren, sind Sie auch automatisch ein möglicher Kandidat für irgendeine Form der Abhängigkeit.

Wie die meisten Menschen, die letztlich auf süchtig machende Substanzen zurückgreifen, nutzen Sie sie wahrscheinlich, bewusst oder unbewusst, um Ihre sehr realen biochemischen Stimmungsprobleme zu lindern. Nehmen Sie Kokain oder Amphetamine, weil Sie morgens nicht in Schwung kommen und nur selten den natürlichen Elan oder die Konzentration haben, die Sie brauchen? Sind Alkohol oder Tabak die einzigen Dinge, die den Stress abschalten? Können Sie nur mit Medikamenten wie Alprazolam mit Ihren Ängsten oder Ihrer Schlaflosigkeit fertig werden? Ist die Einnahme bestimmter Drogen die einzige Freude, die Ihr Leben lebenswert machen kann? Egal, ob Sie dieses Kapitel wegen kleinerer oder größerer Probleme mit Substanzen wie diesen lesen, kann ich Ihnen helfen, die zugrunde liegenden Stimmungs- oder Energiedefizite aufzuspüren, wegen derer Sie überhaupt erst zu den Drogen gegriffen haben. Was noch wichtiger ist: Ich kann Ihnen Alternativen aufzeigen, die Ihr Suchtverlangen abstellen und dabei gleichzeitig auf natürliche Weise Ihr Wohlbefinden wiederherstellen werden.

Meine Empfehlungen basieren auf drei Jahrzehnten Arbeit auf dem Gebiet der Suchtbehandlung. Als Initiatorin und Leiterin zahlreicher Entzugsprogramme in der San Francisco Bay Area in den letzten 25 Jahren bin ich mittlerweile eine Expertin darin, erfolgreiche von erfolglosen Therapiemethoden zu unterscheiden. Wie die meisten Suchtexperten habe ich festgestellt, dass psychologische und spirituelle Ansätze in vielerlei Hinsicht wertvoll sind, doch ich habe *nicht* festgestellt, dass sie zur Beseitigung einer Abhängigkeit wirksam sind – es sei denn, sie werden mit ernährungstherapeutischer Rehabilitation kombiniert. Die gute Nachricht ist, dass Programme, die diese wichtige Therapiekomponente beinhalten, immer häufiger angeboten werden. Doch bevor ich zu der spannenden Geschichte der Nährstoff-Reha komme, möchte ich Ihnen den biochemischen Kern Ihrer Sucht vorstellen.

Betreten der Sucht-Zone

Vielleicht gehören Sie zu den Menschen, denen gar nicht bewusst war, wie schlecht ihre Stimmung war, bis sie zum ersten Mal Alkohol tranken oder ihren ersten Joint rauchten und sich zum ersten Mal in ihrem Leben gut fühlten. Die meisten unserer abhängigen Patienten erzählten mir, dass sie Alkohol oder Drogen gar nicht unbedingt nahmen, um »high« zu werden. Sie wollten sich einfach nur »normal fühlen«.

Warum? Weil die meisten Abhängigen mit schlechteren Stimmungen als normal geboren werden. Zum Beispiel kann jeder, der in eine Familie hineingeboren wird, in der es Alkohol-, Drogen- sowie Nahrungsmittelabhängigkeiten und/oder schwere Stimmungsprobleme gibt, leicht eine mangelhafte Produktion der natürlichen Stimmungsaufheller im Gehirn erben. Die meisten der alkohol- oder drogenabhängigen Patienten, mit denen ich gearbeitet habe, stammten aus Familien, in denen Sucht *und* Depressionen oder andere Stimmungsprobleme erkennbar waren. In vielen Fällen hat eine stressreiche Kindheit ihre genetisch fehlerhafte Stimmungschemie noch weiter verschlechtert. Letztlich haben sie, wie fast alle Jugendlichen heutzutage, mit Alkohol oder anderen Drogen experimentiert. Doch sie waren diejenigen, die nie wieder damit aufhören konnten.

Kein Ausweg: Wie Therapien versagen

Die meisten Menschen, die erkannt haben, dass sie in einer Sucht gefangen sind, haben viele Male versucht aufzuhören. Das Problem ist, dass sie keinen Ausweg gefunden haben, nur eine Sackgasse nach der anderen.

Lassen Sie sich nicht entmutigen, und schämen Sie sich nicht, wenn auch Sie mehrere Therapien und Zwölf-Schritte-Programme ausprobiert und »versagt« haben. Sie sollten vielmehr stolz sein, dass Sie es überhaupt versucht haben. Sie sollten wissen, dass etwa 90 Prozent derer, die versuchen, aufzuhören – selbst mit noch so intensiven und langfristigen Therapien – es nicht schaffen. Wenn Sie zu diesen gehören, ist es wahrscheinlich nicht die Motivation, an der es Ihnen mangelt. Vielmehr ist Ihnen wahrscheinlich, wie den meisten Menschen in Reha, noch nie etwas anderes als die üblichen psychologischen und spirituellen Behandlungsansätze zuteil geworden. Diese Ansätze sind ausgezeichnet – ich halte sie für wichtige Elemente jedes wirkungsvollen Therapieprogramms. Doch sie zielen nicht auf die *Ursache* der Sucht ab, die *physischer* Natur ist, nicht psychologischer oder spiritueller. Wenn ein Programm nicht den biologischen Kern der Sucht angreift, sind Rückfall, Scham und Verzweiflung vorprogrammiert.

Ehe ich fortfahre, möchte ich Ihnen mehr über meine Erfahrungen bei meiner Arbeit im Bereich der Therapien berichten und warum ich begann, nach neuen Antworten zu suchen. 1974 wurde ich als eine der ersten professionell ausgebildeten Psychotherapeuten in den USA in einem Therapiezentrum für Alkoholiker angestellt. Zusammen mit einigen anderen, die gerade ihren Abschluss in Psychologie gemacht hatten, begann ich meine Arbeit in einem Programm in einem wunderschönen vierstöckigen Anwesen in San Francisco. Damals gab es nirgends die Form der Behandlung, wie wir sie heute kennen. Die Anonymen Alkoholiker waren die einzige organisierte Einrichtung, die zur Verfügung stand.

Unsere Patienten waren Arbeiter jeden Alters und jeglicher Herkunft, die abends »nach Hause« kamen, um gemeinsam zu essen und Zwölf-Schritte-Sitzungen zu besuchen. Sie trafen sich außerdem mehrmals die Woche in zwanglosen Selbsthilfegruppen, doch der Leiter der Klinik wollte Profis einsetzen, um intensivere Therapieprogramme zu entwickeln. Wir durften mit *allen* Behandlungsmethoden experimentieren, die Hilfe versprachen. Ich bin stolz, sagen zu können, dass wir, unter anderem, als Erste in Northern California Familien-, Jugendlichen- und Esssuchttherapieprogramme einführten.

Damals dachten wir, dass Suchtverlangen und Stimmungsschwankungen ausschließlich durch emotionale Traumata verursacht oder von abhängigen Vätern oder Müttern weitergegeben wurden, die Vorbilder für diese Verhaltensweisen waren. Die logische Folgerung war, dass die neuen, humanistischen Psychotherapiemethoden die Antwort waren, und anfangs schienen sie auch wirklich zu wirken. Es stand außer Frage, dass unsere Beratungs- und Aufklärungsprogramme in Kombination mit Zwölf-Schritte-Sitzungen halfen, selbst die am tiefsten sitzenden Kindheitstraumata zu heilen, und unsere Patienten zu ehrlicheren und offeneren Menschen machten. Und es bestand auch kein Zweifel, dass unsere Programme ihnen halfen, die Dinge mit ihren Frauen, Kindern und anderen Verwandten ins Reine zu bringen.

Trotz all dieser psychologischen Siege half dieser Ansatz vielen Menschen jedoch *nicht*, ihr Verlangen nach Drogen und Alkohol zu überwinden. Und nicht nur unser Programm versagte; in ganz Amerika stiegen die Rückfallraten. Mit der breiten Verfügbarkeit neuer suchterzeugender Drogen wie Kokain, Crack, stärkerem Marihuana, allen möglichen Pillen und Heroin stiegen die Rückfallraten auf 90 Prozent und mehr. Und seitdem sind sie so hoch geblieben, trotz all der kreativen Versuche und harten Arbeit der Therapieprofis und des Mutes und des Engagements ihrer süchtigen Patienten.

Diese 90 Prozent sind die intern bekannte Zahl. Sie sind die Zahl, die alle Therapieprogrammleiter, die ich kenne, zugeben. Manche sagten mir, ihre Rückfallquoten wären sogar noch höher.

Die Biologie des Rückfalls

Wenn Sie mit einer Sucht zu kämpfen hatten und bereits zeitweise davon losgekommen sind, wissen Sie, wie gut das von außen aussehen kann. Sie arbeiten fleißiger, schaffen es zu mehr Wettkämpfen Ihrer Kinder und gehen liebevoller mit Ihrer Frau oder Ihrem Mann um. *Doch Sie fühlen sich nicht gut.* Ihr Innenleben bleibt unglücklich, egal wie glücklich die äußeren Umstände und die Menschen, die Sie lieben, mittlerweile sind. Letztendlich treibt Sie diese innere Unzufriedenheit wieder zu der Linderung durch Alkohol oder Drogen. Wenn Ihre Lebensumstände – Ihre Arbeit, Ihr Zuhause, die Familie und Beziehungen – ebenfalls unglücklich oder stressgeladen sind, kann der Rückfall schneller erfolgen, doch mindestens 90 Prozent aller Süchtigen erleiden ihn, unabhängig von

- ihren Lebensumständen;
- den Drogen, die sie genommen haben;
- der Stärke ihres Willens, trocken und clean zu bleiben.

Ist eine hoffnungslos abhängige, gestörte Persönlichkeit schuld am Rückfall? Nein! Eine Studie der Harvard Universität über 40 Jahre hinweg räumte 1983 mit diesem Mythos auf.[1] Bei Untersuchungen an 600 Männern im Laufe der Jahre stellte sich heraus, dass es so etwas wie eine suchtgefährdete Persönlichkeit nicht gab. *Jede* Art von Persönlichkeit konnte eine Abhängigkeit entwickeln. Doch es gab eine *süchtige* Persönlichkeit, die sich entwickelte, wenn Menschen »unter den Einfluss« einer Droge gerieten. Die gleiche Studie ergab, dass diese süchtige Persönlichkeit bei denen, die trocken bleiben konnten, schließlich verschwand.

Wenn also der Grund dafür, dass Menschen zu Drogen oder Alkohol greifen, nicht eine suchtgefährdete Persönlichkeit ist, was ist es dann? Ist es das Aufwachsen in einer abhängigen oder anderweitig gestörten oder missbrauchenden Familie? Wieder nein. Ich erinnere mich, wie schockiert ich war, als ich zum ersten Mal die Studien las, die zeigten, dass Kinder von nicht alkoholkranken biologischen Eltern, die jedoch von alkoholkranken Familien adoptiert worden waren, selber tendenziell keine Alkoholiker wurden. Doch was noch interessanter war: Kinder mit alkoholkranken biologischen Eltern, die unmittelbar nach der Geburt von nicht alkoholabhängigen Familien adoptiert worden waren, *wurden* Alkoholiker, mit fast derselben Häufigkeit wie Kinder alkoholkranker Eltern, die auch von ihren biologischen Eltern aufgezogen worden waren. Das bedeutet, dass nicht so sehr das Umfeld, in dem man aufwächst, einen zur Sucht treibt, sondern vielmehr die Gene – Ihre geerbte Gehirn- und Körperchemie.

Wissenschaftler können heute die Gene zuordnen, die uns für eine Abhängigkeit anfällig machen, genauso wie sie die Gene ausfindig machen, die für unsere Veranlagung zu Herzerkrankungen und Krebs verantwortlich sind. Es ist nicht überraschend, dass die Schlüsselgene bei der Sucht diejenigen sind, die die Stimmungsfunktionen unseres Gehirns programmieren. Wenn sie fehlerhaft sind, können sie in bestimmten Gehirnregionen Defizite programmieren, die zu gewissen schlechten Gemütsverfassungen führen. Abhängig davon, ob Sie einen Mangel an Serotonin, Noradrenalin, Endorphin und/oder GABA geerbt haben, fühlen Sie sich zu Drogen hingezogen, die die jeweilige(n) Mangelregion(en) beeinflussen. Wenn Sie diese grundlegenden biologischen Fehlfunktionen nicht beheben, können Sie nicht vollständig von Ihrer Sucht geheilt werden.

Auf der Suche nach Heilung durch Nährstoffe

Natürlich blieben die biologischen Ursachen der Sucht damals in den 70er Jahren, als die genetische Kartierung noch reine Science Fiction war, größtenteils ein Mysterium. Und doch hatte ich das nagende Gefühl, dass ein Faktor übersehen wurde. 1979 dachte ich, ich hätte ihn entdeckt, als ich

Dr. James Milams berühmtes Buch *Under the Influence* las, in dem er berichtete, dass mehr als 95 Prozent der Alkoholiker sehr niedrige Blutzuckerspiegel hatten (hypoglykämisch waren) und dass süßes und stärkehaltiges Essen den gleichen Einfluss auf sie hatte wie der Alkohol. Milam beschrieb, dass diese Kohlenhydrate ihnen einen angenehmen Rausch brachten, gefolgt von einem Stimmungsabsturz und dem Verlangen nach mehr. Er führte ein stationäres Programm durch und fand heraus, dass seine genesenden Patienten sehr von einer Diät ohne Süßigkeiten und den meisten Weißmehl-Stärken profitierten. Unsere ambulante Klinik begann 1980, die gleichen Ernährungsempfehlungen umzusetzen, und erzielte damit ähnlich interessante Ergebnisse. Einige unserer Patienten konnten endlich ihre Sucht bekämpfen, als sie begannen, ihre Ernährung umzustellen. Zu unserer großen Enttäuschung waren wir jedoch nicht bei jedem erfolgreich. Unerklärlicherweise konnte die Mehrheit unserer Patienten einfach nicht auf Süßigkeiten, Stärke und Koffein verzichten, ganz gleich, wie viel Mühe sie sich gaben. Ihre Depressionen und Stimmungsschwankungen hielten an – zusammen mit ihren neuen Lebensmittelabhängigkeiten – und trugen deutlich zu ihren letztendlichen Rückfällen in den Alkohol- oder Drogenmissbrauch bei.

Die Amino-Kavallerie rückt an

1986 stieß ich auf die Arbeiten des Sucht- und Genforschers Dr. Kenneth Blum, der Strategien zur Korrektur suchtgefährdeter Gehirnstrukturen entwickelt hatte, die bestimmte Proteine bzw. Aminosäuren in Form von Nahrungsergänzungsmitteln nutzten, was durch beeindruckende klinische Studien gestützt wurde.

Zur gleichen Zeit erfuhr ich von der Arbeit von Joan Mathews-Larson, der Autorin des großartigen Buchs *7 Weeks to Sobriety*, die Blums Methoden und andere ernährungswissenschaftliche Strategien erfolgreich in ihrer ambulanten Alkoholentzugsklinik in Minneapolis einsetzte. Auf meine Anweisung hin entwarf mein Ernährungswissenschaftler, ein Doktor mit Erfahrung sowohl im klinischen Bereich als auch in der Forschung, für unsere Patienten ein Forschungsprogramm zur Therapie mit Aminosäuren.

Ich werde nie vergessen, wie wir das erste Mal die Aminosäuren einsetzten. Mein Patient, James, ein Postangestellter, war kurz davor, wegen seiner Crack-Sucht seinen Arbeitsplatz und seine Familie zu verlieren. Er hatte bereits ein stationäres Programm mitgemacht, doch wie *über 90 Prozent* der

Crack-Abhängigen hatte er unmittelbar nach seiner Entlassung aus der Klinik einen Rückfall.

James nahm, zusammen mit seiner Frau und seinen Eltern, an unserem ambulanten Programm aus Einzel-, Gruppen- und Familientherapie teil. Er ging außerdem zu den Selbsthilfegruppen Cocaine Anonymous und Narcotics Anonymous und hatte dort auch einen Sponsor. Doch er konnte einfach nicht clean bleiben.

Meistens ernährte er sich gut und machte gerne Sport, aß jedoch, wie die meisten Süchtigen auf Entzug zu viele Süßigkeiten, wenn er nicht auf Droge war. Wir fragten ihn, ob er gerne etwas Neues gegen sein Verlangen nach Drogen (und Süßigkeiten) sowie gegen die Antriebslosigkeit und Depressionen, unter denen er litt, wenn er nicht auf Crack war, ausprobieren wollte. Er wollte unbedingt von den Drogen runter, und so sagte er mit Freude zu. Genau genommen war er besonders interessiert, weil er Sportler gewesen war und Aminosäuren zum Muskelaufbau genutzt hatte. Zusätzlich zu einem Multi-Vitamin/Mineralstoff-Präparat gaben wir James drei Aminosäuren, die er dreimal täglich zwischen den Mahlzeiten einnehmen sollte. Nach einer Woche kam James wieder, um zu berichten, wie es ihm ergangen war – er war zum ersten Mal seit Monaten komplett clean.

Ehrlich gesagt hatten wir gar nicht viel erwartet, also waren wir verblüfft über seine Geschichte. Ein paar Tage nach Beginn der Aminosäuren-Therapie war er zur Arbeit gegangen und hatte den schlimmstmöglichen Auftrag bekommen – eine Lieferung ins eine Stunde entfernte San Jose zu bringen, zusammen mit einem drogenabhängigen Kollegen. Sobald sie das Betriebsgelände verlassen hatten, zeigte sein Kumpel ihm einen Joint mit einer Mischung aus Crack und Marihuana, die James normalerweise unwiderstehlich fand. Er brach in kalten Schweiß aus vor lauter Angst, er würde ihn rauchen, erwischt werden und seinen Job verlieren. Zehn Minuten später wurde ihm plötzlich bewusst, dass er völlig vergessen hatte, dass sein Freund überhaupt Drogen im Auto hatte! Er war überhaupt nicht in Versuchung, also nahm er auch nichts, weder an diesem Tag noch einen ganzen weiteren Monat lang. Es erschien ihm wie ein Wunder.

Als er einen Monat später doch Drogen nahm, war es aus einer Depression heraus, die sich plötzlich einstellte, nachdem er auf einer Party etwas getrunken hatte, was er für eine harmlose Limonade hielt. Das lehrte ihn, was für eine wirkungsvolle Droge Zucker für ihn sein konnte. Er steigerte seine Laune und Energie kurzzeitig und ließ ihn dann rapide in eine gefährliche Depression stürzen, eine, gegen die nur Kokain half.

✗ Ganzheitliche Heilung: Wie Sie emotionale, spirituelle *und* physische Unterstützung finden

Ich empfehle Ihnen, dass Sie jede erdenkliche Hilfe in Anspruch nehmen: Gruppen-, Familien- und individuelle Therapie, Aufklärungsmaßnahmen, Zwölf-Schritte-Treffen und natürlich die ernährungstherapeutische Rehabilitation. Sie und die Menschen, die Ihnen nahestehen, verdienen jede Hilfe, die Sie bekommen können, um die erlittenen Schäden durch die Belastungen, die mit der Sucht einhergehen, zu beheben – egal ob physisch, emotional, finanziell oder andere. Ihr Leben braucht vermutlich eine Grundüberholung, und das geht nicht ohne Hilfe. Die meisten Therapieprogramme bieten nach wie vor nur die gewöhnlichen emotionalen und spirituellen Maßnahmen, doch die Zahl der ernährungswissenschaftlich verfeinerten Programme wächst überall in den USA. Ich liste sie in den Handlungsschritten am Ende dieses Kapitels auf.

Vielleicht brauchen Sie auch eine stationäre Behandlung. Manche stationäre Standard-Programme werden mit Ihnen kooperieren, wenn Sie Ihre eigenen Nahrungsergänzungsmittel mitbringen und um qualitativ hochwertiges Essen bitten. Leider werden andere Ihnen dringend von der Nährstofftherapie abraten. Wenn möglich, suchen Sie ein Programm, das dem Einbinden einer ernährungstherapeutischen Komponente in Ihren Behandlungsplan zumindest neutral gegenübersteht, versuchen Sie jedoch, von dem Leiter des Programms eine *schriftliche* Erlaubnis zu bekommen, *ungeöffnete* Ergänzungsmittelpackungen mitzubringen, ehe Sie in die Therapie einwilligen. Sollten Sie nirgends ein Therapieprogramm finden können, das Ihnen die Einnahme der Ergänzungsmittel gestattet, können Sie immer noch versuchen, sich gesund zu ernähren, und Sie können die angebotene psychologische und spirituelle Hilfe in Anspruch nehmen. Beginnen Sie aber auf jeden Fall Ihre Nährstoff-Behandlung, sobald Sie entlassen werden.

Wenn Sie ein ambulantes Programm finden können, das Ihnen genug Unterstützung bietet, ist es den Betreuern normalerweise egal, wie Sie sich ernähren, doch seien Sie nicht überrascht, wenn sie Ihre Begeisterung nicht teilen.

James wurde der erste von vielen Abhängigen, die die Statistik widerlegten, indem er ein paar wenige Aminosäuren und andere Nährstoffe einnahm und sich gesund ernährte – zusätzlich zu einem Programm aus guter Therapie und Unterstützung durch das Zwölf-Schritte-Programm. (Ein netter Nebeneffekt der Nährstoff-Behandlung ist, dass unsere Patienten, da sie kein Interesse an Süßigkeiten und Stärkehaltigem sowie Alkohol und Drogen mehr haben, auch nicht mehr bis zu 15 Kilo im ersten nüchternen Monat zunehmen.)

Ernährungstherapeutische Rehabilitation: Los geht's

Um Ihre persönliche Nährstofftherapie zu beginnen, möchte ich, dass Sie sich selbst dieselben beiden grundlegenden Fragen stellen wie wir in unserer Klinik. Das wird Ihnen helfen herauszufinden, an welcher der vier stimmungsfördernden Hirnsubstanzen es Ihnen mangelt und welche Nährstoffe am besten dazu geeignet sind, dies zu beheben.

■ Zu welchen Substanzen greifen Sie regelmäßig, um Ihre Stimmung zu ändern? Schreiben Sie sie alle auf. Egal, wie unbedeutend sie vielleicht erscheinen, jede von ihnen kann Ihnen etwas verraten: Kaffee? Diätlimonade? Schokolade? Brot? Chips? Zigaretten? Wein? Marihuana? Kokain? Tafil? Hydrocodein?…

■ Was geben Ihnen diese Substanzen? In welcher Weise fühlen Sie sich nach ihrer Einnahme besser? Zur Besserung oder Änderung welcher Gemütslagen nehmen Sie sie genau?

Es geht nicht darum, sich auf Ihre negativen Verhaltensweisen oder die negativen Gefühle zu konzentrieren, die Sie vielleicht verspüren oder an den Tag legen, wenn Sie auf Droge sind. Was Sie jetzt brauchen, ist der *positive* Einfluss, den diese Drogen zumindest auf Ihre innere Selbsterfahrung haben. Tatsache ist, dass Sie sie nehmen, um sich *besser* zu fühlen, nicht um Ihr eigenes oder jemand anderes Leben zu ruinieren. Lassen Sie sich nicht durch Scham daran hindern, herauszufinden, warum Sie sie nehmen. Hören Sie sich die Meinung der Menschen an, die Ihnen nahestehen, wenn Sie sich zu diesem Zeitpunkt schon öffnen und über Ihr Suchtproblem reden können.

Anfangs ist es egal, welche stimmungsbeeinflussende Substanz genau Ihr Problem ist. Was wichtig ist, ist *wie diese Substanz Ihre Stimmungschemie beeinflusst.* Wirkt sie anregend, gibt sie Ihnen einen Energieschub? Macht sie Sie selbstbewusst oder humorvoll? Entspannt sie Sie, nimmt sie Ihrem Leben die Härte oder lässt sie Sie besser einschlafen?

Im Folgenden finden Sie eine angepasste Version des Stimmungstyp-Fragebogens aus Kapitel 2. Schauen Sie sich die Liste der Symptome unechter Stimmungen noch einmal genau an und kreuzen Sie dann in der nächsten Spalte die Substanzen an, die Sie nehmen, um diese Symptome zu lindern. Notieren Sie sich daraufhin die Aminosäuren und anderen Nährstoffe in der dritten Spalte, die diese Symptome und das Verlangen nach stimmungsverändernden Substanzen beheben können.

Teil 1. Unter einer dunklen Wolke?

Welche der folgenden negativen Symptome versuchen Sie mit suchterzeugenden Substanzen zu lindern?	*Welche Substanzen lassen diese Symptome verschwinden?*	*Nährstoffe, die helfen können:*
❏ Negativität, Depressionen mit düsteren Gedanken	❏ Süßes	5-HTP
❏ besorgt, ängstlich, schüchtern	❏ Stärkehaltiges	L-Tryptophan
❏ geringes Selbstbewusstsein	❏ Fetthaltiges (Chips, Milch, Eier)	Johanniskraut
❏ Zwangsvorstellungen	❏ Schokolade	Melatonin
❏ Zwangsverhalten	❏ Alkohol	
❏ SAD (Herbst-/Winterdepression)	❏ Marihuana	
❏ PMS-Launenhaftigkeit	❏ Tabak	
❏ reizbar, ungeduldig, wütend	❏ Ecstasy	
❏ Panik-/Angstattacken; PTBS	❏ andere _____	
❏ Phobien		
❏ Sie hassen schlechtes Wetter		
❏ Nachteule		
❏ Schlafstörungen		
❏ Erleichterung oben genannter Symptome durch Sport		
❏ Fibromyalgie, CMD		
❏ Sie haben oder hatten Suizidgedanken und/oder -pläne		

Teil 2. Schleppen Sie sich durchs Leben?

Welche der folgenden negativen Symptome versuchen Sie mit suchterzeugenden Substanzen zu lindern?	*Welche Substanzen lassen diese Symptome verschwinden?*	*Nährstoffe, die helfen können:*
❑ Depressionen: die matte, gelangweilte »Bla«-Art	❑ Zucker	L-Tyrosin
	❑ Schokolade	L-Phenylalanin
❑ Mangel an körperlicher und geistiger Energie	❑ Koffein	SAM-e
	❑ Aspartam (NutraSweet)	Omega-3-Fettsäuren
❑ Mangel an Antrieb, Enthusiasmus	❑ Alkohol	
❑ Konzentrationsschwierigkeiten	❑ Kokain	
❑ ein hoher Schlafbedarf, langsames Aufwachen	❑ andere Aufputschmittel	
❑ schnelles Frieren, kalte Hände oder Füße	❑ Marihuana	
	❑ Tabak	
❑ Neigung zu schneller Gewichtszunahme	❑ andere _____	

Teil 3. Süchtig nach Schmerzmitteln?

Welche der folgenden negativen Symptome versuchen Sie mit suchterzeugenden Substanzen zu lindern?	*Welche Substanzen lassen diese Symptome verschwinden?*	*Nährstoffe, die helfen können:*
❑ sehr sensibel in Bezug auf emotionalen und manchmal körperlichen Schmerz	❑ Süßes	DL-Phenylalanin (DLPA)
	❑ Stärkehaltiges	
	❑ Schokolade	D-Phenylalanin (DPA)
❑ nah am Wasser gebaut sein (z. B. bei Filmen oder TV-Werbung)	❑ Alkohol oder Tabak	
	❑ Heroin	B-Vitamine
❑ Vermeiden, sich mit schmerzhaften Themen auseinanderzusetzen	❑ Marihuana	Vitamin C
	❑ andere _____	Magnesium
❑ Schwierigkeiten, mit Verlusten oder Trauer zurechtzukommen		5-HTP
❑ Sehnen nach Freude, Trost, Anerkennung, Vergnügen oder Betäubung		

Teil 4. Süchtig nach Beruhigungsmitteln?

Welche der folgenden negativen Symptome versuchen Sie mit suchterzeugenden Substanzen zu lindern?	Welche Substanzen lassen diese Symptome verschwinden?	Nährstoffe, die helfen können:
❏ angetrieben, überarbeitet, unter Druck, zu viele Terminfristen	❏ Süßes	GABA
	❏ Stärkehaltiges	Taurin
❏ Schwierigkeiten, zu entspannen oder aufzulockern	❏ Alkohol	Glycin
❏ Neigung, steif, verkrampft oder verspannt zu sein	❏ Tabak	Glutamin
	❏ Marihuana	Chrom
❏ schnell verärgert oder frustriert, bissig	❏ Valium oder andere Beruhigungsmittel	Unterstützung der Neben-
❏ schnell überfordert, einfach nicht alles erledigen können	❏ Schmerzmittel	nieren
❏ schwach, manchmal zittrig	❏ andere _____	
❏ empfindliche Reaktion auf helles Licht, Lärm, Gerüche		
❏ zur Beruhigung oder zur Entspannung rauchen, trinken, essen oder Drogen nehmen		
❏ Verschlimmerung beim Auslassen von Mahlzeiten oder zu langer Zeit ohne Mahlzeit		

Einige Substanzen, wie Tafil oder Crack, haben eine sehr begrenzte und vorhersehbare Wirkung. Doch nehmen wir mal Marihuana: Es hat den Ruf, genussfördernd zu sein, uns langsamer und entspannter zu machen und beim Einschlafen zu helfen (oder uns mit seinem heutzutage gigantischen THC-Gehalt völlig auszuknocken). Doch als ich die 300 Teilnehmer einer internationalen Marihuana-Anonymous-Konferenz fragte, wie viele von ihnen Marihuana wegen seiner »entspannenden« Wirkung nahmen, hob nur die Hälfte von ihnen die Hand. Die anderen 150 Marihuana-Abhängigen hatten wegen seiner *anregenden* Wirkung zu Marihuana gegriffen. Sie machten ihre Wäsche, während sie high waren. Es half ihnen, sich auf Aufgaben zu konzentrieren oder sogar auf Sport! Bei den folgenden Anregungen sollten Sie sich also, je nachdem welche Wirkung(en) Marihuana auf Sie hat, den Abschnitt über Beruhigungs-, Aufputsch- oder Schmerzmittel durchlesen.

Alkohol ist eine weitere Droge, die alles Mögliche bewirken kann: Er lässt Sie auf dem Tisch tanzen oder in den Fernsehsessel sinken oder beides. Wie Marihuana kann Alkohol auch ein wirkungsvolles Schmerzmittel sein. Das Gleiche gilt für *Tabak*. Selbst Stimulanzien wie Ritalin oder Amphetamine können auf manche Menschen beruhigend wirken, während sie andere anregen.

Alles läuft letztendlich auf die gleiche, entscheidende Frage hinaus: »Welches Gefühl lösen Ihre bevorzugten Substanzen bei *Ihnen* aus?« Es gibt einen Grund dafür, dass Sie sie bevorzugen, einen guten Grund. Tun Sie Ihr Bedürfnis nach ihnen nicht einfach als Zügellosigkeit oder Willensschwäche ab. Denken Sie ganz genau über diesen Rausch, dieses »Hochgefühl« nach und versuchen Sie, es genauer zu beschreiben. Der Symptom-Fragebogen wird Ihnen dabei helfen, arbeiten Sie also sehr intensiv mit ihm, um herauszufinden, was es *wirklich* mit Ihrer Sucht auf sich hat. Wenn Sie von mehr als einer Droge abhängig sind oder Substanzen nehmen, die verschiedene Auswirkungen auf Ihr Gehirn haben können, brauchen Sie wahrscheinlich mehrere Ergänzungsmittel-Kombinationen. Es ist zum Beispiel ganz und gar nicht ungewöhnlich, eine Ergänzungsmittel-Kombination zum Aufputschen am Morgen zu nehmen *und* eine andere später am Tag zur Entspannung. Eine Kombination beseitigt den biochemischen Mangel, der sie am Morgen zu Drogen wie Kaffee oder Speed greifen ließ, und eine andere denjenigen, der Ihnen abends Appetit auf Alkohol machte.

Überblick über die Nährstoff-Reha: Eine heilende Ernährung plus Ergänzungsmittel

Bevor Sie anfangen, jegliche Aminosäuren einzunehmen, sollten Sie sich darüber im Klaren sein, wie Ihr gesamtes ernährungstherapeutisches Entzugsprogramm aussehen wird. Unterschätzen Sie nicht, wie wichtig die richtige Ernährung und die Basis-Ergänzungsmittel sind.

Junkfood kontra heilende Nahrung

Merken Sie sich bitte sowohl die Gute-Laune- als auch die Schlechte-Laune-Nahrungsmittel in Kapitel 7 und 8. Der Austausch von Schlechte-Laune-Junkfood gegen gesunde Gute-Laune-Nahrung ist unerlässlich, wenn Sie den Entzug durchziehen und sich dabei wohlfühlen wollen. Süßes, raffinierte Stärken und ungesunde Fette können allesamt eine drogenähnliche Wirkung auf Ihr Gehirn haben, die stark zu instabilen Stimmungen und Rückfällen beitragen kann. Da sie eigentlich eher Drogen als Nahrungsmittel sind, können sie Sie entsprechend abhängig machen. Wenn dies ein großes Problem für Sie darstellt, lesen Sie das Heißhunger-Extra-Kapitel für spezielle Hinweise zur Esssucht. Andernfalls lesen Sie einfach die Ratschläge in Kapitel 8. *Hinweis:* Nehmen Sie mindestens drei Mahlzeiten am Tag zu sich, die Eier, Hühnchen, Fisch, Fleisch, frisches Gemüse, Butter und Olivenöl enthalten – und ergänzen Sie diese dann nach Bedarf durch etwas frisches Obst, Bohnen oder Getreide.

Keine Nahrung kontra heilende Nahrung

Ich habe mehr Rückfälle gesehen, die durch ausgelassene Mahlzeiten verursacht wurden als durch irgendetwas anderes. Wenn Sie Ihre Mahlzeiten für den Tag nicht im Voraus planen – alle drei Gerichte plus gesunde Snacks – müssen Sie an diesem Tag häufig mit der schlechten Laune rechnen, die zu einem Rückfall führen kann. Wenn Sie morgens Kaffee trinken, verderben Sie sich mit großer Wahrscheinlichkeit Ihren Appetit und lassen das Frühstück aus, trinken Sie also bitte keinen Kaffee mehr oder steigen Sie auf koffeinfreien Kaffee um und setzen Sie ihn nach und nach ab. Egal, was Sie tun, nehmen Sie kein Koffein *vor* dem Frühstück (oder irgendeiner anderen Mahlzeit) zu sich.

Der Einsatz von Nahrungsergänzungsmitteln zum Entzug

■ Die Sucht laugt Sie extrem aus. Sie werden alle grundlegenden Ergänzungsmittel benötigen, um sich wieder aufzupäppeln. Diese finden Sie genau aufgelistet in Kapitel 10.

■ Gehen Sie zusätzlich noch einmal die konkreten Empfehlungen in jedem Abschnitt dieses Kapitels durch, der sich auf Sie und Ihre individuelle Sucht bezieht, je nachdem, ob es darin um Aufputsch-, Beruhigungs-

oder Schmerzmittel geht oder um eine Kombination dieser drei. Erarbeiten Sie dann Ihren persönlichen Nährstoffplan in den Handlungsschritten am Ende dieses Kapitels, indem Sie die jeweiligen Ergänzungsmittel ankreuzen, die Sie brauchen werden.

■ In den nächsten sechs bis zwölf Monaten werden Sie die Aminosäuren und anderen individuellen Nährstoffe einnehmen, die nach und nach die jeweiligen Gehirn- und Körperfunktionen wieder herstellen sollen, die Ihr Alkohol- oder Drogenmissbrauch geschädigt hat.

■ Sie werden vielleicht während der ersten zwei Wochen Ihrer Entgiftung vorübergehend ein paar zusätzliche Nährstoffe benötigen, besonders bei Alkohol, Opiaten oder Beruhigungsmitteln, da bei diesen schwerere Entzugserscheinungen zu erwarten sind. Sie werden außerdem medikamentöse Hilfe brauchen, wenn Sie von Beruhigungsmitteln oder schwerem Alkoholismus loskommen wollen, um möglichen Anfällen vorzubeugen. In jedem Fall benötigen Sie Unterstützung für Ihre Leber durch die großartigen Mariendistel-Präparate.

Wie Sie Ihrer Beruhigungsmittelsucht entkommen

Welche Drogen nehmen Sie, um ruhig zu werden, sich zu entspannen, zu schlafen oder eine Panikattacke zu bekämpfen? Alkohol, Tabak, Valium, Tafil oder Lorazepam? Der Entzug von Alkohol oder verschreibungspflichtigen Beruhigungsmitteln kann gefährlich sein. Suchen Sie bitte einen »Entzugsarzt« zur medizinischen Überwachung und einem medizinischen Ausschleichen. Lesen Sie die »Entzugshinweise« in diesem Kapitel und unbedingt auch den Abschnitt in Kapitel 5 über den Umgang mit der Stress-Chemie sowie die entsprechenden empfohlenen Bücher, bevor Sie mit dem Entzug dieser Drogen oder von Alkohol beginnen. Beachten Sie außerdem auch die besonderen Hinweise zu Alkohol, Marihuana und Tabak.

Beachten Sie: Der Entzug von anhaltendem Beruhigungsmittelgebrauch kann langwierig, komplex und tückisch sein, mit vielen unvorhersehbaren physischen und emotionalen Symptomen, darunter Panik und Suizid-Impulse. Wenn orale Aminosäuren Ihre Symptome nicht deutlich lindern, versuchen Sie mit einem der später in diesem Kapitel aufgelisteten Anbieter von Entzugsprogrammen zusammenzuarbeiten, die intravenöse Aminosäuren und hochdosiertes Vitamin C einsetzen. Lesen Sie außerdem unbedingt die empfohlenen Bücher von Ashton und Trickett darüber, wie man diese Drogen am erfolgreichsten ausschleicht.

✗ Ihr Beruhigungsmittel-Entzugsplan

- Probieren Sie GABA, 100–500 mg zwischen den Mahlzeiten, viermal täglich. Probieren Sie ein Präparat, das GABA mit den anderen beruhigenden, Anfälle verhindernden Aminosäuren – Taurin und Glycin – kombiniert, wie True Calm von NOW oder Amino Relaxers von Country Life. Diese sind jedoch relativ schwach, weshalb Sie zu Beginn wahrscheinlich 4 bis 5 Kapseln oder Tabletten auf einmal nehmen werden müssen. GABA alleine gibt es als 500-mg-Tabletten. Finden Sie heraus, welche Kombination bei Ihnen am besten wirkt.
- Eventuell brauchen Sie auch 5-HTP oder Tryptophan. Lesen Sie Kapitel 3, um zu erfahren, wie ein niedriger Serotoninspiegel alle möglichen Ängste (einschließlich Panik) und Schlaflosigkeit auslösen kann.
- Nehmen Sie 3–6 mg Melatonin, wenn Sie Schlafstörungen haben und auch mit den oben genannten Aminosäuren nicht einschlafen können.
- Experimentieren Sie ein bisschen mit zusätzlichem Magnesium, um Ihrem Körper beim Entspannen zu helfen (mit Albion-Chelat-Magnesium von Carlson oder Solgar werden Sie selbst bei Dosen über 800 mg keinen Durchfall bekommen).

Eileens Geschichte

Verständlicherweise waren wir lange Zeit durch den angeblich so langen und gefährlichen Entzug von Valium und Xanax (Alprazolam) verängstigt. Doch eine 75-jährige Schönheit lehrte uns, dass wir überraschend häufig eigentlich nichts zu befürchten hatten. Eileen war vier Jahre lang von Xanax abhängig gewesen. Ihr Arzt wollte es nicht absetzen, weil er entzugsbedingte Anfälle fürchtete, obwohl sie sich über die furchtbaren Wirkungen des Medikaments beklagte: Sie ließ ständig Dinge fallen, sie konnte nicht Auto fahren und die Qualität ihres Schlafes (die eigentlich der Grund gewesen war, warum sie überhaupt erst Xanax bekommen hatte) war schlechter als jemals zuvor. Obwohl Xanax zunächst den Spiegel des natürlichen Beruhigungsmittels des Gehirns, GABA, in die Höhe treibt, erschöpft es ihn meistens letztendlich. Genau das war offensichtlich bei Eileen geschehen. Sie fühlte sich elend. Nachdem wir ihre Ernährung umgestellt und sie einige Monate lang mit den grundlegenden Nährstoffen aufgepäppelt hatten, war sie entgiftet und konnte in weniger als einer Woche mit einem Ergänzungsmittel, das die entspannenden (oder hemmenden) Aminosäuren GABA, Taurin und L-Glycin kombinierte, wieder von alleine gut schlafen. Insbesondere GABA und Taurin können das Gehirn vor Anfällen, der größten Gefahr beim Entzug dieser Art von Drogen, schützen.

Wir hatten einen sachkundigen Arzt, der jederzeit ein Rezept für ein anderes Beruhigungsmittel ausgestellt hätte, wenn es mit dem Ausschleichen von Xanax Probleme gegeben hätte. Doch wir brauchten seine Hilfe gar nicht. Über einen Zeitraum von sieben Tagen senkte er ihre Xanax-Dosis, während sie gleichzeitig viermal täglich eine steigende Dosis der Mischung aus den drei Aminosäuren einnahm. In der ersten Nacht schlief Eileen wie erwartet gar nicht. In der zweiten Nacht bekam sie etwas unruhigen Schlaf. Doch in der dritten Nacht schlief sie vier Stunden durch und sagte, es wäre der beste Schlaf gewesen, den sie seit Jahren gehabt hatte. Von da an lief alles wie geschmiert, je niedriger ihre Xanax-Dosis wurde, umso besser konnte sie schlafen. Sie ließ nicht mehr alles fallen. Und was das Beste war, sie begann wieder Auto zu fahren, worauf sie wegen der Nebenwirkungen des Medikaments hatte verzichten müssen. Eileen nahm ihre Aminosäurenmischung noch ein paar Monate in immer geringerer Dosis, bis sie sie gar nicht mehr brauchte. Das ist nun zehn Jahre her, und sie schläft und fährt immer noch wunderbar.

Problemlösung: Lassen Sie die Funktion Ihrer Nebennieren und Schilddrüse testen und schließen Sie eine Kryptopyrrolurie/ Hämopyrrollaktamurie aus

Wenn GABA und die anderen empfohlenen Ergänzungsmittel Ihr Problem nicht rasch beheben, lesen Sie Kapitel 5, lassen Sie die Spiegel Ihrer Nebennierenstresshormone testen und bauen Sie sich nach Bedarf mit Hilfe des Plans im Nebennieren-Extra-Kapitel wieder auf. Sie sollten vielleicht auch Ihre Schilddrüse untersuchen lassen. Im Nebennieren-Extra-Kapitel steht, wie Sie das machen. Eine Schilddrüse, die nicht richtig funktioniert, kann verhindern, dass die Aminosäuren richtig arbeiten, und manchmal sogar Angst und Panikattacken auslösen. Wenn Stress, Angst und innere Anspannung schon lange zu dem Bild Ihrer unechten Stimmungen gehören, leiden Sie vielleicht auch an einer genetisch bedingten Störung namens Kryptopyrrolurie/Hämopyrrollaktamurie, die verhindert, dass die Hauptnährstoffe im Gehirn resorbiert werden. Ich beschreibe sie später genauer, und Sie finden dort auch einen Symptom-Fragebogen und die Nährstoff-Empfehlungen zur Korrektur dieses Problems, das über 40 Prozent der Alkoholiker betrifft.

Der Aufputschmittelsucht entkommen

Welche Drogen nehmen Sie zum Aufmuntern, um Ihre Stimmung und Energie zu steigern, zur Verbesserung Ihrer Konzentration? Bevorzugen Sie Koffein, Kokain, Speed, Diätpillen, Wellbutrin, Phentermin, Alkohol oder Tabak? Es gibt ein ganzes Kapitel (Kapitel 4) darüber, wieso Sie überhaupt zu diesen Stimulanzien gegriffen haben. Bevor Sie sich auf den Entzug vorbereiten, sollten Sie es lesen.

Die bekanntesten Stimulanzien lösen keine gefährlichen Entzugserscheinungen aus, doch Kokain, Crack und/oder Speed werden als harte Drogen bezeichnet, weil es so schwer ist, von ihnen loszukommen. Viele Abhängige schaffen nicht mal 30 Tage in einem stationären Therapieprogramm ohne sie. In einem örtlichen stationären Programm für cracksüchtige Frauen mit Kindern schaffte es nur eine von 250, clean zu bleiben.

Diese außergewöhnlich hohe Rückfallrate lässt sich darauf zurückführen, dass Kokain und Amphetamine so einen überwältigenden Einfluss auf unseren Energiestoffwechsel haben. Der Absturz, der so viele Aufputschmittelsüchtige auf Entzug in den Rückfall treibt, entsteht durch einen plötzlichen, bedenklichen Mangel ihrer natürlichen stimulierenden Substanzen im Gehirn. Im Verlauf der Abhängigkeit wurden die Spiegel dieser *natürlichen* Stimulanzien, der Katecholamine, erschöpft, nachdem sie eine Zeitlang durch Kokain oder Speed zur Überaktivität gezwungen worden waren. (Und es ist gut möglich, dass ihre Spiegel von vornherein nicht gerade berauschend waren.) Beim Entzug dieser Drogen bleiben Ihr Gehirn und Ihr Körper leer. *Kein* Treibstoff. Deshalb sind Menschen auf Entzug so müde und müssen am Anfang sehr viel schlafen. Ihre Körper sehnen sich verzweifelt nach irgendeiner künstlichen Stimulation, um in Gang bleiben zu können, und so greifen sie zu Kaffee, Tabak und Zucker, die sie allesamt nach einem kurzen Schub der Erleichterung nur noch mehr auszehren werden. Die Depressionen und Erschöpfung bleiben und hinzu kommen die Belastungen durch Gewichtszunahme.

Glücklicherweise kann das erschöpfte Gehirn die Aminopräparate Tyrosin (und L-Phenylalanin) schnell resorbieren, um seinen eigenen natürli-

Ihr Aufputschmittel-Entzugsplan

Die Lösung: 1000 bis 2000 Milligramm L-Tyrosin, dreimal täglich zwischen den Mahlzeiten, angefangen mit der Minute, in der Sie aufwachen.

Manche Menschen kommen besser mit einer Kombination aus 500 bis 1000 Milligramm L-Tyrosin und 500 bis 1000 Milligramm L-Phenylalanin zurecht. (Versuchen Sie es mit True Energy von NOW als Kombi-Präparat.) Finden Sie heraus, was bei Ihnen am besten wirkt. Sie sollten ebenfalls die Dosis Ihrer anregenden Omega-3-Fischöl-Präparate um mindestens eine Kapsel pro Mahlzeit erhöhen, zusätzlich zu Ihrer Grunddosis. Zuletzt nehmen Sie noch SAM-e hinzu, eine Gehirnsubstanz, die bei Aufputschmittelsüchtigen häufig aufgebraucht ist.

	AM	F	VM	M	NM	A
L-Tyrosin 500 mg oder	2–4		2–4		2–4	
L-Phenylalanin 400–500 mg oder kombinieren Sie die oben genannten	2–4		2–4		2–4	
Omega-3-Fischöl 300 mg DHA/ EPA (1–2 zusätzlich zu Ihrer Grunddosis)		3–4		3–4		3–4
SAM-e 200 mg	4		4			
Mariendistel 300 mg		1		1		

chen Aufputschmittelvorrat wieder aufzubauen. Mit Aminosäuren und den grundlegenden Vitaminen, Mineralstoffen und Fettsäuren vergeht der Absturz, zusammen mit dem Suchtverlangen, üblicherweise schon am ersten Tag.

Dr. Raymond Brown, ein Psychologe und Suchtspezialist aus San Francisco, führte 1989 eine Studie durch, in der eine Gruppe von Kokainabhängigen, denen Aminosäurenpräparate mit hohem Tyrosin- und L-Phenylalaninanteil gegeben wurden, mit einer anderen, die keine Aminosäurenergänzungen bekam, verglichen wurde. Der Unterschied war gravierend: Nach zehn Wochen betrug die Erfolgsquote bei denen mit Aminosäuren 80 Prozent; bei denen ohne Aminosäuren waren es nur 13! Browns Fazit: »Ich würde nie wieder ohne Aminosäuren mit Abhängigen arbeiten.«[2]

Problemlösung: Lassen Sie die Funktion Ihrer Nebennieren und Schilddrüse testen und bedenken Sie, welche Rolle möglicherweise eine Lebensmittelallergie spielt

Wenn Tyrosin und die anderen oben genannten Ergänzungsmittel Ihnen nicht helfen, woran liegt es und was können Sie dagegen unternehmen? Sie müssen herausfinden, warum Sie überhaupt zu wenig Energie hatten. Warum haben Sie zu Aufputsch- und nicht zu Beruhigungsmitteln gegriffen? Lesen Sie bitte Kapitel 4 für einen vollständigen Überblick. Hier möchte ich lediglich die häufigsten Ursachen für Energieprobleme zusammenfassen.

■ Der Bedarf an Aufputschmitteln weist oft auf eine Unterfunktion der Schilddrüse und/oder Nebennieren hin. Stimulanzien können teilweise das Gleiche bewirken wie das, was die Schilddrüsen- und/oder Nebennierenhormone tun sollten: Sie kurbeln den Stoffwechsel im Körper und Gehirn an. Genaue Anweisungen zum Testen und Behandeln einer Schilddrüsen- und/oder Nebennierenunterfunktion finden Sie im Schilddrüsen-Extra-Kapitel und im Nebennieren-Extra-Kapitel.

■ Eine Unverträglichkeit verschiedener Getreidesorten ist eine weitere häufige Ursache für Antriebslosigkeit und Depressionen, die oft bis in die Kindheit zurückreichen und einer Aufputschmittelsucht zugrunde liegen können. Im Zuge Ihrer Entgiftung sollten Sie Nahrungsmittel aus den Getreidesorten Weizen, Roggen, Hafer und Gerste für zwei Wochen von Ihrem Speiseplan streichen und am 15. Tag wieder sehr viel davon essen. Sollte sich Ihre Energie verbessern, wenn Sie kein Brot und keine Pasta essen, aber dramatisch abfallen, wenn Sie es am 15. Tag wieder tun, empfehle ich Ihnen, dauerhaft auf diese Getreide zu verzichten. (Lesen Sie in Kapitel 7 weitere Informationen zu Tests bei dieser ermüdenden Lebensmittelreaktion.)

Der Schmerzmittelsucht entkommen

Egal ob Sie Schokolade, Alkohol[3], Marihuana[4], Tabak[5], Codein, Hydrocodein, Heroin oder Methadon nehmen, Ihre bereits vorhandene biochemische Unfähigkeit, Schmerzen und Beschwerden zu tolerieren, ist höchstwahrscheinlich die Ursache für Ihr Bedürfnis nach diesen Drogen. Kapitel 6, »Zu sensibel für die Widrigkeiten des Lebens?« handelt von den Endorphinen, Ihren natürlichen Schmerzmitteln, durch die Ihre Schmerzmedikamente wirken, indem Sie sie überstimulieren. Ich möchte, dass Sie dieses Kapitel sehr intensiv lesen.

In unserer Klinik haben wir mit vielen Patienten gearbeitet, die durch das Bedürfnis nach Linderung physischer und/oder emotionaler Schmerzen alkohol- oder drogenabhängig wurden. Von einigen Schmerzmitteln kommt man offensichtlich leichter wieder los als von anderen.

Heroin und insbesondere Methadon sind von allen Drogen, die ich jemals gesehen habe, diejenigen, bei denen eine Entgiftung am schwierigsten ist. Nährstoffergänzungen und eine gesunde Ernährung (sobald Sie essen kön-

Den Schmerzmitteln entkommen

Ich empfehle folgende Ergänzungsmittel und Richtlinien für den Entzug von allen Arten der Schmerzmittelabhängigkeit.

1000 Milligramm Vitamin C-Pulver oder -Kapseln, eingenommen je nach Darmtoleranz* und 400 Milligramm Magnesium viermal täglich** (nur für die schlimmsten Tage in der ersten Woche).

	AM	VM	NM	ZN
GABA 500 mg (nur in der ersten Woche)	2	2	2	2
DLPA 500 mg	4	4	4	4
Falls DLPA Sie angespannt und nervös werden lässt, ersetzen Sie es durch D-Phenylalanin 500 mg	2	2	2	1
5-HTP 50 mg	1–2	1–2	2	2–3
Kombination freier Aminosäuren 700–800 mg	3	3		

Testen Sie Ihre Nebennierenfunktion (siehe Nebennieren-Extra-Kapitel). Wenn diese niedrig ist, lassen Sie Ihr Ohr vor der Entgiftung akupunktieren, um schwerwiegendere und längere Entzugserscheinungen zu verhindern.

---

* Darmtoleranz bedeutet mit 5 Gramm stündlich zu beginnen, bis Sie Durchfall bekommen.
** Entspannendes Magnesium kann in hohen Dosen zu Durchfall führen. Verwenden Sie Albion-Chelat-Magnesium von Solgar oder Carlson, um dies zu vermeiden.

nen) können die schlimmen Entzugserscheinungen bei diesen beiden und ähnlichen Drogen lindern, aber nicht beseitigen. Das Medikament Buprenorphin kann beim Ausschleichen erfolgreich eingesetzt werden (durch einen Entzugsarzt). Auch wenn es dabei bestimmte rechtliche Beschränkungen gibt, wirkt es meiner Ansicht nach sehr gut und in den USA hat sich eine Gruppe von Suchtmedizinern erfolgreich dafür eingesetzt, dass die gesetzlichen Bestimmungen gelockert werden (*Anm. d. Übers.: In Deutschland fällt Buprenorphin unter das Betäubungsmittelgesetz und ist demnach rezeptpflichtig*). Die mit Abstand beste Entgiftung gelingt jedoch mit Hilfe von intravenösen Aminosäuren. Lesen Sie für weitere Informationen und andere Empfehlungen zum Entzug unbedingt die »Entzugshinweise« in diesem Kapitel.

Die ersten Tage und Nächte sind unvermeidlich hart. *GABA* ist wahrscheinlich die hilfreichste Aminosäure in diesen frühen Tagen. Es lindert ein wenig die Angst und die Muskelkrämpfe. *DLPA* (oder das weniger stimulierende *DPA*) baut den Endorphinspiegel (das natürliche Opiat) in Ihrem Gehirn wieder auf, während *5-HTP* Ihnen sowohl dabei helfen kann, die Endorphinausschüttung zu fördern, als auch gut zu schlafen. Ein weiteres Hilfsmittel ist hochdosiertes *Vitamin C*. Wenn die Dosis hoch genug ist, kann Vitamin C (wie DPA) das Enzym deaktivieren, das das Endorphin aufspaltet. In einer Studie, in der es mit konventionellen Entzugsmethoden verglichen wurde, hatten nur 15 Prozent schwere Symptome. In der C-losen Gruppe hatten 57 Prozent schwere Symptome und nur 7 Prozent leichte Symptome.[6] Auch *Akupunktur* ist für ihre endorphinfördernde Wirkung berühmt und dafür, die Heilung einer Opiat-Sucht zu unterstützen, besonders wenn die Entgiftung vorbei ist (obwohl 20 Prozent dagegen resistent sein könnten).[7]

■ Da 15 bis 19 Aminosäuren nötig sind, um die Endorphine und Enkephaline zu bilden, ist ein weiteres sehr nützliches Ergänzungsmittel eine Aminosäuren-Mischung, die das Gehirn und den Körper mit vielen leicht aufnehmbaren Bausteinen versorgt. Schauen Sie nach einem Präparat, das mindestens neun freie essentielle Aminosäuren enthält, aus denen alle 22 gebildet werden können. Nehmen Sie sie während des ersten Monats Ihres Entzugs und wenn nötig auch länger.

Problemlösung: physische Schmerzen, psychische Schmerzen, Nebennierenschwäche und andere Beschwerden

- Wenn Sie unter chronischen körperlichen Schmerzen leiden, brauchen Sie mehr als nur die Hilfe durch Nährstoffe, auch wenn der Aufbau Ihrer natürlichen Schmerzmittel schon sehr viel bringen wird. Einer unserer Patienten war sein Leben lang Sportler gewesen. Im Alter von 65 Jahren litt er unter ständigen Schmerzen in seinen Knien und Hüften, weil er sie zu sehr beansprucht hatte. Innerhalb von drei Jahren hatte sich sein Gebrauch verschreibungspflichtiger Schmerzmittel schleichend immer weiter gesteigert. Als er jedoch begann, die Aminosäure DLPA zu nehmen, konnte er seine Hydrocodein-Dosis bereits in der ersten Woche halbieren. Nach und nach konnte er sie in den folgenden Monaten immer weiter reduzieren, bis er eine erfolgreiche Knie-Operation hatte. Jede Nacht nach der OP hielt ihn das DLPA davon ab, wieder auf eine hohe Dosis Hydrocodein zurückzugehen, und später war er dank der Schmerzreduzierung durch die OP in der Lage, es komplett abzusetzen.

- Um schweren psychischen Schmerz durchzustehen, werden Sie regelmäßige, langfristige Therapie benötigen. Am besten beginnen Sie damit in einem guten, 28-tägigen, intensiven Therapieprogramm. Die meisten Menschen mit einer schweren Hydrocodein-, Heroin- oder Methadonsucht brauchen während des Entzugs stationäre Unterstützung und sofortige Hilfe bei etwaigen psychischen Schmerzen, die durch die fehlenden Drogen entstehen können. Sie finden Anregungen in den Handlungsschritten am Ende dieses Kapitels.

- Wenn Sie unter einer Nebennierenschwäche leiden und dem damit einhergehenden unerträglichen Gefühl, überfordert zu sein, müssen Sie die Fähigkeit Ihrer Nebennieren, Stress zu bewältigen, testen und behandeln lassen, denn sonst werden Sie das Leben ohne Drogen nicht ertragen können. Bitte lesen Sie das Nebennieren-Extra-Kapitel für Hilfe bei diesem eventuell sehr wichtigen Heilungsprojekt.

- Wenn Sie zu den aktiven, dynamischen Menschen vom Persönlichkeitstyp A gehören, jedoch eine geringe Schmerztoleranz und potenziell suizidale Depressionen haben, schließen Sie bitte die Möglichkeit aus, dass sie einen zu hohen Histaminspiegel haben, indem Sie Ihre Histaminwerte im Blut testen lassen. In unserer Klinik haben wir nur selten solche Persönlichkeiten, doch Sie finden nützliche Informationen darüber in Joan Mathews-Larsons Buch *7 Weeks to Sobriety*.

■ Die Treffen der Narcotics Anonymous haben, besonders in Großstädten, einen immer größeren Zulauf von einer neuen Art von Heroinsüchtigen, die die Möglichkeit lockt, mit der Droge schmerzlos abnehmen zu können. Wenn Sie Opiate zum Gewichtsverlust einsetzen, besorgen Sie sich bitte *The Diet Cure* und lesen Sie es sofort. Ohne die Motivation, mit den Diäten aufzuhören, und ohne einige gesunde, aber wirkungsvolle Alternativen, um mit dem übermäßigen Essen aufzuhören, wenn das Ihr Problem ist, werden Sie nicht für einen Entzug bereit sein.

Was bei dem Entzug von Alkohol, Marihuana und Tabak noch zu beachten ist

Alkohol

Egal wie viel Alkohol Sie trinken, der Schlüssel zur Heilung ist herauszufinden, wie Alkohol bei Ihnen genau wirkt. Putscht er Sie auf (als Stimulans oder Antidepressivum)? Beruhigt er Sie (wirkt er stressmindernd, entspannend, sedierend oder schlaffördernd)? Nutzen Sie ihn gegen körperliche oder emotionale Schmerzen? Oder treffen alle drei Möglichkeiten zu? Alkohol hat die außergewöhnliche Fähigkeit, viele Bereiche im Gehirn und im Körper zu beeinflussen. Deshalb ist er schon seit vielen tausend Jahren so beliebt. Wenn Sie Alkohol nehmen, um mehr als eine Ihrer stimmungsfördernden Hirnsubstanzen anzukurbeln, sollten Sie gleich zu Beginn all die Nährstoffe ermitteln, die Sie brauchen, und sie von Anfang an alle zusammen einnehmen. Viele Menschen nehmen alle vier Aminosäuren, die die vier wichtigsten Neurotransmitter unterstützen. Wie viele Abschnitte im Stimmungstyp-Fragebogen haben Sie angekreuzt? Gehen Sie die Empfehlungen in allen relevanten Abschnitten dieses Kapitels durch (die in den Handlungsschritten noch einmal zusammengefasst sind) und tragen Sie alle empfohlenen Ergänzungsmittel in Ihren Blanko-Ergänzungsmittel-Masterplan in Kapitel 10 ein. Wenn Sie zum Beispiel Alkohol sowohl zum Entspannen als auch zum Schmerzstillen trinken, sollten Sie sowohl GABA als auch DLPA (oder DPA, wenn Sie eher aufgedreht sind) auf Ihre Liste setzen. Vielleicht brauchen Sie auch 5-HTP, wenn Sie Schlafstörungen haben. Wenn Alkohol Ihnen die nötige Energie gibt, brauchen Sie vielleicht ebenfalls Tyrosin am Morgen. Ziehen Sie zusätzlich zu Ihren grundlegenden Ergänzungsmitteln auch weitere entscheidende Nährstoffe in Betracht.

Das Buch *7 Weeks to Sobriety* von Joan Mathews-Larsons liefert ausgezeichnete Informationen zur Ernährungstherapie beim Alkoholentzug. Dr. Larson machte unsere Klinik zum Beispiel darauf aufmerksam, dass 44 Prozent der Alkoholiker unter einer Störung namens Kryptopyrrolurie/ Hämopyrrollaktamurie leiden, die den Nutzen einiger Nährstoffe ausschalten kann.

Das Blutzucker-Stabilisierungsprogramm Ein weiterer Hauptgrund, warum Menschen alkoholabhängig werden, ist, dass ihr Blutzuckerspiegel schnell zu häufig zu stark absinkt. Über 95 Prozent der Alkoholiker sind hypoglykämisch.[8] Wenn ihr Blutzucker absinkt, geht das Alarmstufe-Rot-»brauche Alkohol«-Warnsignal an, weil das Gehirn durch den Mangel an Treibstoff anfängt auszusetzen. Kein noch so starker Wille kann es alleine wieder ausschalten. Die Behandlung der Hypoglykämie ist von großer Bedeutung, wenn Sie erfolgreich vom Alkohol loskommen möchten.

Biochemisch gesehen verhält sich Alkohol genauso wie Zucker, nur stärker. Er enthält mehr Kalorien pro Gramm und gelangt schneller ins Blut. Für Menschen, die zu einem niedrigen Blutzuckerspiegel neigen, kann das unwiderstehlich sein. Glücklicherweise kann Ihr Gehirn zur sofortigen Linderung auch die Aminosäure Glutamin verbrennen, die allerdings keine gefährliche Sucht auslöst, sondern sogar gesund ist. Wir empfehlen Alkoholikern, Glutamin zwischen den Mahlzeiten zu nehmen, um ihren Blutzuckerspiegel den ganzen Tag und Abend stabil zu halten (und ihr Verlangen in Schach). Es schmeckt leicht süß, sodass Sie im Notfall, wenn Sie plötzlich das Verlangen nach Alkohol verspüren oder eine Mahlzeit ausgelassen oder einmal Ihre Ergänzungsmittel vergessen haben, einfach eine Glutamin-Kapsel öffnen und es unter der Zunge auflösen lassen können. Die großen Blutgefäße dort werden es aufnehmen und so schnell wie möglich an Ihr Gehirn liefern, um dort die Lage zu beruhigen. Glutamin ist außerdem gut für Ihre Leber und Ihren Magen-Darm-Trakt, die beide häufig von der Giftigkeit des Alkohols betroffen sind.

Das Mineral *Chrom* ist ein weiterer Blutzucker-Stabilisator. Den meisten Alkoholikern mangelt es sowohl an Chrom als auch an den Aminos und ebenfalls an *Zink*, einem für die Gehirnfunktion sehr wichtigen Mineralstoff. *Zink* sorgt außerdem für einen normalen Appetit, den viele Alkoholiker mit der Zeit verlieren. Sie werden einen guten Appetit brauchen, um die gesunden Lebensmittel, die Sie essen werden, genießen zu können. (Ohne drei gute Mahlzeiten am Tag plus Snacks werden Sie Ihren Blutzuckerspiegel nicht stabil halten und Ihr Verlangen nicht bändigen können.) Diese beiden Ergänzungsmittel werden Ihnen helfen, Ihr Verlangen nicht nur nach Alkohol, sondern auch nach Süßem und Stärken zu beseitigen. (Tut mir leid, keine Weißmehl-Pasta, -Brot, -Brötchen usw. Sie könnten sonst genauso gut ein Bier trinken!)

Die Omega-3-Fettsäuren, DHA und EPA Am Anfang steht bei Alkoholikern ein Mangel an Omega-3-Fettsäuren. Ohne sie sind sie oft depressiv, trinken dagegen Alkohol, werden abhängig, der Mangel wird noch größer, sie werden noch depressiver und haben das Verlangen nach noch mehr Alkohol! Die Gene können hier eine wichtige Rolle spielen: Lebten Ihre Vorfahren an den Küsten der kalten nördlichen Meere? Haben Sie skandinavische, irische, schottische oder walisische Vorfahren? Stammen Sie von Japanern oder anderen nordasiatischen Küstenvölkern ab? Wenn das so ist, haben Sie wahrscheinlich ihren Bedarf an den wichtigen Omega-3-Fettsäuren geerbt, die nur in Fisch vorkommen. Es kann sein, das Ihnen das Enzym fehlt, das andere Omega-3-haltige Nahrungsmittel, wie Leinsamen, in die Bestandteile EPA und DHA umwandelt, die in Fischöl direkt vorkommen. Ist das der Fall, brauchen Sie die Fischölergänzungen doppelt. Befolgen Sie unbedingt die grundlegenden Fischölempfehlungen in Kapitel 10. Eventuell müssen Sie für einige Monate zusätzliches Fischöl einnehmen. (Wenn Sie diese erhöhte Dosis zu sehr anregt, gehen Sie auf die Grunddosierung zurück.)

Lebensmittelallergie oder Kandidose Biere und Schnäpse auf Getreidebasis können für Menschen mit einer Allergie gegen die Getreidesorten Weizen, Roggen, Hafer und Gerste unwiderstehlich werden. Wenn Sie außerdem Heißhunger auf Brot, Pasta u. ä. haben, ist eine Allergie-Abhängigkeit sogar noch wahrscheinlicher. Für eine erfolgreiche Heilung kann der Verzicht auf bestimmte getreidehaltige Nahrungsmittel sowie Alkohol von großer Bedeutung sein. In Kapitel 7 schreibe ich über das Thema Getreide-Allergien und wie Sie zu Hause testen können, ob es ein Problem für Sie darstellt.

Wenn Sie in der Vergangenheit häufig Antibiotika genommen haben, kann sich daraus eine Kandidose entwickelt haben. Im Folgenden finden Sie eine Liste der häufigsten Symptome der Kandidose. Da Hefe durch Alkohol sowie Zucker und stärkehaltiger Nahrung genährt wird, müssen Sie sie vielleicht abtöten, um Ihr Verlangen zu beenden. Dies kann mit Medikamenten wie Fluconazol geschehen, und es gibt auch eine natürliche

Anti-Pilz-Diät. Die Behandlung sollte immer den täglichen Einsatz guter Bakterien wie Acidophilus und Bifidus beinhalten. In den Handlungsschritten am Ende dieses Kapitels finden Sie konkrete Empfehlungen zur Bekämpfung des Hefepilzes.

- Verlangen nach Alkohol, Süßigkeiten und/oder stärkehaltiger Nahrung
- Häufiges Völlegefühl mit aufgeblähtem Bauch (besonders nach dem Genuss oben genannter Substanzen)
- Benommenheit
- Depressionen
- Hefepilzinfektionen
- Häufiger Gebrauch von Antibiotika (irgendwann im Leben)
- Einnahme von Kortison oder der Antibabypille länger als ein Jahr
- Chronischer Pilz an Nägeln oder auf der Haut oder Fußpilz
- Wiederkehrende Nebenhöhlen- oder Mittelohrentzündung als Erwachsener oder als Kind
- Juckreiz im Genitalbereich oder am Anus

SAM-e Bei vielen Alkoholikern ist der SAM-e-Spiegel zu niedrig. Wenn Sie sich nach zwei Wochen mit der Nährstoff-Reha immer noch depressiv fühlen und Verlangen nach Alkohol haben, versuchen Sie 800 Milligramm, zweimal täglich, bis eine Packung aufgebraucht ist. Wenn es hilft, halbieren Sie die Dosis und nehmen Sie es solange wie nötig – bis Sie nach dem Absetzen kein Verlangen mehr spüren.

Problemlösung: Nebennieren, Schilddrüse oder Kryptopyrrolurie/ Hämopyrrollaktamurie

- Ihre stressbewältigenden Nebennieren sind möglicherweise am Ende. Alkohol forciert eine vorübergehende Ausschüttung von Nebennieren-Stresshormonen, was vielleicht einer der Hauptgründe ist, warum Sie ihn brauchen. Lesen Sie auf jeden Fall Kapitel 5, um sich mit diesem eventuell wichtigen Thema vertraut zu machen.
- Wenn Alkohol Sie aufmuntert, vergessen Sie nicht, Kapitel 4 zu lesen, um zu prüfen, ob Ihre Schilddrüse, die Sie von Natur aus aufputschen sollte, Unterstützung braucht, die Sie von Ihrem Bedürfnis nach Alkohol befreit.
- Über 40 Prozent der Alkoholiker haben vielleicht eine Störung namens

Kryptopyrrolurie/Hämopyrrollaktamurie, deren ungewöhnliche Symptome später aufgelistet sind, zusammen mit Vorschlägen zur Behandlung.

Marihuana

Wenn Sie feststellen, dass Sie Ihren Marihuana-Konsum verteidigen und seine gefährliche, süchtig machende Seite verleugnen, denken Sie nur mal daran, dass Marihuana heute nicht mehr in Heimarbeit angebaut wird. Es ist eines der größten und gewinnbringendsten Geschäfte der Welt. Es treibt jeden Monat einhundert Kiffer in das Entzugszentrum der Haight Clinic in San Francisco, die um Hilfe betteln, um von ihrer »natürlichen« Droge wegzukommen. Marihuana ist keine natürliche Pflanze mehr. Sie wurde so oft gekreuzt, dass sie heute tausendfach stärker ist als in den 60ern, als sie tatsächlich nur »Gras« war.

So wie viele Menschen Alkohol trinken können, ohne abhängig zu werden, können viele Leute auch Marihuana rauchen, ohne süchtig zu werden. Doch besonders wenn Sie aus einer zur Sucht neigenden Familie kommen, haben Sie vielleicht das Gen, das jeden rein gesellschaftlichen Gebrauch von Marihuana – wie den von Alkohol oder jeder anderen Droge – unmöglich macht. Marihuanasucht ist häufig. Seit 1989 sind überall Ortsverbände der Marijuana Anonymous entstanden. Vielleicht finden Sie auch in Ihrer Nähe eine Selbsthilfegruppe, es gibt aber auch im Internet nützliche Informationen unter www.marijuana-anonymous.org. (*Anm. d. Übers.: In Deutschland ist Marijuana Anonymous bisher nicht vertreten.*)

Der wirksamste und die Stimmung am stärksten beeinflussende Bestandteil von Marihuana, THC (Tetrahydrocannabinol), ist fettlöslich; es setzt sich in den fettreichen Zellwänden Ihrer Gehirnzellen fest und bleibt länger in Ihrem Körper als andere Drogen oder Alkohol. Das bedeutet, dass Marihuana Ihr Gehirn und Ihre Stimmung selbst zwischen den Rauschzuständen deutlich verändern kann. Das ist der Grund, weshalb Menschen, wenn sie anfangen, Marihuana zu rauchen, bleibende Wesensveränderungen haben können, ohne sich dessen bewusst zu sein. Da Marihuana sich im Gehirn festsetzt und anreichert, kann es, wenn Sie sehr viel geraucht haben, ein Jahr oder länger dauern, es wieder ganz aus Ihrem Körper herauszubekommen und Sie wieder zu dem Menschen zu machen, der Sie einmal waren. Der Nebel wird sich nur langsam lichten. Haben Sie Geduld. Mein Patient Zack, der seit er zwölf war jeden Tag Marihuana geraucht hat, brauchte neun Monate, bis er wieder auf der Höhe war. Während seines ersten Monats ohne die Droge hatte er kein Verlangen mehr danach, schaffte es aber nicht, bei einem Job zu bleiben, obwohl er kein Marihuana nahm, zu Zwölf-Schritte-Treffen und zur Therapie ging und Nährstoffe einnahm. Nach drei Monaten begann er die Ausbildung an einem Junior College und auch wenn seine Zensuren mittelmäßig waren, schloss er doch zum ersten Mal seit Jahren ein Trimester ab! Auch das folgende Trimester absolvierte er und bekam sogar recht gute Noten. In seinem dritten Trimester hatte er nur noch Einsen. Sein Gehirn war wieder da.

Manche Marihuanasüchtigen gehen sofort in den Entzugsmodus. Bei anderen dauert es länger, da die Droge ihren Platz im Gehirn und Körper nach und nach räumt. Zack litt durch den Entzug unter Nachtschweiß und Schlaflosigkeit, doch erst zehn Tage, nachdem er aufgehört hatte, Marihuana zu rauchen.

Da sich das Marihuana in den Zellwänden überall im Gehirn anreichert, kann es einzelne oder alle Neurotransmitter beeinflussen. Nehmen Sie, um das für Sie beste Ergänzungsmittel zu finden, die, die sich direkt auf den Grund für Ihr Rauchen beziehen. Nehmen Sie Marihuana als Energielieferant, zum Entspannen, als Schmerzmittel oder aus allen drei Gründen? Nutzen Sie alle Nährstoffpläne in diesem Kapitel, die auf Sie zutreffen, egal ob für Aufputsch-, Beruhigungs- oder Schmerzmittelsucht oder auch für alle drei.

In unserer Klink hatten wir ein Paar, das jahrelang zusammen Marihuana geraucht hatte. Sie war übergewichtig und lethargisch und brauchte die Droge, um in Schwung zu kommen, wohingegen ihr Mann überdreht und angetrieben war und es nahm, um runterzukommen. Sie verlor ihr Verlangen nach Marihuana durch natürlich anregendes L-Tyrosin und er durch das entspannende GABA/Taurin/Glycin-Präparat namens True Calm. Zusätzlich zu den Ergänzungsmitteln und einer verbesserten Ernährung sollten Sie versuchen, Sport zu treiben und in die Sauna zu gehen, um die Schweißbildung anzuregen, da das Schwitzen den Entgiftungsprozess durch die Haut (ein Organ, das den Körper von Giftstoffen befreit, ganz ähnlich wie die Leber) beschleunigen wird.

Tabak

Ich habe die Erfahrung gemacht, dass die Droge Tabak eine der unerbittlichsten und komplexesten süchtig machenden Substanzen ist, die es gibt. Auch hier haben, wie bei Marihuana, Konzerne riesige Summen ausgegeben, um den Tabak noch suchterzeugender zu machen, indem sowohl der Nikotin- als auch der Zuckergehalt dieser früher »natürlichen« Droge gesteigert wurden. Süßungsmittel machen den größten Teil der Zusätze in einer Zigarette aus. Andere Zusätze sind Arsen und weitere giftige Chemikalien.

Bei den Sterberaten liegt Tabak weit vor Heroin und Kokain. Jedes Jahr sterben weltweit mehr als 5 Millionen Raucher an ihrem Tabakkonsum. Da wir in der Klinik Tabak als so eine gefährliche Droge ansehen, warten wir oft ein bis drei Monate, ehe wir ihn den Abhängigen völlig entziehen. Während dieser Vorbereitungsphase auf die Entgiftung päppeln wir unsere Patienten körperlich auf, damit sie die physiologische Stärke entwickeln können, den Entzug wirklich durchstehen zu können. Das Alter und die Dauer der Abhängigkeit sind dabei Schlüsselfaktoren. In unserer ambulanten Klinik entgiften wir Raucher unter 30 regelmäßig innerhalb eines Monats oder schneller. Ein Raucher, der Mitte 60 ist, ernsthafte gesundheitliche Probleme hat und in der Vergangenheit drogenabhängig war und sich schlecht ernährt hat, kann dafür sechs Monate brauchen. Wenn Sie sich in eine stationäre Einrichtung begeben, sollten Sie jedoch in Erwägung ziehen, das Rauchen gleichzeitig mit Ihren anderen Abhängigkeiten aufzugeben. Forschungsergebnisse zeigen, dass die Chancen einer Heilung besser stehen, wenn man mit dem Rauchen aufhört, während man auch andere Drogen absetzt. Versuchen Sie, ein Programm zu finden, das rauchfrei ist.

Um Ihre Tabaksucht ein für alle mal zu besiegen, müssen Sie sich die häufigsten Co-Suchtstoffe, Zucker und Koffein, vorknöpfen. In der Klinik behandeln wir sie zusammen als eine Droge. Alle drei bringen den Blutzuckerspiegel ins Wanken und erzwingen die Ausschüttung von Adrenalin und Endorphinen. Auch Serotonin, Noradrenalin und andere wichtige Substanzen im Gehirn werden üblicherweise von diesem Trio ausgezehrt. Es ist wichtig, dass Sie Ihre(n) Stimmungstyp(en) genau kennen – nehmen Sie Tabak als Aufputsch-, Beruhigungs- oder Schmerzmittel oder zu allen drei Zwecken? Gehen Sie alle Abschnitte in diesem Kapitel durch, die auf Sie zutreffen, um die passenden Ergänzungsmittel für Ihren individuellen Entzug zusammenzustellen. Um die richtigen Aminopräparate zur Entgiftung zu finden, müssen Sie sich darüber klar werden, was Ihnen Tabak und seine Co-Drogen geben. Wirkt Tabak auf Sie *stimulierend*? Wenn das so ist, setzen bei Ihnen Depressionen ein, wenn Sie keinen mehr konsumieren? Oder nehmen Sie ihn hauptsächlich zur *Entspannung*, fühlen Sie sich ruhiger, wenn Sie rauchen, und ängstlicher und gestresster, wenn Sie versuchen aufzuhören? Oder wirkt Tabak bei Ihnen gleichzeitig anregend *und* entspannend? Wenn das der Fall ist, wird Ihr Entgiftungs-Ergänzungsmittelplan länger sein, da Sie sowohl den Aufputsch- als auch den Beruhigungsmittelplan benutzen.

Wenn Sie Tabak zur Stressbewältigung nehmen, rate ich Ihnen, Ihre Nebennierenfunktion sofort testen zu lassen. Bei Tabakabhängigen sind die Nebennieren häufig erschöpft, und es ist für einen erfolgreichen Entzug unabdingbar, ihre normale Funktion wiederherzustellen. Wenn Sie ohne Tabak nicht mit Stress umgehen können, werden Sie nicht abstinent bleiben können. Zeigen Ergänzungsmittel wie GABA keine Wirkung, lesen Sie unbedingt in Kapitel 5 mehr über Stressbewältigung und lassen Sie Ihre Nebennierenfunktion wie im Nebennieren-Extra-Kapitel beschrieben testen.

Bevor Sie mit dem Rauchen aufhören, sollten Sie den Entgiftungsprozess damit beginnen, auf Koffein, Zucker und jede andere Droge oder Alkohol zu verzichten, während Sie gleichzeitig mit der Einnahme Ihrer Nahrungsergänzungsmittel beginnen, sich gesund ernähren und regelmäßig Sport treiben. Der Heißhunger auf Zucker ist schuld an dem Großteil der Pfunde, die die meisten Menschen zunehmen, wenn sie mit dem Rauchen aufhören, doch mit diesem Entzugsprogramm ist dieser Heißhunger normalerweise am zweiten Tag verschwunden. Wenn Sie doch zunehmen, sollten Sie innerhalb von sechs Monaten auch wieder abnehmen. Ist das nicht der Fall, lassen Sie Ihre Schilddrüsenfunktion überprüfen, wie im Schilddrüsen-Extra-Kapitel beschrieben. Das Verlangen nach Koffein und die Kopfschmerzen sind eventuell erst ein paar Tage später verschwunden. Wenn Sie dann auf den Tabak verzichten, wird auch Ihr Verlangen nach Tabak nicht mehr so stark sein. In unserer Klinik sind die Tabakentzug-Patienten, die dieses Programm befolgen, immer überrascht, dass sie innerhalb weniger Wochen ganz automatisch, ohne bewusste Anstrengungen seltener zur Zigarette greifen. Der erfolgreichste Aminosäurenplan, den wir benutzen, kombiniert 1000 Milligramm des belebenden Tyrosins, 1000 Milligramm des beruhigenden Taurins und 1000 Milligramm des blutzuckerstabilisierenden Glutamins, eingenommen vor dem Frühstück, am Vormittag und späten Nachmittag.

Eine *Hypnotherapie* kann ein probates Mittel beim Tabakentzug sein. Wir haben festgestellt, dass drei Sitzungen am ersten, dritten und siebten Tag der Woche, in der der Tabak abgesetzt wird, den meisten unserer Patienten sehr geholfen haben. Diese Sitzungen zielen auf die mit dem Rauchen zusammenhängenden Verhaltensmuster ab und schaffen neue. Eine Kombination aus Hypnotherapie und Ernährungstherapie kann bei Menschen, die mit hartnäckigen Rauchgewohnheiten zu kämpfen haben, die Lösung sein. Auch eine Entgiftung mit *Akupunktur* an Ohrpunkten mit großen Nadeln kann sehr hilfreich sein.

Entgiftungsmethoden bei schwierigem Drogenentzug

- *Medikamente.* Wenn Sie in der Vergangenheit bei dem Versuch, mit dem Trinken aufzuhören, Anfälle hatten oder eine Zeitlang ohne Pause sehr stark getrunken haben, suchen Sie einen Arzt auf, der Ihnen beim Ausschleichen mit Beruhigungsmitteln hilft, um dieser gefährlichsten Entzugserscheinung vorzubeugen. Das Gleiche gilt für Beruhigungsmittel, die neben Alkohol die einzige Substanz sind, bei denen ein Entzug gefährlich ist.

- *Intravenöse Aminosäureninfusionen.* Wenn wir einen Patienten haben, der beim Einsatz oraler Aminosäuren und anderer Nährstoffe nicht gefahrlos oder relativ sicher auf Entzug gesetzt werden kann, raten wir ihm, die einzige uns bekannte sichere und angenehme Entgiftung auszuprobieren – eine intravenöse Infusion mit Aminosäuren und anderen Nährstoffen, die von dem Nobelpreisträger und Arzt William Hitt entwickelt wurde. Ein 35-jähriger Mann, der von dem starken Beruhigungsmittel Clonazepam abhängig war, konnte partout nicht entgiftet werden, nicht einmal im Krankenhaus, bis er in der Hitt Clinic in Tijuana in Mexiko, der weltweit ersten Einrichtung, in der dies eingesetzt wurde, intravenöse Aminosäuren bekam. Nach drei Jahren war er immer noch weg vom Clonazepam. Er hatte kaum Beschwerden, während er zehn Tage lang sechs Stunden täglich die Aminosäuren über eine intravenöse Infusion bekam. Seine Mutter, die ihn in die Klinik gebracht hatte, bestätigte dies. Seither habe ich viele ähnliche Geschichten von Menschen gehört, die in der Hitt Clinic waren. Ihre Erfolge bei für ihren schwierigen Entzug berüchtigten Drogen wie Methadon und Clonazepam sind außerordentlich. Diese Methode liefert sehr viel mehr Aminosäuren, als oral resorbiert werden können, und enthält außerdem viele Vitamine und Mineralien, die ebenfalls die Entgiftung erleichtern. Sie war nur in Dr. Hitts Klinik in Mexiko, auf der anderen Seite der Grenze, auf der Höhe von San Diego, erhältlich – bis vor kurzem. Nun gibt es sie auch in Kliniken in Beverly Hills (310-724-6300), New Orleans (985-645-0045), Phoenix (602-808-0030) und Fort Lauderdale (954-714-9155).

Entzugshinweise

Dies ist eine Liste natürlicher Strategien, die Sie zu Hause anwenden können, um die anfänglichen Entzugserscheinungen bei Opiaten und Benzodiazepinen (und bei Bedarf auch Alkohol) durchzustehen. Eine potenziell gefährliche Entgiftung sollten Sie nicht ohne medizinische Unterstützung und den Beistand verlässlicher Menschen, die bei Ihnen zu Hause bleiben, durchführen.

■ Zwei Bäder am Tag, über drei bis vier Tage, dann einmal täglich, bis die Entzugserscheinungen vorbei sind.

1. Bittersalz (4 Tassen pro Bad).
2. Verdauungsenzyme (geben Sie den Inhalt von 4 Kapseln oder 2 Beutel Enzymtee ins heiße Badewasser).
3. 3 Tropfen Kava-Extrakt, wenn Sie sich unruhig fühlen.
4. 2 Beutel Detox Tea von Traditional Medicinals.

Die Bäder sind nicht nur lindernd, sie helfen auch Ihrer Haut bei der Entgiftung zusammen mit Ihrer Leber und reduzieren die Übersäuerung Ihres Körpers, die für einen großen Teil der Beschwerden bei der Entgiftung verantwortlich ist. Duschen Sie sich danach sehr gründlich ab.

■ Nehmen Sie Alka-Seltzer Gold, um Ihren Körper noch weiter zu alkalisieren (entsäuern).

■ Wenn Sie einen ganzheitlichen Arzt haben oder ausfindig machen können, der intravenöse Infusionen verabreichen kann, fragen Sie ihn nach täglichen Infusionen mit Vitaminen und Mineralien während der ersten Woche Ihres Entzugs mit reichlich zusätzlichem Vitamin C. Der »Myers' Cocktail« ist ein gutes Grundrezept, das solche Ärzte kennen müssten. Nehmen Sie ansonsten Vitamin-C-Ascorbat, 1000 mg pro Stunde, als Pulver oder Kapseln je nach Darmtoleranz (bis Sie Durchfall bekommen).

■ GABA-500-mg-Kapseln (1–2 auf einmal) nach Bedarf, bis zu viermal täglich, insbesondere bei frühen Entzugserscheinungen (Angst, Krämpfen und Schlaflosigkeit). *Achten Sie auf einen eventuellen Blutdruckabfall, wenn Sie zu viel GABA zu sich nehmen.*

■ Noni-Saft (Arzneisaft aus einer tropischen Pflanze) – 2 Esslöffel (er schmeckt scheußlich), dann einen Esslöffel alle vier Stunden bis zum Ende der Entgiftung.

■ Tägliche Massagen.

■ Ohr-Akupunktur: steigert den Endorphinspiegel und reduziert einige der frühen und viele der späteren Entzugserscheinungen.

Therapieanbieter

Zwölf-Schritte-Programme

Anonyme Alkoholiker Interessengemeinschaft e. V.
Gemeinsames Dienstbüro, Waldweg 6,
D-84177 Gottfrieding-Unterweilnbach,
Telefon: 0049-(0)8731-3 25 73-0, www.anonyme-alkoholiker.de

Narcotics Anonymous
NA Service Komitee, Postfach 11 10 10, 64225 Darmstadt,
E-Mail: info@narcotics-anonymous.de, www.narcotics-anonymous.de

Marijuana Anonymous
www.marijuana-anonymous.org

Handlungsschritte

- Lesen Sie die »Entzugshinweise« auf der vorherigen Seite für Empfehlungen zur Entgiftung zu Hause.
- Lassen Sie sich bei Bedarf beim Entzug von Beruhigungsmitteln oder Alkohol oder beim Ausschleichen von Opiaten mit Buprenorphinen von einem Suchtmediziner betreuen. Schauen Sie in den Gelben Seiten unter »Ärzten und medizinische Dienste« nach Suchtmedizinern oder Allgemeinmedizinern, die auf Sucht und Entzug spezialisiert sind.
- Suchen Sie auch im Internet nach Details zu Entzugskliniken.

Nahrungsergänzungsmittel-Pläne

Zusätzlich zu den Basis-Ergänzungsmitteln, die bereits auf Ihrem Blanko-Ergänzungsmittelplan stehen, fügen Sie folgende für Sie angemessene Präparate hinzu:

Der Beruhigungsmittel-Plan (Tranquilizer)

Ziehen Sie, falls nötig, bezüglich der Sicherheit bei einer Entgiftung und einem geplanten Ausschleichen der Substanzen einen Arzt zu Rate.

	AM	F	VM	M	NM	A	ZN
True Calm von NOW oder Amino relaxers von Country Life (100 mg GABA kombiniert mit L-Taurin und L-Glycin)	1–4		1–4		1–4		1–4
Nehmen Sie zusätzlich GABA 500 mg, falls nötig (z. B. zur Nacht zum Schlafen)			1		1		1
Extra Magnesium 200 mg	1–2		1–2		1–2		1–2
Falls Schlaf noch immer ein Problem ist, versuchen Sie es mit 50 mg 5-HTP und/oder 3 mg Melatonin zur Nacht					1–2		1–2
Mariendistel 300 mg		1				1	

Der Aufputschmittel-Plan (Stimulans)

Ziehen Sie, falls nötig, bezüglich der Sicherheit bei einer Entgiftung und einem geplanten Ausschleichen der Substanzen einen Arzt zu Rate.

	AM	F	VM	M	NM	A	ZN
L-Tyrosin 500 mg	2–4		2–4		2–4		
L-Phenylalanin 400–500 mg	1–2		1–2		1–2		
(Oder eine Kombination aus L-Tyrosin und L-Phenylalanin)	2–4		2–4		2–4		
Mariendistel 300 mg		1				1	
Omega-3-Fischöl 500 mg DHA/EPA (1 pro Mahlzeit zusätzlich zu Ihrer Grunddosis)		3		3		3	
SAM-e, falls oben genanntes die Depressionen nicht lindert		800		800			

Der Schmerzmittel-Plan

Entzug: siehe »Entzugshinweise«.

❏ Extra Vitamin C nur in der ersten Woche. Nehmen Sie mehr als Ihre gewöhnliche Vitamin-C-Dosis gemäß der »Entzugshinweise«.

❏ Extra Magnesium, 200–400 mg je nach Bedarf.

❏ GABA, 500 mg in der ersten Woche gemäß der »Entzugshinweise«, danach nach Bedarf.

	AM	F	VM	M	NM	A	ZN
DLPA (DL-Phenylalanin) 500 mg		4		4		4	
Falls DLPA Sie angespannt oder nervös macht, verwenden Sie DPA (D-Phenyl-alanin) 500 mg (Bestellen Sie das schwierig erhältliche DPA unter 1-303-703-3772)	1–2		1–2		1–2		1–2
5-HTP 50 mg	1–2*		1–2*		2*		2–3*
B-Komplex 50 mg			1*		1*		
Mariendistel 300 mg		1				1	
Kombination freier Amino-säure 700–800 mg	3		3				
Akupunktur der Ohren, so lange wie benötigt							

---

* nur in der ersten Woche

Der Alkohol-Plan

Suchen Sie bezüglich der Sicherheit des Entzugs einen Entgiftungsexperten auf (einen Mediziner oder anderen), ehe Sie aufhören zu trinken, besonders wenn Sie bei einem vergangenen Entzug schon einmal Krampfanfälle gehabt haben.

	AM	F	VM	M	NM	A	ZN
Glutamin 500 mg	2–3		2–3		2–3		2–3
Chrom* 200 µg	1		1		1		1
Omega-3-Fischöl 500 mg DHA/EPA (Reduzieren, wenn Schlaf beeinträchtigt ist)		2–3				2–3	
Mariendistel 300 mg			1			1	
Zink 50 mg			1			1	
SAM-e, falls oben Genanntes die Depression nicht lindert			800		800		

* Nicht nötig, wenn Ihr Basis-Multi-Präparat True Balance von Now ist.

Der Hefepilz-Plan

■ Rufen Sie unsere Bestellnummer (+1-303-703-3772) an, um Informationen zu erhalten, wie Sie einen Hefepilz auf natürliche Weise bekämpfen können und welche Ergänzungsmittel Sie benötigen werden.

■ Ein Heilpraktiker kann einen Stuhl- oder Bluttest anordnen, um Ihren Hefespiegel und den Ihrer Hefe-Antikörper zu messen. Auch Medikamente wie Nystatin oder Fluconazol können einen Hefebefall wirksam bekämpfen. (Fluconazol belastet die Leber.)

Der Tabak-Plan

Fügen Sie den Ergänzungsmitteln, die Ihr Entgiftungsplan vorsieht, Hypnotherapie oder Ohrakupunktur hinzu.

Problemlösung bei allen Entzugsversuchen

■ Wenn Sie durch die oben genannten Empfehlungen nicht die innere Ruhe, das Durchhaltevermögen und die Energie bekommen, die Sie brauchen, um sich vom Verlangen nach Alkohol oder Drogen zu befreien, lassen Sie Ihre Nebennieren- und Schilddrüsenfunktion testen (siehe Kapitel 5 und den Schilddrüsen-Abschnitt in Kapitel 4). Testen und behandeln Sie sie nach Bedarf mit Hilfe des Nebennieren-Extra-Kapitels und des Schilddrüsen-Extra-Kapitels am Ende dieses Buches. Besonders Opiatsüchtige sollten ihre Nebennierenfunktion testen lassen und, wenn sie nicht ausreichend ist, so schnell wie möglich eine Wiederherstellung der Nebennieren beginnen (wenn möglich vor dem Entzug), um schwereren und anhaltenden Entzugserscheinungen vorzubeugen.

Empfohlene Literatur

Ashton, C. Heather, *Benzodiazepines: How They Work and How to Withdraw* (Boston: Benzodiazepine Awareness Network, 2002, www.benzo.org.uk).

Blum, Kenneth, Ph. D., and Payne, James, *Alcohol and the Addictive Brain* (New York: The Free Press, 1991).

Grant, Charles, M.D., *End Your Addiction NOW* (New York: Warner Books, 2002).

Ketcham, Katherine, William F. Asbury, Mel Schulstad, and Arthur P. Ciaramicoli, *Beyond the Influence: Understanding and Defeating Alcoholism* (New York: Bantam Doubleday Dell, 2000).

Mathews-Larson, Joan, Ph. D., *7 Weeks to Sobriety* (New York: Fawcett Columbine, rev. ed., 1997).

Miller, David, M.A., *Overload: Attention Deficit Disorder and the Addictive Brain* (Duarte, Calif.: Hope Press, 2000, www.hopepress.com).

Trickett, Shirley, *Free Yourself from Tranquilizers and Sleeping Pills* (Berkeley, Calif.: Ulysses Press, 1997).

Anhang

Nützliche Informationen und Bezugsquellen[*]

Wie Sie Ärzte finden

Medizinische Hilfe

Schauen Sie nach ganzheitlich arbeitenden Ärzten und Heilpraktikern. *Beachten Sie:* Ganzheitlich arbeitende Ärzte haben eine große Vielfalt von medizinischen Ansätzen. Es kann sein, dass sie mit den Empfehlungen in diesem Buch arbeiten wollen oder aber auch nicht. Fragen Sie, um sicherzugehen, ganz genau nach, ob der Arzt, den Sie erwägen, eine eingehende Untersuchung der Schilddrüse anbietet oder andere medizinische Hilfe, nach der Sie suchen. Zusätzlich zu den folgenden empfohlenen Organisationen werden die Gelben Seiten (als Buch oder online) unter »Arzt«, »Ernährung« oder »ganzheitlich« häufig Hinweise liefern. Eine weitere gute Quelle sind die Mitarbeiter Ihres örtlichen Reformhauses oder Internetrecherche.

Akupunkteure

Diese Ärzte der chinesischen oder japanischen Medizin können keine Medikamente verschreiben, aber sie können eventuell Speicheltests verwenden, und sie machen mit Sicherheit Gebrauch von Nadeln und häufig auch von Kräutern und Nahrungsergänzungsmitteln zur Ausbalancierung von Nebennieren- und Sexualhormonen sowie für viele andere Probleme. Schauen Sie in den Gelben Seiten oder im Internet nach einem erfahrenen Fachmann (mehr als zehn Jahre).

Ganzheitlich arbeitende Ernährungsberater

Vermeiden Sie Ernährungsspezialisten, die alleine auf Fasten oder vegetarische Kost vertrauen. Suchen Sie sich jemanden, der sich mit der Anwendung von Aminosäuren auskennt (im Unterschied zu zugelassenen Diätspezialisten, die sich nicht so gut mit den ganzheitlichen Ansätzen auskennen).

---

[*] Das ursprüngliche Buch wurde für den amerikanischen Markt geschrieben. Hinweise zu Bezugsquellen und Ansprechpartner in Deutschland wurden für diese Neuauflage aktualisiert. Einen Anspruch auf Vollständigkeit erheben wir nicht.

Testlabore

Die folgenden Labore sind sehr gute Anlaufstellen für die Durchführung von Tests aller Art, Empfehlungen von Ärzten in Ihrer Nähe, die deren Test- und Beratungsservice nutzen, und Behandlungsinformationen für Ärzte. Die meisten dieser Labore arbeiten mit einer großen Anzahl von Ärzten, Ernährungsspezialisten, Akupunkteuren, Chiropraktikern und Naturheilkundlern zusammen.

Seien Sie vorsichtig in Bezug auf Transmitter-Urintests: Wir haben festgestellt, dass sie unzuverlässig sind. Plasma-Tests sind bei vielen Laboren erhältlich, aber trotz eines genaueren Ergebnisses als bei den Urintests, ist es deutlich weniger genau als der Thrombozyten-Test. Die Ergebnisse bei Thrombozytentests stimmen in etwa mit denen der Tests des Liquors cerebrospinalis (Gehirn-Rückenmarksflüssigkeit) überein – dem Goldstandard, um den Spiegel an Neurotransmittern im Gehirn festzustellen.

Es folgen Anschriften von Laboren – zunächst amerikanische, dann aus dem deutschsprachigen Raum:

- **ZRT Labor;** www.zrtlab.com. Guter Speichel- und Bluttest für zu Hause, für Sexual-, Schilddrüsen- und Nebennierenhormone. Sehr verlässliche Technologie. (Nur für einzelne Proben erhältlich, nicht für monatliche Sexualhormon-Zyklen.) Bestellen Sie direkt oder über einen Arzt.
- **BioHealth Diagnostics**, San Diego, CA, 1-800-570-2000, www.biohealthlab. com. Dieses Labor bietet verschiedene Tests, u.a. der Nebennierenhormone. Zusätzlich gibt es Schulungen und Beratungen für Fachkräfte. Nur Ärzte können Tests bestellen.
- **Vitamin Diagnostics:** 1-732-721-1234. www.europeanlaboratory.nl oder www. hdri-usa.com. Thrombozytentest für Serotonin und die Katecholamine, sehr genaue Urintests für die Schilddrüse und KPU/HPU sowie ein umfassender Bluttest auf einen niedrigen und hohen Histaminspiegel.
- **Madison Pharmacy Associates:** www.madisonpharmacyassociates.org. Spezialisten für Frauenheilkunde. *Sie können dort Ihren eigenen Speicheltest bestellen*, oder ein Arzt kann das für Sie tun. Sie werden Sie oder Ihren Arzt direkt beraten in Bezug auf das Testverfahren und werden Ihnen natürliche Hormone auf Rezept zur Verfügung stellen, je nach Ihrem persönlichen Bedarf und Ihren Testergebnissen. Falls gewünscht, wird Ihnen ein ganzheitlich arbeitender Arzt in Ihrer Nähre empfohlen.
- **Genova Laboratory:** www.gdx.net. Ein umfassenden Angebot an Tests, einschließlich
  - eines guten Stuhltest auf Hefe und Bakterien. Empfehlungen zu ganzheitlich arbeitenden Ärzten in Ihrer Nähe sind per Telefon möglich.
  - Sie können einige der Tests selbst anfordern; rufen Sie bei Body Balance an

1-888-891-3061 (keine Stuhl- oder Haaranalyse oder 28-Tage-Speicheltest für Sexualhormone).

- Ärzte können unter 1-800-522-4762 anrufen; hier sind *alle Tests* erhältlich.
- **Diagnos-Techs, Inc.:** 1-800-878-3787: www.diagnostechs.com. *Speicheltest auf Cortisol*, zusätzlich gibt es eine schriftliche Auswertung der Ergbnisse und eine Empfehlung für Fachkräfte. Sie können Empfehlungen an einen Arzt in Ihrer Nähe geben. Nur Ärzte können Tests anfordern.
- www.indago-group.com
- www.Lab4more-online.de
- www.biovis-diagnostik.eu
- www.diagnostisches-centrum.de
- www.orthomedis.ch
- www.imupro.de
- www.ganzimmun.de
- www.ctl-labor.de
- www.keac.de

Testen des Vitamin-D-Spiegels

Bluttest. Ist bei Laboren (im Netz oder über Ihren Arzt) erhältlich. Fragen Sie nach einem 25(OH)D-Test, auch 25-Hydroxy-Vitamin-D (*nicht* der 125[OH]D-Test). ZRT Labs bietet einen Bluttest für zu Hause für 25(OH)D an.

Allergie- und Unverträglichkeitstest

Es gibt ein paar gute Testmethoden, die wir anwenden, wenn Allergiesymptome, selbst nachdem in Form von Weglassen und Wiedereinführen auf die bekanntesten Allergene getestet wurde, noch auftreten. Labore: siehe oben.

Beachten Sie: Dies ist kein perfektes Testverfahren. Verbessern sich Ihre Symptome, wenn Sie ein bestimmtes Nahrungsmittel vermeiden, dann nehmen Sie es nicht weiter zu sich, selbst wenn ein Test ergibt, dass Sie nicht darauf reagieren!

Zum Testen der MOST SEVERE Glutenintoleranz, d. h. *CELIAC DISEASE:* (www. csaceliacs.org):

- *Stuhltest:* Enterolab: www.enterolab.com; 1-972-686-6869 (bieten auch gute Tests auf Unverträglichkeit von Milchprodukten und Eiern an).
- *Biopsie:* Fragen Sie bei einem Gastroenterologen nach einer JEJUNAL-Biopsie.

Umfassende Bluttests auf 50 bis 200 Nahrungsmittel: ImmunoLabs 1-972-686-6869; www.immunolabs.com. Das IgG-Testverfahren in diesem Labor scheint ziemlich genau zu sein. Sie bieten sogar eine Geldzurückgarantie, welche keiner unserer Patienten bisher in Anspruch nehmen wollte.

- **ALCAT.** Dieser Bluttest liefert genauere Ergebnisse als andere Allergie-Bluttests. Kontaktieren Sie AMTL (American Medical Testing Laboratories): 1-800-881-AMTL oder https://cellsciencesystems.com.
- **NAET (Nambudripads Allergie Elimination Technik)** wendet einen von Chiropraktikern und Akupunkteuren entwickelten Muskeltest an. Mit diesem Test kann man feststellen, ob Ihre Muskelkraft abnimmt, wenn Sie bestimmte Nahrung oder andere Allergene aufnehmen. Desensibilisierungen können unglaublich effektiv sein. Viele ganzheitlich arbeitende Ärzte können Sie so testen und behandeln, wobei das Niveau ihrer Fähigkeiten variiert. Schauen Sie auf www.naet.com, um NAET-Therapeuten zu finden.
  Lydia Baumgartner, post.baumgartner@web.de, www.praxisbaumgartner.de, Einsteinstraße 127, 81875 München

Nahrungsergänzungsmittel

Bezugsquellen für die meisten in diesem Buch erwähnten Ergänzungsmittel:

- **Recovery Systems** (meine Klinik) Bestellhotline: +1-303-703-3772 oder www.moodcure.com

- Ihr lokales Reformhaus und viele Drogerien
- www.vitaminwelten.de
- www.vitaviva.com
- www.vitanatural.net
- www.bioreform.nl
- www.biovea.com
- www.bioreform.eu
- www.biotheka.com
- www.nutrimental.eu
- www.gapa-inc.com
- www.cenaverde.com
- www.supplementa.com
- www.vitalabo.de
- www.praeventa.com
- www.neurolab.eu
- Viktoria Apotheke Saarbrücken, www.internet-apotheke.de
- Arnika Apotheke München, www.arnika-apo.de
- www.keac.de

Ergänzungsmittel zur Beseitigung von Hefepilzen oder Parasiten

- Für Tests und Ergänzungsmittel, die in meiner Klinik verwendet werden, rufen Sie unsere Bestellhotline an: +1-303-703-3772 oder ziehen Sie einen erfahrenen Alternativmediziner zu Rate.
- Testen Sie immer erneut, nachdem Sie das Programm zur Beseitigung abgeschlossen haben.

Flüssiges Zink: Zinc Status von Ethical Nutrients

- Erhältlich in den meisten Reformhäusern oder über Bestellhotlines. (Zinc Tally von Metagenics, das gleiche Ergänzungsmittel unter einem anderen Namen, kann bei jedem Heilpraktiker, der Ergänzungsmittel anbietet, angefordert werden.) *Aqueous Zinc von Biotics* ist günstiger, jedoch nur über Ärzte erhältlich.

Vitamin D aus Fischöl-Quelle

- Solgar, 1000 IE (bei dem, was Sie brauchen, enthält auch Vitamin A), www.solgar.de

Omega-3-Fischöl

Einige Bezugsquellen:

- Carlson's Super DHA enthält 700 mg DHA/EPA pro Kapsel.
- NOW's Super EPA enthält 600 DHA/EPA pro Kapsel.
- Am günstigsten ist Kirkland Fish oil (300 mg DHA/EPA pro Kapsel).

Kräuter für Symptome der Menopause

- Change-O-Life von Nature's Way oder andere Kräuter-Präparate, deren Hauptwirkstoff Traubensilberkerze ist, zur Linderung von Hitzewallungen und ähnlichen Symptomen.

L-Tryptophan

- Recovery Systems Bestellhotline: 800 733 9293 oder www.moodcure.com.
- Lidtke Technologies: 1-800-404-8185; www.lidtke.com.
- Bei anderen Anbietern finden Sie weniger reine (weniger als 98 Prozent reine) Versionen von L-Tryptophan. Suchen Sie online danach.

Aminosäuren

- **Kyberg Vital GmbH:** Keltenring 8, 82041 Oberhaching, Tel.: +49(089) 6 13 80 90, www.kyberg-vital.de
- **Berlin-Apotheke:** Oranienburger Straße 51, 10117 Berlin, Tel.: +49(030) 2 83 35 30 (Herstellung individueller AS-Profile), www.berlinapotheke.de
- **Lab4more GmbH:** Augustenstr. 10, 80333 München, Tel.: +49(089) 5 43 21 70 (Laboruntersuchungen), www.lab4more.de

Therapeutische Lampen

Sie können 3000–10 000-Lumen-Vollspektrum-Lampen in verschiedenen Tisch- oder Stand-Ausführungen oder entsprechende Glühbirnen kaufen. Sie können sich auch aus zwei oder drei Vollspektrum-Glühbirnen (mindestens jeweils 100 Watt) Ihre eigene Vollspektrum-Lampe bauen. Unser Favorit in Bezug auf Effektivität und Kosten wird von Full-Spectrum-Solutions verkauft: www.fullspectrumsolutions.com; +1-888-574-7014.

Eine Lampe, die laut unserer Kollegen sowohl die Katecholamine als auch den Serotoninspiegel steigen lässt, ist das Verilux »HappyLight«, online erhältlich und kostet etwa 150–200 €.

Beachten Sie: Sollten Sie unter erheblichen Stimmungsschwankungen leiden, insbesondere wenn Sie wissen, dass Sie eine bipolare Störung haben, verwenden Sie nicht die 10 000-Lux-Leuchtkästen und seien Sie auch bei weniger starken Lichtquellen vorsichtig. Helles Licht kann manische (aufgedrehte, nervöse) Stimmungen auslösen.

- Die Combo Box von American Environment ist das hellste und sicherste Licht, das wir finden konnten. Es besteht sowohl aus 3000-Lux-Vollspektrum-Röhren als auch 10 000-Lux-Schmalband-Röhren. Bestellen Sie es bei NEEDS (www.needs.com).
- The Healthy House, Cold Harbour, Ruscombe, Stroud, Glos, GL6 6DA, Tel.: 01 453 752 216, Fax: 01 453 753 533, www.healthy-house.co.uk.

Nahrung und Bezugsquellen

Eiweißpulver

Stellen Sie sicher, dass jeder Esslöffel 12 Gramm oder mehr an Proteinen enthält, ungesüßt ist und wenn überhaupt nur sehr wenige Kohlenhydrate enthält.

- Nutribiotics Organic enthält 12 Gramm Reisprotein pro Esslöffel (erhältlich in Ihrem örtlichen Reformhaus oder auf www.nutribiotic.com).

- Jarrow Organic enthält 12 Gramm Reisprotein pro gehäuftem Esslöffel (erhältlich in Ihrem örtlichen Reformhaus oder auf www.jarrow.de).
- Hochqualitative Molke-Eiweißpulver sind hervorragend, wenn Sie keine Milchallergie haben.
- Vermeiden Sie Sojapulver, es sei denn, Sie haben eine starke Schilddrüse und einen Mangel an Östrogenen (d. h. Sie gehören zu einer seltenen Gruppe Frauen nach den Wechseljahren).

DHA-Eier

- Weit verbreitet erhältlich in Reformhäusern und manchen Supermärkten. Diese Eier sind reich an Omega-3-Fetten und Vitamin E.

Celtic Salt (Meersalz)

- Rufen Sie unsere Bestellhotline an oder suchen Sie online.

Ziegenmilchprodukte

Viele Geschäfte und Supermärkte verkaufen Ziegenmilch und -käse. Reformhäuser verkaufen eine wundervolle Auswahl an Ziegenkäse (Feta, Cheddar, Ricotta usw.) und -joghurt.

Bio-Kuhmilchprodukte

Allergisch gegen Milch? Versuchen Sie es mit Rohmilchprodukten, um zu sehen, ob Ihre Allergie nur gegen industriell verarbeitete Milch besteht. Ihre Unverträglichkeit könnte mit pasteurisierter, homogenisierter Milch oder Hormonen, Chlor, Jod, Antibiotika und anderen Zusätzen zu tun haben, die in die herkömmliche Milch gelangen.

Kokosmilch und -öl

In Dosen und vorzugsweise vollfett (erstes Pressen) sowie ohne Konservierungsstoffe.

- Eine der besten in den Geschäften erhältlichen Kokosmilchmarken ist die von Thai Kitchen.
- Ungehärtetes Kokos-Speiseöl findet man in Reformhäusern oder über unsere oder andere Bestellhotlines.

Schnelle Spezialitäten frei von Weizen und Gluten

- Wild Rice, Fall River: www.frwr.com. Gar gekocht, verzehrfertig – einfach aufwärmen und servieren.
- Polenta in vorgekochten Rollen (Food Merchants Brand organic: www.quinoa. net) – einfach aufwärmen und servieren.
- Nudeln: Wir mögen Tinkyada, Ancient Harvest (Mais und Quinoa) oder Pastariso (Reis), aus Reis hergestellte Spaghetti, Fettuccini, Macaroni, Penne oder Capellini. Auf Bohnen basierende Nudeln können auch sehr schmackhaft sein.
- Kichererbsen-Mehl: Reicher an Protein als Getreidemehlsorten. Kann auch mit Reismehl oder anderen verwendet werden, um den Eiweißgehalt zu erhöhen.
- Kichererbsen-Miso: Die anderen enthalten Gluten.
- All-Purpose Flour Blen, Gifts of Nature – schmeckt und verhält sich wie Weizenmehl. Verwenden Sie es zum Backen und zum Binden von Soßen. Bohnenmehl erhöht das Eiweiß.

Glutenfreie Lebensmittel

Nützliche Informationen und Bezugsquellen erhalten Sie über:

www.dzg-online.de/glutenfreie-ernaehrung.7.0.html
www.glutenfrei-supermarkt.de
www.natuerlich-glutenfrei.de

Eine erste Auswahl glutenfreier Nahrungsmittel beinhaltet folgende Liste:

- Obst und Gemüsesorten
- Kartoffeln, Salate
- Milch, Naturjogurt
- Buttermilch, Quark
- Butter, Frischkäse natur
- Naturkäse
- Pflanzenöle
- Fleisch
- Fisch und Meeresfrüchte
- Zucker
- Honig, Konfitüre, Marmelade, Ahornsirup
- Nüsse
- Hülsenfrüchte
- reine Gewürze u. Kräuter
- Eier

Empfohlene Literatur

Die folgenden Empfehlungen konzentrieren sich hauptsächlich auf Gemüt und Ernährung, manche auf schwerwiegendere Probleme als die, die in diesem Buch behandelt werden. Die Literaturhinweise beziehen sich auf den amerikanischen Markt. Für deutschsprachige Publikationen informieren Sie sich bitte unter www. mood-cure.de.

Abrams, Hoffer, M.D., Lesen Sie alle seine Bücher, wie *Healing the Mind the Natural Way* (New York: Putnam, 1995).

Amen, Daniel, M.D., *Change Your Brain, Change Your Life* (New York: Three Rivers Press/Crown, 2000) und *Healing ADD* (New York: Berkley, 2002) über mit ADS verbundene Stimmungen, Gehirnverletzungen und andere Gehirnschäden. Besuchen Sie seine umwerfende Webseite www.brainplace.com.

Braverman, Eric, M.D., *The Healing Nutrients Within* (North Bergen, N.J.: Basic Health Books, 2002). Diese neue Auflage konzentriert sich auf eine Aminosäure-Therapie für eine große Anzahl von Problemen, einschließlich der Psyche. Bestellen Sie es bei www.pathmed.com.

Edelman, Eva, *Healing for Schizophrenia: A Compendium of Nutritional Methods.* (Eugene, Ore.: Borage Books, 1996).

Kaltia, Dwight, M.D., Brain Allergies (New Canaan, Conn.: Keats, 1987).

Mathews-Larson, Joan, Ph.D., *Depression Free Naturally* (New York: Ballantine, 2001). Besuchen Sie auch die Webseite: www.healthrecovery.com, insbesondere für hilfreiche Informationen zu Kryptopyrrolurie/Hämopyrrollaktamurie und Problemen mit hohem Histamin.

Pfeiffer, Carl, M.D., *Mental and Elemental Nutrients* (New Canaan, Conn.: Keats, 1975). Eins von vielen herausragenden Büchern seiner Pionierarbeit.

Ross, Julia, M.A., *The Diet Cure* (New York: Viking, 2000).

Slagle, Patricia, M.D., *The Way Up from Down* (New York: St. Martin's, 1992). Das erste Buch über Aminosäuren und die Gemütslage.

The Journal of Orthomolecular Medicine. Bestellen Sie unter +1-416-733-2117 (oder durchsuchen Sie das Archiv auf www.orthomed.org/jom/jom.htm).

Werbach, Melvyn, M.D., *Nutritional Influences on Mental Illness* (Tarzana, Calif.: Third Line Press, 1991). Ein Auszug aus hilfreichen Forschungsstudien.

Was Sie über Kryptopyrrolurie/ Hämopyrrollaktamurie wissen sollten

Testen und Behandlung von Kryptopyrrolurie/Hämopyrrollaktamurie (KPU/HPU)

Hierbei handelt es sich um ein in der allgemeinen Bevölkerung überraschend verbreitetes Leiden (11 Prozent). In manchen Gruppen ist es sogar noch weiter verbreitet, wie z. B. bei Menschen, die meist die hartnäckigsten Stimmungsprobleme haben, z. B. mit extremen Stressreaktionen und sozialem Unbehagen. Beispielsweise leiden etwa 30 Prozent der Autisten und 44 Prozent der Alkoholiker an Kryptopyrrolurie/Hämopyrrollaktamurie. Ein zu hoher Pyrrolspiegel kann die Spiegel von Zink, Vitamin B_6, Mangan, Biotin und GLA senken, was das Ansprechen auf die Therapie mit Aminosäuren vermindern kann.

Hier finden Sie eine Beschreibung der Vorgehensweise unserer Klinik bei Pyrrolurie.

Testen: Wenn Sie mehr als 15 der folgenden Fragen mit einem »Ja« beantworten, testen Sie den Hämo- und Kryptopyrrolspiegel in Ihrem Urin. Messen Sie auch Ihren Zinkspiegel mit Hilfe von Aqueous Zinc von Biotics, Zinc Tally von Metagenics oder Zinc Status von Ethical Nutrients. Wenn Sie diese verdünnte zinkhaltige Flüssigkeit für zehn Sekunden in Ihrem Mund behalten, bevor Sie sie schlucken, und sie keinen bestimmten Geschmack hat, ist Ihr Zinkspiegel wahrscheinlich ziemlich niedrig.

Behandlung: Falls der Fragebogen, Zinc Tally, die Testergebnisse *und* eine negative Reaktion auf Aminosäuren einen niedrigen Zinkspiegel ergeben:

- Versuchen Sie 100–200 mg Zink am Tag zusammen mit den Mahlzeiten, bis Sie auf Zinc Tally reagieren und sich die subjektiven Symptome verbessern. Wir konnten keine Art von Zink finden, die besser ist als die anderen.
- Erhöhen Sie nach und nach die tägliche Menge von Vitamin B_6 von 100 auf 500 mg (oder bis auf 10 mg pro Kilogramm Körpergewicht). In ernsten Fällen sollten Sie mit einer Spritze von 200 mg in 2 cm³ beginnen oder verwenden Sie

eine oral einzunehmende B-Flüssigkeit (z. B. Designs von Health). Nehmen Sie dann 100 mg B_6 je nach Bedarf bei den Mahlzeiten ein. Verwenden Sie P5P, die Coenzym-Form von B_6, 50–100 mg/Tag, falls B_6 alleine nicht ausreicht (oder nehmen Sie es zusätzlich von Anfang an.)

■ Abends zusätzlich Primelöl 1300 mg/Tag zweimal täglich bei 220 mg GLA.

■ Infusion mit Mineralien, Inositol (Vitamin B_2), Mangan, zusätzliches Zink, B_6 und B-Komplex mit Biotin scheinen schnell zu helfen.

■ Stellen Sie sicher, dass der HCL-Spiegel stabil ist. Testen Sie Ihr HCL oder verwenden Sie zumindest Verdauungsenzyme mit HCL.

■ Nehmen Sie ein starkes (4–6 Kapseln/Tag) Multivitamin, das 1,5–2 mg Biotin und ein Multimineral enthält. Fügen Sie falls nötig einen B-Komplex oder Biotin hinzu.

■ Dosieren Sie Omega-3 nach den Testergebnissen der essentiellen Fettsäuren (EFA) oder stoppen Sie die Einnahme komplett, bis die EFA-Testergebnisse vorliegen.

■ Beobachten Sie die Symptome, die Reaktion auf Zinc Tally, die Erinnerung an Träume und testen Sie erneut den Hämo- und Kryptopyrollspiegel.

Bezugsquellen – Bücher und Websites

Lesen Sie die Informationen und den Nährstoffplan, der von der Klinikerin entworfen wurde, die mich auf KPU/HPU aufmerksam gemacht hat, Joan Mathews-Larson, PhD. Man findet diese in Kapitel 5 ihres exellenten Buches »Depression Free Naturally« (New York: Ballantine, 2001). Wir alle verdanken die Erkenntnisse dem brillanten Pionier Carl Pfeiffer, der dieses Syndrom entdeckte.

■ www.kpu-berlin.de

■ www.alternativementalhealth.com/articles/pyroluria.htm for: »Pyroluria: Hidden Cause of Schizophrenia, Bipolar, Depression, and Anxiety Symptoms« and other information. Woody R. McGinnis, M. D.

■ www.alternativementalhealth.com/articles/walshMP.htm for: »Commentary on Nutritional Treatment of Mental Disorders« from Willam Walsh, Ph. D., Senior Scientist, Pfeiffer Treatment Center.

■ mindd.org/serendipity/uploads/pdf/McGinnesOnMauveFactorLondonOct2006. pdf for: »Discerning the Mauve factor.« Woody R. McGinnis, Tapan Audhya, William J. Walsh, James A. Jackson, John McLaren-Howard, Allen Lewis, Peter H. Lauda, Douglas M. Bibus, Frances Jurnak, Roman Lietha, Abram Hoffer; Altern Ther Health Med.; 14(3), 56–62.

■ *KEAC (Center for Environmental Medicine)* Klinisch Ecologisch Allergie Centrum b.v. Centre for Environmental Medicine; Zoomweg 44, 6006 TW Weert (Altweerterheide); Niederlande. E-Mail: keac@tip.nl, www.keac.de.

- www.kpu.com, www.kpu-online.de, www.kputest.ne/ewhat.htm.
- *Naturopathyonline.com* spezialisiert auf mentale Gesundheit und Pyrrolurie. Suzanne Lawton ND. (near Portland, OR) entwickelt einige der genannten Therapien.
- Edelman, Eva, *Natural Healing for Schizophrenia, 2nd edition* (Borage Books, 3762 West 11th Avenue #188, Eugene, OR 97402).
- Holford, Patrick, *Optimum Nutrition for the Mind* (Basic Health Pub. 2004).

Leiden Sie an Kryptopyrrolurie/Hämopyrrollaktamurie?

Der KPU/HPU-Test auf der nächsten Seite basiert auf der Pionierarbeit von Carl Pfeiffer. Er wird Ihnen helfen, die physischen und neurologischen Symptome zu identifizieren, die auf dem Ausscheiden von großen Mengen an B_6 und Zink basieren. Der Pyrrol-Spiegel in Ihrem Körper kann leicht erhöht sein oder aber völlig anormal, aber in jedem Fall steigt dieser Spiegel unter Stress noch weiter. Wenn Sie 15 Punkte oder mehr erreichen, lohnt es sich, einen entsprechenden Test auf Hämo- und Kryptopyrolle durchführen zu lassen – und mit der biochemischen Korrektur fortzufahren. Vergleichen Sie Ihre ursprünglichen Werte mit den Werten späterer Tests, um Ihren Fortschritt zu beobachten.

Haben Sie, als Sie jung waren, schnell Sonnenbrand bekommen? Haben Sie helle oder blasse Haut?

Haben Sie eine verminderte Menge an Kopfhaaren, Augenbrauen und Wimpern oder Sind Sie frühzeitig ergraut?

Können Sie sich schlecht an Träume erinnern oder haben Sie Albträume?

Werden Sie mit zunehmendem Alter immer mehr zu einem Einzelgänger? Vermeiden Sie äußeren Stress, weil er Ihr emotionales Gleichgewicht stört?

Sind Sie seit Ihrer Kindheit verunsichert, verängstigt oder haben innere Anspannung verspürt, verstecken diese Gefühle aber vor anderen?

Fällt es Ihnen deutlich schwer, sich an vergangene Ereignisse oder an Menschen aus Ihrem Leben zu erinnern?

Leiden Sie an plötzlich auftretenden Depressionen und/oder nervöser Erschöpfung?

Haben Sie Cluster-Kopfschmerzen?

Reagieren Ihre Augen empfindlich auf Sonnenlicht?

Sind Sie Teil einer reinen Frauen-Familie? Oder haben Sie sich ähnlich sehende Schwestern?

Bekommen Sie häufig Erkältungen, Infektionen oder unerklärlichen Schüttelfrost?

Essen Sie nur ungern Eiweiß? Waren Sie jemals Vegetarier?

Kamen Sie erst später als normal in die Pubertät?

Haben Sie weiße Punkte/Flecken auf Ihren Fingernägeln oder haben Sie milchige oder extrem dünne Nägel?

Neigen Sie zu Akne, Ekzemen oder Schuppenflechte?

Bevorzugen Sie die Gegenwart von ein oder zwei guten Freunden eher als eine ganze Ansammlung von Freunden?

Haben Sie Dehnungsstreifen auf Ihrer Haut?

Riecht Ihr Atem süßlich (fruchtig) oder Ihr Schweiß, wenn Sie krank sind?

Haben Sie – oder hatten Sie vor der Zahnspange – bei Ihren oberen Frontzähnen Zahnengstand?

Bevorzugen Sie es, nicht zu frühstücken, oder ist Ihnen morgens gar etwas übel?

Sieht Ihr Gesicht in Stresssituationen manchmal geschwollen aus?

Haben Sie wenig Appetit oder können Sie nicht gut schmecken oder riechen?

Haben Sie Oberbauch- oder Milzschmerzen? Hatten Sie als Kind beim Laufen Seitenstechen?

Konzentrieren Sie sich eher auf sich selbst als auf die Außenwelt?

Fühlen Sie sich häufig erschöpft?

Fühlen Sie sich in Gegenwart von Fremden unwohl?

Knacksen oder schmerzen Ihre Knie?

Reagieren Sie zu stark auf Beruhigungsmittel, Barbiturate, Alkohol oder andere Drogen – also ruft eine kleine Menge eine starke Reaktion hervor?

Stört es Sie, wenn Sie im Restaurant einen Platz in der Mitte des Raumes bekommen?

Sind Sie anämisch?

Haben Sie kalte Hände und/oder Füße?

Sind Sie durch Kritik schnell (innerlich) verärgert?

Neigen Sie zu morgendlicher Verstopfung?

Spüren Sie ein Kribbeln oder Muskelzucken in Ihren Armen oder Beinen?

Verursachen Veränderungen in Ihrer Routine (Reisen, neue Situationen) Stress?

Tendieren Sie dazu, abhängig von einer einzigen Person zu werden, um die Sie Ihr ganzes Leben aufgebaut haben?

Was Sie über die Schilddrüse wissen sollten

Falls die natürlichen schilddrüsenfördernden Methoden, die ich in Kapitel 4 beschrieben habe, Sie enttäuschen, wie es unserer Erfahrung nach vielen Menschen ergeht, werden Sie die Hilfe eines Arztes benötigen. Doch obwohl Schilddrüsen-Medikamente seit Jahren in den Vereinigten Staaten zu den meistverkauften Präparaten gehören, weigern sich noch immer viele Ärzte, Symptome einer schwachen Schilddrüsenfunktion ernst zu nehmen, häufig lehnen sie gar eine eingehende Untersuchung ab. Wenn Sie bei sich ein Schilddrüsenproblem vermuten, werden Sie wahrscheinlich sehr bestimmt auftreten müssen, egal wie emotional ausgelaugt Sie sich fühlen, um die medizinische Hilfe zu bekommen, die Sie benötigen. Wenn Ihr aktueller Arzt es ablehnt, Ihnen zu helfen, lesen Sie im Anhang Empfehlungen darüber, wie man ganzheitlich arbeitende Ärzte und Heilpraktiker finden kann, die Ihren Symptomen mehr Aufmerksamkeit schenken werden, die Ergebnisse sehr genau auswerten und Sie richtig behandeln werden.

Bevor Sie jedoch einen Arzt aufsuchen, (1) stellen Sie eine Familienanamnese in Bezug auf die Schilddrüse zusammen, (2) haken Sie die Symptome einer Schilddrüsenschwäche ab und kopieren Sie diese Liste und (3) bringen Sie die Ergebnisse von mindestens drei Tagen des folgenden Heimtests mit.

Testverfahren

Der Temperatur-Test für zu Hause

Die (Basal-)Temperatur, gleich morgens in der Achselhöhle gemessen, kann ein guter Indikator für Ihre Schilddrüsenfunktion sein. Wenn Ihre Basaltemperatur morgens unter 36,5 °C liegt, bevor Sie sich bewegen und sie damit erhöhen, könnte Ihre Schilddrüse in Schwierigkeiten sein. Wenn die Temperatur in Ihrem Mund immer sehr niedrig ist, ist die Wahrscheinlichkeit eines Schilddrüsenproblems noch größer.

Diese Methode wird schon seit vielen Jahren angewandt, schon bevor eine Studie, die ihre Genauigkeit bestätigte, von Broda O. Barnes, M.D. durchgeführt wurde, dem Meister des ganzheitlichen Ansatzes bei der Behandlung der Schilddrüse (Ergebnisse der Studie wurden 1942 im *Journal of the American Medical Association* veröffentlicht).[1]

1. Kaufen Sie ein nicht-digitales Thermometer (ein Basal-, oder Fruchtbarkeits-Thermometer ist einfacher zu lesen als ein reguläres für die Messung im Mund). Verwenden Sie kein digitales Thermometer, da es in der Achselhöhle nicht so genau ist.
2. Machen Sie, sobald Sie aufwachen, helles Licht an, bleiben Sie im Bett und lassen Sie Ihre Augen 30 Minuten lang geöffnet (es ist in Ordnung, wenn Sie zur Toilette müssen oder etwas lesen wollen).
3. Stecken Sie das Thermometer nach 30 Minuten in Ihre Achselhöhle. Lassen Sie es dort für zehn Minuten, während Sie mit geöffneten Augen ruhig im Bett liegen bleiben.
4. Machen Sie dies mindestens an drei Morgen (sie müssen nicht aufeinander folgen), um eine Durchschnittstemperatur zu erhalten.

Wenn Sie eine menstruierende Frau sind, ist die Messung der Basaltemperatur an den Tagen 1 bis 4 Ihrer Periode am genauesten. Vermeiden Sie, Ihre Temperatur um den Eisprung herum (Mitte des Zyklus) zu messen, da Ihr Eisprung Ihre Körpertemperatur für ein paar Tage lang ansteigen lässt.

Wenn Sie sich in der Menopause befinden oder ein Mann sind, macht es keinen Unterschied, an welchem Morgen Sie die Messung durchführen. Selbst wenn Sie Hitzewallungen haben, wird das keinen Einfluss auf Ihre Basaltemperatur haben.

Wenn die Achsel-Temperatur unter dem Normalwert liegt (unter 36,5 °C), ist Ihre Schilddrüsenfunktion möglicherweise zu schwach. (Niedrige Temperaturen können bedeuten, dass Cortisol- und/oder Testosteronspiegel am frühen Morgen ebenfalls zu niedrig sind.)

Führen Sie auf jeden Fall mindestens drei Messungen am Morgen durch, damit Sie einen richtigen Durchschnittswert haben. Es empfiehlt sich auch, während der Schilddrüsenbehandlung weiterhin zumindest monatlich die Temperatur zu kontrollieren, um sicherzugehen, dass sie sich normal entwickelt. Häufig ist eine steigende Basaltemperatur ein erstes Zeichen dafür, dass sich die Schilddrüsenfunktion erholt.

Tests in der Praxis

Ein bezüglich der Schilddrüse sachkundiger Arzt wird Ihre Schilddrüse eingehend untersuchen. Wenn Ihr Arzt die Schilddrüse, die sich am unteren Hals befindet, nicht einmal abtastet, suchen Sie sich einen anderen, der dies tut. Sie sollten auch erwarten, dass Ihr Achillessehnenreflex getestet wird (dabei wird mit einem kleinen Hammer auf Ihre Achillessehne geklopft). Dies ist ein anderer, sicherer Indikator für die Schilddrüsenunterfunktion. Wenn Ihr Fuß nicht hochschnellt, kann Ihre Schilddrüse das auch nicht.[2] Falls dieser Reflex zu langsam oder gar nicht existent ist, testen Sie ihn immer wieder während der Schilddrüsentherapie, bis Sie darauf reagieren.

Haben Sie den richtigen Arzt gefunden, wird er von Ihrer Symptom-Liste, Ihrer Familienanamnese und den Werten der Basaltemperatur beeindruckt sein und bereitwillig eine Untersuchung durchführen sowie Bluttests und andere notwendige Tests anordnen.

Labortest

Wir haben festgestellt, dass umfassende Labortests unbezahlbar sind, da Sie eine Grundlage für die Behandlung schaffen, die Mediziner überzeugt und das intuitive Gefühl unserer Patienten bestätigt, dass irgendetwas, vielleicht mit ihrer Schilddrüse, nicht stimmt. Bevor Sie sich jedoch testen lassen, denken Sie daran, dass Ihre *Symptome* die verlässlichsten Indikatoren für Ihre Schilddrüsenfunktion sind. Abgesehen davon sind hier meine besten Empfehlungen, nachdem ich ein paar Tausend Patienten beim Testen der Schilddrüse und der entsprechenden Behandlung beobachten konnte. Bitte lassen Sie auf jeden Fall zumindest die *fünf grundlegendsten Schilddrüsen-Bluttests* sowie einen *Speicheltest für die Nebennierenfunktion* machen.

- *TSH (Thyreoidea stimulierendes Hormon)*. Dieser Test, der einzige Test, den alle Ärzte gerne anordnen, misst das Signal, das Ihre Hypophyse, die endokrine Hauptdrüse Ihres Gehirns und Chef Ihrer Schilddrüse, an diese sendet, um die Bildung Ihrer Hormone zu reduzieren oder zu erhöhen. Wenn die Schilddrüse viele Hormone produziert, wird die Hypophyse sehr wenig TSH ausschütten; Ihr Wert wird niedriger oder »normal« sein, und die Schilddrüse scheint auch normal zu funktionieren. Unseren medizinischen Beratern und vielen weiteren Experten zufolge, einschließlich dem in Großbritannien viel veröffentlichten A.P. Weetman, M.D., liegt der ideale TSH-Wert bei 1 bis 2.[3] Im Januar 2001 gab die American Association of Endocrinologists bekannt, dass jeder TSH-Wert über 3 als Anzeichen für eine mögliche Hypothyreose betrachtet wird. Die meisten Labore verwenden leider nach wie vor die alten Zahlen mit einem »normalen« Bereich von 0,4 bis 6.
- T_4 (frei). Dieser Bluttest misst die Menge des weniger aktiven Schilddrüsenhormons, das Sie für die Umwandlung in die aktivere T_3-Form in Ihren Zellen bereithalten. Die meisten Ärzte werden ziemlich bereitwillig diesen Test zusammen mit dem TSH für Sie anordnen. (Die »freie« Form bezieht sich auf die Bioverfügbarkeit.)

- T_3 (frei). Dieser Bluttest misst den Spiegel des aktivsten Schilddrüsenhormons. Obwohl viele Ärzte sich scheuen, ihn anzuordnen, sollten Sie sicherstellen, dass er bei Ihnen durchgeführt wird. Bei Psychiatern gehört ein T_3-Test zur Routine, um Ihre Verwendung von Medikamenten gegen Depressionen zu überwachen. Wir hatten schon viele Patienten mit einem niedrigen T_3-, aber normalen T_4-Spiegel, die das T_4 nicht in T_3 umwandelten. Da T_3 das aktivste Hormon ist, ist sein Spiegel entscheidend. (Demnach ist ein T_3-Test ebenfalls ein nützlicher Indikator.)
- *Thyreoglobulin-Antikörper und Thyreoperoxidase-Antikörper.* Diese beiden Bluttests erfassen die Anzahl der Antikörper (Zellen, die Ihr Immunsystem angreifen), die Sie unter Umständen produzieren und damit Ihre Schilddrüse angreifen, was wiederum die Bildung der Schilddrüsenhormone unterdrückt. Wenn sich herausstellt, dass bei Ihnen die Anzahl der Antikörper erhöht ist, leiden Sie wahrscheinlich an einer Autoimmunthyreoiditis oder an einer Hyperthyerose. Später gehe ich näher auf beide Erkrankungen ein.
- *TRH.* Wenn alle Ihre Testergebnisse normal ausfallen, Ihre Symptome jedoch nicht, kann ein Test des TRH (Thyreoliberin) bestimmen, ob Ihre Hypophyse die richtigen Signale an Ihre Schilddrüse sendet.[4]

Urin- oder Speicheltest für T_3 und T_4

Sowohl der T_3- als auch der T_4-Spiegel können am genauesten durch einen Urintest bestimmt werden. Die meisten unserer Patienten mit Symptomen einer Schilddrüsenunterfunktion, deren Bluttest-Werte im »unteren Normalbereich« für T_3 und/oder T_4 lagen, hatten *zu niedrige* Werte in Ihrem Urintest.

Ein Speicheltest für die Nebennierenfunktion ist unerlässlich!

In Stresssituationen verändert die Schilddrüse normalerweise ihre Funktion, indem sie ihr aktiveres Hormon T_3 hemmt und in ein inaktives oder reverses T_3 (rT_3) umwandelt (rT_3 kann man auch per Bluttest bestimmen, jedoch hat es sich für uns nur *sehr* selten als nützlich erwiesen). Das ist einer der Hauptgründe, warum der Nebennierentest zu den nützlichsten Tests gehört, die wir kennen, um die Gefühle von Erschöpfung und Überforderung zu erklären, unter denen unsere depressiven Patienten häufig leiden. Falls Stress in Ihrem Leben ein erhebliches Problem darstellt, kann es nach hinten losgehen, wenn Sie nur Ihre Schilddrüse testen lassen, ohne auch einen Test Ihrer Nebennierenfunktion durchzuführen. Dies ist manchen unserer Patienten mit Symptomen einer Nebennierenschwäche passiert, die sich nach der Einnahme von Schilddrüsenmedikamenten nicht energiegeladener, sondern noch gestresster und zittriger fühlten. Als wir die Verbindung zu den Nebennieren entdeckten, hörte dies auf. Lesen Sie im Anhang mehr über die Testverfahren, deren Auswertung und die Behandlung der Nebennieren. Wenn die Werte der Nebenniere niedrig sind, bringen Sie diese, falls möglich, wieder in Gang, *bevor* Sie mit der medikamentösen Behandlung der Schilddrüse beginnen. Manchmal hilft eine Korrektur der Nebennierenfunktion bereits, das Schilddrüsenproblem in den Griff zu bekommen. (Laut der Broda Barnes Foundation wird Hydrokortison beispielsweise erfolgreich zur Behandlung von Thyreoiditis eingesetzt.)

Das Testen auf Schwermetalle im Urin, Blut, Stuhl und in den Haaren kann dabei helfen herauszufinden, ob eine Vergiftung durch Quecksilber Grund für die Trägheit Ihrer Schilddrüse ist. Ich empfehle alle vier Tests, insbesondere wenn Sie keine familiäre Vorgeschichte in Bezug auf Symptome einer Schilddrüsenunterfunktion haben. So können Sie Ihren Quecksilberspiegel am genauesten bestimmen. »Silber«-Zahnfüllungen, Impfungen und Fisch sind die häufigsten Quecksilberquellen. Wenn Ihr Spiegel erhöht ist, sind die ersten Schritte das Vermeiden von Thunfisch, Schwertfisch und anderen großen Fischen sowie das *vorsichtige* Entfernen von Zahnfüllungen mit Quecksilbergehalt. Der nächste Schritt das ebenso vorsichtige Ausleiten von im Körper gespeichertem Quecksilber durch Saunagänge, Darmspülungen, Vitamin-C-Tropfen, Retard-α-Liponsäure, zusätzliche Mineralien und andere bewährte aber schonende Chelatoren (Quecksilber-»Vertreiber«). Andere oral eingenommene Ergänzungsmittel und/oder Medikamente wie DMPS könnten auch notwendig sein. Gehen Sie zu einem erfahrenen Arzt und vermeiden Sie eine intravenöse Quecksilber-Chelat-Therapie. Einige unsere Patienten konnten nach der Ausleitung des Quecksilbers komplett auf ihre Schilddrüsen-Medikamente verzichten.

Auswertung der Testergebnisse

TSH-Testergebnisse

Falls Ihr TSH-Wert über 3 liegt, sollte Ihr Arzt Ihnen Medikamente verschreiben. Vergessen Sie nicht, dass die von Endokrinologen aufgestellte Definition des Normalbereichs im Jahr 2001 von 6 als Obergrenze auf 3 herabgesetzt wurde.

Falls Ihr Wert zwischen 2 und 3 liegt, werden Sie wahrscheinlich mit Ihrem Arzt eine Diskussion darüber führen, ob Sie die Schilddrüsenmedikamente »wirklich brauchen«. Richten Sie sich nach Ihren Symptomen, der Basaltemperatur und anderen Testergebnissen. Die Ärzte, die wir hinzuziehen, erachten 1 bis 2 als die ideale TSH-Spanne. Einer von Ihnen, Richard Shames, M. D., Autor von *Thyroid Power*, arbeitet seit 1989 erfolgreich mit unseren Patienten. Erwähnen Sie auch den britischen Experten A. P. Weetman, M. D., der die Behandlung der Symptome sowie jedes TSH-Werts über 2 befürwortet. (Sie können seine Artikel von www.medline.de ausdrucken, um sie Ihrem Arzt zu zeigen.)

Wenn Ihr TSH-Wert unter 1 liegt, kann es sein, dass Ihr Arzt möchte, dass Sie Ihre Medikamente herabsetzen (falls Sie sie schon einnehmen) oder Sie auf *Hyper*thyreose (Schilddrüsen*über*funktion) testen möchte. Letzteres ist eine gute Idee. Ersteres unter Umständen nicht, falls Sie sich mit einer geringeren Dosis Ihrer Medikamente schlechter fühlen. Es ist stark umstritten, wie niedrig das TSH abfallen kann, bevor Ihre Schilddrüse durch Ihre Medikamente komplett versagt (etwas, das wir noch nie erlebt haben).

T_3- und T_4-Testergebnisse

Die meisten ganzheitlich (komplementär oder alternativ) arbeitenden Ärzte denken, dass bei Bluttestergebnissen selbst Werte im unteren Normalbereich (etwa dem unteren Drittel) ohne Frage eine medikamentöse Behandlung rechtfertigen, falls Symptome bestehen. Wenn Ihr T_3/T_4-Wert beispielsweise 1,9 ergibt und der Normalbereich bei 1,5 bis 3 liegt, befinden Sie sich im unteren Normalbereich. Wenn entweder T_3 oder T_4 oder beide in diesem unteren Bereich liegen, weist das stark auf ein Problem hin, vorausgesetzt, Ihre Symptome deuten ebenfalls darauf hin. Fragen Sie nach einer 90-tägigen Behandlung mit Schilddrüsenmedikamenten. (Sie könnten eventuell auch die Tatsache erwähnen, dass Psychiater diese Medikamente häufig gegen Depressionen verschreiben, ohne vorher Tests durchzuführen.) Das ist weder ein gefährlicher noch ein unangemessener Wunsch. Innerhalb eines Monats werden Sie sich besser, schlechter oder genauso fühlen. Falls Sie sich besser fühlen, sollten Sie die Medikamente weiter einnehmen, und Ihr Arzt wird Sie beobachten, indem er Sie immer wieder testet, bis Sie beide mit der Dosis zufrieden sind. Falls Sie sich schlechter fühlen, sollten Sie eine andere Dosis oder ein neues Medikament ausprobieren oder die Einnahme völlig einstellen und nach einer anderen Ursache für Ihre Symptome suchen. (Vergessen Sie nicht, Ihre Nebennieren testen zu lassen!)

Falls Ihr T_3- oder T_4-Wert zu hoch ist, könnten Sie unter Umständen an Hyperthyreose leiden, besonders wenn Ihr TSH-Wert niedrig ist.

Behandlung Ihrer Schilddrüse

Die Geschichte der medikamentösen Behandlung

Wenn Sie und Ihr Arzt aufgrund der Symptome, der Vorgeschichte, der körperlichen Untersuchungen und der Laborergebnisse davon überzeugt sind, dass Sie in Sachen Schilddrüse medizinische Hilfe benötigen, sollten Sie eine gute Vorstellung von bestimmten Strategien haben. Selbst wenn Ihre Testergebnisse keine Unregelmäßigkeiten aufzeigen, denken Sie daran, dass diese Ergebnisse nicht so zuverlässig sind wie wirkliche Symptome. Fragen Sie einfach Ihren Arzt nach einer überwachten dreimonatigen Kur mit einem der Medikamente, die ich nennen werde. Falls Ihre Symptome es rechtfertigen, werden die meisten ganzheitlichen Ärzte Ihnen gerne mit einer solchen Behandlung helfen.

Ein Artikel im *British Medical Journal* (1997) von Dr. Weetman bestärkte Ärzte darin, eine 90-Tage-Kur mit Schilddrüsenmedikamenten anzubieten, *falls Symptome einer Schilddrüsenfehlfunktion vorliegen,* selbst wenn *keines* der Testergebnisse ungewöhnlich war.[5] So wurde es immer gehandhabt, bevor in den 60er Jahren Bluttests für die Schilddrüsenfunktion entwickelt wurden. Einer der Ärzte, der in der damaligen Zeit Schilddrüsenprobleme ausschließlich nach den Symptomen behandelte, war der Arzt Broda O. Barnes. Er wurde ein Autor, Lehrer und Meister des auf Symptomen basierenden Ansatzes der Schilddrüsen-Behandlung, nachdem Bluttests bekannt geworden waren und Ärzte es nicht mehr für nötig hielten, einen anderen Maßstab als diesen als Grundlage für die Beurteilung von Schilddrüsenproblemen zu verwenden. Die Broda O. Barnes Foundation wurde gegründet, um Ärzte und die Öffentlichkeit über die sinnvollen Methoden von Barnes zu unterrichten. Die Stiftung hält regelmäßig Konferenzen und Beratungen ab und vertreibt Bücher, CDs und Videos zu dem Thema. Wir empfehlen Menschen, die von außerhalb unserer Region in Kalifornien anrufen, die von der Stiftung geführte nationale Liste über von Barnes geschulte Ärzte, was in der Regel hilfreich für sie ist. Für diese Listen wird eine geringe Gebühr berechnet. (Die Telefonnummer ist +1-203-261-2101 und die Webseite: www.brodabarnes.org.)

Dr. Barnes bevorzugt ausdrücklich die natürlichen Schilddrüsenmedikamente, die aus den Schilddrüsen von Schweinen hergestellt werden. Nach 15 Jahren der Beobachtung haben wir festgestellt, dass etwa die Hälfte unserer Patienten diese Behandlung gut verträgt. Der anderen Hälfte geht es besser mit den synthetischen Schilddrüsenhormonen T_3 und/oder T_4. Für andere wiederum ist eine Kombination aus natürlichen *und* synthetischen Medikamenten die ideale Lösung. Wichtig ist es, dranzubleiben. Suchen Sie sich falls nötig einen anderen Arzt, aber bleiben Sie dabei, bis Sie die richtigen Medikamente in der richtigen Dosis gefunden haben, um Ihre Symptome, *völlig* ohne negative Auswirkungen, zu beseitigen. Hier ist eine Aufstellung der Medikamente, die unsere Patienten seit Jahren erfolgreich verwenden.

Schilddrüsenhormon (verschreibungspflichtig)

Dieses Extrakt aus den Schilddrüsen von Schweinen enthält nicht nur die Hormone T_3 und T_4, sondern auch T_1 und T_2, deren etwas unklare Aufgabe den Schutz vor trockener Haut sowie Brust- und Gebärmutterzysten beinhalten könnte. Armour Thyroid oder das hypoallergene Naturthroid oder Biothroid können in der angemessenen Dosis genau richtig sein. Allerdings kann die richtige Dosis nur durch systematisches Ausprobieren bestimmt werden. Wenn Sie nach ein paar

Wochen mit Ihrer Anfangsdosis keinen Unterschied spüren, fragen Sie nach mehr. Wenn eine höhere Dosis zu Schlafstörungen, Zittrigkeit und Herzklopfen führt, wird Ihr Arzt die Dosis herabsetzen oder Ihnen ein anderes Medikament verabreichen. Wenn die Wirkung zu gering ist, wird die Dosis wieder angehoben. Für manche Menschen ist das Schilddrüsenpräparat vom Schwein zu anregend, da die Schilddrüse der Schweine im Vergleich zu T_4 einiges mehr von dem aktiven Hormon (T_3) produziert, als es bei der menschlichen Schilddrüse der Fall ist. Dennoch ist es unerklärlich, dass dieses Medikament bei manchen unserer Patienten keinerlei Wirkung zeigt und sie auf die synthetischen Mittel einfach besser ansprechen.

Synthetisches T_4

Levoxyl und Synthroid sind die Namen von zwei der vielen synthetischen generischen und nicht generischen Produkte aus Thyroxin (T_4). Die meisten Ärzte bevorzugen es, mit T_4 zu beginnen, welches sich, falls nötig, in das aktivere T_3 umwandeln kann. Wenn Sie an Allergien leiden, seien Sie sich dessen bewusst, dass manche T_4-Produkte Akazie und/oder Lactose enthalten. Die generischen Versionen von T_4 können mindestens genauso wirksam wie Synthroid sein, wenn nicht noch wirkungsvoller. Tatsächlich hat kürzlich ein Aufschrei der Entrüstung über die fehlende gleichbleibende Qualität von Synthroid zu einer Untersuchung durch die amerikanische Arzneimittelbehörde FDA geführt, die forderte, dass Synthroid wiederholt formale Versuche überstehen muss, um seine Wirksamkeit zu beweisen (etwas, was Synthroid vor allem noch nie musste, da es ursprünglich von einer Neuregelung ausgeschlossen war). Manchmal ist eine Form von synthetischem T_4 wirkungsvoller als eine andere. Versuchen Sie alle, wenn es sein muss.

Da T_4 das weniger aktive Schilddrüsenhormon ist, müssen Sie etwas synthetisches T_3 hinzufügen, falls Sie bei keiner Dosis entsprechende Ergebnisse erzielen (vielen unserer Patienten geht es so).

Synthetisches T_3

Die Forschung bestätigt die Wirksamkeit von T_3-Medikamenten bei Depressionen. Kurzwirksames Cytomel (Produktname), ein- bis dreimal täglich eingenommen, oder noch besser Retard-T_3, kann sehr wirkungsvoll sein. Ihr Arzt wird vorsichtig mit einer geringen Dosis starten und diese nur erhöhen, wenn es notwendig ist. (Denken Sie daran, dass zu viel T_3 zu Herzrasen führen kann.) Für manche Menschen hat Cytomel den Nachteil, dass es sich (genau wie Ihr natürliches T_3) schnell auflöst, und damit auch seine Vorteile, bevor es Zeit für die nächste Dosis ist. Wenn Sie mit seiner Wirkung nicht vollständig zufrieden sind, versuchen Sie die Retard-Form, die Ihr Arzt Ihnen verschreiben kann. (Es gibt auch Apotheken, die die Medikamente nach individuellen Anforderungen des Arztes selbst anmischen können.) Gary Ross, M.D., ein von Broda Barnes geschulter Arzt, empfiehlt das Retard-Präparat von Women's International Pharmacy für unsere Patienten, und es wirkt einwandfrei.

Wenn Ihr Arzt einmal mit der Behandlung angefangen hat, bleiben Sie bei ihm, bis er das richtige Medikament in der richtigen Dosis gefunden hat, das Ihre Depressionen und andere mögliche Symptome einer Schilddrüsenunterfunktion lindert.

Sie fühlen sich unter Umständen schon so lange schlecht, dass Ihnen gar nicht bewusst ist, wie viel besser Sie sich fühlen könnten. Messen Sie weiter Ihre Basaltemperatur, beobachten Sie Ihre ursprünglichen emotionalen und körperlichen Symptome einer schwachen Schilddrüse und testen Sie immer weiter. Wenn sich alles normalisiert hat, haben Sie das richtige Medikament mit der passenden Dosis gefunden.

Besondere Behandlungshinweise für Thyreoiditis – Wenn Ihre Schilddrüsenantikörper zu hoch sind

Hashimoto-Thyreoiditis ist ein großes Problem in den Vereinigten Staaten. Viele Experten sind der Meinung, dass es die Hauptursache für alle der bekanntesten Schilddrüsenfehlfunktionen ist. Thyreoiditis kann nicht nur die üblichen Symptome von Hypothyreose hervorrufen, sondern zusätzlich auch andere Symptome (einschließlich Krampfanfälle), da sich die Schilddrüse bei dieser Krankheit im Krieg befindet.

✗ Zu viel Jodsalz?

Zu viel Jod ist eine bekannte Ursache für sowohl Schilddrüsenunterfunktion als auch Thyreoiditis. Forscher in den Vereinigten Staaten, Japan und Griechenland haben festgestellt, dass übermäßiges Jod aus Jodsalz zu einem starken Anstieg im Auftreten der Thyreoiditis geführt hat. In Griechenland beispielsweise, wo Jod noch nicht seit langem dem Salz hinzugefügt wird, trat eine Kropfbildung (Anschwellen des Halses, das mit einer Schilddrüsenunterfunktion verbunden ist) wesentlich seltener auf, dafür vermehrten sich die Thyreoiditis-Fälle. Aus diesem Grund befürworte ich die Verwendung von normalem Speisesalz nicht, oder gar von Meersalz, welches normalerweise nur einer gröbere Version von Speisesalz ist. Alle enthalten zusätzliches Jod (und wenige Mineralien außer Natrium). Ich empfehle richtiges, natürliches Meeressalz (z. B. »Celtic Sea Salt«).

Falls Sie unter Hashimoto leiden, wird Ihre Schilddrüse von Zellen des Immunsystems angegriffen (Schilddrüsen-Antikörper), die fälschlicherweise ausgesandt werden, um sie zu bekämpfen. Ihre Schilddrüse ist vielleicht in der Lage, viele ihrer Hormone herzustellen, der Angriff der Antikörper beeinträchtigt jedoch die gleichmäßige Produktion und Zufuhr. Wenn Sie sich also wie ein emotionales Schlachtfeld fühlen, sind Sie es auch. Hashimoto-Thyreoiditis kann Ihre Schilddrüse entzünden, unregelmäßiges Narbengewebe bilden und sie letztendlich zerstören. Wenn Ihre Schilddrüse nicht mehr ausreichend ihrer eigenen Hormone freisetzen kann und Sie sich die meiste Zeit schwach fühlen, kann sich eine *Hypo*thyreose daraus entwickeln. Dennoch kann es ebenso mit *Hyper*thyreose in Verbindung gebracht werden.

Ich vermutete Thyreoiditis, als einer unserer Patienten Symptome wie nervöse, angespannte Depressionen und Probleme beim Schlucken von Tabletten aufzeigte sowie sich »unter Strom stehend« fühlte, insbesondere nachdem er Koffein oder die Aminosäure L-Tyrosin zu sich genommen hatte, und sich weitere Stimmungs- und Schlafprobleme nicht einfach durch unsere Nahrungsergänzungsmittel und Gute-Laune-Nahrung beheben ließen. Thyreoiditis erfordert fast immer medikamentöses Eingreifen, zumindest für eine Weile, und eine Untersuchung der Nebennieren ist *immer* vonnöten. Tatsächlich hat die Behandlung erschöpfter Nebennieren mit Cortisol-Ersatz in vielen Fällen auch die Schilddrüsenfunktion wieder komplett hergestellt. (Siehe Nebennieren-Extra-Kapitel.)

Virale und allergische Reaktionen können die Auslöser sein. Verbreitete allergieauslösende Nahrung aus Weizen, Roggen, Hafer und Gerste wurde fest mit Hashimoto-Thyreoiditis in Verbindung gebracht. Tatsächlich wurde bei einer kürzlich durchgeführten italienischen Studie festgestellt, dass ein Weglassen dieser Getreidearten den autoimmunen Angriff auf die Schilddrüse komplett stoppte.[6] Studien zeigen auch, dass Soja zum Ansteigen der Thyreoiditis-Fälle beiträgt. In Kapitel 7 und 8 finden Sie Anweisungen, wie Sie herausfinden können, ob Getreide, Soja oder andere Nahrungsmittel problematisch für Sie und Ihre Schilddrüse sind.

Die erfolgreichste medikamentöse Behandlung unserer Patienten mit Hashimoto-Thyreoiditis hat mit T_4 angefangen (eine Form von L-Thyroxin), danach wurde je nach Bedarf Retard-T_3 (oder Cytomel) hinzugefügt. Tierische Schilddrüsenhormone waren nach unserer Erfahrung weniger häufig erfolgreich bei Thyreoiditis. Da es der menschlichen Schilddrüse so ähnlich ist, könnte es den Angriff des Immunsystems weiter stimulieren, wobei dies bei den synthetischen Hormonen nicht der Fall zu sein scheint. Passen Sie die Dosis Ihrem Bedarf an und testen Sie alle Schilddrüsenhormonspiegel, *einschließlich Ihrer Antikörper,* alle drei bis zwölf Monate (Ihr TSH anfangs häufiger). Sie sollten auch auf Anämie untersucht werden, was im Zusammenhang mit Hashimoto ziemlich verbreitet auftritt. B_{12}, Folsäure und Eisen können zusätzlich zu Ihren Basis-Ergänzungsmitteln benötigt werden. Wenn festgestellt wird, dass Sie unter perniziöser Anämie leiden, können B_{12}-Spritzen sehr hilfreich sein. Nehmen Sie auf jeden Fall ein Multimineral-Präparat ein, das Selen und Zink enthält.

Anmerkung im Bezug auf T_3: Falls emotionaler oder physischer Stress ein ernsthaftes Problem darstellten, könnte Ihr Spiegel an rT_3 zu hoch angestiegen sein, wodurch die Menge an für Sie verfügbarem aktivem T_3 reduziert wurde. Ein Bluttest für rT_3 kann hier Abhilfe schaffen. Unsere Klinik führt diese mittlerweile routinemäßig durch. Medikamente, die T_4 enthalten, sind manchmal nicht effektiv, wenn der rT_3-Spiegel zu hoch ist. In diesem Fall wäre ein Präparat, das nur T_3 enthält, die bessere Wahl.

Behandlung von Hyperthyreose (wenn die Tests eine überhöhte Schilddrüsenfunktion ergeben)

Unsere Klinik hatte bisher so wenige Patienten mit Hyperthyreose, dass ich nicht mit allen Behandlungsmöglichkeiten vertraut bin. Manche Medikamente können die Schilddrüse herunterfahren, ohne sie zu zerstören. Wenn sie einige Zeit auf diesem niedrigen Niveau gehalten wird, werden Sie eine Hypothyreose (Schilddrüsenunterfunktion) entwickeln und müssen eines der Medikamente nehmen, die ich oben beschrieben habe. Hyperthyreose kann oft ein Autoimmunproblem sein und auf die Behandlungsansätze in dem vorherigen Abschnitt über Thyreoiditis ansprechen, wie das Weglassen allergieauslösender Nahrungsmittel. Eine unserer Patientinnen mit Hyperthyreose hatte über lange Jahre eine sehr starke Lebensmittelallergie *und* eine erhebliche parasitäre Infektion mit erschöpften Nebennieren, die ihrem Problem zugrunde lagen.

Können Sie geheilt werden und die medikamentöse Behandlung einstellen?

Nach einem Jahr können Sie versuchen, die Medikamente für ein paar Monate abzusetzen (Sie werden zunächst müde sein, bis Ihre eigene Schilddrüse wieder anläuft). Die Ergebnisse sind unterschiedlich. Wenn die positiven Auswirkungen anhalten, können Sie auf die Medikamente verzichten. Wenn nicht, nehmen Sie sie wieder ein. Der Schilddrüsenexperte Nathan Becker, M.D., ein Endokrinologe der University of California in San Francisco, erzählte uns, dass etwa ein Drittel seiner Patienten nach einem Jahr die Medikamente erfolgreich absetzen kann.

Empfohlene Literatur

Schulungsmaterial (und Schulungskonferenzen) von Broda O. Barnes; Stiftung: +1-203-261-2101; www.brodabarnes.org.

Shames, Richard, M.D., und Karilee Halo Shames, R.N., Ph. D. *Thyroid Power: Ten Steps to Total Health*. (New York: HarperResource, 2001).

Shomon, Mary J., *Living Well With Hypothyroidism* (Harper Paperbacks: Revised 2005).

Starr, Mark, M.D., *Hypothyroidism Type 2: The Epidemic* (New Voice Publication 2005).

Was Sie über die Nebennieren wissen sollten

Finden Sie als Erstes einen Arzt. Bitte nutzen Sie die Empfehlungen hier im Anhang, um einen ganzheitlich arbeitenden Arzt, Heilpraktiker, Akupunkteur, Chiropraktiker und/oder Ernährungsspezialisten zu finden, der bereits mit dem hier beschriebenen Speicheltest und der Behandlung vertraut ist oder bereit ist, eng mit den Fachärzten der Labor-Testverfahren zusammenzuarbeiten, um die Grundlagen zu lernen. Die Labore selbst sind bezüglich der Behandlung der Nebennieren gute Quellen für Empfehlungen kompetenter Fachleute. Die meisten von ihnen verkaufen die Testpakete für die Nebennierenfunktion ohnehin nur über Fachärzte. Sie werden in diesem Prozess Hilfe benötigen, das versichere ich Ihnen.

Erwägen Sie Akupunktur. Akupunkteure behandeln die Nebennieren seit Tausenden von Jahren. Lassen Sie sich von einem erfahrenen Akupunkteur behandeln, der sein Fach zumindest teilweise in China gelernt hat. Versuchen Sie einen zu finden, der Speicheltests verwendet und sich mit chinesischen Kräutern auskennt. Diese Fachkräfte können Ihre Nebennierenfunktion auch anhand Ihres Pulses messen und Sie mit Nadeln und Kräutern behandeln, zusätzlich zu anderen Methoden, die in diesem Extra-Kapitel empfohlen werden. Akupunktur unterstützt nicht nur direkt die Nebennieren, sondern ist auch bekannt für ihre Fähigkeit, den Endorphinspiegel anzuheben, und wir wissen, dass diese Freude bereitenden Endorphine durch Stress erschöpft werden und bei der Regulierung des Cortisols benötigt werden.

Akupunkteure nennen den Puls, der die Vitalität Ihrer Nebennieren erkennen lässt, Ihren »Nebennieren/Nieren-Meridian«. (Die Chinesen betrachten die Nieren und die benachbarten Nebennieren als eine einzige Drüse.) Falls Ihre Nebennierenschwäche schwerwiegend ist, wird Ihr Puls sehr schwach oder unregelmäßig sein. In diesem Fall sollten Sie eine Behandlung mit Nadeln und Kräutern in Betracht ziehen. Wenn Sie keine Nadeln mögen, kann der gleiche Vorgang mit der Hand ausgeführt werden, durch Akupressur. Sie können sogar selbst Ihre Nebennieren-Punkte und Meridiane bearbeiten, indem Sie die Empfehlungen des Akupunkteurs befolgen oder ein entsprechendes Lehrbuch verwenden.

Testverfahren

Tests in der Praxis

Noch bevor Sie sich einen Speicheltest bestellen, fragen Sie Ihren Arzt nach einer Untersuchung der Augen, um zu sehen, ob sich Ihre Pupillen bei hellem Licht problemlos und vollständig verengen. Viele Menschen mit einer Nebennierenschwäche reagieren sehr empfindlich auf helles Licht und tragen sogar in geschlossenen Räumen Sonnenbrillen, da sich Ihre Pupillen nicht zusammenziehen können. Überprüfen Sie auch, ob Ihr Blutdruck im Normalbereich liegt, sowohl im Liegen als auch in aufrechter Körperhaltung. (Dies wird auch »orthostatische Blutdruckmessung« genannt.)

Speicheltests im Labor

Alle der folgenden Tests können bei aufgelisteten Laboren bestellt werden (s. S. 346 f.)

Speicheltests sind Lebensretter! Sie sind seit den frühen 80er Jahren erhältlich und ihre Ergebnisse stimmen erstaunlich gut mit den tatsächlichen Erfahrungen unserer Patienten überein. Es stellt sich heraus, dass Speichel gut messbare Mengen der meisten Hormone, einschließlich Cortisol und DHEA, enthält, ein anderes Hormon, das von den Nebennieren produziert wird und uns bei der Stressbewältigung hilft. Deshalb werden mittlerweile die meisten Untersuchungen dieser Hormone mit Hilfe von Speicheltests durchgeführt. Da nur die freie oder aktive Form dieser Hormone in den Speichel gelangt, ist diese Art von Test den meisten teuren, hochentwickelten Bluttests »freier« Hormonspiegel gleichzusetzen.[1] Viele Studien haben die Zuverlässigkeit von Speicheltests für Hormone bestätigt. Tatsächlich wird bei der wissenschaftlichen Forschung in Bezug auf Hormone mittlerweile der Speicheltest dem Bluttest vorgezogen. Es ist mit Sicherheit am praktischsten!

Ihr Körper hat in seinem Blutkreislauf immer einen bestimmten Cortisolspiegel, der morgens am höchsten ist, um Ihnen zu ermöglichen, dem Tag entgegenzutreten, und nachts am niedrigsten, damit Sie schlafen können. Ein Speicheltest wird Ihnen und Ihrem Arzt genau aufzeigen, welche Art von Erschöpfung oder Überschuss Ihre Nebennieren-Stresshormone vielleicht belegen und zu welchem Zeitpunkt. Er wird Ihnen auch zeigen, in welchem Stadium der Nebennierenschwäche Sie stecken.

Befinden Sie sich in einer frühen, der ersten Phase der Nebennierenschwäche, in der Ihr Cortisolspiegel ständig zu hoch ist? In Phase zwei, in der er zu tief abfällt? Oder Phase drei, in der er die meiste Zeit auf einem zu niedrigen Stand ist? Labore haben ermittelt, wie hoch die normale Cortisolausschüttung in einem

Zeitraum von 24 Stunden ist, sodass sie diesen Wert mit *Ihrem* Ausstoß an einem für *Sie* normalen Tag vergleichen können. Die meisten Tests messen die Werte von Cortisol und DHEA in mindestens vier Speichelproben, die Sie zu Hause oder auf der Arbeit nehmen: früh morgens bis zur Schlafenszeit. Fragen Sie nach einem zusätzlichen (fünften) Teströhrchen, wenn Sie regelmäßig zwischen 1:00 und 5:00 Uhr morgens aufwachen (lesen Sie dazu Kapitel 12). Führen Sie am Testtag Buch über Nahrung, Stimmung, Energie, Stress und Aktivitäten. Das wird Ihnen und Ihrem Arzt helfen, die Ergebnisse zu bewerten. Sie werden die Tests wiederholen müssen, wenn Sie sich erholen (mindestens zweimal im folgenden Jahr). *Beachten Sie:* Wenn Sie krank sind oder plötzlichen, ungewöhnlichen Stress erfahren, warten Sie mit dem Test, bis Sie sich eine Woche lang wieder »normal« gefühlt haben oder der unmittelbare Stress verflogen ist, um einen *typischen Tag* zu messen. Auch sollten Sie keinen Sport machen oder Koffein zu sich nehmen.

Zusätzliche Labortests

Schilddrüse – Da die Schilddrüse durch den Cortisolspiegel schnell beeinflusst wird und umgekehrt, lassen Sie auf jeden Fall Ihr T_3, T_4, TSH und die zwei Schilddrüsenantikörper testen, wenn Sie erschöpft sind und kalte Hände und Füße haben sowie an überschüssigem Gewicht zulegen. (Mehr darüber im Schilddrüsen-Extra-Kapitel.)

Vitamin D – Vitamin D ist ein wichtiges Hormon für die Regulierung der Nebennierenfunktion (und den Knochenaufbau). Ein genauer Bluttest, von Diasorin Labs produziert, ist erhältlich: Er heißt 25(OH)D oder 25-Hydroxy-D (nicht 125 OHD) (www.diasorin.com).

Pregnenolon – Es kann nützlich sein, auf dieses vorwiegend adrenale Hormon zu testen, aus dem Cortisol, DHEA und all die anderen Nebennierenhormone hergestellt werden.

Weitere Testverfahren zur Bestimmung innerer Stressoren

Testen auf Lebensmittelallergien Reizende Nahrungsmittel sind wohl die am weitesten verbreiteten Stressoren, die es gibt. Weizen und Milchprodukte sind die wahrscheinlichsten Übeltäter. Sie wegzulassen und danach wieder einzuführen ist der genaueste Weg, auf gängige Lebensmittelallergien zu testen, und ich erkläre diesen einfachen Test für zu Hause in Kapitel 7.

Stuhltest auf Hefepilz-, Parasiten- oder Bakterienbefall Die meisten Standardlabore sind üblicherweise nicht sehr gut im Aufspüren dieser kleinen Eindringlinge. Falls eines der folgenden Symptome auf Sie zutrifft, lassen Sie Ihr Blut auf Candida-Antikörper testen – oder verzichten Sie auf den Test und führen Sie direkt eine Hefepilzvernichtung durch. Falls Ihre Symptome weiterhin bestehen, lassen Sie Ihren Stuhl testen. Stellt sich heraus, dass Sie Parasiten haben, müssen Sie diese erst beseitigen, bevor Sie sich daran machen, den Hefepilz zu bekämpfen.

- Sie haben häufig einen geblähtem Bauch.
- Sie fühlen sich benommen.
- Sie fühlen sich niedergeschlagen.
- Sie leiden an wiederkehrenden Hefepilz- oder Blaseninfektionen.
- Sie haben zu irgendeiner Zeit übermäßigen Gebrauch von Antibiotika gemacht.
- Sie haben Kortison oder die Antibabypille über ein Jahr lang eingenommen.
- Sie haben einen chronischen Nagel- oder Hautpilz oder einen Fußpilz.
- Sie haben/hatten als Erwachsener oder Kind wiederkehrende Nebenhöhlen- oder Ohrenentzündungen.
- Sie haben Juckreiz oder Ausschläge.

Es ist wichtig zu wissen, welche Parasiten – oder seltener, giftige Bakterien – Sie haben, um zu entscheiden, welche Methode Sie anwenden sollten, um diese loszuwerden. Wir arbeiten mit einigen Laboren ziemlich erfolgreich zusammen, keines von ihnen kann jedoch für Ergebnisse garantieren, insbesondere in Bezug auf Parasiten. Lassen Sie sich nach einem Monat auf jeden Fall noch einmal testen, nachdem Sie ein Hefepilz-, Parasiten- oder Bakterien-Vernichtungsprogramm mit Hilfe eines Facharztes abgeschlossen haben.

Testen auf Schwermetalle Eine Haaranalyse zum Testen auf mögliche giftige Metalle (wie Quecksilber) ist günstig und einfach zu bestellen. Urin-, Blut- und Stuhltests sind ebenso erhältlich und sollten zur Bestätigung der Ergebnisse verwendet werden. Schwermetalle können mithilfe von Nährstoffen aus dem Körper ausgeleitet werden, unter Aufsicht eines erfahrenen Arztes oder jemandem, der von den Fachleuten im Labor Empfehlungen entgegennehmen kann.

Auswerten der Testergebnisse und Anwenden der ultimativen Strategien zur Korrektur der Nebennieren

Befinden Sie sich in Phase 1 der Überlastung? Ergaben manche oder alle vier Ihrer Tests einen stark erhöhten Cortisolspiegel?

- *Falls Ihr übermäßiger Stress gerade beginnt,* produzieren Sie wahrscheinlich noch eine Menge des stressbewältigenden Cortisols. Dies ist gut, eventuell sogar lebensrettend. Wenn Ihr Stress jedoch schon *zu lange* andauert und Ihr Cortisolspiegel für einen zu langen Zeitraum zu hoch war, haben die katabolischen oder den Körper zerstörenden Effekte des Cortisols vielleicht schon angefangen, ihren Tribut zu fordern. Wenn Ihr Cortisolspiegel übermäßig hoch ist, ist das, wie wenn Sie viele Cortisonspritzen bekommen. Ihr Immunsystem, die Knochen, das Gehirn, das Herz und die Muskeln können alle darunter leiden. Und selbst wenn der Stress, der diese Cortisol-Flut ausgelöst hat, nicht mehr besteht, kann es sein, dass Ihre Nebennieren sich angepasst haben (in nur drei Wochen) und unter Umständen weiterhin die mittlerweile überhöhten Mengen unbenötigten Cortisols ausschütten. Manche Anzeichen der Phase 1: Schlafstörungen, Angespanntheit, Appetitlosigkeit, Gewichtsverlust und Gedächtnisverlust. (Sie erinnern sich vielleicht an dieses Gefühl aus einer stressigen Zeit früher in Ihrem Leben, falls Sie es jetzt nicht haben.)

■ *Falls sich bei Ihnen keine offensichtlichen Stressoren zeigen,* ist es Zeit herauszufinden, was das versteckte Problem hinter Ihrem Cortisol-Anstieg ist und was man dagegen tun kann. (Denken Sie daran, dass Ihre Ernährung am wahrscheinlichsten der versteckte Stressor ist.) Sie brauchen vielleicht einen Snack zur Schlafenszeit, wenn Ihr Blutzucker nachts abfällt und eine Cortisolausschüttung auslöst, die Sie wach hält. Sie benötigen sicher phosphoryliertes Serin (Produktname Seriphos), der einzige Nährstoff, von dem wir wissen, dass er getestet wurde (von Diagnos-Techs) und bei den meisten Menschen sicher den Cortisolspiegel senken konnte. (Tranquilizer tun dies auch, jedoch verhindern Sie ebenso, dass Sie in den tiefen, erholsamen Schlafzyklus finden, den Sie so dringend benötigen, um sich von der Erschöpfung durch Stress zu erholen. Außerdem sind sie hochgradig suchterzeugend.) Nehmen Sie Seriphos etwa fünf Stunden vor Ihrer Schlafenszeit ein, damit Ihnen das Einschlafen erleichtert wird. Es kann auch genau zur Schlafenszeit eingenommen werden, falls Ihr Cortisolspiegel morgens zwischen 1:00 und 5:00 Uhr zu hoch ist und Sie zu früh aufweckt. Seriphos ist eine Kombination aus den Mineralien Phosphor und Calcium mit der Aminosäure Serin. Es vermindert die ACTH-Signale (Hypophyse), die Ihre Nebennieren dazu veranlasst, Notfall-Mengen an Cortisol auszuschütten. Lesen Sie die Angaben auf der Packung sorgfältig – schwangere und stillende Frauen können es zum Beispiel nicht nehmen. *Achtung:* Nehmen Sie Seriphos nicht länger als einen Monat am Stück ein. Pausieren Sie für 48 Stunden und wiederholen Sie die Einnahme falls nötig. Unsere Klinik hat festgestellt, dass viele Menschen am besten auf eine Kombination ansprechen, bestehend aus Seriphos und einem weiteren bewährten cortisolsenkenden Nährstoff, aus Milch gewonnen, hydrolisiertes Casein oder »Lactium« genannt, welches beinahe sofort wirkt und die Symptome lindert. Dosis: 75–150 mg wenn der Cortisolspiegel erhöht ist (gemäß Speicheltest-Ergebnis und Ihren Symptomen, z. B. Schlaflosigkeit). Wenn Sie nicht einschlafen können, nehmen Sie es um 22:00 Uhr ein. Wenn Sie zwischen 1:00 Uhr und 5:00 Uhr aufwachen und nicht wieder einschlafen können, nehmen Sie es dann. Nehmen Sie es so oft wie nötig. Bei Seriphos gibt es Begrenzungen – es dürfen nur drei Kapseln am Tag genommen werden. In der Regel empfehlen wir Menschen, die zwischen 2:00 Uhr und 5:00 Uhr nicht schlafen können, alle drei Kapseln um 22:00 Uhr zusammen mit Lactium einzunehmen. *Beachten Sie:* Lactium scheint bei den Menschen mit Milchallergien keine Probleme zu verursachen.

■ *Falls Ihr Cortisol morgens zu hoch ist oder sich im oberen Normalbereich befindet, obwohl die Werte am restlichen Tag niedrig sind,* müssen Sie sich auf Parasiten testen lassen, die normalerweise nachts aktiver werden, was Ihre Nebennieren dazu veranlasst, den Cortisolspiegel genau dann zu erhöhen, wenn er am Ende des Tages eigentlich absinken sollte. Ich weiß, dass das bizarr klingt, jedoch hatten unsere Patienten mit einem hohen Cortisolspiegel am Morgen alle auch Parasiten oder in einem Fall üble Bakterien, genau wie Dr. Timmons, der Leiter von BioHealth Diagnostics, es uns vorausgesagt hatte. Verwenden Sie in diesem Fall kein Seriphos – Sie werden viel Cortisol benötigen, bis Sie Ihre Parasiten losgeworden sind (oder von Fall zu Fall einen Bakterien- oder Hefepilzbefall).

Vernichten von Hefepilzen, Parasiten und schlechten Bakterien Ob Ihr Cortisolspiegel nun zu hoch oder zu niedrig ist, ein Hefepilz-, Parasiten- oder Bakterienbefall kann die Ursache sein. Es dauert drei bis vier Monate, wenn man den Befall ohne Medikamente bekämpft. Verschreibungspflichtige antiparasitäre Antibiotika oder Antimykotika (Hefepilz) wirken schnell. Sie können auch eine Kombination aus Kräutern und Medikamenten verwenden, um diese Lebewesen zu vernichten. Für eine schriftliche Beschreibung der Anti-Hefepilz- und Anti-Parasiten-Pläne oder der Hefepilz- oder Parasiten-Vernichtungspräparate, die wir momentan an unserer Klinik verwenden, erreichen Sie uns unter +1-303-703-3772 und/oder ziehen Sie die erfahrenen alternativmedizinischen Berater von Diagnos-Techs zu Rate. Hefepilze und Parasiten können hartnäckig sein. Viele Menschen sind bei dem Versuch, sie mit bestimmter Ernährung und Ergänzungsmitteln zu beseitigen, jahrelang erfolglos. Der Grund dafür, dass ich nur die Pläne unserer Klinik empfehle, ist, dass ich einfach keine anderen wirklich effektiven Alternativen kenne. Ich weiß aber, dass häufig Medikamente benötigt werden, um Parasiten und Bakterien loszuwerden, auch wenn das hart für die Leber ist. Hefepilzbefall tritt sehr viel häufiger auf und kann oft mit rezeptfreien Nahrungsergänzungsmitteln bekämpft werden. Sie müssen oder sollten sich für Präparate wie Diflucan oder Itraconazol *(Anm. d. Übers.: Beide in Dtl. verschreibungspflichtig)* entscheiden, besonders wenn es um einen schwierigen Fall geht. Nehmen Sie zusätzlich Mariendistel, um Ihre Leber zu schützen, falls Sie sich dazu entschließen, Medikamente einzunehmen. Wenn Sie keinen Arzt haben, der Sie bei der Prozedur unterstützt, fragen Sie bei Diagnos-Techs nach Überweisungen und lesen Sie die Empfehlungen in den »Nützlichen Informationen und Bezugsquellen«.

Befinden Sie sich in Phase 2? Die Nebennierenschwäche beginnt hier erst richtig.

Abhängig davon, wie lange Sie schon belagert sind und wie stark Ihre Nebennieren sind, werden Sie sich irgendwann von Phase 1 in Phase 2 begeben. Ihr Cortisolspiegel wird über den Tag gesehen unregelmäßig erscheinen, manchmal hoch und manchmal tief, und dementsprechend fühlen Sie sich wahrscheinlich. Wenn Ihr Cortisolspiegel *unter* den Normalwert sinkt, werden Sie auch die Ergänzungsmittel, die ich als nächstes für Phase 3 beschreiben werde, in Erwägung ziehen.

Befinden Sie sich in Phase 3, dem tiefsten Stadium der Nebennierenschwäche?

Hier befinden sich die meisten unserer Patienten, Hunderte von ihnen, wenn sie zu uns in die Klinik kommen. Die allgemeinen Cortisol- und DHEA-Spiegel sind den ganzen Tag über oder zumindest meistens zu niedrig oder im unteren Normalbereich. Und genauso *fühlen* sie sich auch. Die Nachmittagswerte sind normalerweise die niedrigsten des Tages.

Den Cortisolspiegel auf natürliche Weise anheben

Nebennierenrinde. Cortisol wird in der äußeren »Rinde« der Nebenniere produziert. Freiverkäufliche Präparate, die aus tierischen Nebennieren hergestellt werden, sind sehr hilfreich, und Sie können sie schnell alleine finden oder ein Apotheker kann qualitativ hochwertige Nebennierenrinden-Präparate von Herstellern wie Bezwecken für Sie bestellen. Allergy Research führt ein Produkt namens Organic Adrenal Cortex, das in amerikanischen Reformhäusern oder übers Internet erhältlich ist. Verwenden Sie diese Präparate zu den Tageszeiten, an denen die Testergebnisse Ihnen einen niedrigen Cortisolspiegel anzeigen.

Komplette Nebennieren. Bitte seien Sie vorsichtig mit Präparaten aus *kompletten* Nebennieren. Das Adrenalin, das sie enthalten (im Nebennierenmark, dem inneren Teil der Nebenniere hergestellt), kann Ihre Probleme verschlimmern, indem es Sie überstimuliert und damit zu Ihrem Stress beiträgt und Ihre Nebennieren weiter erschöpft. Wenn Sie schnell angespannt sind, werden Sie sie nicht mögen. Fühlen Sie sich jedoch ausgebrannt und erschöpft, *brauchen* Sie unter Umständen sogar mehr Adrenalin und werden von ihnen profitieren.

Homöopathische Mittel. Es gibt Präparate mit veschiedenen Potenzen. Zum Beispiel stellen Dolisos International Labs (+1-800-365-4767) homöopathische Nebennierenrinde mit einer D-12-Potenzierung her, die den Cortisolspiegel leicht anhebt und stabil hält (für Phase 2), und eine D-9-Potenzierung, welche das Cortisol stark anhebt (für Phase 3).

Süßholz. Wenn Sie *normalen* oder *niedrigen,* aber keinen *hohen* Blutdruck haben, können Sie manchmal, wenn es schnell gehen muss, Ihren Cortisolspiegel anheben, indem Sie dieses überraschend wirksame Kraut in Form einer Süßholz-Kapsel oder eines flüssigen Extrakts nehmen. »Glycyrrhiza« ist der Name der Substanz im Süßholz, die diesen positiven Effekt auf die Nebennieren hat. (Kaufen Sie nicht das Süßholz ohne Glycyrrhiza, das gegen Geschwüre eingesetzt wird.) Es verlangsamt die Umwandlung von Cortisol in andere Hormone, wodurch der Spiegel angehoben wird. Süßholz sollte ein- bis zweimal täglich eingenommen werden, genau vor dem Zeitpunkt, an dem laut Ihrer Testergebnisse der Spiegel abfällt. *Achtung:* Wenn Sie Süßholz nach 15 Uhr nehmen, kann das Ihren Schlaf beeinträchtigen. Verwenden Sie Süßholz nur über einen kurzen Zeitraum von ein bis drei Monaten. Reduzieren Sie die Dosis oder setzen Sie das Präparat ab, wenn Sie es nicht mehr benötigen, insbesondere, wenn Ihr Appetit abnimmt oder Sie sich zu angetrieben fühlen. Wenn Sie Herzklopfen und hohen Blutdruck bekommen, setzen Sie das Süßholz sofort ab (wir haben diese Reaktion selten beobachtet). *Achtung:* Verwenden Sie kein Süßholz, wenn Sie hohen Blutdruck oder einen hohen Östrogenspiegel haben. Süßholz kann beides erhöhen.

Pregnenolon ist in den Vereinigten Staaten rezeptfrei erhältlich. *(Anm. d. Übers.: In Deutschland ist es verschreibungspflichtig.)* Die empfohlenen Dosen sind üblicherweise ziemlich niedrig – 10 bis 50 Milligramm am Tag. Eine unserer am meisten erschöpften Patientinnen sprach auf nichts an, einschließlich Schilddrüsen-Präparate, bis ein Test einen niedrigen Pregnenolon-Wert hervorbrachte. Daraufhin versuchte Sie eine ungewöhnlich hohe Dosis (130 Milligramm) und war danach wie ausgewechselt. Dieses Hormon wird von den Nebennieren zur Herstellung von über 30 Hormonen, insbesondere Cortisol, Progesteron und DHEA, verwendet. Es zusätzlich einzunehmen kann die Nebennieren demnach erheblich entlasten. Bei manchen Menschen scheint es jedoch nicht anzusprechen. Es ist sowohl in Kapseln als auch in wirkungsvolleren Tropfen erhältlich. Bei Männern und Frauen in der Menopause scheint Pregnenolon am besten zu wirken. *Achtung:* Verwenden Sie kein Pregnenolon, wenn Ihr Progesteron- oder Östrogenspiegel zu hoch ist oder wenn Sie an Hyperthyreose leiden. Lassen Sie auf jeden Fall Ihren Progesteron- und Östrogenspiegel testen, bevor Sie Pregnenolon in irgendeiner Form einnehmen.

Für Phase 1, 2 oder 3 der Nebennierenschwäche, falls der DHEA-Spiegel zu niedrig ist

Wir haben in unserer Klinik einige chronisch gestresste und erschöpfte Patienten gesehen, die innerhalb einer Woche stark auf DHEA-Präparate ansprachen. Es ist in den USA in Form von Kapseln und Tropfen rezeptfrei erhältlich. *(Anm. d. Übers.: In Deutschland ist es verschreibungspflichtig.)* Wir verwenden niedrige Dosen (5 bis 25 Milligramm, ein- bis zweimal täglich zu den Mahlzeiten), richten uns aber nach den Empfehlungen Ihres Arztes und nach Ihren Reaktionen. *Achtung:* Nehmen Sie kein DHEA, ohne zunächst Ihren Spiegel getestet zu haben. Wenn Sie an einer mit Hormonen in Verbindung gebrachten Krankheit leiden, wie Brust- oder Gebärmutterkrebs, Endometriose oder Prostatakrebs, lassen Sie erst Ihren Testosteron- und Östrogenspiegel testen und wiederholen Sie diesen Test alle drei bis sechs Monate, wenn Sie sich dazu entschieden haben, DHEA zu nehmen, da es in diese beiden Hormone umgewandelt werden kann und Sie keine neuen Ungleichgewichte verursachen wollen. Sowohl unsere Erfahrung als auch die von Laborleitern von BioHealth Diagnostics (www.biohealth.com) und Pharmasan (www.pharmasan.com) haben gezeigt, dass DHEA bei Frauen eher in Testosteron umgewandelt wird, als es bei Männern der Fall ist.

Cortisol (verschreibungspflichtig)

Hier berufen sich unsere medizinischen Berater auf die Arbeit von William Jeffries, dessen Werk *Safe Uses of Cortisol* ein unschätzbarer Ratgeber ist. Er empfiehlt den Mangel auszugleichen zwischen dem, was Ihr Körper idealerweise an einem ganzen Tag an Cortisol ausschütten sollte (ungefähr 23 bis 42 Milligramm pro Milliliter), und dem, was Sie laut Ihrem Testergebnis tatsächlich produzieren. Einer Phase-3-Patientin, deren Ergebnis beispielsweise bei »8« lag, wurden 20 Milligramm Cortef (Cortisol) verschrieben. Sie führte ein sehr ruhiges und stressfreies Leben, deshalb war dieser mäßige Cortisolanstieg ausreichend für sie. Als sie sich jedoch einen Fuß brach und sie in der gleichen Woche eine schlimme Grippe ereilte, benötigte sie zusätzliches Cortisol. Ihr Arzt erhöhte die Dosis auf 40 Milligramm am Tag, um es an die Menge anzupassen, die ihr Körper normalerweise produziert hätte, wären ihre Nebennieren nicht so erschöpft gewesen. Denken Sie daran, dass der Cortisolspiegel steigt, um den Stressoren entgegenzutreten, und wieder abfällt, wenn sich der Stress legt.

Der natürliche Anstieg des Cortisols Ihrer Nebennieren findet morgens statt und fällt allmählich während des Tages und der Nacht wieder ab. Die ergänzenden Präparate sollen diesen Rhythmus wiederherstellen.

Cortef ist der Markenname für Hydrocortison (Hydrocortison ist eine andere Bezeichnung für Cortisol). Eine weitere Form des Cortisols ist das Cortisonacetat. Dr. Jeffries empfiehlt üblicherweise eine Dosis von zwei- bis viermal täglich 2,5

bis 5 Milligramm Cortef oder ein vergleichbares Präparat.[2] Cortison kann das sogenannte »Vollmondgesicht« (Anschwellen des Gesichts) und andere Nebenwirkungen verursachen, jedoch nur bei einem stetigen Verbrauch von 50 bis 150 Milligramm oder mehr am Tag – weit über den natürlichen Mengen, die von den
Nebennieren selbst produziert oder von Dr. Jeffries empfohlen werden.

Einer der wenigen Kliniker im Land, außer Dr. Jeffries, Experte in der Anwendung von Medikamenten, die Cortisolspiegel korrigieren, ist Professor Virgil Stenberg, Ph. D., von der University of North Dakota. Seine Forschung hat die Wirkung von angemessenen Dosen dieser Medikamente in Kombination mit einer
entsprechenden Ernährung bei Leiden wie rheumatoider Arthritis und Fibromyalgie bestätigt. Er verwendet eine Technik namens »Microdose Therapy«, in der
hohe Dosen in sehr kurzen »Impulsen« verabreicht werden, worauf häufig eine
außergewöhnliche und oft dauerhafte Linderung folgt.

Hinweis zur Schilddrüse: Wenn Sie sich selbst nach dem Aufbau Ihrer Nebennieren noch immer müde fühlen, lassen Sie auf jeden Fall Ihre Schilddrüse untersuchen und behandeln, wie im Schilddrüsen-Extra-Kapitel beschrieben. Diese
Drüsen funktionieren gemeinsam als Team.

Erneute Tests und Kontrolle

Achten Sie darauf, dass all Ihre Arbeit der Stress-Korrektur sich wirklich bezahlt
macht und nicht nach hinten losgeht. Für einfache und günstige Nachfolgetests
können Sie einen Cortisoltest zu der Tageszeit machen lassen, die Sie am meisten
besorgt – die Zeit, zu der Sie Ihre ungewöhnlich hohen oder tiefen Werte hatten.
Wir hatten eine Patientin, deren Werte nachmittags weiterhin schwankten.
Zunächst war Ihr Spiegel gegen 16 Uhr ziemlich niedrig. Nachdem sie mit Hilfe
von Süßholz einen Cortisolschub erzeugt hatte, fühlte sie sich eine Zeit lang großartig, bekam dann aber irgendwann Probleme mit dem Schlaf. Es stellte sich heraus, dass Ihre eigenen Nebennieren wieder in Gang kamen und sie das Süßholz
nicht länger benötigte. Sie hatte sich nach drei Monaten aber nicht, wie eigentlich
geplant, erneut testen lassen, also rieten wir ihr im vierten Monat dazu. Tatsächlich hatte sich ihr Cortisol von einem zu niedrigen auf einen zu hohen Wert entwickelt. Ich empfehle die Tests zwei- bis dreimal im ersten Jahr zu wiederholen
und danach mindestens einmal jährlich oder früher, wenn Sie sich wieder übermäßig gestresst fühlen. Verringern Sie die Menge Ihrer Ergänzungsmittel oder des
Cortisols, wenn Sie selbst wieder in Form kommen. Ihre erneuten Hormontests
werden Sie dabei leiten und Ihnen auch eine Hilfe sein, zu erkennen, wann Sie
DHEA oder Pregnenolon absetzen sollten, falls Sie es einnehmen.

Besondere Hinweise zu dem Testverfahren für Männer und Frauen: Ihre Nebennieren produzieren mindestens die Hälfte Ihrer Sexualhormone (noch mehr, wenn
Sie über 40 sind). Stress kann Ihren Sexual- und Stresshormonspiegel aus dem

Gleichgewicht bringen. Wenn Sie Ihre stressbewältigenden Hormone wieder aufbauen wollen, ziehen Sie unter Umständen auch die Einnahme von Pregnenolon oder DHEA in Erwägung, die auch Ihren Sexualhormonspiegel verändern können. Deshalb ist es wichtig, dass Sie jetzt auch den Grundspiegel Ihrer Sexualhormone testen lassen und dann später erneut, um sicherzustellen, dass kein Ungleichgewicht entsteht. DHEA kann beispielsweise sowohl in Östrogen als auch in Testosteron umgewandelt werden. Zuviel des jeweiligen Hormons kann wirkliche Probleme verursachen.

Wie lange wird es dauern, Ihre Fähigkeit der Stressbewältigung wiederherzustellen?

Abhängig davon, wie stark ausgezehrt Ihre Nebennieren sind (ein Speicheltest ist eine große Hilfe dabei, dies festzustellen), könnten Sie sich schon in der ersten Woche besser fühlen oder aber Sie erholen sich Schritt für Schritt über einen Zeitraum von sechs Monaten. Miranda fühlte sich zwei Wochen nachdem sie ihre Ernährung verbessert hatte und die Basis-Ergänzungsmittel einnahm schon viel weniger überfordert. Nach den Anschlägen 2001 in New York jedoch erlitt sie einen schweren Zusammenbruch. Zu diesem Zeitpunkt zeigten die freiverkäuflichen Ergänzungsmittel bei ihr keine Wirkung mehr, und sie musste sich Cortisol verschreiben lassen, um aus diesem Tief herauszukommen. Dies half ihr sofort, doch nach zwei Wochen mit diesem Präparat wachte sie morgens wieder zu früh auf. Sie musste sich selbst zwei Monate lang so gut es ging von Stress abschirmen, während sie sich wieder erholte. Über einen Zeitraum von sechs Monaten nahm sie dreimal täglich 15 bis 22 Milligramm Hydrocortison ein. Danach reduzierte sie die Dosis nach und nach, bis sie es ganz absetzte. Sie hatte es aber immer in der Nähe und nahm es wieder, nur für kurze Zeit, sobald sie aufgebracht war oder sich schlecht fühlte. Sie ließ Ihre Nebennieren alle drei bis vier Monate erneut untersuchen, bis die Ergebnisse dauerhaft im Normalbereich lagen.

Wie findet man Ergänzungsmittel für die Nebennieren?

Süßholz, DHEA und Pregnenolon findet man in den USA in den meisten Reformhäusern. Man kann Sie auch über die Bestellhotline der Klinik oder bei anderen der aufgelisteten Anbieter anfordern. *(Anm. d. Übers.: Alle Hormon-Präparate sind in Deutschland verschreibungspflichtig.)*

Empfohlene Literatur und weitere Informationen

Jeffries, William, *Safe Uses of Cortisol* (Springfield, Ill.: Charles C. Thomas Publishing, 1996).

Microdose Therapy, Information: Dr. Vigil Stenberg; Informationen über die Klinik sowie Arbeitsbücher sind über seinen Hauptsitz in Arizona erhältlich, Microdose International, +1-800-743-8381.

Practitioner's Manual and Tapes (BioHealth Diagnostics Lab, 2001). Nur für Ärzte erhältlich, die Tests von diesem Labor durchführen lassen. +1-800-570-2000.

Thie, John F., und Keith Marks, *Touch for Health: Das umfassende Standardwerk für die Praxis* (Kirchzarten: Vak-Verlag, 2006).

Wilson, James L., *Adrenal Fatigue. The 21st Century Stress Syndrome* (Petalume, Calif.: Smart Publications, 2001).

Was Sie über die Sexualhormone wissen sollten

Ein Ungleichgewicht der Sexualhormone ist ein klassischer Grund für Stimmungsschwankungen. Denken Sie nur mal an PMS, postnatale Depression oder all die verschiedenen unangenehmen Stimmungen, die sowohl bei Männern als auch Frauen zur »Pause« gehören können. Ein Missverhältnis oder Defizit, das emotionale und körperliche Probleme auslöst, kann völlig sicher behoben werden. Man muss dabei jedoch sehr vorsichtig vorgehen, mit einem sachkundigen Arzt an Ihrer Seite, der Ihnen helfen kann zu überprüfen, ob Ihr Köper generell oder zeitweise zu wenige oder zu viele Hormone ausschüttet und ob Ihre Hormone im richtigen Verhältnis miteinander arbeiten.

Ihre Sexualhormone – Progesteron, Testosteron und die drei Östrogene (Estradiol, Estron und Estriol) – werden, bis die weibliche Menopause und die männliche Andropause einsetzen, jeweils etwa zur Hälfte sowohl in Ihren Geschlechtsorganen als auch in Ihren Nebennieren produziert, danach hauptsächlich in den Nebennieren.

Wie ändert sich der Hormonspiegel?

Wenn Sie älter werden, kann Ihr Hormonspiegel um bis zu 90 Prozent absinken. Dieser Rückgang spielt im Alterungsprozess eine wichtige Rolle – er verschlechtert die Stimmung, den Muskelaufbau, den Schlaf, das Gedächtnis und die Sexualfunktion. Bei den meisten Männern und Frauen sinken die Sexualhormone im Alter zwischen 40 und 60 am schnellsten ab, aufgrund einer schlechten Ernährung (d. h. zu vielen raffinierten Kohlenhydraten) und andauernden Stresses, die die Nebennieren erschöpfen. Auch eine Schilddrüsenunterfunktion und Erbfaktoren können eine Rolle spielen.

Manchmal kann auch ein viel zu hoher Sexualhormonspiegel Probleme bereiten. Sowohl bei Männern als auch Frauen können Hormon-Medikamente oder -Ergänzungsmittel (einschließlich der Antibabypille), eine kohlenhydrat- oder sojareiche Ernährung, Koffein, Tabak und Alkohol und selbst der Kontakt mit Pestiziden und in Materialien wie Plastik häufig verwendeten sekundären Pflanzenstoffen zu einem unnatürlich hohen Östrogenspiegel führen.

Im Gehirn fördert *Östrogen* die Synthese von stimmungsregulierenden Neurotransmittern, insbesondere Serotonin, was es, besonders für Frauen, zu einem starken Antidepressivum und Schlafmittel macht. Steigt der Östrogenspiegel jedoch zu stark an, führt dies zu einem stark erhöhten Risiko, an bestimmten Krebsarten zu erkranken (besonders Gebärmutterhals-, Brust- und Prostatakrebs), da Östrogen die Zellvermehrung anregt.

Progesteron sorgt für innere Ruhe, Entspannung, eine gesunde embryonale Entwicklung und einen normalen Menstruationszyklus. Ein niedriger Progesteronspiegel kann bei Unfruchtbarkeit, Angst und PMS eine Rolle spielen, während zu viel Progesteron zu Lethargie, Gewichtszunahme und Depressionen führen kann, was Frauen, die synthetisches Progesteron (wie das Progestin Provera mit dem Wirkstoff Medroxyprogesteron) einnehmen, häufig feststellen.

Testosteron ist ein Hormon, das zur Erhaltung der Energie und einer gesunden Libido enorm wichtig ist; es fördert außerdem sowohl bei Männern als auch Frauen den Muskel- und Knochenaufbau. Ein niedriger Spiegel steht mit Müdigkeit und Depressionen sowie Prostatakrebs in Zusammenhang, doch zu viel Testosteron kann das Risiko einer Herzerkrankung, eines Polyzystischen Ovarialsyndroms, Aggressionen und Wut, Haarausfall, Kopfschmerzen, Gesichtsbehaarung, fettiger Haut und Akne erhöhen.

Beachten Sie: DHEA, ein Nebennierenhormon, das in Ihrem Blut das am stärksten vertretene Hormon ist, dient als wichtigster Rohstoff zur Produktion von Östrogen und Testosteron. DHEA kann Depressionen und senile Demenz lindern, indem es wichtige Neuronen im Gehirn schützt. Zu viel DHEA kann jedoch sowohl bei Männern als auch Frauen entweder die gleichen Symptome wie ein hoher Testosteron- oder wie ein hoher Östrogenspiegel auslösen.

Ungleichgewichte bei Frauen: Prä-, Peri- und Postmenopause

Ungleichgewichte in der Prämenopause

Bevor Sie die Perimenopause erreichen (was irgendwann ab 35 Jahren geschieht), haben Sie vielleicht PMS oder andere Anzeichen eines Missverhältnisses Ihrer Sexualhormone.

PMS. Sind Sie eine Woche bis zehn Tage, bevor Ihre Periode einsetzt, plötzlich »ein anderer Mensch«? Jemand, den die Menschen um Sie herum am liebsten wegsperren würden? Sie könnten mit einer verbesserten Ernährung und Nahrungsergänzungsmitteln schon bei Ihrem nächsten Zyklus frei von Launen sein. Eine Ernährung mit Gute-Laune-Essen kann bei den meisten Frauen unter 35 PMS beseitigen. Hält es jedoch weiter an, ist oft eine verminderte Serotonin-Aktivität die Ursache und die Ergänzung Ihrer Gute-Laune-Nahrung durch die Aminosäuren 5-HTP oder Tryptophan, zumindest während Ihrer PMS-Tage, kann da Abhilfe schaffen. PMS-Launen können auch nach einem plötzlichen Absinken des Progesteronspiegels oder bei einem unzulänglichen Gesamt-Östrogenspiegel auftreten. Die wunderbaren Sexualhormon-Heimtests, die ich später beschreibe, können Ihnen ganz genau sagen, welche Hormonbesonderheiten Ihr PMS verursachen, wenn es selbst mit einer guten Ernährung sowie den Aminos und grundlegenden Ergänzungsmitteln noch weiter anhält.

Postnatale Depression

Nach einer Geburt leiden 80 Prozent der Frauen unter Depressionen, die bis zu sieben Wochen andauern können. Davon haben 20 Prozent schwerere und längere Depressionen. Nichts daran ist »normal«. Die Spiegel von Serotonin, Omega-3-Fettsäuren und Schilddrüsenhormonen können am Ende einer entkräftenden Schwangerschaft zu niedrig sein, besonders wenn Sie schon von vornherein einen Nährstoff- oder Hormonmangel haben. Wenn Ihr Serotonin Teil des Problems ist, können Tryptophan-Präparate helfen. (Vermeiden Sie 5-HTP während der Stillzeit. Wenn Sie nicht stillen, ist es kein Problem.) Die Omega-3-Fettsäuren in Ihren Basis-Nahrungsergänzungsmitteln können für Sie (und Ihr gestilltes Baby) ebenfalls sehr hilfreich sein, da eine Schwangerschaft den Omega-3-Spiegel, der uns vor solchen und anderen Depressionen schützt, erschöpft.[1] (Es steigert außerdem die Intelligenz Ihres Kindes!) Auch eine genaue Untersuchung Ihrer Schilddrüse durch Ihren Arzt ist ratsam (siehe das Schilddrüsen-Extra-Kapitel), da eine Schilddrüsenunterfunktion eine weitere erwiesene Ursache für den »Baby-Blues« ist.[2] Eine Überprüfung Ihrer Sexualhormone ist ebenfalls keine schlechte Idee, um herauszufinden, ob sich dort ein Ungleichgewicht entwickelt hat, das behandelt werden sollte, besonders bei den Progesteronwerten.[3] Achten Sie außerdem darauf, dass Sie reichlich Gute-Laune-Nahrung zu sich nehmen.

Probleme in der Perimenopause

Wenn Sie die 35 überschritten haben, können Ihre Sexualhormone häufig immer mehr aus dem Gleichgewicht geraten, da Ihre Eierstöcke nach und nach immer weniger Östrogen und Progesteron produzieren, bis beide so knapp werden, dass die Nebennieren zum Ausgleich einspringen müssen. Doch unglücklicherweise könnten diese zu sehr mit der Produktion von Stresshormonen beschäftigt sein, um ausreichend Sexualhormone bilden zu können. Das Ergebnis: unregelmäßige Menstruation, schwere Krämpfe, längeres und stärkeres PMS, Hitzewallungen und Schlafstörungen. Hier ist zusätzlich zur Gute-Laune-Nahrung und den grundlegenden Ergänzungsmitteln ein Speicheltest unerlässlich, um Ihre schwankenden Sexualhormonwerte während des gesamten Zyklus zu überprüfen.

Menopause

Die Menopause wird traditionell definiert als ein Jahr lang keine Periode mehr gehabt zu haben. Trotzdem produzieren Frauen manchmal weiterhin recht viel

Östrogen, Progesteron und Testosteron und stellen fest, dass andere menstruelle Symptome (außer Blutungen) wie empfindliche Brüste oder Stimmungsschwankungen noch bis zu sieben Jahre nach ihrer letzten Periode anhalten können. Manche Frauen fühlen sich, als hätten sie plötzlich permanent PMS, während andere normale, störungsfreie Wechseljahre erleben. Wenn Ihre Sexualhormonspiegel besonders unausgeglichen sind, können eine Behandlung mit Kräutern, eine bessere Ernährung, weniger Stress, natürliche Hormonersatztherapie (NHET) und bei Bedarf auch Schilddrüsenmedikamente die Kopfschmerzen, emotionale Dünnhäutigkeit, Hitzewallungen, vaginale Trockenheit und Osteoporose vermindern oder beheben. Sie können außerdem Ihre Stimmung, Ihren Schlaf, Ihr Gedächtnis und Ihre Libido verbessern. Wenn die NHET richtig durchgeführt wird, kann sie einen sehr positiven Effekt haben. Wird sie jedoch nicht richtig angewandt, kann sie ernste Probleme verursachen. Gründliche Tests sind hier unverzichtbar. Wenn Sie immer noch monatliche Symptome haben, obwohl Sie nicht mehr bluten, verwenden Sie einen Speicheltest, der den Hormonspiegel für 28 bis 35 Tage (18 Proben) überwacht. Ist er jeden Tag gleich, lassen Sie einen Bluttest machen und nehmen Sie eine bis elf Speichelproben. Und ernähren Sie sich natürlich gesund!

Die männlichen Hormonzyklen

Mit zunehmendem Alter produzieren die Hoden immer weniger Testosteron und Östrogen, auch die Progesteronwerte können sinken. Im Alter von 60 Jahren kann der Testosteronspiegel eines Mannes unter Umständen nur noch halb so hoch sein, wie er es in der Jugend war, und sein Östrogenspiegel kann so stark ansteigen, dass er den einer 60-jährigen Frau übertrifft, was zu einem Nachlassen sowohl der Libido als auch der Erektionshäufigkeit führen kann, zusammen mit einer Gewichtszunahme, Stimmungsschwankungen, Reizbarkeit, Depressionen sowie verringerter Vitalität und Muskelmasse. Auch Diabetes, kardiovaskuläre Probleme, Kreislaufbeschwerden, ein Ungleichgewicht der Nebennieren und der Schilddrüse sowie andere gesundheitliche Probleme können entstehen. Wie kommt es dazu?

- Durch zu häufigen Genuss von kohlenhydratreichen Nahrungsmitteln (Süßes und Stärke) und/oder Koffein, Alkohol und Tabak;
- durch zu viel Stress, der ab dem 40. Lebensjahr die Nebennieren, die wichtigsten testosteronbildenden Drüsen, erschöpft.

Wie Sie Ihre Sexualhormone testen und wieder ins Gleichgewicht bringen

Der Besuch eines ganzheitlichen Arztes und wie Sie Labore und geeignete Apotheken finden

Suchen Sie *immer* einen erfahrenen Mediziner oder Heilpraktiker auf, um Ihre Sexualhormone testen zu lassen und um Unterstützung zu erhalten, die Testergebnisse richtig zu interpretieren und ein Programm zur Wiederherstellung Ihres Hormongleichgewichts aufzustellen. Achten Sie darauf, dass er oder sie eine gute Ausbildung und genügend Erfahrung in der Auswertung und Umsetzung dieser Testergebnisse hat. Die Ergebnisse von Hormontests können sehr komplex sein und verlangen ein hohes Maß an Sachverstand, um sie richtig zu interpretieren.

Einige der Hormone, die zur Herstellung des Gleichgewichts nötig sind, sind nur auf Rezept erhältlich, versuchen Sie also, einen Arzt oder Naturheilpraktiker ausfindig zu machen, mit dem Sie zusammenarbeiten können. Es wird vielleicht nicht einfach sein, einen ganzheitlich arbeitenden Gynäkologen oder Allgemeinmediziner zu finden, der Erfahrung mit dem natürlichen Hormonausgleich hat. Nutzen Sie die Vorschläge hier im Anhang. Wenn die Ärzte, die Sie finden können, nur Presomen, Medroxyprogesteronacetat oder Hormone auf Sojabasis einsetzen, sollten Sie weitersuchen. Die folgenden Informationen basieren auf Ansätzen von praktischen Ärzten, die Experten auf dem Gebiet der Hormonbehandlung sind.

Beachten Sie: Auch Akupunkteure kennen althergebrachte und genaue Methoden zur Diagnose von Sexualhormonungleichgewichten und zur Behandlung mit Nadeln und Kräutern, die häufig sehr wirksam ist.

Warum Sie Ihre Sexualhormone testen lassen sollten

Versuchen Sie nicht, *Vermutungen* darüber anzustellen, ob Ihre Hormonspiegel in Ordnung und ausgeglichen sind oder nicht. Aus folgenden Gründen:

1. Ein Test kann klären, warum Frauen einen anomalen Menstruationszyklus haben, und steigert bei Frauen, die gerne schwanger werden möchten, die Chancen auf eine gesunde Ovulation, indem er Missverhältnisse oder einen Mangel aufdeckt, die für die Unfruchtbarkeit verantwortlich sind.
2. Ein Test kann sowohl bei Männern als auch bei Frauen die Ursache von Depressionen und Schlaflosigkeit durch ein Missverhältnis zwischen den Östrogenen, Progesteron und Testosteron oder durch zu wenig oder zu viel Cortisol klären und so zu einer wirksamen Hormonbehandlung führen.
3. Mehrere Studien haben ergeben, dass ein hoher Estron- oder Estradiolspiegel

mit Brust- und Prostatakrebs in Zusammenhang steht. Andere Studien haben gezeigt, dass ein niedriger Estriol- und Melatoninspiegel mit Brustkrebs in Verbindung gebracht werden kann. Ein Test kann hier ein frühzeitiges Warnsignal geben.

4. Wenn Sie irgendeine Art von Hormonersatz genommen haben (einschließlich der Antibabypille, DHEA oder Pregnenolon), können Tests Ihren Hormonspiegel überwachen und Ihnen so helfen, Ihre Hormonspiegel im Normalbereich zu halten. Die meisten Frauen (und Männer) mit Hormonproblemen haben ihre Hormonwerte noch nie überprüfen lassen, selbst diejenigen, die bei einem Spezialisten in Behandlung sind und eine wirksame Hormonersatztherapie machen!

5. Ein hoher Cortisolspiegel und niedrige Östrogen-, Progesteron-, Testosteron- und DHEA-Spiegel können allesamt zu Knochenschwund und einer Herz-Kreislauf-Erkrankung oder Schlaflosigkeit führen. Die Aufdeckung des betreffenden Hormonungleichgewichts und dessen Behebung durch die richtige Ernährung, Sport und/oder Hormonersatz könnten helfen, der Entstehung einer Herz-Kreislauf-Erkrankung oder von Osteoporose vorzubeugen.

6. Selbst Jahre nach ihrer letzten Menstruation kann eine Frau immer noch beträchtliche Mengen Östrogen, Progesteron und Testosteron produzieren. Solch eine Frau könnte vielleicht annehmen, sie befände sich mitten in der Postmenopause, und eine Hormonersatztherapie beginnen. Dies kann zu einem Übermaß an Östrogen und/oder Progesteron führen und die Frau dem Risiko einer Krebserkrankung oder anderer ernsthafter Krankheiten aussetzen. (Die Gefahr ist wahrscheinlich bei natürlicher HET genauso groß wie bei synthetischer HET.)

7. Bodybuilder und Gewichtheber nehmen möglicherweise Steroide oder entsprechende Hormone. Ein Test kann zeigen, ob der Gebrauch sicher ist oder nicht.

8. Wenn sich Ihre Symptome nach zwei Monaten mit einem natürlichen Hormonausgleichsprogramm nur wenig oder gar nicht gebessert haben, müssen Sie herausfinden, woran das liegt. Spezielle *gezielte* Hormontests können üblicherweise den Grund aufdecken.

Speichel- und Bluttests *Speicheltests* sind eine sichere, stressfreie und nicht-invasive Möglichkeit, um Ihre Sexualhormonspiegel zu ermitteln. Umfangreiche klinische und wissenschaftliche Forschungen zeigen, dass die Hormonspiegel im Speichel verlässlich den bioverfügbaren Hormonspiegeln im Blut entsprechen.[4] Genau genommen wird heutzutage der Großteil der Hormonforschung mit Hilfe von Speicheltests durchgeführt. Sie zeigen die Werte der freien, »ungebundenen« Hormone im Körper an, die den Zellen Ihres Körpers unmittelbar zur Verfügung stehen. *Bluttests* messen normalerweise Hormone, die sowohl aktiv *als auch* an Proteine gebunden (d.h. nicht biologisch aktiv) sind. Für versierte Ärzte wie Elizabeth Vliet, Autorin von *Women, Weight and Hormones*, können Bluttests für die Sexualhormone sehr aufschlussreich sein, doch solche Ärzte sind schwer zu finden. Ein Bluttest wird nur an einem einzigen Tag durchgeführt, während Speicheltests einen Zeitraum von 28 bis 35 Tagen mit all seinen Schwankungen umfassen können. Der sicherste Weg ist, die Hormonspiegel im Blut und im Speichel zu testen.

Wiederholen Sie den Test unbedingt alle drei bis sechs Monate, nachdem Sie anfangen, Hormone zu nehmen, und dann alle sechs Monate, bis Ihre Werte normal sind und Sie sich prächtig fühlen. Auch bei jedem neu auftretenden Symptom eines hormonellen Ungleichgewichts sollten Sie den Test wiederholen. Ab dem 40. Lebensjahr sollten Sie den Test weiterhin mindestens einmal im Jahr durchführen.

Alle erwähnten Labore bieten Speicheltests für die Geschlechts- und Nebennierenhormone sowie für den Melatoninspiegel und andere Hormone an. Alle konventionellen Labore können die Blutwerte testen.

Beachten Sie: Die Hormone im Speichel sind zwar stabil, ich empfehle aber trotzdem, dass Sie die Proben per Nachtexpress schicken, besonders bei warmem Wetter.

Wann Sie Ihre Nebennieren- und Schilddrüsenfunktion testen lassen sollten

Schilddrüsenfehlfunktionen werden mit vielen Symptomen eines Ungleichgewichts der Sexualhormone in Verbindung gebracht, von frühzeitiger (jünger als 12 Jahre) oder später (älter als 13 Jahre) Menstruation über schwere Menstruationsblutung, Unfruchtbarkeit, pränatale Depressionen bis hin zu menopausaler Gewichtszunahme. Sehen Sie sich die Symptome einer Schilddrüsenunterfunktion an und lassen Sie die fünf im Schilddrüsen-Extra-Kapitel beschriebenen Bluttests durchführen, wenn Sie einige der dort aufgelisteten Symptome haben. Eine Korrektur der Schilddrüsenfunktion kann manchmal ganz von alleine ein Sexualhormonungleichgewicht beheben.

Zu viel Stress kann sowohl bei Männern als auch bei Frauen eine *Unterfunktion der Nebennieren* auslösen, die Ihre Nebennieren auslaugen und so zu einem Missverhältnis Ihrer Sexualhormone (und Stimmung) führen kann, besonders ab einem Alter von 35 Jahren. Wenn ein Test ergibt, dass die Spiegel der Stresshormone Cortisol und DHEA zu niedrig sind, könnte dies der Schlüssel zu Ihren Sexualhormonproblemen sein. Es ist ein Anzeichen dafür, dass Ihre Nebennieren möglicherweise durch den Stress zu erschöpft sind, um die nötige Menge Östrogen, Progesteron oder Testosteron zu produzieren. Denken Sie daran, dass Ihre Nebennieren in der Perimenopause und Menopause die Arbeit Ihrer Eierstöcke oder Hoden übernehmen sollen, die nicht mehr so viele dieser Hormone produzieren. Die Stressbewältigung hat immer Vorrang, sodass die Produktion der Sexualhormone von Ihren Nebennieren auf unbestimmte Zeit ausgesetzt werden kann.

Lassen Sie gleichzeitig mit Ihren Sexualhormonen auch Ihre Nebennieren mittels Speicheltest überprüfen, besonders wenn Sie älter als 35 sind. Die Unterstützung und Wiederherstellung einer gesunden Nebennierenfunktion durch Nährstoffe kann von großer Bedeutung sein, um Ihre Sexualhormone und Ihre gesamte Gesundheit wieder ins Gleichgewicht zu bringen. Informationen zu Nebennieren-Speicheltests und zur Wiederherstellung der Gesundheit Ihrer Nebennieren finden Sie im Nebennieren-Extra-Kapitel.

Beispiele, wie die richtigen Tests zur richtigen Behandlung Ihrer Hormone führen können

Die folgenden Beispiele für Hormontests und die Wiederherstellung des Hormongleichgewichts, die auf Testergebnissen basieren, sollten Ihnen einen Eindruck davon vermitteln, wie ein Arzt einige häufig auftretende Missverhältnisse behandeln kann. Doch jeder Fall erfordert individuelle Maßnahmen, je nach Symptomen und Testergebnissen. (In den folgenden Beispielen wurden Speicheltests eingesetzt.)

In der Prämenopause Wenn Sie noch regelmäßig menstruieren und mäßiges bis schweres PMS oder andere hormonelle Beschwerden haben, ist es das Beste, Ihren gesamten Monatszyklus »aufzuzeichnen«, indem Sie einen Zyklus lang jeden zweiten Tag eine kleine Speichelprobe entnehmen. Manche Labore bezeichnen dies als »prämenopausales Hormonprofil«. In jeder Probe werden die Estradiol- und Progesteronspiegel bestimmt und in mindestens einer auch der Testosteron- (und manchmal auch der DHEA-) Spiegel. Der ganze Zyklus wird dann aufgezeichnet und in einem Diagramm dargestellt, um den Rhythmus, Zeitpunkt und das Verhältnis der Sexualhormone zueinander, insbesondere von Estradiol und Progesteron, offenzulegen. (Führen Sie während der Sammelphase unbedingt ein Tagebuch.)

Die prämenopausalen Profile sind enorm wichtig für die Vorbeugung, Identifizierung und Behandlung der häufigsten und schwersten Erkrankungen, die junge Frauen betreffen können, darunter PMS, Unfruchtbarkeit, Endometriose, das Polyzystische Ovarsyndrom, Dysmenorrhoe, fibrozystische Mastopathie, maligne Brusterkrankungen sowie Gebärmutter- und Brustkrebs. Sobald Auffälligkeiten erkannt werden, kann ein wirksamer, individuell zugeschnittener (und normalerweise kurzfristiger) Behandlungsplan erstellt werden, um die natürliche Hormonbalance einer Frau wiederherzustellen. Dieses Profil kann auch als unschätzbares Hilfsmittel zur Überwachung der Wirkung einer Hormontherapie dienen sowie als Schutz vor überschüssigen oder unausgeglichenen Hormonen durch die Antibabypille und vor der unkontrollierten Einnahme von Hormonen (Progesteroncreme zum Beispiel baut schnell überschüssige Hormone auf).

Ein Beispiel für die Ausbalancierung der Hormone einer Frau vor der Menopause: Diane, eine 30-jährige Lehrerin mit regelmäßigen Menstruationszyklen, klagte über zehn Tage lang anhaltendes PMS: empfindliche Brüste, Kopfschmerzen, Stimmungsschwankungen, Heißhunger auf Schokolade und Wassereinlagerungen. Ein Speicheltest ergab, dass ihre Progesteronwerte in der Lutealphase (der zweiten Hälfte des Zyklus) im Verhältnis zum Östrogen zu niedrig waren, dessen Spiegel erhöht bis normal war. Durch eine Behandlung mit Progesteroncreme während der letzten drei bis vier Tage ihrer Lutealphase ($^1/_8$ Teelöffel, nur drei bis vier Tage lang, unmittelbar vor der Periode) verschwanden ihre unangenehmen Symptome. Ein erneuter Test nach drei Monaten zeigte, wie die verschwundenen Symptome bereits angedeutet hatten, dass ihr Progesteronspiegel wieder normal war. Diane setzte daraufhin die Progesteroncreme wieder ab. *Fruchtbarkeitshinweis:* Da sie gerne schwanger werden wollte, war es für Diane doppelt so wichtig, den Spiegel des Progesterons anzuheben, des Hormons, das bei Frauen die Einnistung der befruchteten Eizelle unterstützt.

In der Perimenopause (irgendwann zwischen dem 35. Lebensjahr und der Menopause) Wenn Sie in die Menopause übergehen, aber immer noch Ihre Periode bekommen, wäre ein prämenopausales Hormonprofil für Sie ebenfalls die beste Entscheidung, da es vermutlich eventuelle unerwünschte Symptome, die Sie vielleicht haben, klären kann. (Testen Sie in jedem Fall auch Ihre Cortisol- und DHEA-Spiegel.)

Niedriges Progesteron: Mary Beth war gerade 40 geworden. Ihr Menstruationszyklus war immer regelmäßig gewesen, doch in letzter Zeit hatten sich bei ihr ein ziemlich schweres PMS und Menstruationsbeschwerden entwickelt. Sie klagte über zweiwöchige Müdigkeit, Kopfschmerzen, einen aufgeblähten Bauch, schwere Unterleibskrämpfe, Reizbarkeit, Stimmungsschwankungen und Heißhunger nach Süßem, zusammen mit empfindlichen und angeschwollenen Brüsten. Ein Speicheltest ergab eine Nebennierenunterfunktion und niedrige Progesteronwerte während der Lutealphase (der zweiten Zyklushälfte). Mary Beth begann, den Stress zu verringern, ihre Ernährung mit Unterstützung von Ergänzungsmitteln zu verbessern (wie im Nebennieren-Extra-Kapitel beschrieben) und orale Progesterontropfen zu nehmen (1,2 Milligramm pro Tropfen). Mary Beths Plan sah so aus:

14. und 15. Tag   4 Tropfen Progesteron gleich nach dem Frühstück.
16. und 17. Tag   6 Tropfen Progesteron gleich nach dem Frühstück.
18. bis 22. Tag   8 Tropfen Progesteron gleich nach dem Frühstück.
23. und 24. Tag   6 Tropfen Progesteron gleich nach dem Frühstück.

25. und 26. Tag 4 Tropfen Progesteron gleich nach dem Frühstück.
Beachten Sie: Bei Unfruchtbarkeit können höhere Dosen nötig sein.

Sie sprach fast unverzüglich darauf an, und ihre PMS-Symptome klangen rasch ab. Ein erneuter Test nach drei Monaten zeigte, dass die Nebennierenhormone nun auf einem normalen Level waren und das Progesteron ganz knapp unter dem Normwert. Sie setzte die Ergänzungsmittel zur Unterstützung der Nebennieren ab und reduzierte die Dosis ihrer Progesterontropfen auf die Hälfte. Nach zwei Monaten zeigte ein weiterer Test, dass ihr Progesteronspiegel nun normal war. Sie setzte daraufhin die Tropfen komplett ab.

Frauen haben nach der Korrektur sehr unterschiedliche Fähigkeiten, ihre Hormonspiegel auf einem ausreichenden Niveau zu halten, wenn sie die natürliche HET beenden. Deshalb sind Folgetests, besonders wenn es Anzeichen eines Missverhältnisses gibt, so wichtig. Bleibt eine Frau bei der natürlichen HET, ist die Überwachung unerlässlich, um einen Überschuss zu vermeiden.

Ausbalancierung im Fall eines Progesteron- und Östrogenmangels: Im Alter von 46 entwickelte Ruth plötzlich einen Heißhunger auf Kohlenhydrate, und ihr Zyklus wurde unregelmäßig. Manchmal blieb ihre Periode aus und manchmal hatte sie in einem Monat mehrere verkürzte Blutungen. Sie litt außerdem unter Müdigkeit, Depressionen, Schlaflosigkeit, gelegentlichem Nachtschweiß und zwanghaften Essanfällen.

Ihr Speicheltest ergab insgesamt zu niedrige Cortisol-, Östrogen- und Progesteronwerte. Sie bekam Nebennieren-Medikamente, natürliche Progesteron-Kapseln und Traubensilberkerze. (Ruth nahm die Progesteron-Kapseln zweimal täglich am 14. und 26. Tag ihres Zyklus.) Dieser umfassende Ansatz beseitigte ihre unangenehmen Symptome, und ihre Menstruation kehrte langsam wieder zu einem 28-tägigen Zyklus zurück. Spätere Tests zeigten deutliche Verbesserungen bei allen drei zuvor unzureichenden Hormonen, und sie setzte nach und nach ihre Ergänzungsmittel ab. Da Ruth sich in der Perimenopause befand, waren zweimal jährlich oder bei der Rückkehr jeglicher Symptome Folgetests ihrer Hormone angeraten.

Postmenopause

Besonders wenn Sie immer noch schwankende hormonelle Symptome haben (wie Launenhaftigkeit, Heißhunger oder empfindliche Brüste), sollten Sie über einen Zeitraum von 28 Tagen jeden zweiten bis dritten Tag Speichelproben nehmen, insgesamt elf Stück. Lassen Sie zusätzlich Ihre Cortisol- und DHEA-Spiegel testen, um gleichzeitig Ihre Nebennierenfunktion zu überprüfen.

Die Testergebnisse weisen üblicherweise eines von zwei Mustern auf. Entweder zeigen sie, wenn Ihr Körper noch auf natürliche Weise Hormone produziert, ausreichende Östrogen- und Progesteronwerte, sodass eine natürliche HET vielleicht nicht oder nur in geringem Umfang nötig ist. Oder sie werden, wenn Sie nicht besonders viele Hormone produzieren, ein flaches Muster aufweisen, mit konstant niedrigen Estradiol- und Estriolspiegeln (die beiden Östrogenformen, die normalerweise getestet werden) und/oder niedrigen Progesteronwerten. Hier ist die Ergänzung durch natürliche Hormone angeraten (und natürlich auch die Untersuchung und Unterstützung der Nebennieren), um den Spiegel den Werten anzunähern, die Ihr Körper normalerweise produziert, wenn er noch menstruiert und keine Symptome zeigt.

Ausbalancierung in der Postmenopause: Sarah, die 52 Jahre alt war, hatte zwei Jahre zuvor aufgehört zu menstruieren und hatte eine Vielzahl nie gekannter Symptome: Sie weinte ohne Grund, war angespannt, ängstlich, ihr Gedächtnis und ihre Konzentration hatten sich verschlechtert, sie hatte zugenommen, litt unter Frösteln und Hitzewallungen, Herzklopfen, Migräne, Schmerzen beim Geschlechtsverkehr, Schlaflosigkeit, extremer Müdigkeit und starkem Heißhunger. Ein Test zeigte, dass Sarahs Werte der Sexualhormone Estradiol und Progesteron zu niedrig waren (das Estriol und Testosteron waren nicht ganz so niedrig), ebenso wie die ihrer Stresshormone Cortisol und DHEA. Sie bekam Ergänzungsmittel zur Nebennierenunterstützung, einschließlich zweimal täglich 10 Milligramm Pregnenolon und 15 Milligramm DHEA. Sarahs Arzt verschrieb ihr außerdem ein natürliches Kombinationspräparat aus Estradiol, Estriol und Progesteron, das sie jeweils drei Wochen lang einnahm und dann eine Woche aussetzte. Ihre Symptome verschwanden langsam. Folgetests nach zwei Monaten zeigten, dass ihre Cortisol- und DHEA-Spiegel normal waren, sodass sie die Nebennierenergänzungen absetzte. Ihre Sexualhormonspiegel hingegen waren zwar besser geworden, jedoch immer noch zu niedrig. Die Progesteron/Östrogen-Steigerungstherapie wurde fortgesetzt, ebenso wie die regelmäßigen Tests, und auch die Beschwerden wurden immer weniger. *Beachten Sie:* Sarahs Arzt verschrieb keine Testosteronpräparate, da er wusste, dass ihr DHEA-Präparat vermutlich ihren Testosteronspiegel anheben würde, und das tat es auch!

Andropause: die männliche Menopause

Ausbalancierung im Fall eines Testosteron/DHEA-Mangels: Sam war 58 Jahre alt und leitender Versandangestellter. Er litt unter schwerer Müdigkeit, Libidoverlust, Gewichtszunahme und Launenhaftigkeit. Sein Test zeigte, dass sein Östrogen sich im oberen Normbereich befand, doch sein freies Testosteron und DHEA waren beide zu niedrig – ein Missverhältnis, das anscheinend Depressionen und Prostatakrebs fördert. (Auch sein Cortisol war zu niedrig.) Nach einer Reduzierung von Koffein, Alkohol, Süßem und Stärke und mehr Eiweiß und Gemüse sowie der Einnahme von 50 bis 100 Milligramm Zink, DHEA und (verschreibungspflichtigem) Testosteron sank sein Östrogenspiegel, während sein Testosteronspiegel stieg. Folgetests nach drei Monaten zeigten zwar verbesserte, doch immer noch etwas zu niedrige Werte. Ein weiterer Test nach sechs Monaten zeigte, dass nun ausreichende Werte erreicht waren. Sowohl die DHEA- als auch die Testosteronpräparate wurden reduziert, und Sams Hormonspiegel wurden überwacht.

Beachten Sie: Bei Männern über 40 ist es wichtig, auch auf einen zu niedrigen Progesteronspiegel zu testen, besonders wenn Stress und Schlaflosigkeit ein Problem darstellen, und ebenso auf DHT, LH, FSH, freies PSA und sexualhormonbindendes Globulin, um die Gesundheit ihrer Prostata zu überprüfen.

Synthetischer Hormonersatz

Zusätzlich zu den Millionen prämenopausalen Frauen, die synthetisches Östrogen und progestinhaltige Antibabypillen nehmen, fängt etwa ein Drittel der amerikanischen Frauen in oder um die Menopause herum an, synthetische Hormone als Ersatztherapie zu nehmen. Die in den USA am häufigsten verschriebene Medikation ist eine Kombination aus Premarin (das aus dem Urin schwangerer Pferde gewonnenes Östrogen enthält) und Provera (kein Progesteron, jedoch der synthetische Nachbau Progestin). Beide können viele unangenehme Nebenwirkungen haben, die hauptsächlich darauf zurückzuführen sind, dass weder das eine noch das andere den menschlichen Hormonen genug ähnelt. In den späten 70er Jahren zeigten Studien, dass Frauen, die nur Premarin nahmen, ein höheres Endometriumkrebs-Risiko hatten. Daraufhin ergänzte man es durch Provera, um die Gebärmutterschleimhaut zu schützen. Doch etwa Zweidrittel der Frauen setzen Provera oft schon im ersten Jahr wieder ab, da es die gleichen Symptome wie ein schweres PMS haben kann, darunter Reizbarkeit, Aufgeblähtheit und Depressionen.

Manche Frauen scheinen mit diesen synthetischen weiblichen Hormonen gut zurechtzukommen. Da sich ihre Energie, geistige Klarheit und ihr Schlaf verbessern, sind sie völlig zufrieden. Doch viele andere Frauen machen die Erfahrung, dass die synthetischen Hormone ganz neue Symptome hervorrufen und gefährliche Nebenwirkungen haben. Die häufigsten Nebenwirkungen sind dabei Stimmungsschwankungen, Heißhunger und Gewichtszunahme. Doch auch sehr viel schwerere, sogar lebensbedrohliche Veränderungen können von diesen Medikamenten ausgelöst werden. Aus zwei Studien mit 50 000 Frauen nach der Menopause wissen wir, dass der Einsatz von HET und Antibabypillen, die unnatürliches Östrogen mit oder ohne Progestin enthalten, für ein 20 bis 85 Prozent höheres Brustkrebsrisiko verantwortlich ist[5] und das Risiko einer Herzerkrankung *nicht* mindert. In einer weiteren großen Studie war die Rate der Herzerkrankungen und Schlaganfälle in der Gruppe, die HET (Prempro) bekam, sogar so stark erhöht, dass die Studie abgebrochen wurde und man allen Probanden sagte, sie sollten das Premarin und Provera sofort absetzen.[6]

Auch die Einnahme der Antibabypille kann das Risiko eines Schlaganfalls oder einer Herzerkrankung erhöhen. Die »Pille« kann den Spiegel bestimmter Hormone zu stark anheben und außerdem den Körper dazu bringen, weniger der eigenen Hormone zu produzieren. Sie kann eine Gewichtszunahme und ein größeres Myom- und Brustkrebs-Risiko verursachen. Die synthetischen Östrogene und Progestine in der Pille verändern die natürlichen Östrogen- (besonders Estriol-) und Progesteronspiegel, die vor Myomen und Tumoren schützen. Die Einnahme der Pille kann ein hormonelles Missverhältnis verursachen oder dazu beitragen – selbst noch Jahre, nachdem sie abgesetzt wurde. Die Pille über mehr als zehn Jahre einzunehmen kann das Risiko von Brustkrebs sowie eines Hefepilzbefalls steigern.

Die natürlichen Alternativen

Achtung: Alle Hormone sind ziemlich wirkungsvoll und haben sehr verschiedene Auswirkungen auf den ganzen Körper. Das gilt für natürliche Hormone auf pflanzlicher Basis genauso wie für synthetisch hergestellte. Natürliche Hormone werden ganz einfach deshalb bevorzugt, weil bei ihnen weniger Nebenwirkungen auftreten. Trotzdem sind sie ebenfalls sehr wirksam und können auch in zu hohem Maß eingesetzt werden. Besonders Cremes neigen dazu, extrem hohe Hormonspiegel aufzubauen. Wir haben viele Fälle gesehen, bei denen der Progesteronspiegel tausendfach höher war als normal. Testlabore sehen so etwas häufig, und ganz besonders oft im Zusammenhang mit einem übermäßigen Gebrauch von Progesteroncreme. Lassen Sie Ihre Hormonspiegel unbedingt alle drei bis sechs Monate erneut testen, wenn Sie eine natürliche HET ausprobieren. Gehen Sie regelmäßig zu Ihrem Arzt, der, sobald einer Ihrer Hormonwerte zu hoch wird oder Sie Nebenwirkungen bemerken (machen Sie in diesem Fall sofort einen erneuten Test), das entsprechende Hormon absetzen sollte.

Kräuter gegen PMS: Wenn Sie unter PMS leiden, probieren Sie ein Kräuterpräparat, das die Kräuter Engelwurz und Dong Quai (das in China schon seit Tausenden von Jahren eingesetzt wird, um bei Frauen den Hormonspiegel zu regulieren) enthält, zusammen mit anderen Kräutern, die schon lange dafür bekannt sind, Frauen bei hormonellen Problemen zu helfen (wie Traubensilberkerze und Stechwinden). Unsere Klinik benutzt zum Beispiel Female Plus aus der BioFunction-Reihe von Systemic Formulas, in der viele dieser Kräuter kombiniert sind.

Kräuter in der Menopause: Unsere Patienten haben viele Kräuterpräparate, die Dong Quai, Traubensilberkerze und Maca enthalten, mit Erfolg eingenommen. Man findet sie problemlos in Reformhäusern, und sie können häufig Hitzewallungen, Schlaflosigkeit und andere unangenehme Symptome in der Menopause beheben. Doch diese Kräuter können unter Umständen die Hormonspiegel *nicht* wieder völlig normalisieren. Lassen Sie sich testen und finden Sie es heraus.

Natürliche Hormone: Natürliches Progesteron, DHEA und Pregnenolon sind als Cremes, Tropfen, Pillen oder Kapseln im Reformhaus oder in der Apotheke erhältlich. (*Anm. d. Übers.: In Deutschland sind Progesteron, DHEA und Pregnenolon verschreibungspflichtig.*) Pregnenolon stärkt die Nebennieren und kann im Körper in jedes der anderen Sexualhormone umgewandelt werden, besonders Progesteron und Cortisol. Natürliches Östrogen und Testosteron sind nur auf Rezept erhältlich.

Apotheker können nach den Anweisungen Ihres Arztes eine Mischung aus natürlich vorkommenden Östrogenen, üblicherweise Estradiol und Estriol, herstellen und bei Bedarf Progesteron oder Testosteron hinzufügen. Man ist sich nicht ganz einig, was die besten Mischverhältnisse und sichersten Darreichungsformen sind. Das Hormon 17β-Estradiol ist als niedrig dosiertes Pflaster ziemlich wirksam, doch in Kombination mit etwas Estriol (wie es der Körper macht) als leberschonendes Pflaster ist es noch besser.

Versuchen Sie, einen Apotheker zu finden, der ganzheitlich orientiert ist. Sie werden einen Arzt oder Heilpraktiker ausfindig machen müssen, der Ihnen ein entsprechendes Rezept für den Apotheker aufschreibt. Dieser kann Empfehlungen geben und sich mit Ihnen und Ihrem Arzt per Telefon absprechen, welche und wie viele Hormone eingesetzt werden sollen, je nach Ihren Symptomen und Testergebnissen. Ich habe Frauen kennengelernt, die mit der Hilfe eines Apothekers erfolgreich von synthetischen auf natürliche Hormone umgestiegen sind. Doch hüten Sie sich vor Apothekern, die Ihnen vor der Anwendung nicht zu einem Hormontest raten oder die nur Präparate oder Progesteron auf Sojabasis befürworten. (Lesen Sie Kapitel 9 zu einigen Fakten über Soja.)

Ausgehend von Ihren Symptomen und Testergebnissen können Sie ganz vorsichtig beginnen, Ihre Hormone wieder ins Gleichgewicht zu bringen. Natürliche Hormone sind mit den vom Körper produzierten identisch. Sie sind in mikronisierter (mikroskopischer) Form vollständig resorbierbar.

Beachten Sie: Auch wenn Gels und Cremes, wie Pflaster, gegenüber oralen Hormonen zu bevorzugen sind, da sie die Leber umgehen, können sie auch auf jemanden wirken, der mit Ihnen im Bett schläft. Wenden Sie sie deshalb morgens nach dem Aufstehen an.

Natürliche HET für Männer

Wenn Ihre Cortisol-, DHEA-, Testosteron- und Östrogenspiegel zu niedrig sind, können Sie DHEA ausprobieren, das in Testosteron und Östrogen umgewandelt wird und auch die Stressbewältigung Ihrer Nebennieren unterstützt. *Hinweis zu DHEA:* Beobachten Sie Ihre Reaktionen sehr genau. DHEA kann in überschüssiges Östrogen oder Testosteron umgewandelt werden. Testen Sie immer wieder, um im grünen Bereich zu bleiben. *Natürliches Testosteron* ist nur auf Rezept erhältlich. Nehmen Sie kein synthetisches Methyltestosteron, das sehr leberschädigend ist.

Wenn Ihre Progesteronwerte zu niedrig sind, können Sie natürliches Progesteron nehmen.

Wenn irgendeiner Ihrer Hormonspiegel zu hoch ist. Die folgenden Ratschläge werden Ihnen helfen, überschüssige Hormone in Ihrem Körper abzubauen:

- Nehmen Sie keine Nahrungsmittel, Kräuter oder Hormonpräparate zu sich, die den Überschuss noch fördern könnten (das gilt besonders für Hormoncremes und sojahaltige Nahrungsmittel).
- Erhöhen Sie Ihre Vitamin-C-Dosis für einige Monate auf 5 Gramm pro Tag.
- Nehmen Sie mehr gefiltertes Wasser (kein Leitungswasser) zu sich, um die überschüssigen Hormone besser aus dem Körper zu spülen. Trinken Sie täglich mindestens zehn ganze Gläser.
- Nehmen Sie jeden Tag ein sanftes Ballaststoffpräparat wie Zitruspektin. Mischen Sie es mit reichlich Wasser. Essen Sie außerdem reichlich ballaststoffreiche Lebensmittel – Obst, Bohnen, knackiges Gemüse, Samen und Vollkorn.
- Sägepalme ist ein Kraut, das den Testosteronspiegel senken kann.
- Versuchen Sie Medikamente, wenn die natürlichen Methoden nicht helfen.

Empfohlene Literatur

Ahlgrimm, Marla, R. P. H., *The HRT Solution* (New York: Avery, 1999).

Collins, Joseph, N. D., *What's Your Menopause Type?* (Roseville, Calif.: Prima Publishing, 2000).

Klaiber, Edward L., *Hormones and the Mind* (New York: HarperCollins, 2001).

Sellman, Sherill, M. A., *Hormone Heresy* (Honolulu: Get Well International, 1998).

Shippen, Eugene, M. D., *The Testosterone Syndrome* (New York: M. Evans, 1998).

Vliet, Elizabeth, M. D., *Women, Weight and Harmony* (New York: M. Evans, 2001).

Was bei Heißhunger zu tun ist

Sind Sie süchtig nach Süßem, Stärkehaltigem oder Fetten?

Limonade, Schokolade, Eiscreme, Kekse, Kartoffelchips, Brot, Pommes Frites und Nudeln sind für viele Menschen »harte Drogen«. Ist das auch bei Ihnen der Fall, hören Sie bitte damit auf, sich selbst die Schuld zu geben, eine schwache Willenskraft zu haben, und akzeptieren Sie die Tatsache, dass Sie körperlich abhängig sind. Als nächstes können Sie erleichtert durchatmen, da Hilfe im Anmarsch ist.

Der folgende Fragebogen besteht aus acht Teilen und wurde für mein erstes Buch, *The Diet Cure,* entworfen. Er zeigt kurz die Symptome jedes der acht Ungleichgewichte auf, das Verlangen nach süßen und stärkehaltigen Kohlenhydraten oder nach üppiger und fettiger Nahrung verursacht. Durch die Punktzahl in jedem Abschnitt, die mit der Idealpunktzahl verglichen wird, erfahren Sie, welches Ungleichgewicht auf Sie zutrifft. Nach jedem Abschnitt habe ich die Ernährungs- oder andere Strategien zusammengefasst, von denen unsere Klinik herausgefunden hat, dass sie das Verlangen stoppen, das durch dieses bestimmte Ungleichgewicht ausgelöst wird. Alle Strategien beinhalten die Basis-Ergänzungsmittel und die Gute-Laune-Nahrung. Ich empfehle, dass Sie für zusätzliche Hilfe *The Diet Cure* (Penguin, 2000) kaufen und lesen. *(Anmerkung: Das Buch The Diet Cure ist bisher nicht in deutscher Sprache erschienen.)*

1. Ist ein erschöpfter Gehirnstoffwechsel die Ursache Ihres Verlangens?

- Empfindlich gegenüber emotionalen (oder körperlichen) Schmerzen; schnelles Weinen (4)
- Essen als Belohnung oder zum Genuss, Trost oder zur Betäubung (4)
- Sorgen, Ängste, Phobien oder Panik (4)
- Schwierigkeiten beim Einschlafen oder Durchschlafen (4)
- Konzentrationsschwierigkeiten, Aufmerksamkeitsdefizite (3)
- Energielosigkeit, geringer Antrieb und langsames Wachwerden (2)
- Zwanghafte Gedanken oder Zwangsverhalten (4)
- Unfähigkeit, nach Anspannung oder Stress zu entspannen (4)
- Depressionen, Negativität (3)
- Geringe Selbstachtung, mangelndes Selbstvertrauen (4)
- Mehr Probleme mit Stimmung und Essverhalten im Winter oder gegen Ende des Tages (4)
- Reizbarkeit, Wut (3)
- Alkohol- oder Drogenkonsum zur Verbesserung der Stimmung (4)

Gesamtpunktzahl _____ *Ist Ihre Punktzahl höher als 10?*

Falls Sie Verlangen nach Süßem oder Stärkehaltigem verspüren, um insbesondere schlechte Laune zu unterbinden, werden die vier Aminosäuren, die ich in Kapitel 2 bis 5 beschreibe, normalerweise genauso schnell dieses Verlangen stoppen, wie sie auch Ihre Stimmung verbessern.

- *5-HTP* (oder *Tryptophan*), wenn Sie essen, um die durch niedrigen Serotonin-spiegel bedingten Dunkle-Wolke-Symptome loszuwerden; versuchen Sie 50–100 mg 5-HTP* am Nachmittag oder zur Nacht.
- *Tyrosin,* wenn Sie ein »Bla«-Typ sind, der isst, um die mit Energielosigkeit einhergehenden Depressionen und die Konzentrationsschwäche zu lindern; versuchen Sie 500–1000 mg am frühen Morgen und vormittags.
- *GABA,* wenn Sie essen, um Ihre stressbedingten Emotionen zu lindern; versuchen Sie 100–500 mg, je nach Bedarf. Lesen Sie das Nebennieren-Extra-Kapitel, falls GABA nicht ausreicht.
- *DLPA,* wenn Sie essen, um übersensible Emotionen zu beruhigen und das Verlangen nach Trost-Nahrung loszuwerden; versuchen Sie 500–1000 mg am frühen Morgen und vormittags.

---

* oder 500–1000 mg Tryptophan, siehe Handlungsschritte, Kapitel 2

2. Haben Sie dieses Verlangen aufgrund einer kalorienarmen Diät?

- Vermehrtes Verlangen nach und größere Aufmerksamkeit gegenüber Essen nach einer Diät (4)
- Gewichtszunahme nach der Diät, mehr sogar, als abgenommen wurde (4)
- Erhöhte Launenhaftigkeit, Reizbarkeit, Ängste oder Depressionen (3)
- Weniger Energie und Ausdauer (3)
- Aufnahme von weniger als 2100 Kalorien am Tag (3)
- Auslassen von Mahlzeiten, insbesondere Frühstück (3)
- Verzehren von meist fettarmen Kohlenhydraten (Brötchen, Nudeln, Joghurteis u. a.) (3)
- Dauernd über das Gewicht nachdenken (2)
- Täglicher Verzehr von Aspartam (NutraSweet) (2)
- Einnahme von Fluoxetin oder ähnlichen serotoninfördernden Medikamenten (2)
- Vegetarier (2)
- Verringertes Selbstbewusstsein (3)
- Bulimie, Anorexie oder übertriebener Sport (4)

Gesamtpunktzahl _____ *Ist Ihre Punktzahl höher als 12?*

Sie haben wahrscheinlich eine diätbedingte Mangelernährung, die, so seltsam es klingt, Heißhunger, Überernährung und überflüssige Gewichtszunahme beschleunigt. Seien Sie mutig und hören Sie auf, sich selbst verhungern zu lassen. Lesen Sie die Empfehlungen zur Gute-Laune-Ernährung in Kapitel 9. Nehmen Sie auch die Basis-Ergänzungsmittel ein. Besorgen Sie sich *The Diet Cure* und lesen Sie dort Kapitel 2 und 10. Wenn Sie chronisch Diät halten, wird diese Information Ihnen verdeutlichen, warum Diäthalten so kontraproduktiv ist.

3. Sind Stress oder ein instabiler Blutzuckerspiegel Grund für Ihr Verlangen?

- Verlangen nach einem Energieschub durch Süßes oder Alkohol, späterer Energie- und Stimmungsabfall nach dessen Verzehr (4)
- Schwindel, Schwäche oder Kopfschmerzen, insbesondere wenn sich Mahlzeiten verzögern (3)
- Familiengeschichte in Bezug auf Diabetes, Hypoglykämie oder Alkoholismus (4)
- Über den ganzen Tag verteilt immer mal wieder nervös, überspannt, gereizt; ruhiger nach den Mahlzeiten (3)

- Weinkrämpfe, Stimmungsschwankungen (3)
- Mentale Verwirrung, nachlassendes Gedächtnis (3)
- Herzklopfen, schneller Puls (3)
- Viel Durst (4)
- Nächtliches Schwitzen (nicht durch die Menopause bedingt) (3)
- Wunden an den Beinen, die lange brauchen, um zu heilen (5)

Gesamtpunktzahl _____ *Ist Ihre Punktzahl höher als 12?*

Falls Blutzuckerschwankungen Ihr Verlangen nach Kohlenhydraten verursachen, versuchen Sie folgende Nährstoffe:

- L-Glutamin 500–1500 mg am frühen Morgen, am Vormittag und am Nachmittag
- Chrom 200 µg mit dem Frühstück, zum Mittagessen, zum Abendessen und zur Schlafenszeit

Reduzieren Sie die Kohlenhydrate. Legen Sie Wert auf Proteine, Fette und Gemüse.

4. Leiden Sie an einer bisher nicht diagnostizierten Schilddrüsenunterfunktion?

- Energielosigkeit (4)
- Schnelles Frieren (besonders an Händen und Füßen) (4)
- Schilddrüsenprobleme in der Familie (4)
- Gewichtszunahme ohne übermäßiges Essen; Schwierigkeiten bei der Gewichtsabnahme (4)
- Schwierigkeiten, sich selbst zu moderatem Sport zu zwingen (3)
- Schwierigkeiten, morgens in Gang zu kommen (4)
- Hoher Cholesterinspiegel (3)
- Niedriger Blutdruck (3)
- Gewichtszunahme begann ungefähr bei Einsetzen der Menstruation, einer Schwangerschaft oder der Menopause (4)
- Chronische Kopfschmerzen (3)
- Verwendung von Nahrung, Koffein, Tabak und/oder anderen Stimulanzien, um in Gang zu kommen (3)

Gesamtpunktzahl _____ *Ist Ihre Punktzahl höher als 15?*

Im Schilddrüsen-Extra-Kapitel finden Sie Anweisungen zur Untersuchung und Behandlung von Schilddrüsenproblemen, falls Sie essen, um einen Energieschub zu bekommen, den Tyrosin Ihnen nicht bietet.

5. Sind Sie abhängig von Nahrung, gegen die Sie eigentlich allergisch sind?

- Verlangen nach und häufiges Verzehren von Milch, Eiscreme, Joghurt, Käse oder teigiger Nahrung (z. B. Nudeln, Brot, Kekse) (3)
- Völlegefühl nach den Mahlzeiten (3)
- Blähungen, häufiges Aufstoßen (4)
- Verdauungsprobleme jeglicher Art (3)
- Chronische Verstopfung und/oder Durchfall (3)
- Atembeschwerden wie Asthma, Postnasal Drip, Verschleimung (4)
- Energielosigkeit oder Schläfrigkeit, insbesondere nach den Mahlzeiten (3)
- Allergie gegen Milchprodukte oder andere gängige Lebensmittel (4)
- Zu wenig essen oder häufiges Bevorzugen von Getränken gegenüber fester Nahrung (3)
- Vermeiden zu essen oder Erbrechen der Nahrung, weil Sie sich durch das Völlegefühl nach dem Essen fett oder müde fühlen (3)
- Keine Gewichtszunahme möglich (4)
- Hyperaktivität oder manische Depressionen (3)
- Starke Kopfschmerzen, Migräne (3)
- Lebensmittelallergien in der Familie (4)

Gesamtpunktzahl _____ *Ist Ihre Punktzahl höher als 12?*

Wenn Sie abhängig von Getreide oder Milchprodukten sind, lesen Sie in Kapitel 7, wie man vermutete Allergien auf bestimmte Lebensmittel einfach zu Hause testet. Verzichten Sie auf jedes Lebensmittel, das den Test nicht besteht, und lassen Sie Ihr Verlangen (und andere Allergiesymptome) hinter sich.

6. Sind Ihre Hormone aus dem Gleichgewicht?

- Prämenstruelle Stimmungsschwankungen (4)
- Prämenstruelles oder menopausales Verlangen nach Essen (4)
- Unregelmäßige Menstruation (4)
- Unfruchtbarkeit oder bereits erlebte Fehlgeburt oder Abtreibung (3)
- (Ehemalige) Einnahme von Antibabypillen oder anderen Hormon-Präparaten (4)
- Unangenehme Regelblutungen – Krämpfe, schmerzende Brüste, langes oder starkes Bluten (3)
- Peri- oder postmenopausales Unbehagen (Hitzewallungen, Schwitzen, Schlaflosigkeit oder mentale Trägheit) (4)
- Hautausschlag während der Menstruation (3)

Gesamtpunktzahl _____ *Ist Ihre Punktzahl höher als 6?*

Ein Ungleichgewicht der Sexualhormone kann intensives Verlangen nach Nahrung auslösen. Wenn Sie dieses Verlangen erst kurz vor Ihrer Periode verspüren, sollten die Basis-Ergänzungsmittel und die Gute-Laune-Nahrung das Problem in den Griff bekommen. Lesen Sie im Sexualhormon-Extra-Kapitel mehr über das Testen und Behandeln von ernsteren Ungleichgewichten, die Sie haben könnten.

7. Leiden Sie an Hefepilzbefall, ausgelöst durch Antibiotika, Cortison oder Antibabypillen?

- Häufig aufgeblähter Bauch (4)
- Benommenheit (3)
- Niedergeschlagenheit (2)
- Hefepilz-Infektionen (4)
- Übermäßige Einnahme von Antibiotika (irgendwann einmal) (4)
- Einnahme von Cortison oder Antibabypillen über einen Zeitraum von mehr als einem Jahr (4)
- Chronischer Nagel-, Haut- oder Fußpilz (4)
- Wiederkehrende Nebenhöhlen- oder Ohrenentzündung als Kind oder Erwachsener (3)
- Muskel- oder Gelenkschmerzen (3)
- Chronisch erschöpft (3)
- Ausschlag, Juckreiz (4)
- Ungewöhnliche Farbe, Form und Konsistenz des Stuhls (3)

Gesamtpunktzahl _____ *Ist Ihre Punktzahl höher als 13?*

Falls Sie einen Hefepilz-, Pilz- oder Parasitenbefall haben, werden Sie diese kleinen Monster beseitigen müssen. Ein natürlicher Killer wie Oregano-Öl kann ebenso helfen wie bestimmte kurzzeitig verabreichte Medikamente. Ich empfehle, dass Sie einen Stuhltest machen, um die Arten von Hefepilz, Pilzen oder Parasiten, die Sie beeinträchtigen, bestimmen zu können, und die pflanzlichen und pharmazeutischen Pläne unserer Klinik anzufordern, die unsere Patienten erfolgreich nutzen, um zu beseitigen, von was auch immer sie befallen sind. Rufen Sie unter +1-303-703-3772 an oder besuchen Sie unsere Webseite: www.dietcure.com.

8. Haben Sie einen Fettsäure-Mangel?

- Ist Ihr Verlangen nach Chips, Käse und anderen üppigen Nahrungsmitteln größer als das nach Süßem oder Stärkehaltigem bzw. tritt es zusätzlich auf? (4)
- Gehören Iren, Schotten, Waliser oder Skandinavier zu Ihren Vorfahren? (4)
- Treten in Ihrer Familiengeschichte Alkoholismus oder Depressionen auf? (3)
- Fühlen Sie sich schwer, unwohl und »vollgestopft«, nachdem Sie fettige Nahrung zu sich genommen haben? (*4)
- Hatten Sie einmal Hepatitis oder andere Probleme mit Leber oder Gallenblase? (*4)
- Ist Ihr Stuhl farblich hell? (*4)
- Haben Sie harten oder faul riechenden Stuhl? (*4)
- Haben Sie Schmerzen auf der rechten Seite, unterhalb Ihres Brustkorbs? (*1)
- Wurde Ihre Gallenblase entfernt oder hatten Sie einmal Gallensteine? (*2)

Gesamtpunktzahl _____ *Ist Ihre Punktzahl höher als 12?*

Wenn die Dosis Ihrer Basis-Fischöl-Präparate und die Gute-Laune-Fette, die Sie zu sich nehmen, Ihr Verlangen nach stärkehaltiger Nahrung oder andere Symptome nicht lindern oder beseitigen, versuchen Sie es mit zusätzlichen Fischöl-Kapseln.

Wenn Sie ein Verlangen nach Fett haben, weil Ihre Leber oder Gallenblase dieses nicht ordnungsgemäß verarbeitet (wenn Sie mehr als ein mit dem * gekennzeichnetes Symptom angekreuzt haben), versuchen Sie das für die Fettverdauung wichtige Enzym Lipase zu den Mahlzeiten einzunehmen, zusammen mit *Mariendistel* für Ihre Leber (300 mg zum Frühstück und 300 mg zum Abendessen).

Wenn Sie *keine Gallenblase* mehr haben, sollte das Lecithin im Eigelb zu Ihrem besten Freund werden, um Ihnen dabei zu helfen, Fette aufzuspalten (verwenden Sie sie bei Salatdressings, Smoothies usw.). Versuchen Sie es zu allen Mahlzeiten mit einem Verdauungsenzym, das Ochsengalle enthält. Nehmen Sie drei Sojalecithin-Kapseln mit fettigen Mahlzeiten ein, die kein Eigelb enthalten, falls Sie Soja vertragen.

Sonstige hilfreiche Links und Bezugsquellen

Selbsthilfegruppen AD(H)S

- JUVEMUS e. V.: www.juvemus.de
- ADHS Deutschland e.V.: www.adhs-deutschland.de
- Zentrales ADHS-Netz: www.zentrales-adhs-netz.de
- ADHS Infoportal: www.adhs.info
- Ratgeber ADHS: www.adhs-ratgeber.de

Internetseiten zum Thema Essstörungen

- www.ab-server.de
- www.anad.de
- www.bitter-und-suess.de
- www.bundesfachverbandessstoerungen.de
- www.cinderella-beratung.de
- www.essprobleme.de
- www.essstoerungs-hotline.at
- www.hungrig-online.de

Weiterführende Links und Literaturhinweise zum Thema Essstörungen erhalten Sie unter www.bzga-essstoerungen.de.

Internetseiten zum Thema Depression

- www.deutsche-depressionshilfe.de
- www.pal-verlag.de
- www.buendnis-depression.de

Literaturverzeichnis

Kapitel 1: Sind Ihre Gefühle echt oder unecht?

1 Hibbeln, Joseph, M. D., NIH, in »Fats for Mental Health,« an interview with Cory SerVaas and Patrick Perry. *Sat Eve Post*, 1999 Mar 3.
2 Skaer, Tracy L., »Anxiety Disorders in the USA, 1990–1997.« *Clin Drug Investigation* 2000; 20(4): 237–44.
3 Olfson, Mark, et al., »National trends in the outpatient treatment of depression.« *JAMA* 2002; 287: 203–09.
4 Thurman, Chuck, »High Anxiety.« *The Pacific Sun* 2001 Jan 24: 29–31.
5 *Report of the Surgeon General's Conference on Children's Mental Health.* Department of Health and Human Services, 1999 Dec.
6 UNILO (United Nations International Labor Organization). »Job Stress: The 20th Century disease.« UN Conference, Oct 2000, as reported by Reuters Medical News.
7 Brown, Raymond J, Ph. D., Blum, Kenneth, Ph. D. and Trachtenberg, Michael C., Ph. D., »Neurodynamics of relapse prevention: A neuronutrient approach to outpatient DUI offenders.« *J of Psychoactive Drugs* 1990 Apr–Jun; 22(2).
8 First Conference on »Reward Deficiency Syndrome«: Genetic Antecedents and Clinical Pathways, November 12, 2000, San Francisco. Abstracts published in *Molecular Psychiatry* 2001 Feb; 6(suppl 1): 57–58.

Kapitel 3: Wie Sie die dunklen Wolken vertreiben

1 Kellerman, Gottfried, Ph. D., Prepublication research data on 2200 subjects and controls given urinary neurotransmitter level testing at Pharmasan Labs, Minneapolis, 1996–2002.
2 Garrison, R. and Somer, E., *Nutrition Desk Reference* (New Canaan, Conn.: Keats, 1995), S. 226.
3 Wells, A. S., Read, N. W., Laugharne, J. D. and Ahluwalia, N. S., »Alterations in mood after changing to a low-fat diet.« *Br J Nutr* 1998 Jan; 79(1): 23–30.
4 Whitaker-Azmitia, Patricia and Peroutka, Stephen, eds, *The Neuropharmacology of Serotonin* (New York: NY Academy of Sciences, 1990), S. 429.
5 Blum, Kenneth, Ph. D., Rassner, Michael, D. D. S. and Payne, James E., »Neuro-nutrient therapy for compulsive disease: Rationale and clinical evidence.« *Addiction and Recovery* 1990 Aug.
6 Kasper, S., Wehr, T. A., Bartko J. J. et al., »Epidemiological findings of seasonal changes in mood and behavior.« *Arch Gen Psychiatry* 1989;46: 823–33.
7 »Current perspectives on the management of seasonal affective disorder.« *J Am Pharm Assoc* 39(6): 822–29.

8 Gallin, P.F., Terman, M., Reme, C.E. et al., »Ophthalmologic examination of patients with seasonal affective disorder before and after bright light therapy.« *Am J Ophthalmol* 1995;119: 202–10.

9 Kogan, A.O. and Guilford, P.M., »Side effects of short-term 10000 lux light therapy.« *Am J Psychiatry* 1998;155: 293–94.

10 Pinchasov, B.B., Shurgaja, A.M., Grishin, O.V. and Putilov, A.A., »Mood and energy regulation in seasonal and non-seasonal depression before and after midday treatment with physical exercise or bright light.« *Psychiatry Res* 2000; 94: 29–42.

11 Germano, Carl, R.D., *Nature's Pain Killers* (New York: Kensington, 1999), S. 76.

12 Van Hiele, J.J., »L-5-hydroxytryptophan in depression: The first substitution therapy in psychiatry?« *Neuropsychobiology* 1980; 6: 230–40. (Gefunden in Michael Murray's großartigem Buch *5-HTP*.)

13 Poldinger, W., Ph. D., »A functional-dimensional approach to depression: Serotonin deficiency as a target syndrome in a comparison of 5-hydroxytryptophan (5-HTP) and fluvoxamine.« *Psychopathology* 1991; 24: 53–81.

14 Ibid.

15 Ibid.

16 Benkert, O., »Effect of parachlorophenylalanine and 5-hydroxytryptophan on human sexual behavior.« *Monographs in Neural Sciences* 1976; 3: 88–93.

17 Benkert, O., »Studies on pituitary hormones and releasing hormones in depression and sexual impotence.« *Progress in Brain Research* 1975; 42: 25–36.

18 Young, S., Ph. D., »Behavioral effects of dietary neurotransmitter precursors: Basic and clinical aspects.« 1976 summer; 20(2): 313–23.

19 Van der Does, A.J., »The effects of tryptophan depletion on mood and psychiatric symptoms.« *J Affect Disord* 2001 May; 64(2–3): 107–19.

20 Steinberg, S., Annable, L., Young, S.N. and Belanger, M.C., »Tryptophan in the treatment of late luteal phase dysphoric disorder: A pilot study.« *J Psychiatry Neurosci* 1994 Mar; 19(2): 114–19.

21 Russell, I.J, Michalek, J.E., Viparo, G.A., Fletcher, E.M. and Wall, K. »Serum amino acids in fibrositis/fibromyalgia syndrome.« *J Rheumatol Suppl* 1989 Nov: 19: 158–63.

22 Savory, C.J., Mann, J.S. and MacLeod, M.G., »Incidence of pecking damage in growing bantams in relation to food form, group size, stocking density, dietary tryptophan concentration and dietary protein source.« *British Poultry Science* 1999; 40: 597–84.

23 Durstin, S.M., Devarajan, S. and Kutcher, S., »The ,dalhousie serotonin cocktail« for treatment-resistant major depressive disorder.« *J Psychopharmacol* 2001 Jun; 15(2): 136–38.

24 Levitan, R.D., Shen, J.H., Jindal, R., Driver, H.S., Kennedy, S.H. and Shapiro, C.M., »Preliminary randomized double-blind placebo-controlled trial of tryptophan combined with fluoxetine to treat major depressive disorder: Antidepressant and hypnotic effects.« Psychiatry Neurosci 2000 Sep; 25(4): 337–46.

25 Brenner, R., Azbel, V., Madhusoodanan, S. and Pawlowska, M., »Comparison of an extract of hypericum (LI 160) and sertraline in the treatment of depression: A double-blind, randomized pilot study.« *Clin Ther* 2000; 22: 411–19.

26 Volz, H.P. and Laux, P., »Potential treatment for subthreshold and mild depression: A comparison of Saint-John's wort extracts and fluoxetine.« Compr Psychiatry 2000 Mar-Apr; 41(2 suppl 1): 133–37.

Kapitel 4: Schluss mit der Antriebslosigkeit

1 Cooper, Jack, Ph. D., Bloom, Floyd, Ph. D. and Roth, Robert, Ph. D., *The Biochemical Basis of Neuropharmacology* (New York: Oxford University Press, 1996), Seite 269 ff., 309–10.

2 Koob G. F., »The role of the striatopallidal and extended amygdala systems in drug addiction.« *Ann NY Acad Sci* 1999; 877: 445–60.

3 Raucoules D., Azorin, J. M., Barre, A. and Tissot, R., »Plasma levels and membrane transports in red blood cells of tyrosine and tryptophane in depression: Evaluation at baseline and recovery.« *Encephale* 1991; 17: 197–201.

4 Agharanya, J. C., Alonso, R. and Wurtman, R. J., »Tyrosine loading enhances catecholamine excretion by rats.« *J Neural Transm* 1980; 49: 31–43.

5 Lehnert, H., Reinstein, D. K., Strowbridge, B. W. and Wurtman, R. J., »Neurochemical and behavioral consequences of acute, uncontrollable stress: Effects of dietary tyrosine.« *Brain Res* 1984; 303: 215–23.

6 Gelenberg, A. I., Wojcik, J. D., Gibson, C. J. and Wurtman, R. J., »Tyrosine for depression.« *J Psychiatr Res* 1982; 17: 175–80.

7 Amen, Daniel, M. D., *Healing ADD* (New York: Putnam, 2001).

8 Owasoyo, J. O., Neri, D. F. and Lamberth, J. G. »Tyrosine and its potential use as a countermeasure to performance detriment in military sustained operations.« *Aviat Space Environ Med* 1992; 63: 364–369.

9 Blum, K. et al., »Reward deficiency syndrome.« *American Scientist* 1996 Mar–Apr.

10 Kaats, G., Blum, K. et al. »Effects of chromium picolinate supplementation on body composition.« *Current Therapeutic Research* 1996; 57(10).

11 Divi, R. L., Chang, H. C. and Doerge, D. R., »Anti-thyroid isoflavones from soybean: isolation, characterization, and mechanisms of action.« *Biochem Pharmacol* 1997 Nov 15; 54(10): 1087–96.

12 Gohler, L., Hahnemann, T., Michael, N., Oehme, P., Steglich, H. D., Conradi, E., Grune, T. and Siems, W. G., »Reduction of plasma catecholamines in humans during clinically controlled severe underfeeding.« Clinics of Physical Medicine and Rehabilitation, University Hospital Charite, Humboldt University, Berlin, Germany. *Prev Med* 2000 Feb; 30(2): 95–102.

13 Baldessarini, R. J. and Tarsy, D., »Dopamine and the pathophysiology of dyskinesias induced by antipsychotic drugs.« *Ann Rev Neurosci* 1980; 3: 23–41.

14 Braverman, Eric, M. D. *Healing Nutrients Within* (New Canaan: Conn.: Keats, 1997), S. 70.

15 Amen, Daniel, M. D., *Change Your Brain, Change Your Life* (New York: Three Rivers Press/Crown, 2000).

16 Cooney, C. A., Wise, C. K., Poirier, L. A. and Ali, S. F., »Methamphetamine treatment affects blood and liver S-adenosylmethionine (SAM) in mice: Correlation with dopamine depletion in the striatum.« *Ann NY Acad Sci* 1998; 844: 191–200.

17 Shekim, W. O., Antun, F., Hanna, G. L., McCracken, J. T. and Hess, E. B., »S-adenosyl-L-methinine (SAM) in adults with ADHD, RS: Preliminary results from an open trial.« *Psychopharmacol Bull* 1990; 26: 249–53.

18 Arem, Ridha, M. D., *The Thyroid Solution* (New York: Ballantine, 1999).

19 Ishizuki, Y. et al. »The effect on the thyroid gland of soy beans administered experimentally in healthy subjects.« *Nippon Naibunpi gakkai Zasshi* 1991; 67: 622–29.

20 Wang, S., »Traumatic stress and attachment.« *Acta Physiologica Scandinavica* 1997; 161 (suppl 640): 164–69.

21 Revis, N. W., McCauley, P., Bull, R. and Holdsworth, G., »Relationship of drinking water disinfectants to plasma cholesterol and thyroid hormone levels in experimental studies.« *Proc Natl Acad Sci* USA 1986; 83: 1485–89.

22 Revis, N. W., McCauley, P. and Holdsworth, G., »Relationship of dietary iodide and drinking water disinfectants to thyroid function in experimental animals.« *Environ Health Perspect* 1986; 69: 243–46.

23 Zeighami, E. A., Watson, A. P. and Craun, G. F., »Chlorination, water hardness and serum cholesterol in forty-six Wisconsin communities.« *Int J Epidemiol* 1990; 19: 49–58.

24 Mullenix, P. J., »Fluoride and the brain: Hidden ›halo‹ effects.« XXII Conference of the International Society of Fluoride Research, 1998; www.nofluoride.com.

25 Langer, Stephen, M. D., *Solved: The Riddle of Illness* (New Canaan, Conn.: Keats, 1984), S. 156.

Kapitel 5: Nichts als Stress

1 Zorilla, E. P., DeRubeis, R. J. and Redei, E.,«High self-esteem, hardiness and affective stability.« *Psychoneuroendocrinology* 1995; 20: 591–601.

2 Jefferies, William, M. D., *Safe Uses of Cortisol* (Springfield, Ill.: Thomas Books, 1996).

3 Rydvall, A., Brandstrom, A. K., Banga, R., Asplund, K., Backlund, U. and Stegmayr, B. G., »Plasma cortisol is often decreased in patients treated in an intensive care unit.« *Intensive Care Med* 2000 May; 26(5): 545–51.

4 Rosmond, R. and Bjorntorp, P., »The hypothalamic-pituitary-adrenal axis activity as a predictor of cardiovascular disease, type 2 diabetes and stroke.« *J Intern Med* 2000 Feb; 247(2): 188–97.

5 Sephton, S. F., Sapolsky, R. M., Kraemer, H. C. and Spiegel, D., »Diurnal cortisol rhythm as a predictor of breast cancer survival.« *J Natl Cancer Inst* 2000 Jun 21; 92(12): 994–1000.

6 Kellerman, Gottfried, Ph. D., Prepublication research data on 2200 subjects and controls given urinary neurotransmitter level testing, Pharmasan Labs, Minneapolis, 1996–2002.

7 American Institute of Stress Statistics, posted in 2000.

8 Mitchell, S., Ph. D., *I'd Kill for a Cookie* (New York: Dutton/Plume, 1998), S. 17.

9 U. S. Census Bureau statistic reported in *The New York Times*, May 15, 2001, pp. A1 and A10.

10 Belfiglio G. »Approaches to Depression Care.« *Healthplan* 2001; 42(2): 12–17.

11 *Report of the Surgeon General's Conference on Children's Mental Health.* Department of Health and Human Services, 1999 Dec.

12 Frey, W. H., »Crying behavior in the human adult.« *Interactive Psychiatry* 1983; 1: 94–100.

13 Wardle, J., Steptoe, A., Oliver, G. and Lipsey, Z., »Stress, dietary restraint and food intake.« *J Psychosom Res* 2000 Feb; 48(2): 195–202.

14 Jefferies, William, M. D., F. A. C. P., *Safe Uses of Cortisol*, 2nd ed. (Springfield, Ill.: Thomas Books, 1996), S. 100.

15 Braverman, Eric, M. D., *Healing Nutrients Within* (New Canaan, Conn.: Keats, 1997), S. 166–167.

16 Owasoyo, J. O., Neri, D. F. and Lamberth, J. G., »Tyrosine and its potential use as a countermeasure to performance decrement in military sustained operations.« *Aviat Space Environ Med* 1992;63: 364–69.

17 Banderet, L. E. and Lieberman, H. R., »Treatment with tyrosine, a neurotransmitter precursor, reduces environmental stress in humans.« *Brain Res Bull* 1989; 22: 759–62.

18 Zinder, O. and Dar, D. E., »Neuroactive steroids: Their mechanism of action and their function in the stress response.« *Acta Physiol Scand* 1999; 167: 181–88.

19 Yehuda, R., Bierer, L. M., Schmeidler, J., Aferiat, D. H, Breslau, I. and Dolan, S., »Low cortisol and risk for PTSD in adult offspring of holocaust survivors.« *Am J Psychiatry* 2000; 157: 252–59.

Kapitel 6: Zu sensibel für die Widrigkeiten des Lebens?

1 Rodriquez de Fonseca, F., Rocio, M., Carrera, A., Navarro, M., Koob, G. F. and Weiss, F., »Activation of corticotropin-releasing factor in the limbic system during cannabinoid withdrawal.« *Science* 1997 Jun 27; 276: 2050–54.

2 Krishnan-Sarin, S., Rosen, M. I. and O'Malley, S. S., »Naloxone challenge in smokers: Preliminary evidence of an opioid component in nicotine dependence.« *Arch Gen Psychiatry* 1999 Jul; 56(7): 663–68.

3 Drewnowski, A., Krahn, D. D., Demitrack, M. A., Naim, K. and Gosnell, B. A., »Progress in human nutrition.« *Physiol Behav* 1992 Feb; 51 (2): 371–79.

4 Van Furth, W. R., Wolterink, G. and van Ree, J. M., »Regulation of masculine sexual behavior: Involvement of brain opioids and dopamine.« *Brain Res Rev* 1995 Sep; 21(2): 162–84.

5 Kim, S. W., Grant, J. E., Adson, D. E. and Shin, Y. C., »Double-blind naltrexone and placebo comparison study in the treatment of pathological gambling.« *Biol Psychiatry* 2001 Jun 1; 49(11): 914–21.

6 Gray, L., Watt, L. and Blass, E. M., »Skin-to-skin contact is analgesic in healthy newborns.« *Pediatrics* 2000 Jan; 105(1): c14.

7 Harte, J. L., Eifert, G. H. and Smith, R., »The effects of running and meditation on betaendorphin, corticotropin-releasing hormone and cortisol in plasma, and on mood.« *Biol Psychol* 1995 Jun; 40(3): 251–65.

8 Hennig, J., Laschefski, U. and Opper, C., »Biopsychological changes after bungee jumping: Beta-endorphin immunoreactivity as a mediator of euphoria?« *Neuropsychobiology* 1994; 29(1): 28–32.

9 Genazzani, A. R., Nappi, G., Fachinetti, F., Michieli, G., Petraglia, F., Bono, G., Monittola, C. and Savoldi, F., »Progressive impairment of CSF beta-endorphin levels in migraine sufferers.« *Pain* 1984; 127–33.

10 Brandon, D. D., Markwick, A. J., Chrousos, G. P. and Loriaux, D. L., »Glucocorticoid resistance in humans and nonhuman primates.« *Cancer Res* 1989 Apr 15; 49(8 suppl): 2203s-13s.

11 Coiro, V., Passeri, M., Volpi, R., Marchesi, M., Bertoni, P., Fagnoni, F., Schianchi, L., Bianconi, L., Marcato, A. and Chiodera, P., »Different effects of aging on the opioid mechanisms controlling gonadotropin and cortisol secretion in man.« *Horm Res* 1989; 32(4): 119–23.

12 Baker, D. G., West, S. A., Orth, D. N., Hill, K. K., Nicholson, W. E., Ekhator, N. N., Bruce, A. B., Wortman, M. D., Keck, P. E. Jr. and Geracioti, T. D. Jr., »Cerebrospinal fluid and plasma beta-endorphin in combat veterans with post-traumatic stress disorder.« *Psychoneuroendocrinology* 1997 Oct; 22(7): 517–29.

13 Baker, D. G., West, S. A., Nicholson, W. E., Ekhator, N. N., Kasckow, J. W., Hill, K. K., Bruce, A. B., Orth, D. N. and Geracioti, T. D. Jr., »Serial CSF corticotropin-releasing hormone levels and adrenocortical activity in combat veterans with posttraumatic stress disorder.« *Am J Psychiatry* 1999; 156: 585–588.

14 Volpicelli, J., Balaraman, G., Hahn, J., Wallace, H. and Bux, D., »The role of uncontrollable trauma in the development of PTSD and alcohol addiction.« *Alcohol Res Health* 1999; 23(4): 256–62.

15 Hatfield, B. D., Goldfarb, A. H., Sforzo, G. A. and Flynn, M. G., »Serum beta-endorphin and affective responses to graded exercise in young and elderly men.« *J Gerontol* 1987 Jul; 42(4): 429–31.

16 Meyer, W. R., Muoio, D. and Hackney, T. C., »Effect of sex steroids on beta-endorphin levels at rest and during submaximal treadmill exercise in anovulatory and ovulatory runners.« *Fertil Steril* 1999 Jun; 71(6): 1085–91.

17 Leibenluft, E., Fiero, P. L. and Rubinow, D. R., »Effects of the menstrual cycle on dependent variables in mood disorder research.« *Arch Gen Psychiatry* 1994 Oct; 51(10): 761–81 [erratum in *Arch Gen Psychiatry* 1995 Feb; 52(2): 144; comment in *Arch Gen Psychiatry* 1995 Jul; 52(7): 605–06.

18 Miller, M. M., Bennett, H. P., Billiar, R. B., Franklin, K. B. and Joshi, D., »Estrogen, the ovary, and neurotransmitters: Factors associated with aging.« *Exp Gerontol* 1998 Nov-Dec; 33(7–8): 729–57.

19 Giannini, A. J., Melemis, S. M., Martin, D. M. and Folts, D. J., »Symptoms of premenstrual syndrome as a function of beta-endorphin: Two subtypes.« *Prog Neuropsychopharmacol Biol Psychiatry* 1994 Mar; 18(2): 321–27.

20 Stomati, M., Monteleone, P., Casarosa, E., Quirici, B., Puccetti, S., Bernardi, F., Genazzani, A. D., Rovati, L., Luisi, M. and Genazzani, A. R., »Six-month oral dehydroepiandrosterone supplementation in early and late postmenopause.« *Gynecol Endocrinol* 2000 Oct; 14(5): 342–63.

21 Priest, C. A. and Roberts, J. L., »Estrogen and tamoxifen differentially regulate beta-endorphin and cFos expression and neuronal colocalization in the arcuate nucleus of the rat.« *Neuroendocrinology* 2000 Nov; 72(5): 293–305.

22 Leuschen, M. P., Willett, L. D., Bolam, D. L. and Nelson, R. M. Jr., »Plasma beta-endorphin in neonates: effect of prematurity, gender, and respiratory status.« *J Clin Endocrinol Metab* 1991 Nov; 73(5): 1062–6.

23 Ritter, M. M., Sonnichsen, A. C., Mohrle, W., Richter, W. O. and Schwandt, P., »Beta-endorphin plasma levels and their dependence on gender during an enteral glucose load in lean subjects as well as in obese patients before and after weight reduction.« *Int J Obes* 1991 Jun; 15(6): 421–7.

24 Sabelli, H. C., Fawcett, J., Gusovsky, F., Javaid, J. I., Wynn, P., Edwards, J., Jeffriess, H. and Kravitz, H., »Clinical studies on the phenylethylamine hypothesis of affective disorder: Urine and blood phenylacetic acid and phenylalanine dietary supplements.« *J Clin Psychiatry* 1986; 47: 66–70.

25 Ehrenpreis, Seymour, Ph. D., *Degradation of Endogenous Opioids: Its Relevance in Human Pathology and Therapy* (New York: Raven, 1983).

26 Fox, Arnold, M. D., *DLPA to End Chronic Pain and Depression* (New York: Pocket Books, 1985), S. 168.

27 Masala A., Satta, G., Alagna, S., Zolo, T. A., Rovasio, P. P. and Rassu, S., »Suppression of electro-acupuncture (EA)-induced beta-endorphin and ACTH release by hydrocortisone in man: Absence of effects on EA-induced anaesthesia.« *Acta Endocrinol* (Copenh) 1983 Aug; 103(4): 469–72.

28 Bonica, J. J., Liebskind, J. C., Albe-Fessard, D. G., eds., *Advances in Pain Research and Therapy*, vol. 3 (New York: Raven Press, 1978), S. 479–88.

29 Donzelle, G., Bernard, L., Deumier, R., Lacome, M., Barre, M., Lanier, M. and Mourtada, M. B., »Curing trial of complicated oncologic pain by D-phenylalanine« (author's transl). *Anesth Analg* (Paris) 1981; 38: 655–58.

30 Ehrenpries, S., »Pharmacology of enkephalinase inhibitors: Animal and human studies.« *Acupunct Electrother Res* 1985; 10(3): 203–08.

31 Beckmann, H., Athen, D., Olteanu, M. and Zimmer, R., »DL-phenylalanine versus imipramine: A double-blind controlled study.« *Arch Psychiatr Nervenkr* 1979; 227: 49–58.

32 Heller, B., »Pharmacological and clinical effects of D-phenylalanine in depression and Parkinson's disease.« In *Modern Pharmacology – Toxicology, Concatecholic Phenylethylamines, Part 1*, Mosnalm AD and Wolf ME eds. (New York: Marcel Dekker, 1978), S. 397–417 ff.

33 Ibid.

34 Beckmann, H., Strauss, M. A. and Ludolph, E., »DL-Phenylalanine in depressed patients: An open study.« *J Neural Transm* 1977; 41: 123–34.

35 Russell, A. L. and McCarty, M. F., »DL-phenylalanine markedly potentiates opiale analgesia: An example of nutrient/pharmaceutical up-regulation of the endogenous analgesia system.« *Med. Hypotheses* 2000; 55: 283–88.

36 Genazzani, A. R. et al., »Effects of 5-HTP with and without carbidopa on plasma beta-endorphin and pain perception.« *Cephalalgia* 1986; 6: 642–45.

37 Benton, D., Haller, J. and Fordy, J., »Vitamin supplementation for 1 year improves mood.« *Neuropsychobiology* 1995; 32(2): 98–105.

38 Liu, H. T., Hollmann, M. W., Liu, W. H., Hoenemann, C. W. and Durieux, M. E., »Modulation of NMDA receptor function by ketamine and magnesium: Part I.« *Anesth Analg* 2001 May; 92(5): 1 l73-81.

39 Koinig, H., Wallner, T., Marhofer, P., Andel, H., Horauf, K. and Mayer, N., »Magnesium suilfate reduces intra- and postoperative analgesic requirements.« *Anesth Analg* 1998 Jul; 87(1): 206–10.

40 Ovechkin, A. M., Gnezdilov, A. V., Kukushkin, M. L., Morozov, D. V., Syrovegin, A. V., Khmel'kova, E. I. and Gubkin, I. M., »Prevention of postoperative pain: Pathogenetic bases and clinical aspects.« [Article in Russian] *Anesteziol Reanimatol* 2000 Sep-Oct; (5): 71–6.

41 Peikert, A., Wilimzig, C. and Kohne-Volland, R., »Prophylaxis of migraine with oral magnesium: Results from a prospective, multi-center, placebo-controlled and double-blind randomized study.« *Cephalalgia* 1996 Jun; 16(4): 257–63.

42 De Souza, M. C., Walker, A. F., Robinson, P. A. and Bolland, K., »A synergistic effect of a daily supplement for 1 month of 200 mg magnesium plus 50 mg vitamin B_6 for the relief of anxiety-related premenstrual symptoms: A randomized, double-blind, crossover study.« *J Women's Health Gend Based Med* 2000 Mar; 9(2): 131–39.

43 Demirkaya, S., Vural, O., Dora, B. and Topcuoglu, M. A., »Efficacy of intravenous magnesium sulfate in the treatment of acute migraine attacks.« *Headache* 2001 Feb; 41(2): S. 171–77.

44 Mocci, F., Canalis, P., Tomasi, P. A., Casu, F. and Pettinato, S., »The effect of noise on serum and urinary magnesium and catecholamines in humans.« *Occup Med* (Lond) 2001; 51: S. 56–61.

45 Thys-Jacobs, S., »Micronutrients and the premenstrual syndrome: The case for calcium.« *J Am Coll Nutr* 2000 Apr; 19(2): S. 220–27.

46 Evangelou, A., Kalfakakou, V., Georgakas, P., Koutras, V., Vezyraki, P., Iliopoulou, L. and Vadalouka, A., »Ascorbic acid (vitamin C) effects on withdrawal syndrome of heroin abusers.« *In Vivo* 2000 Mar–Apr; 14(2): S. 363–66.

47 Pert, Candace, Ph. D., *Molecules of Emotion* (New York: Scribners, 1997), S. 104.

48 Drewnowski, A., Hann, C., Henderson, S. A. and Gorenflo, D., »Both food preferences and food frequency scores predict fat intakes of women with breast cancer.« *J Am Diet Assoc* 2000 Nov; 100(1 l): 1325–33.

49 Zioudrou, C. et al., »Opiod peptides derived from food proteins: the exorphins.« *J Biol Chem* 1979; 254: 2379–80.

50 Cooper, J. R., Bloom, F. E. and Roth, R., *The Biochemical Basis of Neuropharmacology* (Oxford: Oxford University Press, 1996), S. 431–32.

Kapitel 7: Fort mit der Schlechte-Laune-Nahrung

1 Pawlak, D.B., Bryson, J.M., Denyer, G.S. and Brand-Miller, J.C., »High glycemic index starch promotes hypersecretion of insulin and higher bodyfat in rats without affecting insulin sensitivity.« *J Nutr* 2001 Jan;131(1): S. 99–104.

2 Anderson, R.J., Freedland, K.E., Clouse, R.E. and Lustman, P.J., »The prevalence of comorbid depression in adults with diabetes: A meta-analysis.« *Diabetes Care* 2001 Jun; 24(6): S. 1069–78.

3 Forshee, R.A. and Storey, M.L., »The role of added sugars in the diet quality of children and adolescents.« *J Am Coll Nutr* 2001 Feb; 20(1): S. 32–43.

4 Addolorato, G., Stefanini, G.F., Capristo, E., Caputo, F., Gasbarrini, A. and Gasbarrini, G., »Anxiety and depression in adult untreated celiac subjects and in patients affected by inflammatory bowel disease: A personality ›trait‹ or a reactive illness?« *Hepatogastroenterology* 1996; 43: S. 1513–17.

5 Hallert, C., Allenmark, S., Larsson-Cohn, U. and Sedvall, G., »High level of pyridoxal 5'-phosphate in the cerebrospinal fluid of adult celiac patients.« *Am J Clin Nutr* 1982; 36: S. 851–54.

6 Farrell, R. and Kelly, C.P., »Celiac sprue, a review article.« *New England J Med* 2002 Jan17;346(3): S. 180–88.

7 Rapp, Doris J., *Is This Your Child? Discovering and Treating Unrecognized Allergies* (New York: William Morrow & Co., 1992).

8 Kalita, Dwight, M.D., *Brain Allergies* (New Canaan, Conn.: Keats 1987).

9 Ciacci, C., Iavarone, A., Mazzacca, G. and De Rosa, A., »Depressive symptoms in adult celiac disease.« *Scand J Gastroenterol* 1998; 33: S. 247–50.

10 Sategna-Guidetti, C., Volta, U., Ciacci, C., Usai, P., Carlino, A., De Franceschi L, Camera A, Pelli A, and Brossa C. »Prevalence of thyroid disorders in untreated adult celiac disease patients and effect of gluten withdrawal: An Italian multicenter study.« *Am J Gastroenterol* 200 l Mar; 96(3): S. 751–57.

11 Tarcisio Not, of Clinica Pediatrica, I.R.C.C.S., Trieste, and colleagues: »Celiac Disease Linked to Autoimmune Thyroid Disease.« *Digestive Diseases and Sciences* 2/2000; 45: S. 403–06.

12 Economic Research Service/USDA Per Capita Consumption Data System *Table 14 Added Food Fats and Oils* 1909–1998.

13 Chang, M.C., Contreras, M.A., Rosenberger, T.A., Rintala, J.J., Bell, J.M. and Rapoport, S.I., »Chronic valproate treatment decreases the in vivo turnover of arachidonic acid in brain phospholipids: A possible common effect of mood stabilizers.« *J Neurochem* 2001 May; 77(3): S. 796–803.

14 Oken, R.J., »Obsessive-compulsive disorder: A neuronal membrane phospholipid hypothesis and concomitant therapeutic strategy.« *Med Hypotheses* 2001 Apr; 56(4): S. 413–15.

15 Harymi, Okuyama, Ph. D., »Choice of n-3 monounsaturated and trans-fatty acid-enriched oils for the prevention of excessive linoleic acid syndrome« *Workshop on the Essentiality of and Dietary Reference Intakes (DRIs) for Omega-6 and Omega-3 Fatty Acids.* The Cloisters National Institutes of Health.

16 USDA. Per Capita Fat Supply for the U.S., 1909–1998.

17 Pietinen, P., Ascherio, A., Korhonen, P., Hartman, A.M., Willett, W.C., Albanes, D. and Virtamo, J., »Intake of fatty acids and risk of coronary heart disease in a cohort of Finnish men.« The Alpha-Tocopherol, Beta-Carotene Cancer Prevention Study, *Am J Epidemiol* 1997 May 15; 145(10): S. 876–87.

18 Chang, M.C., Contreras, M.A., Rosenberger, T.A., Rintala, J.J., Bell, J.M. and Rapoport, S.I., *op. cit.*

19 »Limit use of soy infant formula.« New Zealand Ministry of Health Pamphlet Information taken from *Food Chemical News*, 1998 Nov 9: S. 4–5.

20 Freni-Titulaer, I.W., Cordero, J.F., Haddock, I., Lebron, G., Martinez, R. and Mills, J.L., »Premature thelarche in Puerto Rico.« *Am J Dis Child* 1986 Dec: 140 (12): S. 1263–67.

21 Fort, P., Lanes, R., Dahlem, S., Recker, B., Weyman-Daum, M., Pugliese, M. and Lifshitz, F., »Breast feeding and insulin-dependent diabetes mellitus in children.« *J Am Coll Nutr* 1986; 5(5): S. 439–41.

22 Jabbar, M.A., Larrea, J. and Shaw, R.A., »Abnormal thyroid function tests in infants with congenital hypothyroidism: The influence of soy-based formula.« *J Am Coll Nutr* 1997 Jun; 16(3): S. 280–82.

23 Sarwar, G., »Influence of tryptophan supplementation of soy-based infant formulas on protein quality and on blood and brain tryptophan and brain serotonin in the rat model.« *Plant Foods Hum Nutr* 2001; 56(3): S. 275–84.

24 »Soy Concentrate for Weaning Pigs.« auf www.centralsoya.com. Klicken Sie »animal nutrition« an, dann »animal uses«, dann »swine«. Scrollen Sie zum Artikel runter.

25 Divi, R.L., Chang, H.C. and Doerge, D.R., »Anti-thyroid isoflavones from soybean: Isolation, characterization, and mechanisms of action.« *Biochem Pharmacol* 1997 Nov 15; 54(10): S. 1087–96.

26 Fort, P., Moses, N., Fasano, M., Goldberg, T. and Lifshitz, F., »Breast and soy-formula feedings in early infancy and the prevalence of autoimmune thyroid disease in children.« *J Am Coll Nutr* 1990; 9: S. 164–97.

27 Allred, C.D., Allred, K.F., Ju, Y.H., Virant, S.M. and Helferich, W.G., »Soy diets containing varying amounts of genistein stimulate growth of estrogen-dependent (MCF-7) tumors in a dose-dependent manner.« *Cancer Res* 2001 Jul; 61(13): S. 5045–50.

28 McMichael-Phillips, D.F., Harding, C., Morton, M., Roberts. S.A., Howell, A., Potten, C.S. and Bundred, N.J., »Effects of soy-protein supplementation on epithelial proliferation in the histologically normal human breast.« *Am J Clin Nutr* 1998 Dec; 68 (6 suppl): 1431s–35s.

29 Benson, J.E., Engelhart-Fenton, K.A. and Eisenman, P.A., »Nutritional aspects of amenorrhea in the female athlete.« *Triad International J of Sports Nutr* 1996: S. 134–45.

30 Nagata, C., Inaba, S., Kawakami, N., Kakizoe, T. and Shimizu, H., »Inverse association of soy product intake with serum androgen and estrogen concentrations in Japanese men.« *Nutr Cancer* 2000; 36(1): S. 14–18.

31 White, L.R., Petrovich, H., Ross, G.W. and Masaki, K.H., »Association of mid-life consumption of tofu with late life cognitive impairment and dementia: The Honolulu-Asia Aging Study.« *Fifth International Conference on Alzheimer's Disease*, 487, 1996 July 27, Osaka, Japan.

32 Margolis, S. and Rabins, P.V., »Depression and Anxiety.« *The Johns Hopkins White Papers* 1995; 16.

33 Melchior, J.C., Rigaud, D., Colas-Linhart, N., Petiet, A., Girard, A. and Apfelbaum, M., »Immunoreactive beta-endorphin increases after an aspartame chocolate drink in healthy human subjects.« *Physiol Behav* 1991 Nov; 50(5): S. 941–44.

34 Roberts, H.L., M.D., *Aspartame: Is It Safe?* (Philadelphia: Charles Press, 1990).

35 Walton, R.G., Hudak, R. and Green-Waite, R.J., »Adverse reactions to aspartame: Double blind challenge.« *Biol Psychiatry* Jul 1–15; 34(1–2): 13–7.

36 Christensen, L., »The roles of caffeine and sugar in depression.« *The Nutrition Report* 1991: 9(13): 17, 24.

37 Rowe, K.S. and Rowe, K.J., »Synthetic food coloring and behavior: A dose-response effect in a double-blind, placebo-controlled, repeated-measures study.« *J Pediatr* 1994; 125(5 Pt 1): S. 691–98.

38 Bhatia, M. S., »Allergy to tartrazine in psychotropic drugs.« *J Clin Psychiatry* 2000 Jul; 61(7): S. 473–76.

39 Taylor, John, Ph. D., *Helping Your ADD Child* (Roseville, Calif.: Prima Publishing, 2001).

40 Schwartz, G., M. D., *In Bad Taste: The M. S. G. Syndrome* (New York: Signet, 1988).

41 Bazylewicz-Walczak, B., »Behavioral effects of occupational exposure to organophorous pesticides in female greenhouse planting workers.« *Neurotoxicology* 1999 Oct; 20(5): S. 819–26.

42 Hodge, L., Yan, K. Y. and Loblay, R. L., »Assessment of food chemical intolerance in adult asthmatic subjects.« *Thorax* 1996 Aug; 51(8): S. 805–09.

43 Rapp, Doris J., *Is This Your Child? Discovering and Treating Unrecognized Allergies* (New York: William Morrow & Co, 1992).

44 Postley, John E., *The Allergy Discovery Diet* (New York: Doubleday, 1990).

Kapitel 8: Ihr Masterplan zum Gute-Laune-Essen

1 Stoll, Andrew L., M. D., *The Omega-3 Connection* (New York: Simon & Schuster, 2001), S. 108–15.

2 AHA Dietary Guidelines Revised for the New Millennium, *Clinician Reviews* 2001; 11(8): 58, S. 61–63.

3 Ibid.

4 Chalon, S., Delion-Vancassel, S., Belzung, C., Guilloteau, D., Leguisquet, A. M., Besnard, J. C. und Durand, G., »Dietary fish oil affects monoaminergic neurotransmission and behavior in rats.« *J Nutr* 1998 Dec; 128(12): S. 2512–19.

5 Brunner, J., Parhofer, K. G., Schwandt, P. und Bronisch, T., »Cholesterol, omega-3 fatty acids, and suicide risk: Empirical evidence and pathophysiological hypotheses« *Fortschr Neurol Psychiatr* 2001 Oct; 69(10): 460–67. Review. German.

6 Stoll, Andrew, *The Omega Connection* (New York: Simon & Schuster, 2001).

7 Kidd, P. M., »Attention deficit/hyperactivity disorder (ADHD) in children: Rationale for its integrative management.« *Altern Med Rev* 2000 Oct; 5(5): 402–28. Review.

8 Pawlosky, R. J. und Salem, N., Jr., »Ethanol exposure causes a decrease in docosahexaenoic acid and an increase in docosapentaenoic acid in feline brains and retinas.« *Am J Clin Nutr* 1995 Jun; 61(6): S. 1284–89.

9 Corrigan, F. M., Horrobin, D. F., Skinner, E. R., Besson, J. A. und Cooper, M. B., »Abnormal content of n-6 and n-3 long-chain unsaturated fatty acids in the phosphoglycerides and cholesterol esters of parahippocampal cortex from Alzheimer's disease patients and its relationship to acetyl CoA content.« *Int J Biochem Cell Biol* 1998 Feb; 30(2): S. 197–207.

10 Assies, J., Lieverse, R., Vreken, P., Wanders, R. J., Dingemans, P. M. und Linszen, D. H., »Significantly reduced docosahexaenoic and docosapentaenoic acid concentrations in erythrocyte membranes from schizophrenic patients compared with a carefully matched control group.« *Biol Psychiatry* 2001 Mar 15; 49(6): S. 510–22.

11 Wainwright, P., »Nutrition and behaviour: The role of n-3 fatty acids in cognitive function.« *Br J Nutr* 2000 Apr; 834): S. 337–39.

12 *Harv Heart Lett* 2001 Nov; 12(3): 1–2. »Go fish: A good choice for preventing strokes.«

13 Segal-Isaacson, C. J. und Wylie-Rosett, J., »The cardiovascular effects of fish oils and omega-3 fatty acids.« *Heart Dis* 1999 Jul-Aug; 1(3): S. 149–54.

14 Yuan, J. M., Ross, R. K., Gao, Y. T. und Yu, M. C., »Fish and shellfish consumption in relation to death from myocardial infarction among men in Shanghai, China.« *Am J Epidemiol* 2001 Nov 1; 154(9): S. 809–16.

15 Simopoulos, A. P., »Human requirement for N-3 polyunsaturated fatty acids.« *Poult Sci* 2000 Jul; 79(7): S. 961–70.

16 Pietinen, P., Ascherio, A., Korhonen, P., Hartman, A.M., Willett, W.C., Albanes, D. und Virtamo, J., »Intake of fatty acids and risk of coronary heart disease in a cohort of Finnish men. The alpha-tocopherol, beta-carotene cancer prevention study.« *Am J Epidemiol* 1997 May 15; 145(10): S. 876–87.

17 Gillman, M.W., Cupples, L.A., Millen, B.E., Ellison, R.C. und Wolf, P.A., »Inverse association of dietary fat with development of ischemic stroke in men.« *JAMA* 1997 Dec 24–31; 278(24): S. 2145–50. Comment in *JAMA* 1997 Dec 24–31; 278(24): 2185–86, *JAMA* 1998 Apr 15; 279(15): 1171–72; discussion 1172–73.

18 Bibby, D.C. und Grimble, R.F., »Tumour necrosis factor-alpha and endotoxin induce less prostaglandin E2 production from hypothalami of rats fed coconut oil than from hypothalami of rats fed maize oil.« *Clin Sci* (Lond) 1990 Dec; 79(6): S. 657–62.

19 Tappia, P.S. und Grimble, R.F., »Complex modulation of cytokine induction by endotoxin and tumour necrosis factor from peritoneal macrophages of rats by diets containing fats of different saturated, monounsaturated and polyunsaturated fatty acid composition.« *Clin Sci* (Lond) 1994 Aug; 87(2): S. 173–78.

20 Wilson, M.D., Hays, R.D. und Clarke, S.D., »Inhibition of liver lipogenesis by dietary polyunsaturated fat in severely diabetic rats.« *J Nutr* 1986 Aug; 116(8): S. 1511–18.

21 Westman, Eric C., M.D., »Low-carb diet offers second tier therapy for type II diabetics.« *Journal of the American College of Nutrition* 1998;17: S. 595–600.

22 USDA. Per Capita Fat Supply for the U.S., 1909 und 1998.

23 Singh, R.B. und Niaz, M.A., »Genetic variation and nutrition in relation to coronary artery disease.« *J Assoc Physicians India* 1999 Dec; 47(12): S. 1185–90.

24 Sani, B.P., Allen, R.D., Moorer, C.M. und McGee, B.W., »Interference of retinoic acid binding to its binding protein by omega-6 fatty acids.« *Biochem Biophys Res Commun* 1987 Aug 31; 147(1): S. 25–30.

25 Taubes, Gary., »Nutrition: The soft science of dietary fat.« *Science* 2001 Mar.

26 McGee, D., Reed, D., Stemmerman, G., Rhoads, G., Yano, K. und Feinleib, M., »The relationship of dietary fat and cholesterol to mortality in 10 years: The Honolulu heart program.« *Int J Epidemiol* 1985 Mar; 14(l): S. 97–105.

27 Scanlon, S.M., Williams, D.C. und Schloss, P., »Membrane cholesterol modulates serotonin transporter activity.« *Biochemistry* 2001 Sep 4; 40(35): 10507–13.

28 Thomas, E.A., Carson, M.J. und Sutcliffe, J.G., »Oleamide-induced modulation of 5-hydroxytryptamine receptor-mediated signaling.« *Ann NY Acad Sci* 1998; 861: S. 183–89.

29 Boger, D.L., Patterson, J.E. und Jin, Q., »Structural requirements for 5-HT2A and 5-HT1A serotonin receptor potentiation by the biologically active lipid oleamide.« *Proc Natl Acad Sci* USA 1998; 95: S. 4102–07.

30 Renaud, S.C., »Diet and stroke.« *J Nutr Health Aging* 2001; 5(3): S. 167–72.

31 Nidecker, Anna, senior writer. »Dietary fat may play role in psychiatric illness.« *Clinical Psychiatry News* 1998; 26(11): 10. International Medical News Group.

32 Godfrey, P.S., Toone, B.K., Carney, M.W. et a1., »Enhancement of recovery from psychiatric illness by methylfolate.« *Lancet* 1990; 336: 392–95.

33 Reiter, Russel, Ph. D., *Melatonin* (New York: Bantam, 1996), S. 193–94.

34 Vega, W.A., Kolody, B., Aguilar-Gaxiola, S., Alderete, E., Catalano, R. und Caraveo-Anduaga, J., »Lifetime prevalence of DSM-III-R psychiatric disorders among urban and rural Mexican Americans in California.« *Arch Gen Psychiatry* 1998 Sep; 55(9): S. 771–78. Comment in *Arch Gen Psychiatry* 1998 Sep; 55(9): S. 781–82.

Kapitel 10: Ihr Ergänzungsmittel-Masterplan

1 Young, V.R. und Scrimshaw, N.S., »Genetic and biological variability in human nutrient requirements.« *Am J of Clinical Nutr* 1979: 32; S. 486–500.

2 Lazarou, J, M. Sc., Pomeranz, B.H., M.D., Ph. D. und Corey, P.N., Ph. D., »Incidence of adverse drug reactions in hospitalized patients: A meta-analysis of prospective studies.« *JAMA* 1998 April; 279(15): S. 1200–05.

3 Benton, D. und Donohoe, R.T., »The effects of nutrients on mood.« *Public Health Nutr* 1999; 2: S. 403–09.

4 Fugh-Berman, A. und Cott, J.M., »Dietary supplements and natural products as psychotherapeutic agents.« *Psychosom Med* 1999; 61: 712–28.

5 Heseker, H., Kubler, W., Pudel, V. und Westenhoffer, J., »Psychological disorders as early symptoms of a mild-to-moderate vitamin deficiency.« *Ann NY Acad Sci* 1992 Sep 30; 669: S. 352–57.

6 Macready, Norra, »Vitamins associated with lower colon-cancer risk.« *Lancet* 1997 Nov; 15: 1452.

7 Vieth, R., »Vitamin D supplementation, 25-hydroxyvitamin D concentrations, and safety.« *Am J Clin Nutr* 1999 May; 69(5): 842–56. Comment in *Am J Clin Nutr* 1999 May; 69(5): S. 825–26.

8 Balon, R. und Ramesh, C., »Calcium channel blockers for anxiety disorders?« *Ann Clin Psychiatry* 1996; 8: 215–20.

9 De Souza, M.C., Walker, A.F., Robinson, P.A. und Bolland, K., »A synergistic effect of a daily supplement for 1 month of 200 mg magnesium plus 50 mg vitamin B_6 for the relief of anxiety-related premenstrual symptoms: A randomized, double-blind, crossover study.« *J Women's Health Gend Based Med* 2000; 9: 131–39.

10 Helmeste, D.M. und Tang, S.W., »The role of calcium in the etiology of the affective disorders.« *Jpn J Pharmacol* 1998; 77: S. 107–16.

11 Yamawaki, S., Kagaya, A., Okamoto, Y., Shimizu, M., Nishida, A. und Uchitomi, Y., »Enhanced calcium response to serotonin in platelets from patients with affective disorders.« *J Psychiatry Neurosci* 1996; 21: S. 321–24.

12 Johnson. S., »The multifaceted and widespread pathology of magnesium deficiency.« *Med Hypotheses* 2001; 56: S. 163–70.

13 Young, L.T., Robb, J.C., Levitt, A.I., Cooke, R.G. und Joffe, R.T., »Serum Mg2+ and Ca2+/Mg2+ ratio in major depressive disorder.« *Neuropsychobiology* 1996; 34: 26–28.

14 Vieth, R., Chan, P.C. und MacFarlane, G.D., »Efficacy and safety of vitamin D, intake exceeding the lowest observed adverse effect level.« *Am J Clin Nutr* 2001 Feb; 73(2): 288–94.

15 Benjamin, J., Agam, G., Levine, J., Bersudsky, Y., Kofman, O. und Belmaker, R.H., »Inositol treatment in psychiatry.« *Psychopharmacol Bull* 1995; 31: 167–75.

16 Levitt, A.J. und Joffe, R.T., »Folate, B_{12}, and life course of depressive illness.« *Biol Psychiatry* 1989; 25: S. 867–72.

17 Reynolds, E.H., Carney, M.W. und Toone, B.K., »Methylation and mood.« *Lancet* 1984; 2: S. 196–98.

18 Deijen, J.B., van der Beek, E.J., Orlebeke, J.F. und van den B.H., «Vitamin B_6 supplementation in elderly men: Effects on mood, memory, performance and mental effort.« *Psychopharmacology* (Berl) 1992; 109: S. 489–96.

19 Benton, D., Griffiths, R. und Haller, J., »Thiamine supplementation mood and cognitive functioning.« *Psychopharmacology* (Berl) 1997; 129: S. 66–71.

20 Dillon, P.F., Root-Bernstein, R.S., Sears, P.R. und Olson, L.K., »Natural electrophoresis of norepinephrine and ascorbic acid.« *Biophys J* 2000; 79: S. 370–76.

21 Rice, M.E., »Ascorbate regulation and its neuroprotective role in the brain.« *Trends Neurosci* 2000; 23: S. 209–16.

22 Feingold, I.B., Longhurst, P.A. und Colby, H.D., »Effects of adrenocorticotropic hormone and dexamethasone on adrenal and hepatic alpha-tocopherol concentrations.« *Free Radic Biol Med* 1999; 26: S. 633–38.
23 Pawlosky, R.J., Hibbeln, J.R., Novotny, J.A. und Salem, N., Jr., »Physiological compartmental analysis of alpha-linolenic acid metabolism in adult humans.« *J Lipid Res* 2001 Aug; 42(8): S. 1257–65.
24 Newcomer, L.M., King, L.B., Wicklund, K.G. und Stanford, J.L., »The association of fatty acids with prostate cancer risk.« *Prostate* 2001 Jun 1; 47(4): S. 262–68.

Kapitel 11: Stimmungen und Medikamente

1 Cotterchio, M., Kreiger, N., Darlington, G. und Steingart, A., »Antidepressant medication use and breast cancer risk.« *Am J Epidemiol* 2000 May 15; 151(10): S. 951–57.
2 Kelly, J.P., Rosenberg, L., Palmer, J.R., Rao, R.S., Strom, B.L., Stolley, P.O., Zauber, A.G. und Shapiro, S., »Risk of breast cancer according to use of antidepressants, phenothiazines, and antihistamines.« *J Epidemiol* 1999 Oct 15; 150(8): S. 861–68.
3 Wallace, W.A., Baisitis, M. und Harrison, B.J., »Male breast neoplasia in association with selective serotonin re-uptake inhibitor therapy: A report of three cases.« *Eur J Surg Oncol* 2001 Jun; 27(4): S. 429–31.
4 Wood, A. et al., »Making medicines safer: The need for an independent drug safety board.« *New Eng J Med* 1998 Dec 17; 25: S. 1851–54.
5 Moore, T.J. et al., »Time to act on drug safety.« *JAMA* 1998 May 20; 279(19): S. 1571–73.
6 Donovan, S. et al., »Deliberate self-harm and antidepressant drugs.« *Brit J Psychiatry* 2000; 177: 551–56.
7 Tracy, A.B., *Prozac: Panacea or Pandora?* (Salt Lake City: Cassia Publications, 1994. updated 2001), S. 9 (»Our Serotonin Aftermath«).
8 Kessler, D. (FDA chief). »Introducing MedWatch.« *JAMA* 1993; S. 2765–68.
9 The FDA's own list of Adverse Drug Reactions to Prozac 1987–96, released by its Freedom of Information staff in 1996 to the Prozac Survivors Support Group, Inc.
10 Sternbach, H., »The Serotonin Syndrome.« *Am J Psychiatry* 1991 June; 148(6): S. 705–13.
11 Steiner, W. und Fontaine, R., »Toxic reaction following the combined administration of fluoxetine and L-tryptophan: five case reports.« *Bio Psychiatry* 1986; 21: S. 1067–71.
12 Levitan, R.D., Shen, J.H., Jindal, R., Driver, H.S., Kennedy, S.H. und Shapiro, C.M., »Preliminary randomized double-blind placebo-controlled trial of tryptophan combined with fluoxetine to treat major depressive disorder: Antidepressant and hypnotic effects.« *J Psychiatry Neurosci* 2000 Sep; 25(4): S. 337–46.
13 Radomski, J.W., Dursun, S.M., Reveley, M.A. und Kutcher, S.P., »An exploratory approach to the serotonin syndrome: An update of clinical phenomenology and revised diagnostic criteria.« *Med Hypotheses* 2000 Sep; 55(3): S. 218–24.
14 Gorman, Jack M., M.D., *The Essential Guide to Psychiatric Drugs* (New York: St. Martin's Press, 1995).
15 Radomski, J.W., op. cit.
16 Boseley, Sarah, »Drug firm issues addiction warning.« *The Guardian* 2002 Jan 23.
17 Glenmullen, Joseph, M.D., *Prozac Backlash* (New York: Simon & Schuster, 2000), pp. 72–76.
18 Dreshfield-Ahmad, L.J., Thompson, D.C., Schaus, J.M. und Wong, D.T., »Enhancement in extracellular serotonin levels by 5-hydroxytryptophan loading after administration of WAY 100635 and fluoxetine.« *Life Sci* 2000 Apr 14; 66(21): S. 2035–41.
19 Poldinger, W., Calanchini, B. und Schwarz, W., »A functional-dimensional approach to

depression: Serotonin deficiency as a target syndrome in a comparison of 5-hydroxytryptophan and fluvoxamine.« *Psychopathology* 1991; 24: S. 53–81.

20 Van der Does, A. J., »The effects of tryptophan depletion on mood and psychiatric symptoms.« *J Affect Disord* 2001 May; 64(2–3): S. 107–19.

21 Bond, A. J., Wingrove, J. und Critchlow, D. G., »Tryptophan depletion increases aggression in women during the premenstrual phase.« *Psychopharmacology* (Berl) 2001 Aug; 156(4): S. 477–80.

22 Schrader, E., »Equivalence of Saint-John's wort extract (Ze 117) and fluoxetine: A randomized, controlled study in mild-moderate depression.« *Int Clin Psychopharmacol* 2000 Mar; 15(2): S. 61–8.

23 Brenner, R., Azbel, V., Madhusoodanan, S. und Pawlowska, M., »Comparison of an extract of hypericum (LI 160) and sertraline in the treatment of depression: A double-blind, randomized pilot study.« *Clin Ther* 2000 Apr; 22(4): S. 411–19.

24 Babyak, M., Blumenthal, J. A., Herman, S., Khatri, P., Doralswamy, M., Moore, K., Craighead, W. E., Baldewicz, T. T. und Krishnan, K. R., »Exercise treatment for major depression: Maintenance of therapeutic benefit at 10 months.« *Psychosom Med* 2000 Sep-Oct; 62 (5): S. 633–38.

25 Ruhrmann, S., Kasper, S., Hawellek, B. et al., »Effects of fluoxetine versus bright light in the treatment of seasonal affective disorder.« *Psychol Med* 1998; 28: S. 923–33.

26 Benkert, O., »Effect of parachlorophenylalanine and 5-hydroxytryptophan on human sexual behavior.« *Monographs in Neural Sciences* 1976; 3: S. 88–93.

27 Benkert, O., »Studies on pituitary hormones and releasing hormones in depression and sexual impotence.« *Progress in Brain Research* 1975; 42: 25–36.

28 Fuller, R. W., »Role of serotonin in therapy of depression and related disorders.« *J Clin Psychiatry* 1991 May; 52(suppl): S. 52–57.

29 Smith, T. D., Kuczenski, R., George-Friedman, K., Malley, J. D. und Foote, S. L., »In vivo microdialysis assessment of extracellular serotonin and dopamine levels in awake monkeys during sustained fluoxetine administration.« *Synapse* 2000 Dec 15; 38(4): S. 460–70.

30 Virkkunen, M., DeJong, J., Bartko, J., Goodwin, F. K. und Linnoila, M., »Relationship of psychobiological variables to recidivism in violent offenders and impulsive fire setters.« *Archv Gen Psychiatry* 1989; 44: S. 241–47.

31 Mann, Jin et al., »Serotonin and suicidal behavior.« *Ann of NY Acad of Sci* 1990; +600: 446–85 .

32 Yokogoshi, H., Iwata, T., Ishida, K. und Yoshida, A., »Effect of amino acid supplementation to low protein diet on brain and plasma levels of tryptophan and brain 5-hydroxyindoles in rats.« *J Nutr* 1987 Jan; 117(1): 42–47.

33 Van Praag, H. M. et al., »In search of the mode of action of antidepressants: 5-HTP/tyrosine mixtures in depression.« *Advances in Biological Psych* 1983; 10: S. 148–59.

34 Grimes, M. A., Cameron, J. L. und Fernstrom, J. D. »Cerebrospinal fluid concentrations of tryptophan and 5-hydroxyindoleacetic acid in Macaca mulatta: Diurnal variations and response to chronic changes in dietary protein intake.« *Neurochem Res* 2000 Mar; 25(3): S. 413–22.

35 Botez, M. I., Young, S. N., Bachevalier, J. und Gauthier, S., »Thiamine deficiency and cerebrospinal fluid 5-hydroxyindoleacetic acid: A preliminary study.« *J Neurol Neurosurg Psychiatry* 1982 Aug; 45(8): S. 731–33.

36 Dursun, S. M., Devarajan, S. und Kutcher, S., »The ›dalhousie serotonin cocktail‹ for treatment-resistant major depressive disorder.« *J Psychopharmacol* 2001 Jun; 15(2): S. 136–38.

37 Levitan, R. D. et al., op. cit.

38 E-Mail correspondence from Dr. R. D. Levitan, Feb 22, 2002.

39 Shergill, S. S. und Katona, C. L., »Pharmacological choices after one antidepressant fails: A survey of UK psychiatrists.« *J Affect Disord* 1997 Mar; 43(1): 19–25.

40 Ichikawa, J. und Meltzer, H. Y., »Effects of antidepressants on striatial and accumbens extracellular dopamine levels.« *European J of Pharmacology* 1995 Aug 15; 281(3): S. 255–61.

41 Korf, J., van den Burg, W. und van den Hoofdakker, R. H., »Acid metabolites and precursor amino acids of 5-hydroxytryptamine and dopamine in affective and other psychiatric disorders.« *Psychiatr Clin* (Basel) 1983; 16(1): S. 1–16.

42 Arem, Ridha, M. D., *The Thyroid Solution* (New York: Ballantine, 1999), S. 87–96.

43 Howland, R. H., »Thyroid dysfunction in refractory depression: Implications for pathophysiology and treatment.« *J of Clin Psychiatry* 1993; 54(2): S. 47–54.

44 Arem, Ridha, M. D., op. cit., S. 119.

45 Prange, A. J., Jr., »Novel uses of thyroid hormones in patients with affective disorders.« *Thyroid* 1996; 6: S. 537–43.

46 Yu, P. H., »Effect of the Hypericum perforatum extract on serotonin turnover in the mouse brain.« *Pharmacopsychiatry* 2000 Mar; 33(2): S. 60–65.

47 Di Matteo, V., Di Giovanni, G., Di Mascio, M. und Esposito, E., »Effect of acute administration of hypericum perforatum-CO2 extract on dopamine and serotonin release in the rat central nervous system.« *Pharmacopsychiatry* 2000 Jan; 33(1): 14.

Kapitel 12: Der Schlaf und Ihre Stimmungen

1 Munson, Becky Lien., »… About Sleep Deprivation.« *Nursing* 2000 July.

2 Crespi, F., Ratti, E. und Trist, D. G., »Melatonin, a hormone monitorable in vivo by voltammetry?« *Analyst* 1994; 119(10): S. 2193–97.

3 Schneider-Helmert, D. und Spinweber, C. L., »Evaluation of L-tryptophan for treatment of insomnia: A review.« *Psychopharmacology* (Berl) 1986; 89(1): 1–7.

4 Demisch, K., Bauer, J. und Georgi, K., »Treatment of severe chronic insomnia with L-tryptophan and varying sleeping times.« *Pharmacopsychiatry* 1987 Nov; 20(6): S. 245–48.

5 Autret, A., Minz, M., Beillevaire, T. et al., «Clinical and polygraphic effects of dl 5HTP on narcolepsy-cataplexy.« *Biomedicine* 1997; 27: 200–03.

6 Reiter, Russel, Ph. D., *Melatonin: Your Body's Natural Wonder Drug* (New York: Bantam, 1995).

7 Byerley, W. F. et al., »Biological effect of bright light.« *Progress in Neuro-Psychopharmacology and Biological Psychiatry* 1989; 13(5): S. 683–86.

8 Vgontzas, A. N., Bixler, E. O., Lin, H. M. et al., »Chronic insomnia is associated with nyctohemerul activation of the hypothalamic-pituitary-adrenal axis: clinical implications.« *J Clin Endocrinol Metab* 2001; 86(8): S. 3787–94.

9 Reiter, Russel, op. cit., S. 125–26.

10 O'Keeffe, S. T., Gavin, K. und Lavan, J. N., »Iron status and restless legs syndrome in the elderly.« *Age Ageing* 1994 May; 23(3): 200–03.

11 Lee, K. A., Zaffke, M. E. und Baratte-Beebe, K., »Restless legs syndrome and sleep disturbance during pregnancy: The role of folate and iron.« *J Women's Health Gend Based Med* 2001 May; 10(4): S. 335–41.

12 Giller, Robert, M. D., *Natural Prescriptions* (New York: Ballantine, 1995).

13 Hudgel, D. W., Gordon, E. A. und Meltzer, H. Y., »Abnormal serotonergic stimulation of cortisol production in obstructive sleep apnea.« *Am J Respir Crit Care Med* 1995 Jul; 152(1): S. 186–92.

14 Schmidt, H. S., »L-tryptophan in the treatment of impaired respiration in sleep.« *Bull Eur Physiopathol Respir* 1983 Nov-Dec; 19(6): S. 625 – 29.

15 Lissoni, P., Resentini, M. und Fraschini, F., »Effects of Tetrohydrocannabinol on Melotonin secretion in man.« Hormone and Metabolic Research 1986; 18: S. 77 – 78.

Kapitel 13: Ernährungstherapeutische Rehabilitation

1 Valliant, George, M. D., *The Natural History of Alcoholism* (Cambridge, Mass.: Harvard University Press: 1983).

2 Brown, Raymond J., Ph. D., Blum, Kenneth, Ph. D. und Trachtenberg, Michael, C., Ph. D., »Neurodynamics of relapse prevention: A neuronutrient approach to outpatient DUI offenders.« *J of Psychoactive Drugs* 1990 Apr-Jun; 22(2).

3 O'Malley, S. S., Krishnan-Sarin, S., Farren, C. und O'Connor, P. G., »Naltrexone-induced nausea in patients treated for alcohol dependence: Clinical predictors and evidence for opioid-mediated effects.« J Clin Psychopharmacol2000 Feb; 20(1): S. 69 – 76.

4 Navarro, M., Carrera, M. R., Fratta, W., Valverde, O., Cossu, G., Fattore, L., Chowen, J. A., Gomex, R., del Arco, I., Villanua, M. A., Maldonado, R., Koob, G. F. und de Foneseca, F. R., »Functional interaction between opoid and cannabinoid receptors in drug self-administration.« *J Neurosci* 2001 Jul 15; 21(14): S. 5344 – 50.

5 Krishnan-Sarin, S., Rosen, M. I. und O'Malley, S. S., »Naloxone challenge in smokers: Preliminary evidence of an opioid component in nicotine dependence.« *Arch Gen Psychiatry* 1999 Jul; 56(7): S. 663 – 68.

6 Evangelou, A., Kalfakakou, V., Georgakas, P., Koutras, V., Vezyraki, P., Iliopoulou, L. und Vadalouka, A., »Ascorbic acid (vitamin C) effects on withdrawal syndrome of heroin abusers.« *In Vivo* 2000 Mar-Apr; 14(2): S. 363 – 66.

7 Timofeer, M. F., »Effects of ampinotate and an agonist of opiate receptors on heroin dependent patients.« *Amer J Chinese Med* 1999; 27(2): S. 143 – 48.

8 Milam, James., *Under the Influence* (Seattle: Madrone Press, 1981).

Was Sie über die Schilddrüse noch wissen sollten

1 Barnes, Broda O., M. D., »Basal Temperature versus Basal Metabolism.« *Jour Amer Med Assoc* 1942; 119: S. 1072.

2 Sacher, Ronald., *Widmann's Clinical Interpretation of Laboratory Tests,* 10th ed. (Philadelphia: F. A. Davis Company, 1991), S. 583.

3 Press release by the AACE in New York, Jan 18, 2001.

4 Shomon, Mary, *Living Well with Hypothyroidism* (New York: Avon Books, 2000), S. 94. In ihrem Buch finden Sie weitere Informationen zu TRH-Tests und viele weitere hilfreiche Tipps. Gehen Sie auch auf ihre Internetseiten: www.thyroid-info.com and http://thyroid.about.com.

5 Weetman, A. P., »Clinical Review: Fortnightly review; hypothyroidism; screening and subclinical disease.« *BMJ* 1997 (19 Apr); 314: S. 1175.

6 Sategna-Guidetti, G., Volta, U., Ciacci, C., Usal, P., Carlino, A., De Franceschi, L., Camera, A., Pelli, A. und Brossa, C., »Prevalence of thyroid disorders in untreated adult celiac disease patients and effect of gluten withdrawal.« *Am J Gastroenterol* 2001; 96: S. 751 – 57.

Was Sie über die Nebennieren noch wissen sollten

1 Hedaya, Robert, M.D. *The Antidepressant Survival Guide* (New York: Three Rivers Press, 2000), S. 187–88.
2 Jeffries, William, *Safe Uses of Cortisol* (Springfield, Ill.: Charles C. Thomas, 1996), S. 100.

Was Sie über die Sexualhormone noch wissen sollten

1 Stoll, A.M.D.; *The Omega 3 Connection* (New York: Simon & Schuster, 2001), S. 100–04.
2 Lazarus, J.H., »Clinical manifestations of postpartum thyroid disease.« *Thyroid* 1999; 9: S. 685–89.
3 Harris, B., Lovett, L., Newcombe, R.G., Read, G.F., Walker, R. und Riad-Fahmy, D., »Maternity blues and major endocrine changes: Cardiff puerperal mood and hormone study II.« *BMJ* 1994 Apr 9; 308(6934): S. 949–53.
4 Walker, R.F., Read, G.F., Wilson, D.W., Riad-Fahmy, D. und Griffiths, K., »Chronobiology in laboratory medicine: Principles and clinical applications illustrated from measurements of neutral steroids in saliva.« *Prog Clin Biol Res* 1990; 341A: S. 105–07.
5 Chen, C.L., Weiss, N.S., Newcomb, P., Barlow, W. und White, E., »Hormone replacement therapy in relation to breast cancer.« *JAMA* 2002 Feb 13; 287(6): 734–41.
6 Grady, D., Herrington, D., Bittner, V. et al. »Heart disease outcomes during 6.8 years of hormone therapy.« *JAMA* 2002; 200(1): S. 49–57.

Nachwort von Prof. Dr. med. Edgar Friederichs

Die erste deutsche Ausgabe des Buches »Was die Seele essen will« von Julia Ross aus dem Jahre 2010 hat eine große Nachfrage erzeugt. Die Einordnung und neuen Perspektiven der Autorin, dass »ein Großteil unseres zunehmenden emotionalen Stresses auf einfach korrigierbare Fehlfunktionen unseres Gehirns und unserer Körperchemie zurückzuführen ist – Fehlfunktionen, die hauptsächlich das Resultat eines beträchtlichen, nicht gedeckten Nährstoffbedarfs sind«, hat auch weiterhin uneingeschränkte Gültigkeit. Die tagtäglichen Herausforderungen, aber auch die Anforderungen an unser »Gemütssystem« sind nicht weniger, sondern eher mehr geworden.

Wichtig erscheint es mir, neben der Symptom-orientierten Betrachtungsweise noch stärker die Ursachen zu beleuchten, d.h. den Ansatz der zumeist sekundär präventiven Vorgehensweise der Nahrungsergänzung um einen primär präventiven Ansatz zu ergänzen und diesen weiter auszubauen. Das Nachwort ist also zugleich ein Vorwort für weitere Implikationen, die sich aus den Ansätzen der Autorin ergeben.

Die Medizin beobachtet im Zeitraum des letzten halben Jahrhunderts unabhängig vom Altersspektrum eine Verschiebung von akuten zu chronischen Erkrankungen, insbesondere psychischen. Zu den chronischen Erkrankungen zählen insbesondere Adipositas, Diabetes, Fibromyalgien, chronische Kopfschmerzen und Nahrungsunverträglichkeiten. Im jugendlichen Alter und jungen Erwachsenalter haben wir es oft mit psychischen Erkrankungen wie dem sogenannten Aufmerksamkeitsdefizitsyndrom (ADHS), aber auch mit Depressionen, Burnout u.v.a. zu tun.

Seit mehreren Jahren beobachten wir im Kindes- und Jugendalter eine Zunahme von Gesundheits- und Entwicklungsrisiken. Auch in diesem Altersspektrum gibt es eine Verschiebung von akuten zu chronischen Erkrankungen, den sogenannten »Neuen Morbiditäten«. Hierzu zählen wie im Erwachsenenalter psychische Erkrankungen (u.a. Depressionen), psychosomatische Erkrankungen, Aufmerksamkeitsstörungen, Störungen des Sozialverhaltens, aber auch Diabetes, Essstörungen (Adipositas, Magersucht), Asthma bronchiale, Neurodermitis und Nahrungsmittelunverträglichkeiten. Psychische Symptome wie Verhaltensstörungen, Aufmerksamkeitsstörungen (ADHS) oder affektive Störungen nehmen zu. Der von vielen Krankenkassen berichtete Diagnoseanstieg von ADHS, verbunden mit einer signifikanten Verordnungszunahme von Stimulanzien (Methylphenidat, Amphetamine etc.), ist möglicherweise auf eine erhöhte Stressbelastung zurückzuführen. Zudem sind Depressionen bei Jugendlichen nicht nur sehr viel häufiger, sie treten auch immer früher auf. Die letzte Umfrage der BEK 2015 in Deutschland zeigt, dass insbesondere bei jungen Erwachsenen die Diagnose Kopfschmerzen »inzwischen alarmierende Ausmaße« angenommen hat. Der Anteil der 18- bis 27-Jährigen erhöhte sich in den vergangenen zehn Jahren um 42 Prozent. In der Gesamtbevölkerung betrug der Anstieg lediglich 12,4 Prozent. Der Besorgnis erregende Anstieg kann ein Beleg dafür sein, dass der Druck durch Ausbildung, Studium oder Berufseinstieg auf die jungen Menschen in den letzten Jahren enorm zugenommen hat. Auch die steigende Zahl junger Menschen mit Depressionen verweist darauf, dass sich viele den Anforderungen und den Ansprüchen an sich selber nicht gewachsen fühlen. Hinzukommen dürften die Folgen der zunehmenden Digitalisierung und Bildschirmarbeit, die enorm gestiegene Nutzung von Smartphones und ihre Auswirkungen auf die Körperhaltung.

Die Zunahme psychischer und chronischer Erkrankungen wird schon seit Längerem mit der Zunahme von Stress assoziiert. Stress tritt danach ein, »wenn ein Individuum wahrnimmt, dass eine Umgebungsanforderung (kognitiv, emotional, physisch …) seine adaptive Kapazität belastet oder überfordert«. Da im medizinischen Bereich die internationale Klassifikation der Krankheitsbilder bzw. Gesundheitsbilder (ICD-10) (bisher) keine Kodierung von Stressproblemen vorsieht, findet man bei den Krankenkassendaten die Auswirkungen von Stress in den krankheitsbezogenen Daten nur indirekt wieder.

Zunehmend werden die aus der wissenschaftlichen Forschung bekannten Risiko- und Schutzfaktoren untersucht, um sich auch ein Bild von der aktuellen Stressbelastung in der Ausbildungs- und Arbeitswelt zu machen. Welches sind die häufigsten Risikofaktoren und Ressourcen, die ab- bzw. aufgebaut werden sollen? Sie sind die Richtungsweiser, um gesundheitsschädigendem Stress zielgerichtet entgegenwirken zu können. Eine Ursache gesundheitlicher Probleme vor allen Dingen im Dienstleistungs-, aber auch im Bildungsbereich ist häufig eine Überforderung auf der psychischen Ebene durch Zeitdruck, Arbeitstempo und Kommunikationsgeschwindigkeit. Diese Faktoren führen zu einer Zunahme von stressbedingten psychischen Erkrankungen und zu Arbeits- und Schulausfallzeiten. Dies führt dann u. a. zu den von Julia Ross beschriebenen Stoffwechselfehlfunktionen, weil das Gehirn darauf entsprechend reagiert.

Neben der Erfassung und dem adäquaten Ausgleich dieser Stoffwechselfehlfunktionen ist es wichtig, Stress bei Betroffenen als objektive Größe frühzeitig sensitiv »fassbar«, d. h. messbar zu machen, um nach Möglichkeit noch früher (i) Verursacher lokalisieren zu können bzw. (ii) auf Kompensationsstrategien eingehen zu können. Die physiologische Stressbalance (Sympathikus/Parasympathikus-Balance) ist eine physiologische Messgröße, die als objektiver Indikator frühzeitig sehr sensitiv erfasst werden kann. Stress taucht auf bei starker sympathischer Aktivität und abwesender parasympathischer Aktivität, sodass sich der Körper von der Belastung nicht erholen kann. Ohne die notwendigen parasympathischen Aktivitäten gerät der Körper in ein starkes Ungleichgewicht, welches die Körperfunktionen beeinflusst und den Körper anfällig für stressverbundene (physische und psychische) Erkrankungen macht. Das komplexe Autonome Nervensystem (ANS), welches die neuronalen Verbindungen vom Gehirn zu allen Organen ermöglicht, erfüllt physiologisch ebenso Kontroll- und Balancierungsaufgaben wie das stoffliche Botenstoffsystem bzw. die Cortisolstress-Achse. Zur Erfassung der ANS bieten sich methodisch objektivierte, physiologische Stressmessungen mithilfe der Herzfrequenzvariabilitätsmessung (HRV) an, welche die körperliche Stressbalancierungsfähigkeit innerhalb kurzer Zeit mithilfe einer wissenschaftlich fundierten Methode messen und darstellen können. Durch die physiologischen Messungen kann das sympathisch/parasympathische Gleichgewicht des ANS ermittelt werden und eine aktuelle und auch schon längerfristig bestehende Zustandsbeschreibung der Stressbalancierungsfähigkeit erfolgen. Dies ergänzt die von Julia Ross beschriebene mehr stofflich orientierte Perspektive.

Stresspräventive Gesundheitsmanagementansätze machen unter diesem Aspekt ein interdisziplinäres Zusammenspiel der Bereiche Medizin, Psychologie/Pädagogik und Betriebswirtschaft erforderlich. Eine primäre Prävention ist deswegen aus einer Perspektive des Gesundheitssystems deutlich wünschenswerter, als abzuwarten, bis sich der Gesundheitszustand verschlechtert hat und erst sekundär präventiv nach Auftreten der Verschlechterung zu handeln. Der sogenannte »salutogenetische Ansatz« verdeutlicht, dass die Potentiale von Gesundheitsförderung in den bisher existierenden Programmen hauptsächlich auf der Information von Spätindikatoren basieren und sekundär präventiv wirken. Bei der Erfassung der primär präventiven Potentiale geht es um Frühindikatoren und um die Möglichkeit, diese frühzeitiger messen und steuern zu können.

Es gilt, sowohl das chemische Ungleichgewicht als auch das Ungleichgewicht des autonomen Nervensystems zu balancieren und dadurch die Resilienz zu stärken. Der Neuauflage des Buches wünsche ich unter diesem Aspekt eine noch größere Verbreitung und eine Einbettung in einen größeren Kontext.

Bamberg, im Juni 2017

Register

Die Autorin

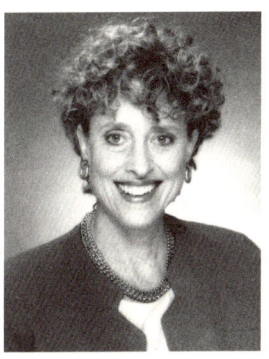

Julia Ross ist Psychotherapeutin und Direktorin der Nutritional Therapy Institute Clinic in Kalifornien, in der Ess-, Sucht- und Stimmungsprobleme behandelt werden, sowie außerplanmäßige Professorin an der Drexel University. Sie ist Pionierin im neuen Forschungsfeld der »Ernährungspsychologie«.

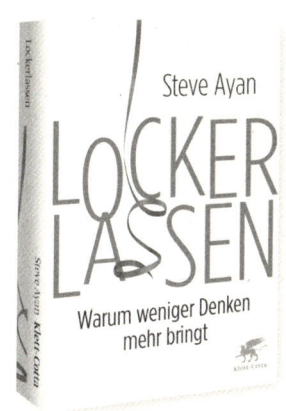
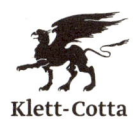

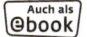
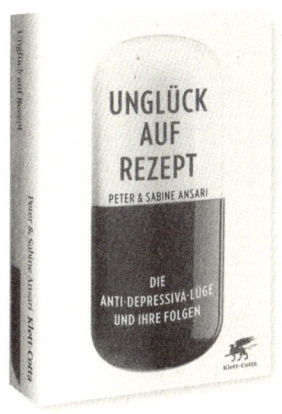
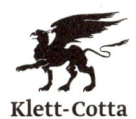

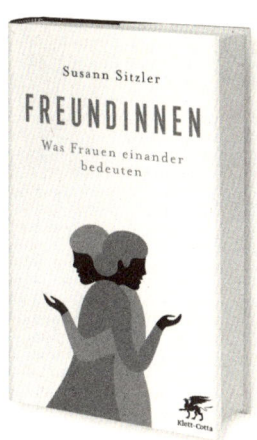
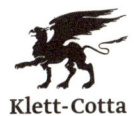

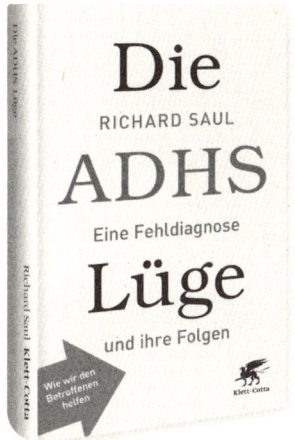
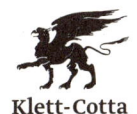

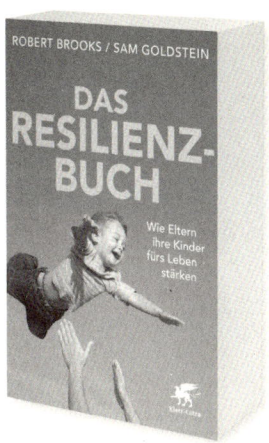